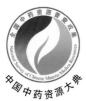

"十三五"国家重点图书出版规划项目

国家新闻出版改革发展项目

国家出版基金项目

科技基础性工作专项

中央本级重大增减支项目

# 神农架
# 中药资源图志

## 第五卷

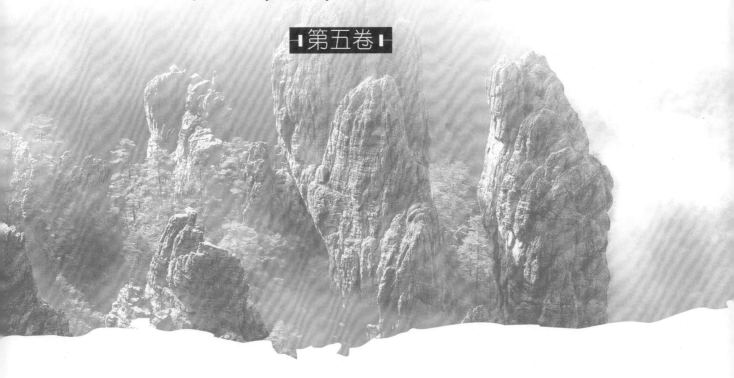

| 主 | 编 |

## 黄璐琦　詹亚华　张代贵

海峡出版发行集团 福建科学技术出版社
THE STRAITS PUBLISHING & DISTRIBUTING GROUP　FUJIAN SCIENCE & TECHNOLOGY PUBLISHING HOUSE

# 桔梗科 Campanulaceae

草本，稀为灌木、小乔木或草质藤本，常具乳汁。单叶互生，少对生或轮生。花常集成聚伞花序，有时聚伞花序演变为其他花序；花两性，稀单性，通常5基数，辐射对称或两侧对称；花萼5裂，常宿存；花冠合瓣，浅裂，或深裂至基部而成为5枚花瓣状的裂片；雄蕊5枚，通常与花冠分离，花丝基部常扩大成片状；子房下位或半上位，稀完全上位，2~5（10）室，胚珠多数，大多着生于中轴胎座上。果通常为蒴果或为不规则撕裂的干果，少为浆果。

86属，2300余种；我国16属，159种；湖北11属，29种；神农架10属，25种，可供药用的9属，21种。

## ■ 分属检索表

1. 花冠两侧对称，雄蕊合生⋯⋯⋯⋯⋯⋯⋯⋯⋯⋯⋯⋯⋯⋯⋯⋯⋯1. 半边莲属 Lobelia
1. 花冠辐射对称，雄蕊离生。
  2. 果为在侧面的基部或上部孔裂的蒴果。
    3. 多年生草本；根不加粗，不为肉质⋯⋯⋯⋯⋯⋯⋯⋯⋯2. 袋果草属 Peracarpa
    3. 绝大多数为多年生草本；根加粗，多少肉质。
      4. 无花盘⋯⋯⋯⋯⋯⋯⋯⋯⋯⋯⋯⋯⋯⋯⋯⋯⋯⋯4. 风铃草属 Campanula
      4. 有一个环状或筒状花盘围绕在花柱基部⋯⋯⋯⋯⋯3. 沙参属 Adenophora
  2. 果为在顶端瓣裂的蒴果或不裂的浆果。
    5. 果为浆果。
      6. 草质藤本；花萼裂片全缘⋯⋯⋯⋯⋯⋯⋯⋯⋯⋯5. 金钱豹属 Campanumoea
      6. 直立草本；花萼裂片边缘具齿⋯⋯⋯⋯⋯⋯⋯⋯6. 轮钟花属 Cyclocodon
    5. 果为蒴果。
      7. 柱头裂片宽，卵形或矩圆形⋯⋯⋯⋯⋯⋯⋯⋯⋯⋯7. 党参属 Codonopsis
      7. 柱头裂片窄，条形。
        8. 高大草本；叶轮生或对生，极少互生⋯⋯⋯8. 桔梗属 Platycodon
        8. 小草本；叶互生⋯⋯⋯⋯⋯⋯⋯⋯⋯⋯⋯⋯9. 蓝花参属 Wahlenbergia

## （一）半边莲属 Lobelia Linnaeus

草本，有的下部木质化。叶互生，排成2行或螺旋状。花单生于叶腋，或总状花序顶生，或由总状花序再组成圆锥花序；花两性，稀单性，花萼筒卵状、半球状或浅钟状，果期宿存；花冠两侧对称，檐部单唇、二唇形或近二唇形，上唇裂片2枚，下唇裂片3枚；雄蕊筒包围花柱；子房下位或半下位，2室，胚珠多数。蒴果，成熟后顶端2裂。

414种；我国23种；湖北4种；神农架4种，均可供药用。

■ **分种检索表**

1. 茎纤细；花冠通常二唇形或近二唇形。
    2. 叶圆卵形、心形或卵形，通常具叶柄·····················1. 铜锤玉带草 L. nummularia
    2. 叶片椭圆状披针形至条形·····················2. 半边莲 L. chinensis
1. 茎粗壮；花冠单唇或近二唇形。
    3. 茎密被短柔毛·····················3. 江南山梗菜 L. davidii
    3. 茎无毛或疏生短柔毛·····················4. 西南山梗菜 L. seguinii

## 1 铜锤玉带草 小铜锤
**Lobelia nummularia** Lamarck

　　多年生草本，具白色乳汁。叶互生，叶片圆卵形、心形或卵形，边缘具牙齿。花单生于叶腋；花萼筒坛状，裂片条状披针形，伸直；花冠紫红色、淡紫色、绿色或黄白色，檐部二唇形，裂片5枚；雄蕊在花丝中部以上连合。果为浆果，紫红色，椭圆状球形。种子多数，近圆球状，稍压扁，表面具小疣突。花、果期全年。

　　分布于神农架各地，生于海拔500~2300m的潮湿草地、山林林荫处、丘陵、田边及路旁。少见。
全草（地茄子草）清热解毒，活血，祛风利湿。

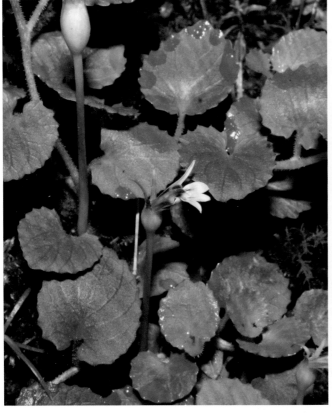
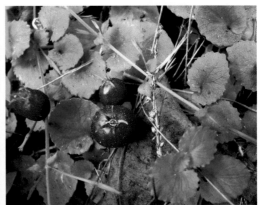
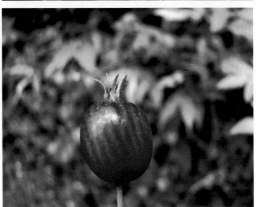

## 2 ｜ 半边莲 <sup>蜈蚣草、小急解锁</sup>
**Lobelia chinensis** Loureiro

多年生草本。叶互生，无柄或近无柄，叶片椭圆状披针形至条形，全缘或顶部具明显的锯齿。花通常1朵，生于分枝的上部叶腋；花萼筒倒长锥状，裂片披针形；花冠粉红色、淡蓝色或白色，裂片全部平展于下方，呈一个平面；雄蕊花丝中部以上连合。蒴果倒锥状。种子椭圆状，稍扁压。花、果期5~10月。

分布于神农架各地，生于水田边、沟边、山坡或路旁。常见。

全草（半边莲）清热解毒，利尿消肿。

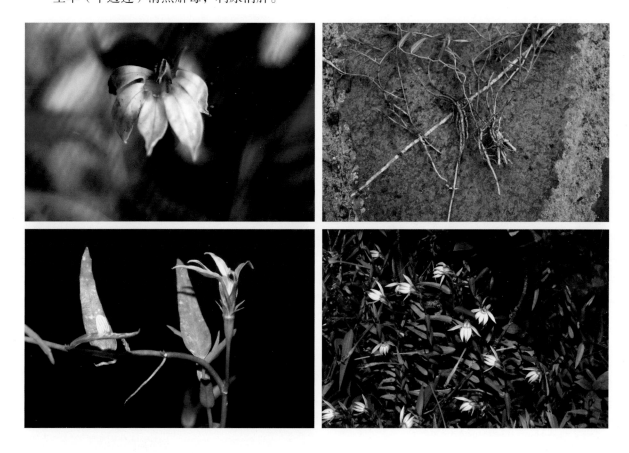

## 3 ｜ 江南山梗菜 <sup>穿耳草、节节花</sup>
**Lobelia davidii** Franchet

多年生草本。叶螺旋状排列，叶片卵状椭圆形至长披针形；叶柄两边具翅。总状花序顶生；花萼筒倒卵状，裂片条状披针形，边缘具小齿；花冠紫红色，近二唇形；雄蕊在基部以上连合成筒。蒴果球状，底部常背向花序轴。种子黄褐色，稍压扁，椭圆状，一边厚而另一边薄。花、果期8~10月。

分布于神农架木鱼（九冲），生于海拔2300m以下的山坡路旁、山地林缘、沟边阴湿处。少见。

根消肿祛寒。全草宣肺化痰，清热利尿，消肿。

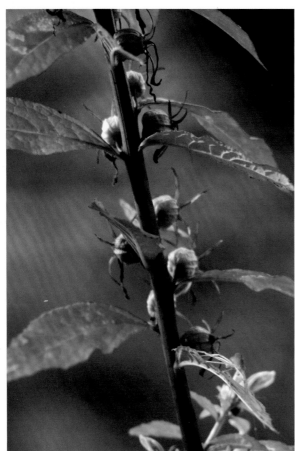
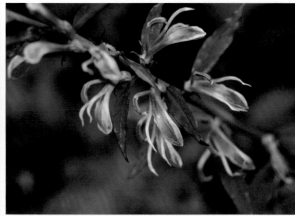
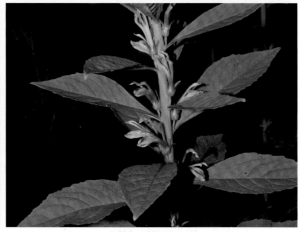

## 4 西南山梗菜 野叶子烟、大将军
**Lobelia seguinii** H. Léveillé & Vaniot

半灌木状草本。叶纸质，螺旋状排列，下部的狭长圆形，具长柄，中部以上的披针形，边缘具齿。总状花序生于主茎和分枝的顶端，偏向花序轴一侧；花萼筒倒卵状矩圆形至倒锥状，裂片披针状条形，全缘；花冠紫红色、紫蓝色或淡蓝色；雄蕊连合成筒。蒴果矩圆状，倒垂。种子矩圆状，表面具蜂窝状纹饰。花、果期8~10月。

分布于神农架下谷（石柱河），生于海拔500~3000m的山坡草地、路旁或林缘。常见。

根、全草（野烟）祛风，止痛，清热，解毒。

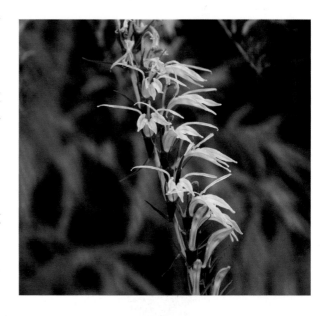

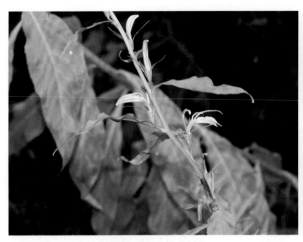
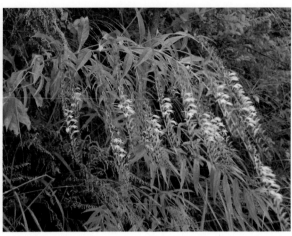

## （二）袋果草属 Peracarpa J. D. Hooker & Thomson

多年生草本，具细长根茎。叶互生。花单朵生于叶腋；花萼完全上位，5裂；花冠漏斗状钟形，5裂，裂至中部或略过半；雄蕊与花冠分离，基部扩大成狭三角形，花药狭长；子房下位，3室，柱头3裂，裂片狭长而反卷。果为干果，不裂或有时基部不规则撕裂。

1种，神农架有分布，可供药用。

## 袋果草 肉芙草
**Peracarpa carnosa** (Wallich) J. D. Hooker & Thomson

本种特征同袋果草属。花期3~5月，果期4~11月。

分布于神农架木鱼等地，生于海拔3000m以下的沟边潮湿的岩石上、林缘、山谷、山坡草丛或石山上。常见。

全草息风止痉。

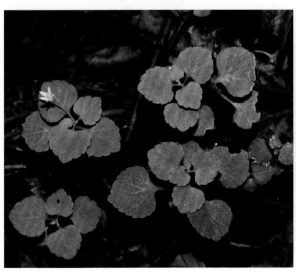
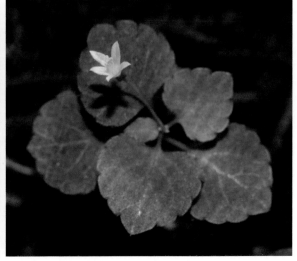

# （三）沙参属 Adenophora Fischer

多年生草本，具白色乳汁。叶大多互生，少数种的叶轮生。花序的基本单位为聚伞花序，有时退化为单花；花萼筒部的形状各式，花萼裂片5枚；花冠常紫色或蓝色，5浅裂，最深裂达中部；雄蕊5枚，花丝下部围成筒状，包着花盘；柱头3裂，裂片狭长而卷曲，子房下位，3室，胚珠多数。蒴果在基部3孔裂。种子椭圆状，具1条狭棱或带翅的棱。

62种；我国38种；湖北9种；神农架9种，可供药用的7种。

## ■ 分种检索表

1. 茎生叶全部或大部分轮生·····················································1. 轮叶沙参 A. tetraphylla
1. 茎生叶全部互生。
　2. 茎生叶具叶柄，很少近无柄。
　　3. 花萼筒状，萼裂片钻状披针形·····················2. 湖北沙参 A. longipedicellata
　　3. 花萼倒圆锥形，萼裂片较宽短·············3. 杏叶沙参 A. petiolata subsp. hunanensis
　2. 茎生叶无叶柄。
　　4. 花冠小，喉部缢缩，花柱强烈外露·····················4. 丝裂沙参 A. capillaris
　　4. 花冠通常较大，钟状，花柱稍外露或内藏。
　　　5. 花萼裂片全缘·····················································5. 沙参 A. stricta
　　　5. 花萼裂片具齿。
　　　　6. 茎生叶在茎中部聚集，无毛·····················6. 聚叶沙参 A. wilsonii
　　　　6. 茎生叶均匀分布或在茎下部聚集，无毛或被毛·········7. 鄂西沙参 A. hubeiensis

---

## 1 轮叶沙参 <sub>铃儿草、羊婆奶</sub>
**Adenophora tetraphylla** (Thunberg) Fischer

茎高大，不分枝。茎生叶3~6枚轮生，叶片卵圆形至条状披针形，边缘具锯齿。花序狭圆锥状，花序分枝大多轮生；花萼筒部倒圆锥状，裂片钻状，全缘；花冠筒状细钟形，口部稍缢缩，裂片短，三角形；花盘细管状。蒴果球状圆锥形或卵圆状圆锥形。种子黄棕色，矩圆状圆锥形，稍扁。花期3~11月，果期5~11月。

分布于神农架木鱼（千家坪），生于草地、灌丛、林缘及丘陵。少见。

根（南沙参）清热养阴，润肺止咳。

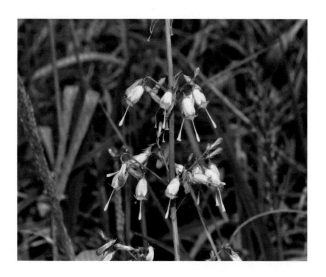

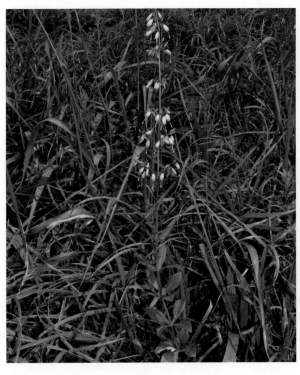
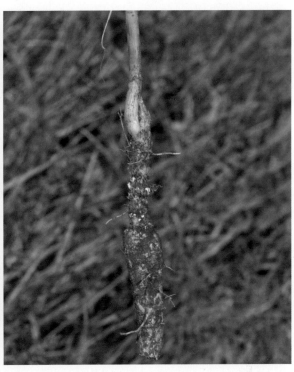

## 2 | 湖北沙参 *Adenophora longipedicellata* D. Y. Hong

　　茎高大。基生叶卵状心形；茎生叶卵状椭圆形至披针形，边缘具齿，薄纸质。花序具细长分枝，组成疏散的大圆锥花序；花萼筒部圆球状，裂片钻状披针形；花冠钟状，裂片三角形；花盘环状；花柱几乎与花冠等长或稍伸出。幼果圆球状。花、果期 8~10 月。

　　分布于神农架松柏，生于海拔 2400m 以下的山坡草地、灌丛或峭壁缝里。少见。

　　根清热养阴，润肺止咳。

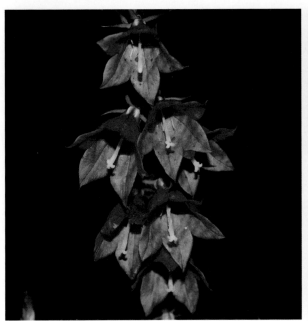
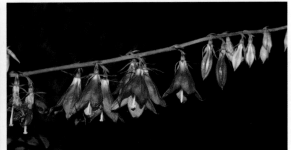
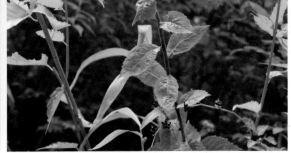

## 3 杏叶沙参 （亚种）

宽裂沙参
**Adenophora petiolata** Pax ex K. Hoffomann subsp. **hunanensis** (Nannfeldt) D. Y. Hong & S. Ge

　　茎不分枝。茎生叶全部具长柄，叶片卵形，边缘具粗锯齿。花序分枝极短，因而组成极狭窄的圆锥花序，甚至假总状花序；花萼筒部在花期为倒圆锥状或倒卵状圆锥形，裂片卵状披针形至狭三角状披针形；花冠钟状，裂片长，卵状三角形；花盘短筒状；花柱与花冠近等长。蒴果卵状椭圆形。花期 7~8 月，果期 9~10 月。

　　分布于神农架各地，生于海拔 2000m 以下的山坡、丘陵荒地、沟旁、草丛或灌丛中。常见。

　　根清热养阴，润肺止咳，生津，祛痰。

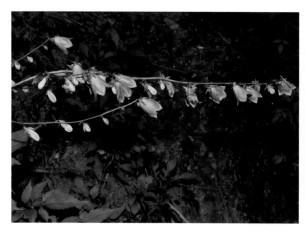 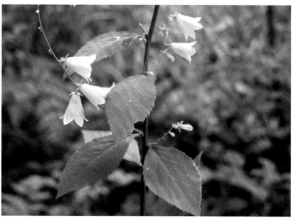

## 4 丝裂沙参 **Adenophora capillaris** Hemsley

**■ 分亚种检索表**

1. 蒴果多为球状，极少为卵状·······························**4a. 丝裂沙参 A. capillaris** subsp. **capillaris**
1. 蒴果球状和卵状的比率大致相等·····················**4b. 细叶沙参 A. capillaris** subsp. **paniculata**

## 4a 丝裂沙参 （原亚种）

泡参、毛鸡脚
**Adenophora capillaris** subsp. **capillaris**

　　茎单生。茎生叶常为卵形、卵状披针形。花序具长分枝，常组成大而疏散的圆锥花序；花萼筒部球状，稀卵状，裂片毛发状；花冠细，近于筒状或筒状钟形，裂片狭三角形；花盘细筒状。蒴果多为球状，极少为卵状。花、果期 8~10 月。

　　分布于神农架大九湖、红坪、木鱼、宋洛等地，生于海拔 1400~2800m 的山坡草地、路旁、林下或灌丛中。常见。

　　根养阴清肺，祛痰止咳。

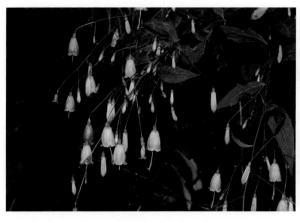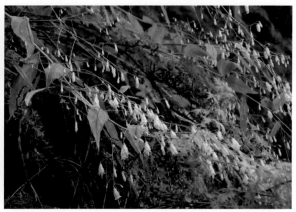

**4b　细叶沙参**（亚种）　^兰花参^
**Adenophora capillaris** subsp. **paniculata** (Nannfeldt) Hong & Ge

　　茎单生。茎生叶披针形。花序具长分枝，常组成大而疏散的圆锥花序；花萼筒部球状，少为卵状，裂片毛发状；花冠细，近于筒状或筒状钟形，裂片狭三角形；花盘细筒状。蒴果球状和卵状的比率大致相等。花期 7~10 月，果期 8~10 月。

　　分布于神农架神农营，生于海拔 1100~2800m 的山坡草地。少见。

　　根、全草润肺止咳，补虚。

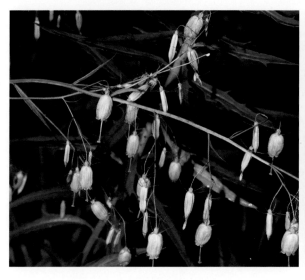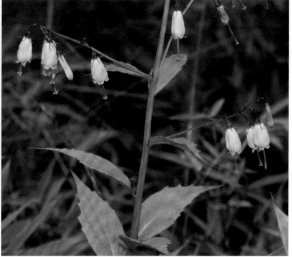

**5　沙参** **Adenophora stricta** Miquel

■ **分亚种检索表**

1. 花冠外面被短硬毛·······································5a. **沙参** **A. stricta** subsp. **stricta**
1. 花冠外面无毛或仅顶端脉上被稀硬毛···········5b. **无柄沙参** **A. stricta** subsp. **sessilifolia**

## 5a 沙参（原亚种）
风箱灵子、钻天老
**Adenophora stricta** subsp. **stricta**

茎不分枝。基生叶心形，大而具长柄；茎生叶无柄，叶片椭圆形，狭卵形，边缘具锯齿。花序常不分枝而呈假总状花序，或具短分枝而呈极狭的圆锥花序；花萼筒部常倒卵状，裂片狭长，多为钻形；花冠宽钟状，裂片三角状卵形；花盘短筒状；花柱常略长于花冠。蒴果椭圆状球形。种子棕黄色，稍扁。花、果期 8~10 月。

分布于神农架各地，生于低海拔的草丛中或岩石缝中。少见。

根（南沙参）清热养阴，润肺止咳。

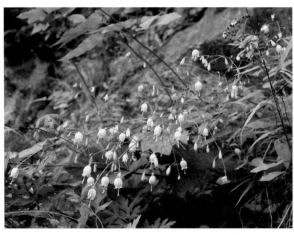 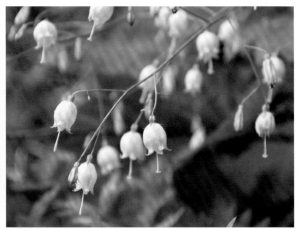

## 5b 无柄沙参（亚种）
泡参
**Adenophora stricta** subsp. **sessilifolia** D. Y. Hong

茎不分枝。基生叶心形，大而具长柄；茎生叶无柄，被短毛，叶片椭圆形，狭卵形，边缘具锯齿。花序常不分枝而呈假总状花序，或具短分枝而呈极狭的圆锥花序；花萼筒部常倒卵状，裂片狭长，多为钻形；花冠宽钟状，裂片三角状卵形；花盘短筒状；花柱常略长于花冠。蒴果椭圆状球形。种子棕黄色，稍扁。花、果期 8~10 月。

分布于神农架各地，生于海拔 600~2100m 的山坡草地、林缘或疏林下。常见。

根养阴清肺，化痰，益气。

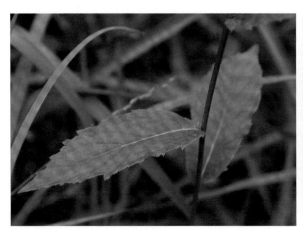 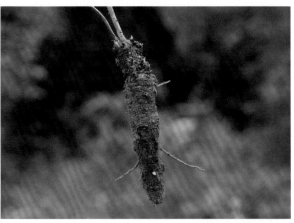

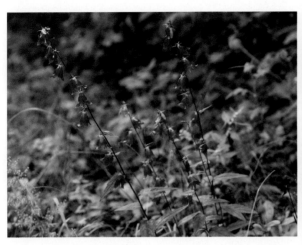
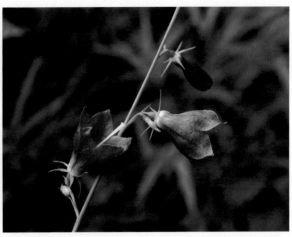

## 6  聚叶沙参 <sup>妇奶生</sup> **Adenophora wilsonii** Nannfeldt

茎直立，常2至数枝发自于一茎基上。叶条状椭圆形或披针形，厚纸质，边缘具齿。花序圆锥状；花萼筒部倒卵状或倒卵状圆锥形，裂片钻形或条状披针形，边缘具1~2对瘤状小齿；花冠漏斗状钟形，裂片卵状三角形；花盘环状或短筒状；花柱伸出花冠。蒴果球状椭圆形。花期8~10月，果期9~10月。

分布于大九湖、松柏、新华、阳日等地，生于海拔1600m以下的山坡、灌丛中或沟边岩石上。常见。

根补虚，下乳。

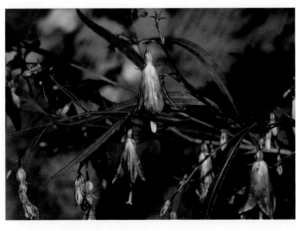
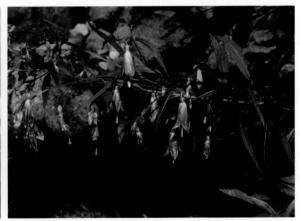

## 7  鄂西沙参 **Adenophora hubeiensis** D. Y. Hong

茎单枝生于一茎基上。茎生叶互生，披针形或卵状披针形，边缘具不规则而多少内弯的锯齿。花序分枝纤细而上升，组成圆锥花序；花萼筒部倒卵状或倒卵状椭圆形，裂片狭钻形，边缘具2~3对瘤状小齿；花冠钟状，裂片卵状三角形；花盘筒状；花柱伸出花冠。幼果椭圆状。花期8~9月，果期9~10月。

分布于神农架松柏，生于海拔1900~2600m的山坡草地、灌丛中或林中岩石上。常见。

根清热养阴，润肺止咳。

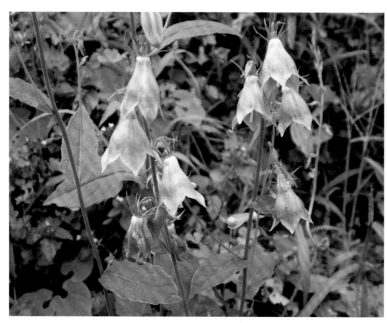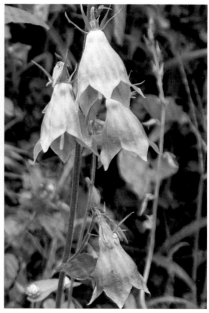

## （四）风铃草属 Campanula Linnaeus

多数为多年生草本。叶全互生，基生叶有的呈莲座状。花单朵顶生，或多朵组成聚伞花序，聚伞花序有时集成圆锥花序；花萼与子房贴生，裂片5枚；花冠5裂；雄蕊离生，极少花药不同程度地相互粘合，花丝基部扩大成片状；柱头3~5裂，裂片弧状反卷或螺旋状卷曲；无花盘；子房下位，3~5室。蒴果带有宿存的花萼裂片。种子多数，椭圆状，平滑。

约420种；我国22种；湖北2种；神农架2种，可供药用的1种。

## 紫斑风铃草 独叶灵、灯笼花
Campanula punctata Lamarck

多年生草本，具细长而横走的根茎。茎直立，通常在上部分枝。基生叶具长柄，叶片心状卵形；茎生叶三角状卵形至披针形，边缘具钝齿。花顶生于主茎及分枝顶端，下垂；花萼裂片长三角形，裂片间有一反折的附属物，其边缘具芒状长刺毛；花冠白色、黄色或粉红色，带紫色或红色斑，筒状钟形，裂片具睫毛。蒴果半球状倒锥形。花期6~9月，果期9~10月。

分布于神农架各地，生于海拔1000~2800m的山坡、山地林中、灌丛、草地或路旁。常见。

根清热解毒，祛风除湿，止痛，平喘。

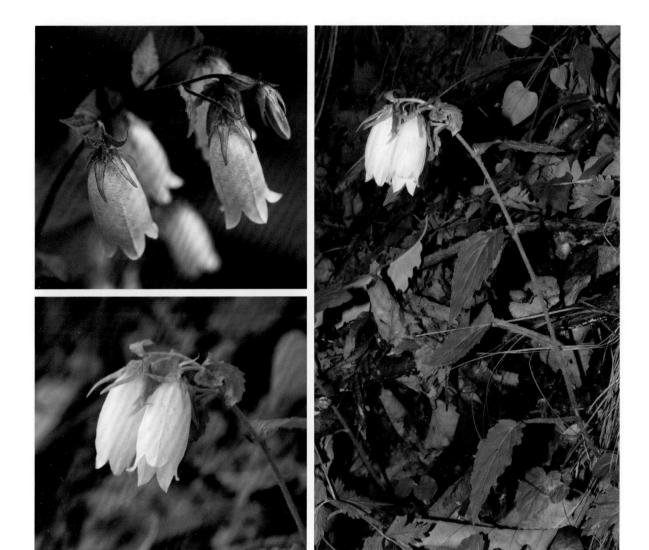

## （五）金钱豹属 Campanumoea Blume

多年生草质藤本，具胡萝卜状根。叶常对生，少互生。花单朵腋生或顶生，或与叶对生，或在枝顶集成 3 朵花的聚伞花序；花萼裂片宽大，卵状三角形或卵状披针形，全缘；花冠上位，具明显的筒部，檐部 5（~6）裂；雄蕊 5 枚；子房完全下位，或仅对花冠而言为下位，3~6 室。果为浆果，球状，顶端平钝。种子多数。

2 种；我国 2 种；湖北 1 种；神农架 1 种，可供药用。

---

## 小花金钱豹（亚种）
### 土党参、香浮萍
**Campanumoea javanica** Blume subsp. **japonica** (Makino) D. Y. Hong

草质缠绕藤本，具乳汁，具胡萝卜状根。茎多分枝。叶对生，极少互生的，具长柄，叶片心形或心状卵形，边缘具浅锯齿。花单朵生于叶腋；花萼与子房分离，5 裂，裂至近基部，裂片卵状披针形或披针形；花冠上位，白色或黄绿色，内面紫色，钟状，裂至中部；雄蕊 5 枚；柱头 4~5 裂。浆果绿白色、淡红色，球状。花、果期 5~11 月。

分布于神农架木鱼（老君山）宋洛、新华等地，生于山地草坡、丛林中或山谷林下。常见。

根（土党参）补中益气，润肺生津，祛痰止咳。

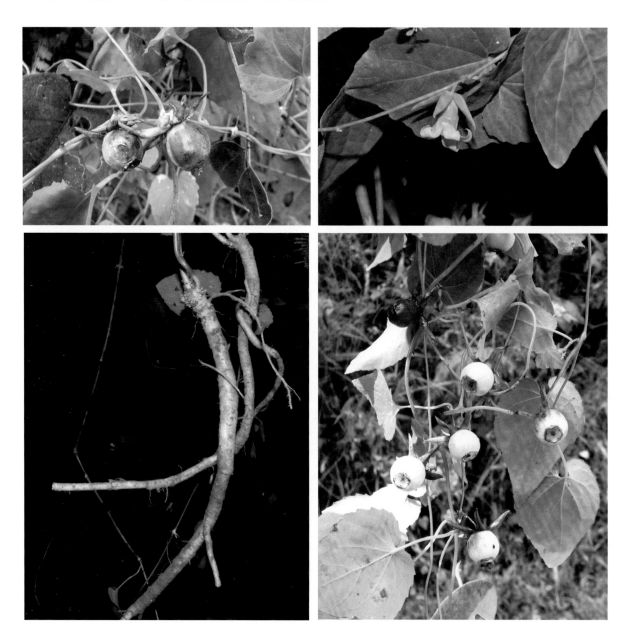

# （六）轮钟花属 Cyclocodon Griffith ex J. D. Hooker & Thomson

多年生草本，具胡萝卜状根。茎直立。叶常对生，少互生。花单朵腋生或顶生，或与叶对生，或在枝顶集成 3 朵花的聚伞花序；花萼裂片条形或条状披针形，边缘具齿，稀全缘；花冠上位，具明显的筒部，檐部 5（6）裂；雄蕊 5 枚；子房下位或半下位，3~6 室。浆果球状，顶端平钝。种子多数。

3 种；我国 3 种；湖北 1 种；神农架 1 种，可供药用。

# 轮钟花　<sup>蜘蛛果</sup>Cyclocodon lancifolius (Roxburgh) Kurz

直立草本，具乳汁。叶对生，稀3枚轮生，具短柄，叶片卵形、卵状披针形至披针形，边缘具齿。花通常单朵，顶生兼腋生，有时3朵组成聚伞花序；花萼仅贴生于子房下部，裂片常5枚，相互间远离，丝状或条形；花冠白色或淡红色，管状钟形，裂片卵形至卵状三角形；雄蕊5~6枚；柱头5~6裂，子房（4~）5~6室。浆果紫黑色，球状。花、果期7~11月。

分布于神农架木鱼、新华，生于海拔400~1800m的林中、沟边、草坡、林缘或草地中。少见。

根（蜘蛛果）益气，补虚，祛痰，止痛。

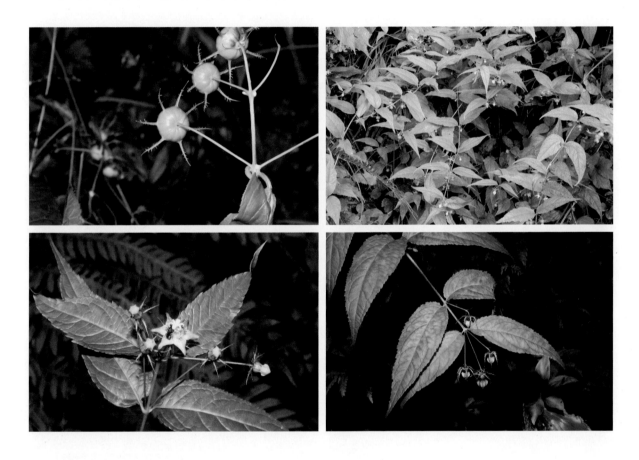

## （七）党参属 Codonopsis Wallich

多年生草本，具乳汁。根常肥大。叶互生，对生，簇生或假轮生。花单生于主茎与侧枝顶端；花萼5裂，筒部与子房贴生，筒部常具10条明显辐射脉；花冠上位，5浅裂或5全裂而呈辐状，常具明显花脉或晕斑；雄蕊5枚，花丝基部常扩大；子房下位，通常3室，中轴胎座肉质，每室胚珠多数。果为蒴果，带有宿存的萼裂片。种子多数。

42种；我国40种；湖北5种；神农架4种，均可供药用。

■ **分种检索表**

## 1 光叶党参 小人参、臭参
### Codonopsis cardiophylla Diels ex Komarov

    茎基有多数瘤状茎痕。根常肥大，呈纺锤状或圆柱状。叶在茎下部及中部对生，至上部则渐趋于互生，叶片卵形或披针形，全缘，边缘反卷。花顶生于主茎及上部的侧枝顶端；花萼贴生于子房中部，筒部半球状，裂片宽披针形或近三角形；花冠阔钟状，淡蓝色，具红紫色或褐红色斑点，浅裂，裂片卵形。蒴果下部半球状，上部圆锥状。花、果期7~10月。

    分布于神农架各地，生于海拔2000~2900m的山坡草地或石崖上。常见。

    根（小人参）补虚弱。

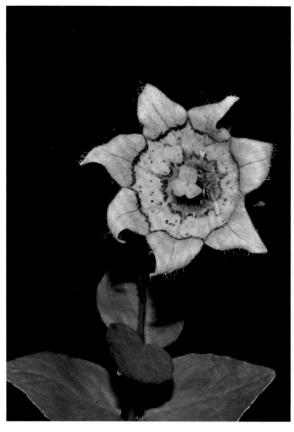
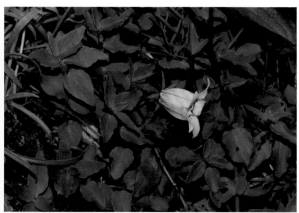
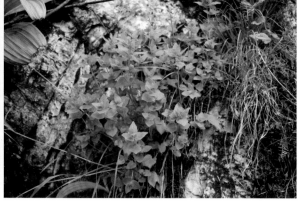

## 2 | 羊乳 <sub>奶参、四叶参</sub>
**Codonopsis lanceolata** (Siebold & Zuccarini) Trautvetter

　　茎缠绕，常有多数短细分枝。叶在主茎上的互生，披针形或菱状狭卵形，在小枝顶端通常 2~4 枚叶簇生。花单生或对生于小枝顶端；花萼贴生于子房中部，筒部半球状，裂片卵状三角形；花冠阔钟状，浅裂，裂片三角状，反卷，黄绿色或乳白色，内具紫色斑点；花盘肉质；子房下位。蒴果下部半球状，上部具喙。花、果期 7~8 月。

　　分布于神农架木鱼，生于山地林中、灌丛、阔叶林内或沟边阴湿地。少见。

　　根（山海螺）滋补强壮，补虚通乳，排脓解毒，祛痰。

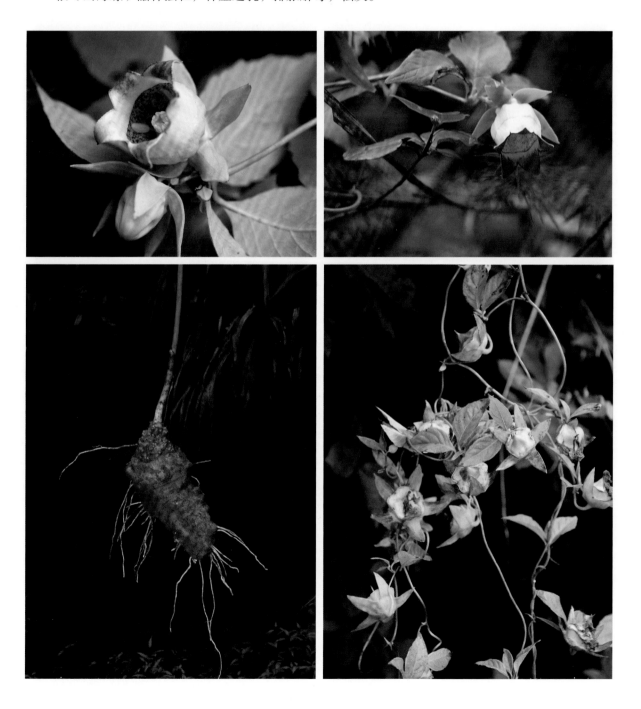

### 3 | 川鄂党参 <sup>阿家蓼</sup> **Codonopsis henryi** Oliver

茎缠绕。叶片长卵状披针形或披针形，边缘具粗锯齿。花单生于侧枝顶端；花萼贴生于子房中部，筒部半球状，裂片彼此远隔，三角形；花冠钟状或略呈管状钟形，裂片三角状；雄蕊花丝基部微扩大。蒴果直径约1.5cm。花、果期7~9月。

分布于神农架木鱼（老君山），生于山地草坡、林缘或灌丛。少见。

根补中益气，和胃生津。

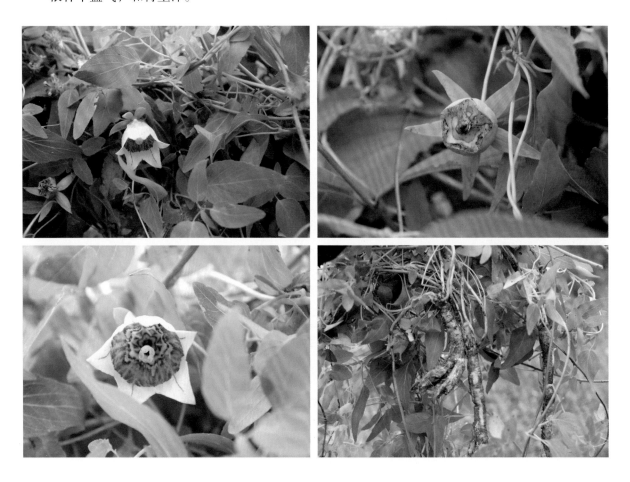

### 4 | 党参 **Codonopsis pilosula** (Franchet) Nannfeldt

**■ 分亚种检索表**

1. 花萼贴生于子房中部·······························4a. 党参 **C. pilosula** subsp. **pilosula**

1. 花萼几乎完全不贴生于子房上·························4b. 川党参 **C. pilosula** subsp. **tangshen**

| 4a | **党参**（原亚种） | 仙草根、叶子菜<br>**Codonopsis pilosula** subsp. **pilosula** |

茎缠绕，有多数分枝。叶在主茎及侧枝上的互生，在小枝上的近于对生，叶片卵形或狭卵形，边缘具波状钝锯齿。花单生于枝端，与叶柄互生或近于对生；花萼贴生于子房中部，筒部半球状，裂片宽披针形或狭矩圆形；花冠上位，阔钟状，黄绿色，内面具明显紫斑，浅裂，裂片正三角形；柱头具白色刺毛。蒴果下部半球状，上部短圆锥状。花、果期 7~10 月。

分布于神农架各地，生于海拔 1500~3000m 的山地林缘及灌丛中。少见。

根（党参）补中益气，和胃生津，祛痰止咳。

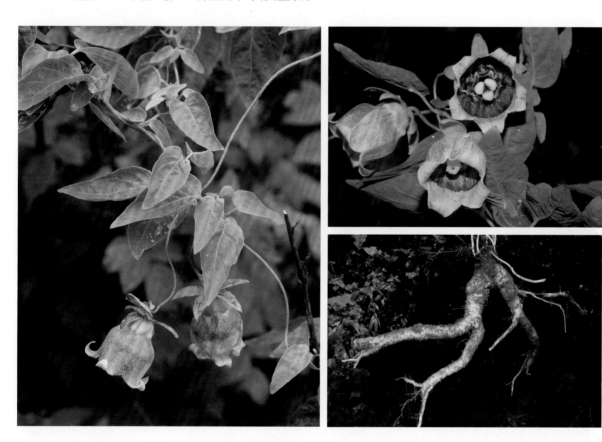

| 4b | **川党参**（亚种） | 板党、东党参<br>**Codonopsis pilosula** subsp. **tangshen** (Oliver) D. Y. Hong |

茎缠绕，有多数分枝。主茎及侧枝上的叶互生，小枝上的叶近于对生，叶片卵形或披针形，边缘具浅钝锯齿。花单生于枝端；花萼几乎完全不贴生于子房上，几乎全裂，裂片矩圆状披针形；花冠上位，钟状，淡黄绿色，内具紫斑，浅裂，裂片近于正三角形；花丝基部微扩大；子房对花冠言为下位。蒴果下部近于球状，上部短圆锥状。花、果期 7~10 月。

分布于神农架各地，生于海拔 800~2300m 的山坡、林缘或灌丛中。常见。

根（川党参）补中益气，健脾益肺，生津。

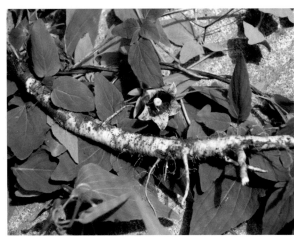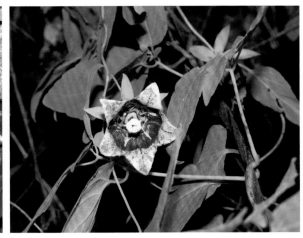

## （八）桔梗属 Platycodon A. Candolle

多年生草本，具白色乳汁。根胡萝卜状。茎直立。叶轮生至互生。花萼 5 裂；花冠宽漏斗状钟形，5 裂；雄蕊 5 枚，离生，花丝基部扩大成片状；无花盘；子房半下位，5 室，柱头 5 裂。蒴果在顶端室背 5 裂，裂片带着隔膜。种子多数，黑色，一端斜截，一端急尖，侧面具棱 1 条。

1 种，神农架有分布，可供药用。

### 桔梗 道拉基、铃铛草
**Platycodon grandiflorus** (Jacquin) A. Candolle

本种特征同桔梗属。花期 7~9 月，果期 8~10 月。

分布于神农架松柏，生于海拔 2100m 以下的向阳坡的草丛、灌丛、林下，各地均有栽培。常见。

根（桔梗）宣肺，散寒，祛痰，排脓。

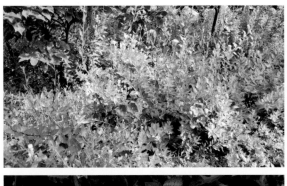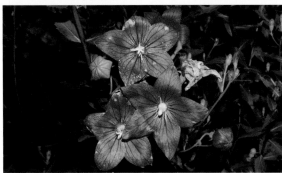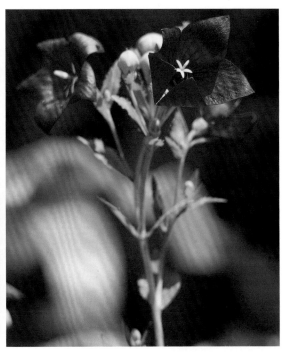

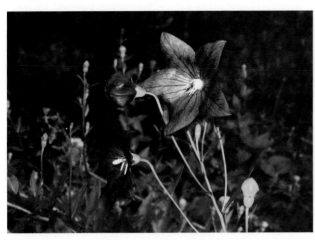 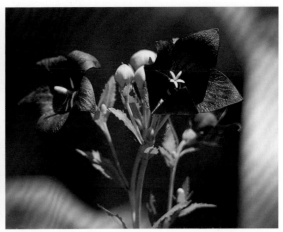

## （九）蓝花参属 **Wahlenbergia** Schrader ex Roth

一年生或多年生草本，少为亚灌木。叶互生，稀对生。花与叶对生，集成疏散的圆锥花序；花萼贴生于子房顶端；花冠钟状，3~5 浅裂，有时裂至近基部；雄蕊与花冠分离，花丝基部常扩大，花药长圆状；子房下位，2~5 室，柱头 2~5 裂，裂片窄。蒴果 2~5 室，在宿存的花萼以上的顶端部分 2~5 室背开裂。种子多数。

约 260 种；我国 2 种；湖北 1 种；神农架 1 种，可供药用。

## 蓝花参 娃儿菜、罐罐草
**Wahlenbergia marginata** (Thunberg) A. Candolle

多年生草本，具白色乳汁。叶互生，常在茎下部密集，下部的叶匙形或椭圆形，上部的叶条状披针形或椭圆形。花萼筒部倒卵状圆锥形，裂片三角状钻形；花冠钟状，蓝色，裂片倒卵状长圆形。蒴果倒圆锥状或倒卵状圆锥形，有 10 条不甚明显的肋。种子矩圆状或椭圆状，光滑，黄棕色。花、果期 2~5 月。

分布于神农架各地，生于海拔 500~800m 的山坡、灌丛、田边或路旁。少见。

根、全草益气补虚，祛痰，截疟。

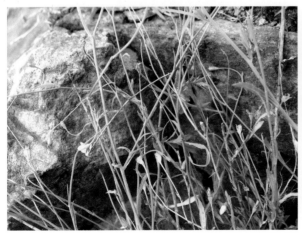 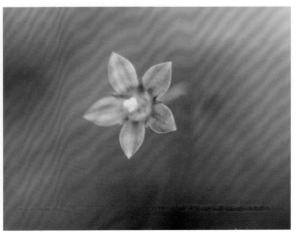

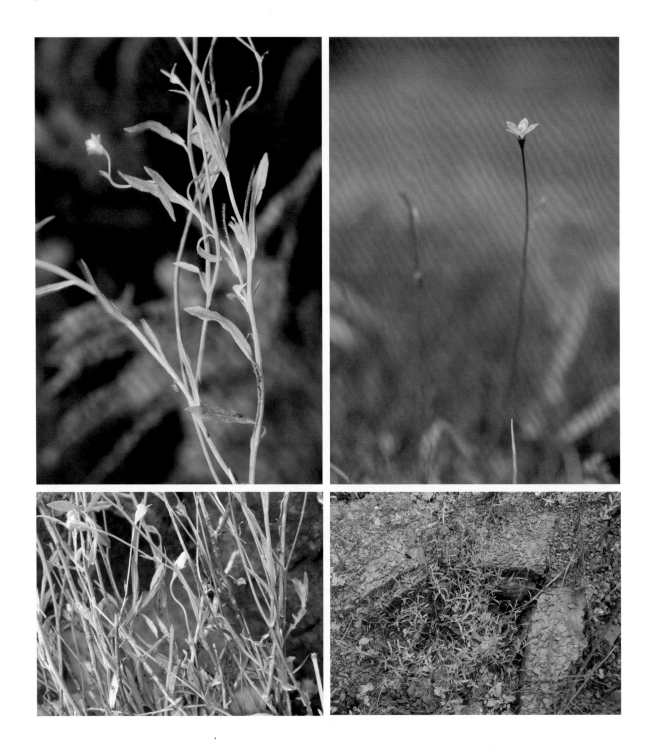

# 五福花科 Adoxaceae

灌木，稀多年生草本或小乔木。叶对生，单叶或复叶。花序为顶生圆锥花序、伞形花序、穗状花序或头状的聚伞花序；花两性；花萼和花冠均合生，3~5裂；雄蕊3~5枚，着生于花冠筒上；雄蕊的花丝裂成2瓣；花药1室，盾形，外向，纵向开裂；雌蕊子房半下位至下位，1室或3~5室；花柱3~5个，合生或离生，柱头头状或2~3裂，或无。核果。种子1或3枚。

4属，约220种；我国4属，81种；湖北2属，29种；神农架2属，28种，可供药用的2属，26种。

**■ 分属检索表**

1. 复叶；子房3~5室；核果通常具种子3~5枚⋯⋯⋯⋯⋯⋯1. 接骨木属 Sambucus
1. 单叶；子房1室；核果具种子1枚⋯⋯⋯⋯⋯⋯2. 荚蒾属 Viburnum

## （一）接骨木属 Sambucus Linnaeus

落叶乔木或灌木，稀多年生高大草本。茎干常具皮孔。单数羽状复叶，对生；托叶叶状或退化成腺体。花序由聚伞合成的顶生复伞式或圆锥式；花小，整齐；萼筒短，萼齿5枚；花冠辐状，5裂；雄蕊5枚，开展，稀直立；子房3~5室，柱头2~3裂。浆果状核果，红黄色或紫黑色，具种子3~5枚。种子三棱形或椭圆形。

约10种；我国4种；湖北3种；神农架3种，均可供药用。

**■ 分种检索表**

1. 灌木或小乔木；枝具明显的皮孔⋯⋯⋯⋯⋯⋯1. 接骨木 S. williamsii
1. 多年生高大草本或半灌木；茎具棱条。
 2. 全为两性花⋯⋯⋯⋯⋯⋯2. 血满草 S. adnata
 2. 可分为两性花和杯形不孕花⋯⋯⋯⋯⋯⋯3. 接骨草 S. javanica

**1 接骨木** 鸭脚风、续骨草
**Sambucus williamsii** Hance

落叶灌木或小乔木。羽状复叶具小叶2~3对，小叶片卵圆形至披针形，边缘具不整齐锯齿；托叶狭带形或退化成带蓝色的突起。花与叶同出，圆锥形聚伞花序顶生；花小而密；萼筒杯状，萼齿三角状披针形；花冠花蕾时带粉红色，开后白色或淡黄色；雄蕊与花冠裂片等长，开展；子房3室，花柱短，柱头3裂。果实红色。花期4~5月，果期9~10月。

分布于神农架各地，生于海拔 500~2400m 的山坡林下、灌丛、沟边、路旁及宅边。常见。

茎枝（接骨木）祛风利湿，活血止痛。根（接骨木根）、根皮祛风除湿，利水消肿。叶（接骨木叶）活血化瘀，止痛。花（接骨木花）发汗，利尿。

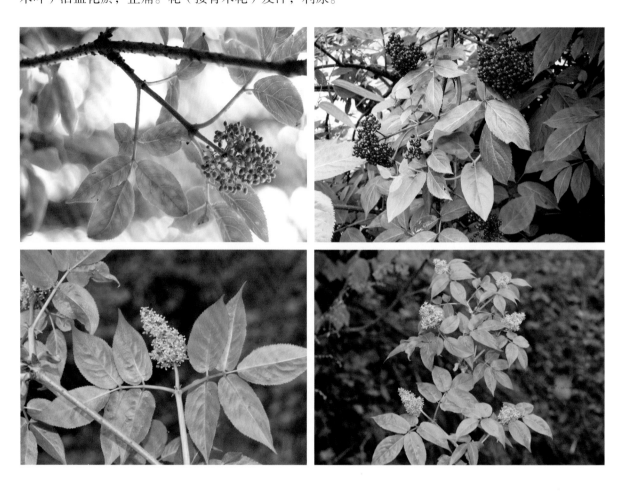

## 2 血满草 臭草、血当归
**Sambucus adnata** Wallich ex Candolle

多年生高大草本或半灌木。根和根茎红色，折断后流出红色汁液。茎草质，具明显的棱条。羽状复叶具小叶 3~5 对，长卵形或披针形，边缘具锯齿；小托叶退化成瓶状突起的腺体。聚伞花序顶生；花小，有恶臭；萼被短柔毛；花冠白色；子房 3 室，花柱极短，柱头 3 裂。果实红色或橙色，干时黑色，圆球形。花期 5~7 月，果期 9~10 月。

分布于神农架各地，生于海拔 1600~3100m 的山坡湿地及高山草地上。常见。

根、全草（血满草）祛风，利水，散瘀，通络。

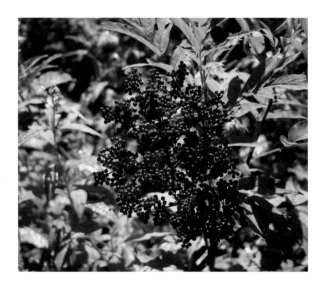

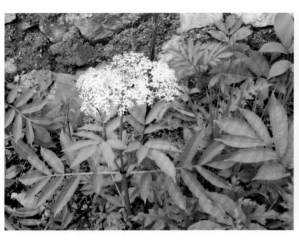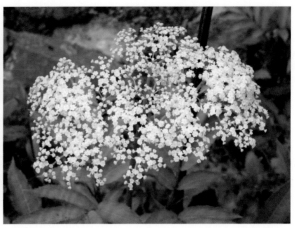

## 3 | 接骨草 <sub>臭根草、陆英</sub>
**Sambucus javanica** Blume

　　高大草本或半灌木。茎具棱条。羽状复叶具小叶 2~3 对，互生或对生，狭卵形，边缘具细锯齿，近基部或中部以下边缘常有 1 枚或数枚腺齿。复伞形花序顶生，大而疏散，分枝三至五出；杯形不孕花不脱落，能孕花小；萼筒杯状，萼齿三角形；花冠白色，仅基部连合；花药黄色或紫色。果实红色，近球形。花期 4~5 月，果期 8~9 月。

　　分布于神农架各地，生于海拔 400~2700m 的山坡林下、沟边或灌丛中。常见。

　　全草、根（蒴藋）祛风除湿，活血散瘀。果实（蒴藋赤子）用于手足忽生疣目。

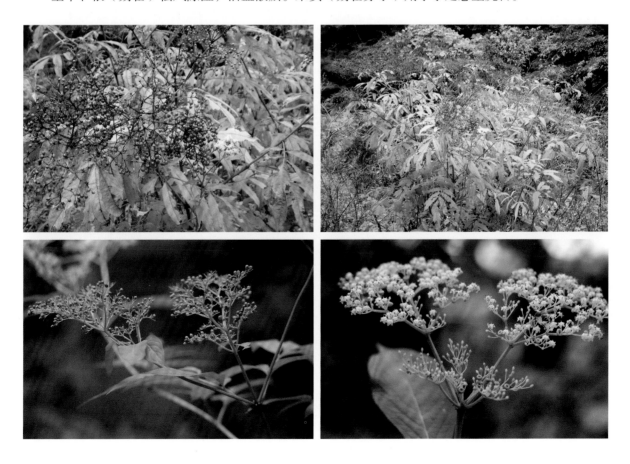

# （二）荚蒾属 Viburnum Linnaeus

灌木或小乔木。单叶，对生，稀3枚轮生；托叶通常微小或不存在。花小，两性，整齐；聚伞合成顶生或侧生的伞形式、圆锥式或伞房式花序，有时具白色大型的不孕边花或全部由大型不孕花组成；萼齿5枚，宿存；花冠裂片5枚；雄蕊5枚，着生于花冠筒内；子房1室。果实为核果，冠以宿存的萼齿和花柱，内含1枚种子。

约200种；我国73种；湖北26种；神农架25种，可供药用的23种。

## ■ 分种检索表

1.冬芽裸露；植物体被簇状毛而无鳞片。
  2.花序无总梗；果核具1条背沟和深腹沟。
    3.花序无大型的不孕花…………………………………………………1. 显脉荚蒾 V. nervosum
    3.花序周围具大型的不孕花………………………………………2. 合轴荚蒾 V. sympodiale
  2.花序具总梗；果核有2条背沟和（1~）3条腹沟或有时背沟退化而不明显。
    4.叶临冬凋落，通常边缘具齿。
      5.叶的侧脉直达齿端而非互相网结……………………………3. 聚花荚蒾 V. glomeratum
      5.叶的侧脉近叶缘时互相网结而非直达齿端。
        6.花序有大型的不孕花………………………………4. 绣球荚蒾 V. macrocephalum
        6.花序全由两性花组成，无大型的不孕花…………………5. 陕西荚蒾 V. schensianum
    4.叶大多常绿，全缘或有时具不明显的疏浅齿。
      7.萼筒无毛；叶上表面小脉不凹陷……………………………6. 烟管荚蒾 V. utile
      7.萼筒多少被簇状毛；叶上表面小脉下陷。
        8.花冠外面疏被簇状毛……………………………………7. 金佛山荚蒾 V. chinshanense
        8.花冠外面几无毛……………………………………8. 皱叶荚蒾 V. rhytidophyllum
1.冬芽1~2对，如为裸露，则芽、幼枝、叶下表面、花序、萼、花冠及果实均被鳞片状毛。
  9.果实成熟时蓝黑色或由蓝色转为黑色…………………………9. 球核荚蒾 V. propinquum
  9.果实成熟时红色，或由红色转为黑色或酱黑色，少有黄色。
    10.叶（2~）3（~4）裂…………………………10. 鸡树条 V. opulus subsp. calvescens
    10.叶不分裂。
      11.花序复伞形，有大型的不孕花…………………………11. 粉团 V. plicatum
      11.各种花序，不具大型不孕花。
        12.花序由穗状或总状花序组成的圆锥花序。
          13.花冠辐状，裂片长于筒。
            14.叶的侧脉至少一部分直达齿端…………………………12. 巴东荚蒾 V. henryi
            14.叶的侧脉近叶缘时弯拱而互相网结，不直达齿端。
              15.萼和花冠均无毛…………………13. 日本珊瑚树 V. odoratissimum var. awabuki

15. 萼和花冠或至少萼外面被簇状短毛 ………… **14. 短序荚蒾 V. brachybotryum**

13. 花冠高脚蝶状，裂片短于筒 ……………………… **15. 红荚蒾 V. erubescens**

12. 花序复伞形，稀为由伞形花序组成的尖塔形圆锥花序。

16. 冬芽有 1 对鳞片，极少裸露。

17. 叶对生；花冠钟状，裂片短而直立 ……………… **16. 水红木 V. cylindricum**

17. 叶 3 枚轮生；花冠辐状 …………………………… **17. 三叶荚蒾 V. ternatum**

16. 冬芽有 2 对鳞片。

18. 藤状灌木 ……………… **18. 直角荚蒾 V. foetidum var. rectangulatum**

18. 直立灌木或小乔木。

19. 花冠外面被疏或密的簇状短毛 ………………… **19. 荚蒾 V. dilatatum**

19. 花冠外面无毛，极少花蕾时被毛，花开后变秃净。

20. 花序或果序下垂 ………………………………… **20. 茶荚蒾 V. setigerum**

20. 花序或果序不下垂。

21. 总花梗的第一级辐射枝通常 7 条 ………… **21. 桦叶荚蒾 V. betulifolium**

21. 总花梗的第一级辐射枝通常 5 条。

22. 果实成熟时酱黑色 ………………………… **22. 黑果荚蒾 V. melanocarpum**

22. 果实成熟时红色 …………………………… **23. 宜昌荚蒾 V. erosum**

---

## 1 显脉荚蒾 心叶荚蒾 **Viburnum nervosum** D. Don

落叶灌木或小乔木。叶纸质，卵形至宽卵形，边缘常具不整齐的锯齿。聚伞花序与叶同时开放，无大型的不孕花，连同萼筒均具红褐色小腺体；萼筒筒状钟形，萼齿卵形；花冠白色或带微红色，辐状，矩圆形；雄蕊花药宽卵圆形，紫色；花柱略高出萼齿。果实先红色后变黑色，卵圆形。花期 4~6 月，果熟期 9~10 月。

分布于神农架木鱼，生于海拔 800~2400m 的疏林、灌丛及河滩。常见。

根、叶祛风活血。果实清热解毒，破瘀通经。

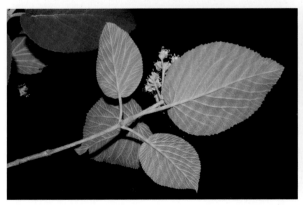
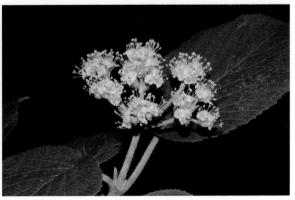

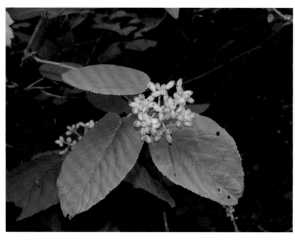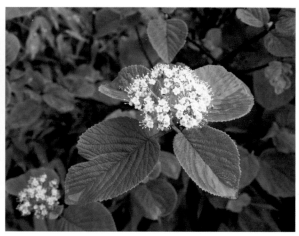

| 2 | 合轴荚蒾 白糯米条子<br>**Viburnum sympodiale** Graebner |

落叶灌木或小乔木。叶纸质，卵形，边缘有不规则牙齿状尖锯齿。聚伞花序，周围具大型白色的不孕花，芳香；萼筒近圆球形，萼齿卵圆形；花冠白色或带微红色，辐状，裂片卵形；雄蕊花药宽卵圆形，黄色；花柱不高出萼齿。果实红色，成熟时变紫黑色，卵圆形。花期4~5月，果期8~9月。

分布于神农架大九湖、红坪、木鱼，生于海拔800~2600m的山坡林下、林缘、灌丛中或沟旁。常见。

根清热解毒，消积。

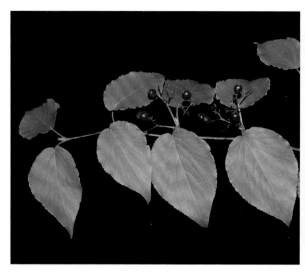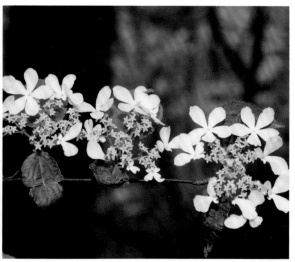

| 3 | 聚花荚蒾 丛花荚蒾、球花荚蒾<br>**Viburnum glomeratum** Maximowicz |

落叶灌木或小乔木。叶纸质，卵形，边缘有牙齿。聚伞花序；萼筒被白色簇状毛，萼齿卵形；花冠白色，辐状，裂片卵圆形；雄蕊稍高出花冠裂片，花药近圆形。果实红色，成熟时变黑色；果

核长圆状球形。花期 4~6 月，果期 7~9 月。

分布于神农架木鱼（老君山），生于海拔 1100~3100m 的山谷林下、灌丛或阴湿地。常见。

根祛风清热，散瘀活血。

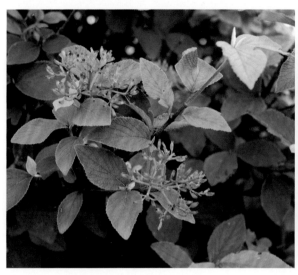 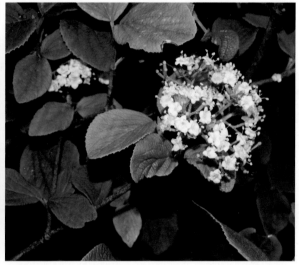

## 4 绣球荚蒾 绣球花、八仙花
**Viburnum macrocephalum** Fortune

落叶或半常绿灌木。叶临冬至翌年春季逐渐落尽，纸质，卵形至椭圆形，边缘有小齿。聚伞花序全部由大型不孕花组成；萼筒筒状，矩圆形；花冠白色，辐状，裂片圆状倒卵形；雄蕊花药小，近圆形。果实红色，成熟时黑色，椭圆状。花期 4~5 月，果期 9~10 月。

原产于我国，神农架各地均有栽培。

茎（木绣球茎）除湿止痒。

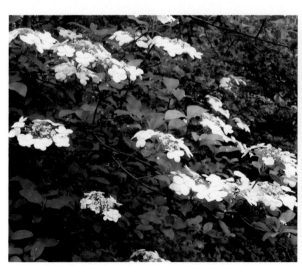 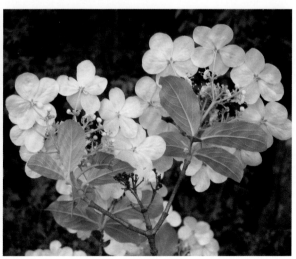

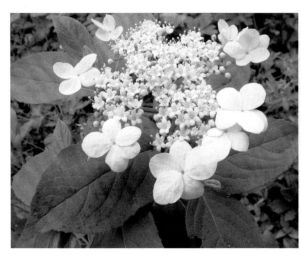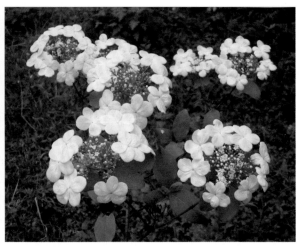

### 5 　陕西荚蒾 　鸡骨头、土栾树
**Viburnum schensianum** Maximowicz

　　落叶灌木。叶纸质，卵状椭圆形或近圆形，边缘有较密的小尖齿。聚伞花序；萼筒圆筒形，萼齿卵形；花冠白色，辐状，裂片圆卵形；雄蕊花药圆形。果实红色，成熟时变黑色，椭圆形。花期5~7月，果期8~9月。

　　分布于神农架红坪，生于海拔700~2200m的山谷混交林、松林下及山坡灌丛中。少见。

　　果实清热解毒，祛风消瘀。全株下气，消食，活血。

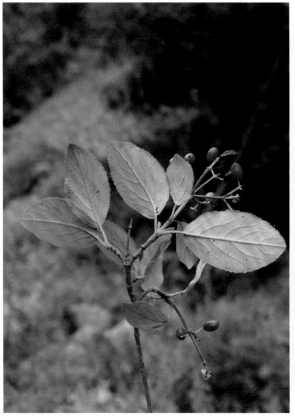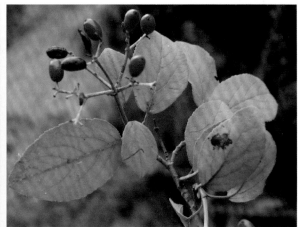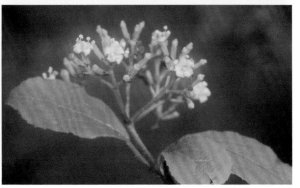

6 **烟管荚蒾** <sup>羊屎子、黑汉条</sup>
**Viburnum utile** Hemsley

常绿灌木。叶革质，卵圆形至卵圆状披针形，全缘或稀具少数不明显疏浅齿，边稍内卷。聚伞花序；萼筒筒状，萼齿卵状三角形；花冠白色，花蕾时带淡红色，辐状，裂片圆卵形；雄蕊与花冠裂片几等长，花药近圆形；花柱与萼齿近于等长。果实红色，成熟时变黑色，椭圆形。花期 3~4 月，果期 8 月。

分布于神农架木鱼、宋洛、新华、阳日等地，生于海拔 500~1800m 的山坡林缘或灌丛中。常见。

根、全株（黑汉条）清热利湿，祛风活络，凉血止血。花用于肠痈。

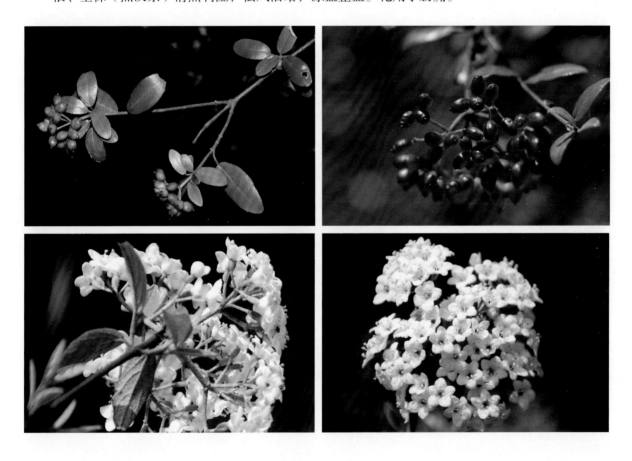

7 **金佛山荚蒾** <sup>雀儿屎树、金山荚蒾</sup>
**Viburnum chinshanense** Graebner

灌木。叶纸质至厚纸质，矩圆形，全缘。聚伞花序；萼筒矩圆状卵圆形，萼齿宽卵形；花冠白色，辐状，裂片圆卵形或近圆形；雄蕊略高出花冠，花药宽椭圆形；花柱略高出萼齿，红色。果实红色，成熟时变黑色，长圆状卵圆形。花期 4~5 月，果期 7 月。

分布于神农架新华等地，生于海拔 400~1900m 的疏林下或灌丛中。少见。

全株止泻止血，消肿排脓。果实清热解毒，破瘀通经，健脾。

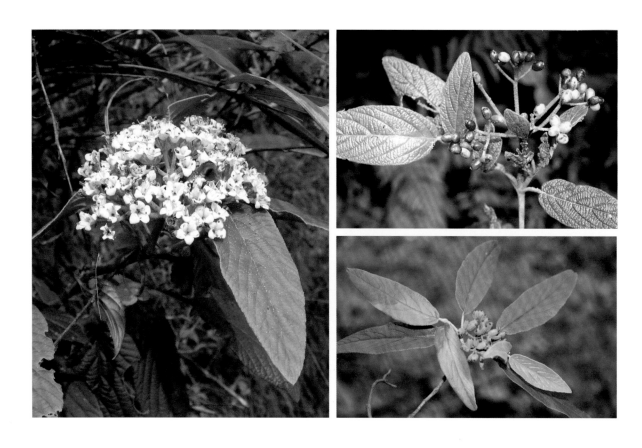

## 8 皱叶荚蒾 野枇杷、黑汉条子
**Viburnum rhytidophyllum** Hemsley

　　常绿灌木或小乔木。叶革质，卵状矩圆形至卵状披针形，全缘或具不明显小齿。聚伞花序稠密；萼筒筒状钟形，萼齿微小，宽三角状卵形；花冠白色，花在芽时和花瓣背面为粉红色，辐状，裂片圆卵形；雄蕊花药宽椭圆形。果实红色，成熟时变黑色，宽椭圆形。花期 4~5 月，果期 9~10 月。

　　分布于神农架各地，生于海拔 800~2400m 的山坡林下、溪边或灌丛中。常见。

　　根、茎、叶（山枇杷）清热解毒，祛风除湿，活血止血。

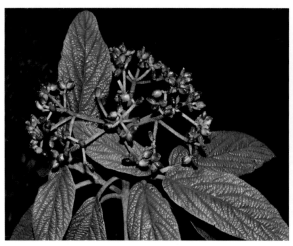
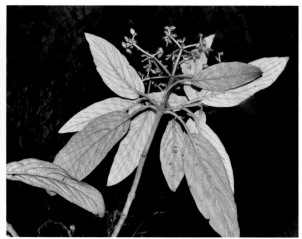

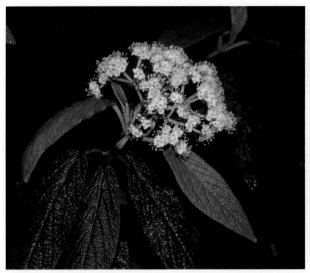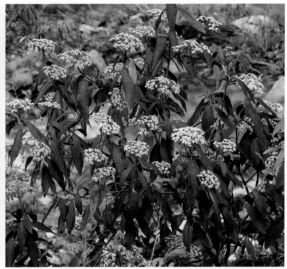

## 9　球核荚蒾 *Viburnum propinquum* Hemsley

### 分变种检索表

1. 叶卵形至矩圆形,基部近圆形或阔楔形至楔形·································
·····················9a. 球核荚蒾 **V. propinquum** var. **propinquum**

1. 叶条状披针形至倒披针形，基部楔形·································
·····················9b. 狭叶球核荚蒾 **V. propinquum** var. **mairei**

### 9a　球核荚蒾（原变种）

水马蹄、臭药
*Viburnum propinquum* var. *propinquum*

常绿灌木。幼叶带紫色，成长后叶革质，卵形至矩圆形，边缘通常疏生浅锯齿。聚伞花序；萼齿宽三角状卵形；花冠绿白色，辐状，裂片宽卵形；雄蕊常稍高出花冠，花药近圆形。果实蓝黑色，有光泽，近球形或卵圆形。花期 3~4 月，果期 8~9 月。

分布于神农架红坪、木鱼、宋洛、新华、阳日等地，生于海拔 500~1300m 的山谷林下或灌丛中。常见。

根皮、叶、全株（六股筋）止血，消肿止痛，接骨续筋。

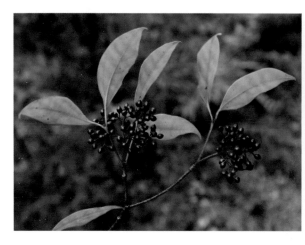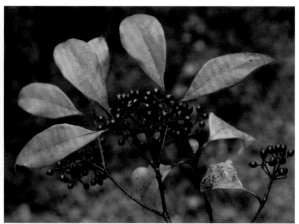

| 9b | **狭叶球核荚蒾**（变种） **Viburnum propinquum** var. **mairei** W. W. Smith |

常绿灌木。本变种与球核荚蒾（原变种）的主要区别在于叶较狭，条状披针形至披针形。花期3~4月，果期8~9月。

分布于神农架木鱼至兴山一带、下谷（沿渡河），生于海拔400~500m的溪边灌丛中。少见。

根皮、叶消肿止痛。

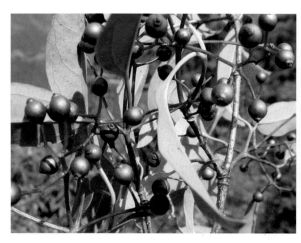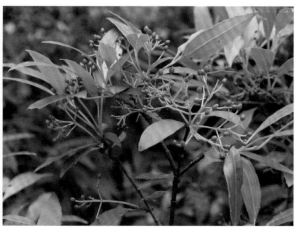

| 10 | **鸡树条**（亚种） 鸡树条子<br>**Viburnum opulus** Linnaeus subsp. **calvescens** (Rehder) Sugimoto |

落叶灌木。叶浓绿色，单叶对生，卵形至阔卵圆形，边缘具不整齐的大齿。伞形聚伞花序顶生，中央为能孕花，外围有不孕的辐射花；花冠杯状，辐状开展，乳白色，5裂；花药紫色；不孕花白色，深5裂。核果近球形，黄色，成熟时鲜红色。种子圆形，扁平。花期5~6月，果期9~10月。

分布于神农架大九湖、红坪，生于海拔1000~1700m的溪谷边疏林下或灌丛中。常见。

嫩枝通经活络，解毒止痒，活血消肿。叶通经活络，解毒止痒，活血消肿，杀虫疗癣。根制酸止痛。果实止咳祛痰，平喘。

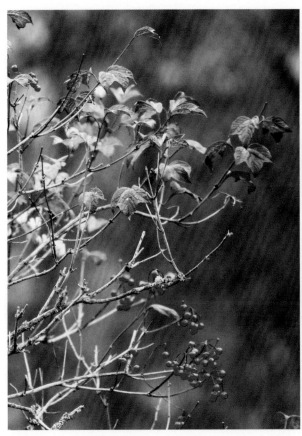
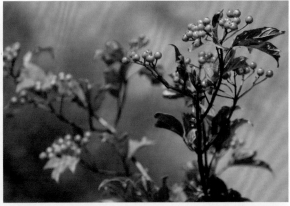
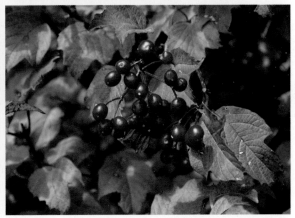

## 11 粉团
粉团花、蝴蝶树
**Viburnum plicatum** Thunberg

　　落叶灌木。叶纸质，宽卵形或倒卵形，边缘有不整齐的三角状锯，无托叶。复伞形花序，全部由大型的不孕花组成或由能育花与6~8朵大型的不孕花组成；萼筒倒圆锥形，萼齿卵形；花冠白色，辐状，裂片有时仅4枚，倒卵形或近圆形。果红色，成熟时黑色，阔卵球形。花期4~5月，果期8~9月。

　　分布于神农架各地，生于山坡林下或栽培于神农架各地庭园中。

　　根、枝条清热解毒，健脾消积。

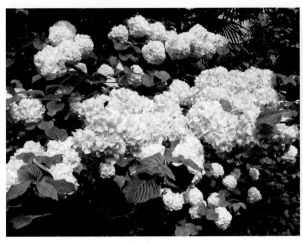
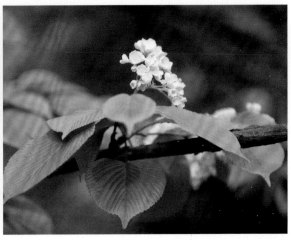

## 12 巴东荚蒾 *Viburnum henryi* Hemsley

灌木或小乔木。叶亚革质，矩圆形，边缘仅中部或中部以下处全缘，其余具浅的锐锯齿。圆锥花序顶生；苞片和小苞片迟落或宿存而显著，条状披针形，绿白色；萼筒筒状至倒圆锥筒状，萼檐波状或具宽三角形的齿；花冠白色，辐状，裂片卵圆形；雄蕊花药黄白色，矩圆形；柱头头状。果实红色，成熟时变紫黑色，椭圆形。花期6月，果熟期8~9月。

分布于神农架各地，生于海拔900~2600m的山坡密林下或湿润草坡上。常见。

根清热解毒。枝、叶用于小儿口疮。

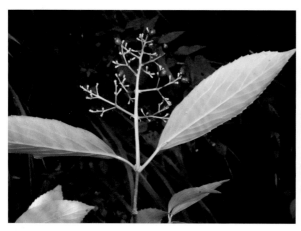 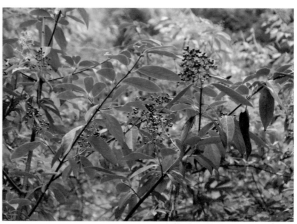

## 13 日本珊瑚树（变种） *Viburnum odoratissimum* Ker Gawler var. *awabuki* (K. Koch) Zabel ex Rümpler

常绿灌木或小乔木。叶革质，椭圆形至倒卵形，边缘上部具波状锯齿或近全缘。圆锥花序顶生或生于侧生短枝上，宽尖塔形；萼筒筒状钟形，萼檐碟状，齿宽三角形；花冠白色，后变黄白色，辐状，裂片反折，圆卵形；雄蕊花药黄色，矩圆形；柱头头状。果实红色，成熟时变黑色，卵圆形或卵状椭圆形。花期3~5月，果期6~9月。

原产于日本、朝鲜及我国华东，神农架各地均有栽培。

根、树皮、叶（沙糖木）清热祛湿，通经活络，拔毒生肌。

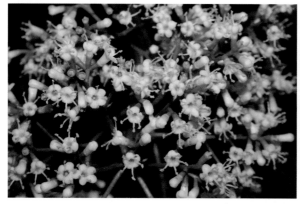 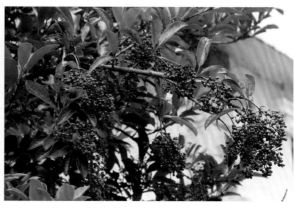

## 14 短序荚蒾 <sup>球花荚蒾</sup> **Viburnum brachybotryum** Hemsley

　　常绿灌木或小乔木。叶革质，倒卵形或矩圆形。圆锥花序通常尖形；苞片和小苞片宿存；花雌雄异株，生于花序轴的第二至第三级分枝上；萼筒筒状钟形，萼齿卵形；花冠白色，辐状，裂片开展，卵形；雄蕊花药宽椭圆形；柱头头状，3裂。果实黄色，成熟时鲜红色，卵圆形。花期11月至翌年2月，果期5~8月。

　　分布于神农架下谷，生于海拔600~1900m的林下或灌丛中。少见。

　　根清热止痒，祛风除湿。叶杀虫止痒。花疏风止咳，平喘。

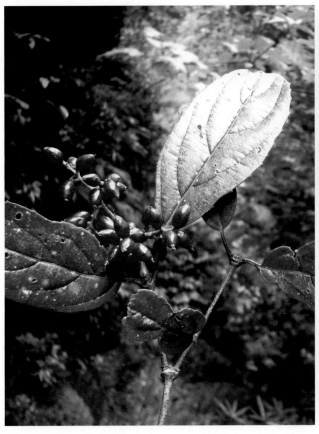
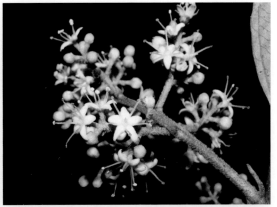
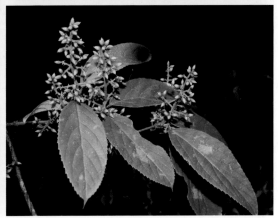

## 15 红荚蒾 <sup>淡红荚蒾</sup> **Viburnum erubescens** Wallich

　　落叶灌木或小乔木。叶纸质，椭圆形至狭矩圆形，边缘除基部外具细锐锯齿。圆锥花序生于具1对叶的短枝顶端；萼筒筒状，有时具红褐色细微腺点，萼齿卵状三角形；花冠白色或淡红色，高脚碟状，裂片开展；雄蕊生于花冠筒顶端；花柱高出萼齿。果实紫红色，后转黑色，椭圆形。花期4~6月，果期8月。

　　分布于神农架各地，生于海拔1500~3000m的针、阔叶混交林中。常见。

　　根清热解毒，凉血止血。

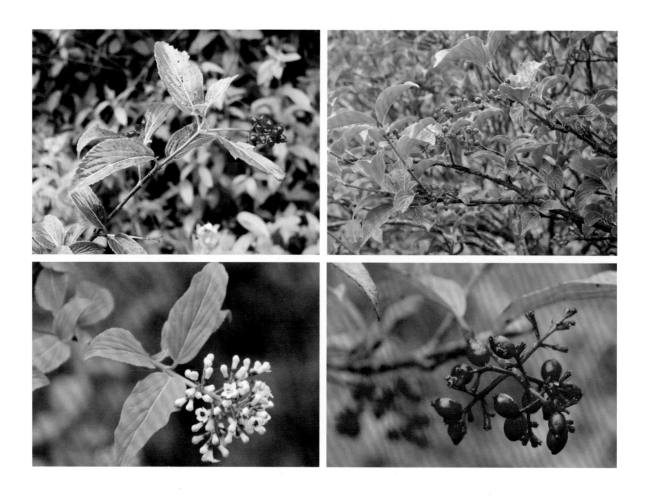

### 16 水红木 斑鸠柘、灰色树
**Viburnum cylindricum** Buchanan-Hamilton ex D. Don

常绿灌木或小乔木。叶革质，椭圆形至矩圆形，全缘或中上部疏生浅齿。聚伞花序伞形式，顶圆形；萼筒卵圆形或倒圆锥形，具微小腺点，萼齿极小且不显著；花冠白色或有红晕，钟状，具微细鳞腺，裂片圆卵形，直立；雄蕊高出花冠，花药紫色，矩圆形。果实红色，成熟时变蓝黑色，卵圆形。花期6~7月，果期8~10月。

分布于神农架木鱼（老君山）等地，生于海拔500~3100m的阳坡疏林或灌丛中。常见。

根（揉白叶根）祛风活络。叶（揉白叶）清热解毒。花（揉白叶花）润肺止咳。

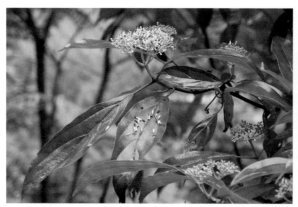
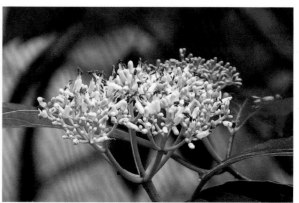

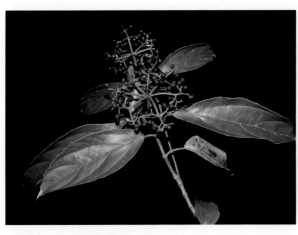 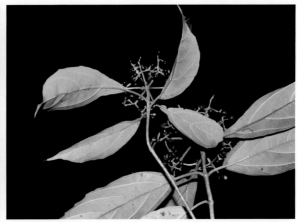

## 17　三叶荚蒾 **Viburnum ternatum** Rehder

　　落叶灌木或小乔木。叶 3 枚轮生，在较细弱枝上对生，皮纸质，卵形至长圆状倒卵形。复伞式聚伞花序松散；萼筒倒圆锥形，萼齿微小而不显著，具缘毛；花冠白色，辐状，裂片半圆形；雄蕊花丝在花蕾中折叠，花药黄白色，宽椭圆形。果实红色，宽椭圆状矩圆形。花期 6~7 月，果期 9 月。

　　分布于神农架新华至兴山一带，生于海拔 600~1400m 的山谷、山坡丛林中或灌丛中。少见。

　　根、叶用于腰腿痛。

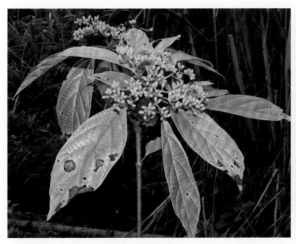 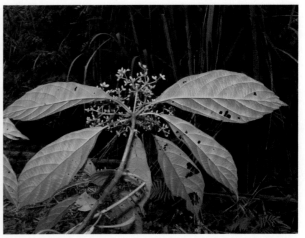

## 18　直角荚蒾（变种）　山羊柿子、豆搭子
**Viburnum foetidum** var. **rectangulatum** (Graebner) Rehder

　　攀缓状灌木，幼株直立。叶纸质至厚纸质，卵形至矩圆状菱形，边缘有少数疏浅锯齿或近全缘，通常无托叶。复伞式聚伞花序生于侧生小枝顶端，花序梗无或短；萼筒筒状，萼齿卵状三角形，极短；花冠白色，辐状，裂片圆卵形，有被腺点的缘毛；雄蕊花药黄白色，椭圆形；花柱高出萼齿。果实红色，卵状椭圆形，扁。花期 5~8 月，果熟期 8~10 月。

分布于神农架下谷（石柱河），生于海拔 600~2400m 的山坡或灌丛中。少见。

嫩枝、叶、果实（小五味子）清热解毒，利湿生津，止咳，接骨。

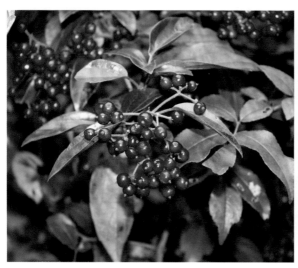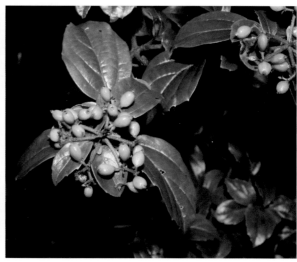

| 19 | **荚蒾** 酸梅子、红楂梅 **Viburnum dilatatum** Thunberg |

落叶灌木。叶纸质，宽卵形，边缘具牙齿状锯齿，无托叶。复伞式聚伞花序稠密，生于具 1 对叶的短枝顶端；萼筒狭筒状，具暗红色微细腺点，萼齿卵形；花冠白色，辐状，裂片圆卵形；雄蕊明显高出花冠，花药小，宽椭圆形；花柱高出萼齿。果实红色，椭圆状卵圆形。花期 5~7 月，果熟期 9~11 月。

分布于神农架阳日，生于海拔 400~700m 的山坡、山谷林下、林缘及灌丛中。常见。

根（荚蒾根）祛瘀消肿。枝、叶（荚蒾）清热解毒，疏风解表。

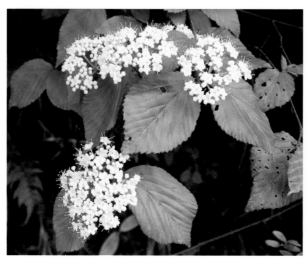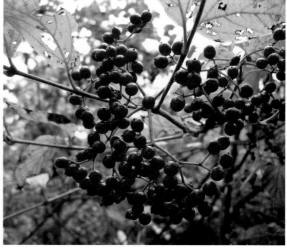

## 20 | 茶荚蒾 饭汤子、跑路杆子
**Viburnum setigerum** Hance

　　落叶灌木。叶纸质，卵状矩圆形至卵状披针形，边缘除基部外疏生尖锯齿。复伞式聚伞花序，具极小的红褐色腺点；萼齿卵形；花冠白色，干后变茶褐色或黑褐色，辐状，裂片卵形；雄蕊花药圆形，极小；花柱不高出萼齿。果序弯垂；果实红色，卵圆形。花期 4~5 月，果熟期 9~10 月。

　　分布于神农架木鱼（老君山、官门山）、宋洛等地，生于海拔 400~1700m 的山谷溪涧旁疏林或山坡灌丛中。少见。

　　根（鸡公柴）破血通经，止血；用于白浊、肺痈。果实健脾。

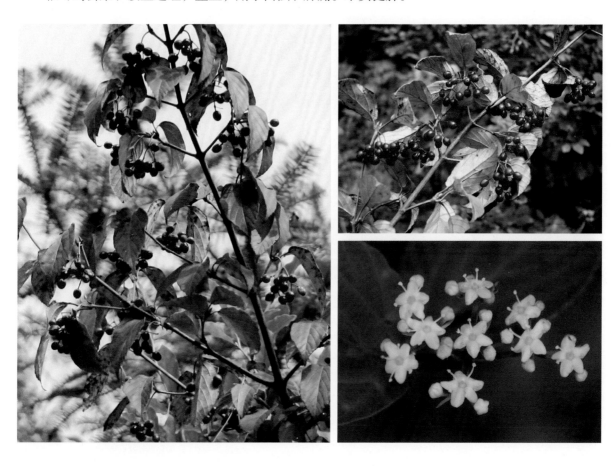

## 21 | 桦叶荚蒾 糯米条、高粱花
**Viburnum betulifolium** Batalin

　　落叶灌木或小乔木。叶厚纸质或薄革质，卵形，近基部常具 1 对钻形小托叶。复伞式聚伞花序顶生或生于具 1 对叶的侧生短枝顶端；萼筒有黄褐色腺点，萼齿小，宽卵状三角形；花冠白色，辐状，裂片圆卵形；雄蕊常高出花冠，花药宽椭圆形；柱头高出萼齿。果实红色，近球形。花期 6~7 月，果熟期 9~10 月。

　　分布于神农架各地，生于海拔 900~3100m 的山谷林中及山坡灌丛中。常见。

　　根调经，涩精。

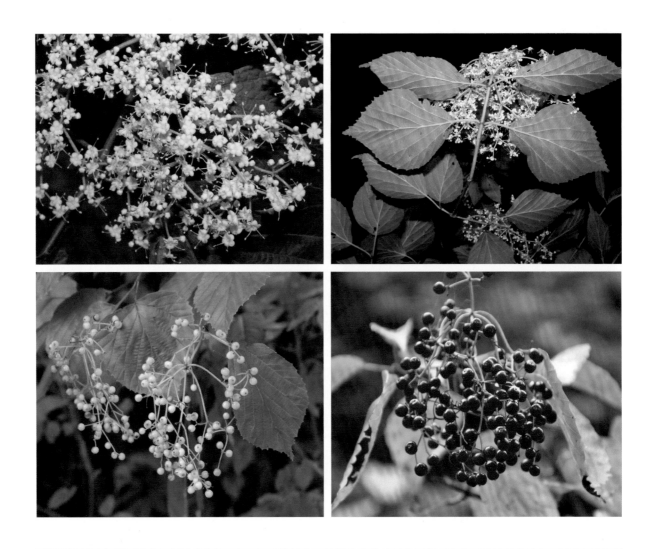

## 22 | 黑果荚蒾 *Viburnum melanocarpum* P. S. Hsu

　　落叶灌木。叶纸质，倒卵形或宽椭圆形，边缘具小牙齿；托叶钻形。复伞式聚伞花序生于具1对叶的短枝顶端，散生微细腺点；萼筒筒状倒圆锥形，萼齿宽卵形；花冠白色，辐状，裂片宽卵形；雄蕊花药宽椭圆形；柱头头状，高出萼齿。果实暗紫红色，成熟时酱黑色，有光泽，椭圆状圆形。花期4~5月，果期9~10月。

　　分布于神农架木鱼，生于海拔400~1100m的山地林中、溪旁或灌丛中。少见。

　　果实消肿止痛，止血。

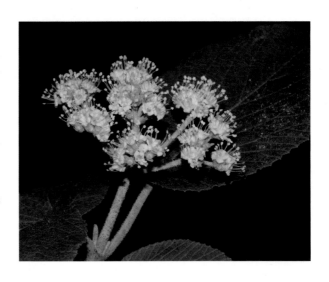

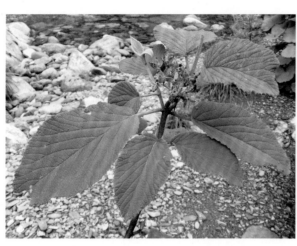
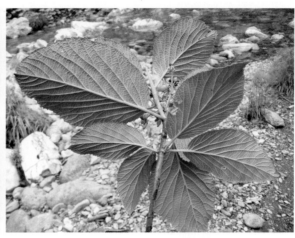

## 23 　宜昌荚蒾 糯米条子、苦索花
**Viburnum erosum** Thunberg

　　落叶灌木。叶纸质，形状变化很大，不分裂，边缘具波状小尖齿。复伞式聚伞花序生于具 1 对叶的侧生短枝顶端；萼筒筒状，萼齿卵状三角形；花冠白色，辐状，裂片圆卵形；雄蕊略短于或长于花冠，花药黄白色，近圆形；花柱高出萼齿。果实红色，宽卵圆形。花期 4~5 月，果期 8~10 月。

　　分布于神农架各地，生于海拔 400~2300m 的山坡林下或灌丛中。常见。

　　茎、叶及根（对叶散花）祛风散寒，祛湿止痒。果实补血。

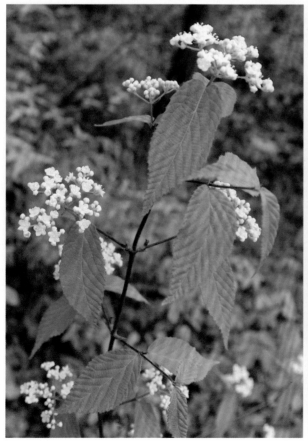
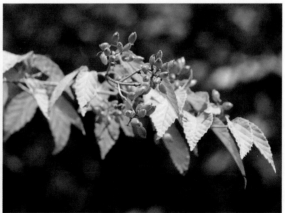
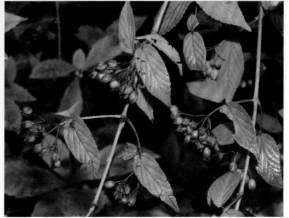

# 锦带花科 Diervillaceae

落叶灌木。单叶对生，全缘或具齿，无托叶。花单生或呈聚伞花序，花两性；萼筒贴生于子房，萼裂片或萼齿5枚，宿存或脱落，较少于花开后增大；花冠合瓣，钟状或漏斗状，裂片5枚；雄蕊5枚，着生于花冠筒，花药内藏或伸出；子房下位，在上部的一侧具1枚球形腺体，2室，中轴胎座，每室含多枚胚珠。果实为蒴果，革质或木质，具多数种子。种子具骨质外种皮。

2属，15种；我国1属，2种；湖北1种；神农架1种，可供药用。

## 锦带花属 Weigela Thunberg

落叶灌木。叶对生，边缘具锯齿，无托叶。花单生或由2~6朵组成聚伞花序生于侧生短枝上部的叶腋或枝顶；萼筒长圆柱形，萼檐5裂；花冠白色、粉红色至深红色，钟状漏斗形，5裂，筒长于裂片；雄蕊5枚，内藏，花药内向；子房上部一侧生1枚球形腺体，花柱细长，柱头头状。蒴果圆柱形，2瓣裂。

约10种，我国2种；湖北1种；神农架1种，可供药用。

## 半边月 白马桑、水马桑
### Weigela japonica Thunberg

落叶灌木。叶长卵形，边缘具锯齿。花单生或3朵组成的聚伞花序生于短枝的叶腋或顶端；萼齿条形，深达萼檐基部；花冠白色或淡红色，花开后逐渐变红色，漏斗状钟形；花丝白色，花药黄褐色；花柱细长，柱头盘形，伸出花冠外。果实顶端具短柄状喙。花期4~5月，果期8月。

分布于神农架各地，生于海拔400~1000m的山坡林下、山顶灌丛或沟边。常见。

根理气健脾，滋阴补虚。

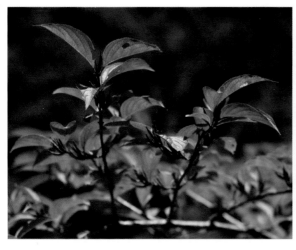
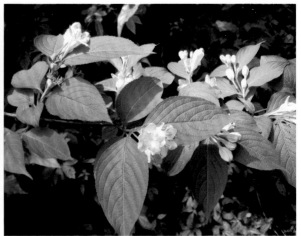

# 忍冬科 Caprifoliaceae

灌木或木质藤本，稀小乔木或草本。叶对生，稀轮生，不分裂或羽状半裂，叶柄间托叶缺或稀发达。花序各式，以聚伞圆锥花序居多，腋生或顶生，花序具花1~3朵，有时为1对花；花两性，辐射对称或左右对称；花萼4或5裂；花冠上位，合瓣，裂片4或5枚，平展，有时二唇形；雄蕊5枚，或4枚而二强；子房下位，心皮2~8个，连合，中轴胎座。果为浆果、核果或革质瘦果。种子1枚至多枚。

5属，207种；我国5属，66种；湖北4属，26种；神农架3属，21种，可供药用的3属，17种。

### 分属检索表

1. 花单生或者成对组成穗状花序⋯⋯⋯⋯⋯⋯⋯⋯⋯⋯⋯⋯⋯⋯⋯⋯1. 毛核木属 Symphoricarpos
1. 花常成对或者1轮6朵着生。
　2. 花常成对着生⋯⋯⋯⋯⋯⋯⋯⋯⋯⋯⋯⋯⋯⋯⋯⋯⋯⋯⋯⋯⋯2. 忍冬属 Lonicera
　2. 花1轮6朵着生⋯⋯⋯⋯⋯⋯⋯⋯⋯⋯⋯⋯⋯⋯⋯⋯⋯⋯⋯⋯⋯3. 莛子藨属 Triosteum

## （一）毛核木属 Symphoricarpos Duhamel

落叶灌木。叶对生，全缘或具波状齿裂，具短柄，无托叶。花簇生或单生于侧枝顶部叶腋，呈穗状或总状花序；萼杯状，4~5裂；花冠淡红色或白色，钟状至漏斗状或高脚碟状，4~5裂，整齐，筒基部稍呈浅囊状；雄蕊4~5枚，着生于花冠筒；子房4室，柱头头状或稍2裂。果实为具2个核的浆果状核果。

16种；我国1种；湖北1种；神农架1种，可供药用。

## 毛核木 Symphoricarpos sinensis Rehder

直立灌木。叶菱状卵形至卵形，全缘，近基部三出脉。花小，无梗，单生于短小、钻形苞片的腋内，组成一短小的顶生穗状花序；萼齿5枚，卵状披针形；花冠白色，钟形，裂片卵形；雄蕊5枚，着生于花冠筒中部；花柱无毛，柱头头状。果实卵圆形，顶端有1个小喙，蓝黑色，具白霜；分核2个，密生长柔毛。花期7~9月，果熟期9~11月。

分布于神农架阳日（寨湾），生于海拔600m的干旱山坡或灌丛中。少见。

全株清热解毒。

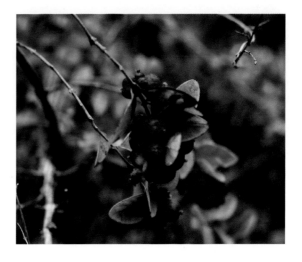

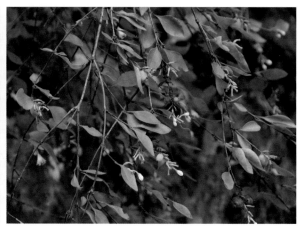

## （二）忍冬属 Lonicera Linnaeus

直立灌木或矮灌木，有时为缠绕藤本。叶对生，稀3(~4)枚轮生，纸质或厚纸质至革质，常全缘。花通常成对生于腋生的总花梗顶端，简称"双花"，有时花无柄而呈轮状排列于小枝顶端；花萼萼檐5裂，或有时口缘浅波状或环状；花冠钟状、筒状或漏斗状，基部常有一侧肿大或具囊；雄蕊5枚，花药"丁"字着生；子房2~3（~5）室，柱头头状。果实为浆果。

约180种；我国57种；湖北23种；神农架18种，可供药用的14种。

### ■ 分种检索表

1. 花序下方的1~2对叶基部相连成盘状……………………………………1. 盘叶忍冬 L. tragophylla
1. 对生2叶的基部均不相连成盘状。
  2. 缠绕藤本。
    3. 至少幼叶下表面被毡毛，毛之间无空隙……………………………2. 大花忍冬 L. macrantha
    3. 叶下表面无毛，或被疏或密的毛，毛之间有空隙。
      4. 苞片大，叶状，卵形………………………………………………3. 忍冬 L. japonica
      4. 苞片小，偶叶状。
        5. 总花梗长5mm以上；萼齿无毛或仅被缘毛…………………4. 淡红忍冬 L. acuminata
        5. 总花梗通常长5mm以下；萼齿外面和边缘都被毛…………5. 短柄忍冬 L. pampaninii
  2. 直立灌木，枝稀匍匐，但决非缠绕；如为匍匐灌木，则叶膜质而非革质。
    6. 小枝具黑褐色的髓，后因髓消失而变中空。
      7. 小苞片基部多少连合………………………………………………6. 金银忍冬 L. maackii
      7. 小苞片分离…………………………………………………………7. 金花忍冬 L. chrysantha
    6. 小枝具白色、密实的髓。
      8. 冬芽仅具1对外芽鳞………………………………………………8. 郁香忍冬 L. fragrantissima
      8. 冬芽有数对外芽鳞。
        9. 萼檐有下延的帽边状突起。

## 1 盘叶忍冬 贯叶忍冬、杜银花
**Lonicera tragophylla** Hemsley

落叶藤本。叶纸质，矩圆形，花序下方 1~2 对叶连合成近圆形或圆卵形的盘。由 3 朵花组成的聚伞花序密集成头状花序，生小枝顶端；萼筒壶形，萼齿小，三角形或卵形；花冠黄色至橙黄色，唇形，筒稍弓弯；雄蕊着生于唇瓣基部；花柱伸出，无毛。果实成熟时由黄色变红黄色或深红色，近圆形。花期 5~7 月，果期 7~10 月。

分布于神农架大九湖、红坪、木鱼、松柏、宋洛、新华等地，生于海拔 900~1900m 的山坡或沟谷。常见。

花蕾（盘叶忍冬花）清热解毒。

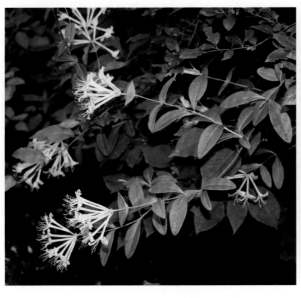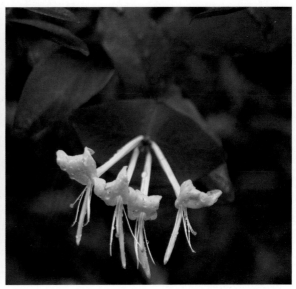

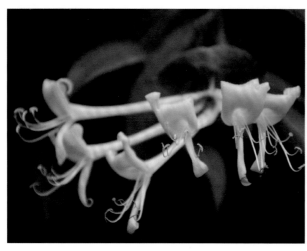
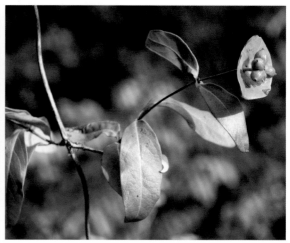

## 2 大花忍冬 岩银花、大金银花
**Lonicera macrantha** (D. Don) sprengel

常绿藤本。幼枝、叶柄和总花梗均被长短不一的糙毛，并散生短腺毛，小枝红褐色或紫红褐色，老枝赭红色。叶近革质或厚纸质，卵形至卵状矩圆形或长圆状披针形至披针形，顶端长渐尖、渐尖或锐尖，基部圆形或微心形。花双朵腋生，常于小枝稍密集成多节的伞房状花序；苞片披针形至条形；萼齿三角状披针形至三角形；花冠先白色后变淡黄色，长 4.5~7cm，筒长为唇瓣的 2~2.5 倍，内面密生柔毛，唇瓣内面被疏柔毛，上唇裂片长卵形，下唇反卷；雄蕊和花柱均略超出花冠，无毛。果实黑色，圆形或椭圆形。花期 4~5 月，果熟期 7~8 月。

分布于神农架红坪、木鱼、新华、阳日等地，生于海拔 500~1000m 的山坡或沟谷。常见。

花蕾（毛金银花）清热解毒，解表。

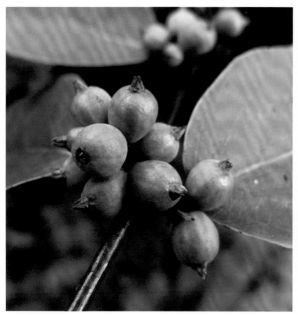
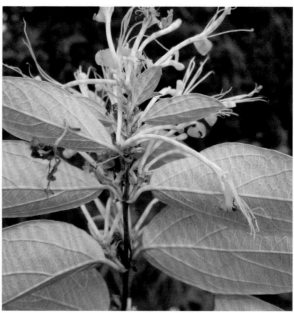

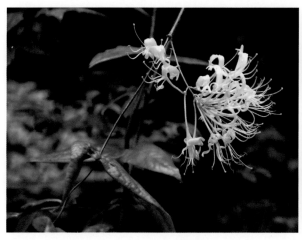 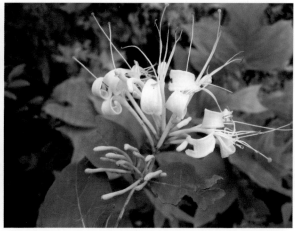

## 3　忍冬　鸳鸯藤、金银花
**Lonicera japonica** Thunberg

　　半常绿藤本。叶纸质，卵形。苞片大，叶状；花萼萼齿三角形；花冠白色，有时基部向阳面呈微红色，后变黄色，唇形，筒稍长于唇瓣，上唇裂片顶端钝形，下唇带状而反曲；雄蕊和花柱均高出花冠。果实圆形，熟时蓝黑色，有光泽。花期 4~6 月（秋季亦常开花），果期 10~11 月。

　　分布于神农架各地，生于海拔 1500m 以下的山坡灌丛或疏林中、村庄篱笆边。常见。

　　茎叶（忍冬藤）清热解毒，通经活络。花蕾（金银花）清热解毒，消炎退肿。果实（银花子）清热凉血，化湿热。

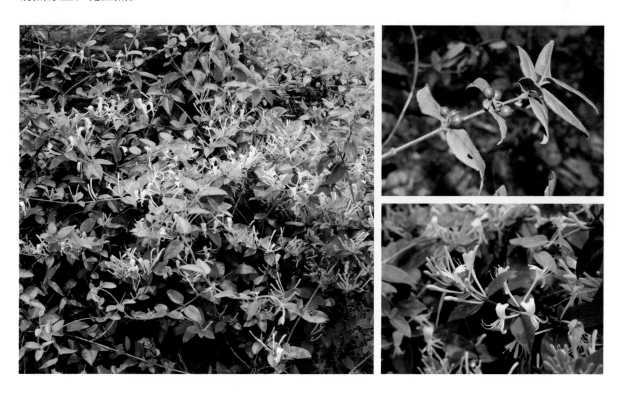

## 4 淡红忍冬 肚子银花、巴东忍冬
**Lonicera acuminata** Wallich

　　落叶或半常绿藤本。叶薄革质至革质，矩圆形至披针形。苞片钻形；萼筒椭圆形或倒壶形，萼齿卵形至披针形；花冠黄白色且有红晕，漏斗状，唇形，基部有囊，上唇直立，下唇反曲；雄蕊略高出花冠；花柱除顶端外均有糙毛。果实蓝黑色，卵圆形。花期 5~7 月，果熟期 10~11 月。

　　分布于神农架各地，生于海拔 600~1900m 的山坡或沟边。常见。

　　花蕾（红金银花）清热解表。茎叶（大忍冬藤）祛风通络。

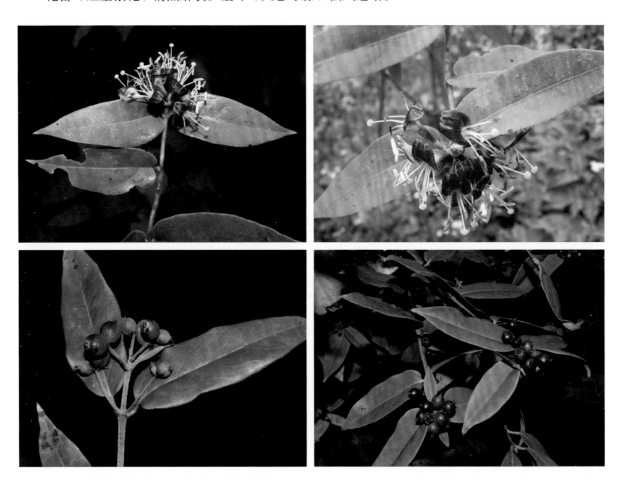

## 5 短柄忍冬 山银花、贵州忍冬
**Lonicera pampaninii** H. Léveillé

　　藤本。叶薄革质，披针形。花芳香；苞片披针形，有时呈叶状；萼筒短，萼齿三角形，比萼筒短；花冠白色且常带微紫红色，后变黄色，唇形，唇瓣略短于筒，上下唇均反曲；雄蕊和花柱略伸出；花柱无毛。果实圆形，蓝黑色或黑色。花期 5~6 月，果期 10~11 月。

　　分布于神农架阳日、新华、松柏等地，生于海拔 400~1400m 的林下或灌丛中。常见。

　　花蕾（狼爪花）清热解毒，舒筋通络。

　　《Flora of China》将本种并至淡红忍冬下，并将短柄忍冬作异名，笔者认为这样处理是不合理的，应承认本种的分类地位。

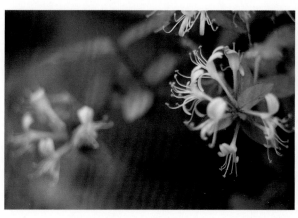 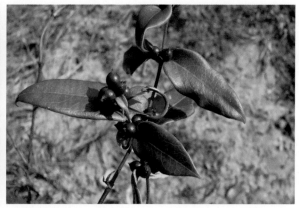

## 6 金银忍冬 王八骨头、鸡骨头树
**Lonicera maackii** (Ruprecht) Maximowicz

　　落叶灌木。叶纸质，形状变化较大，通常椭圆形至披针形。花芳香，生于幼枝叶腋；苞片条形；相邻两萼筒分离，萼檐钟状，干膜质，萼齿宽三角形或披针形；花冠先白色后变黄色，唇形；花丝中部以下和花柱均有向上的柔毛。果实暗红色，圆形。花期5~6月，果期8~10月。

　　分布于神农架各地，生于海拔1800m以下的林中或林缘溪流附近的灌丛中。常见。

　　根解毒截疟。茎叶祛风解毒，活血祛瘀。花祛风解表，消肿解毒。

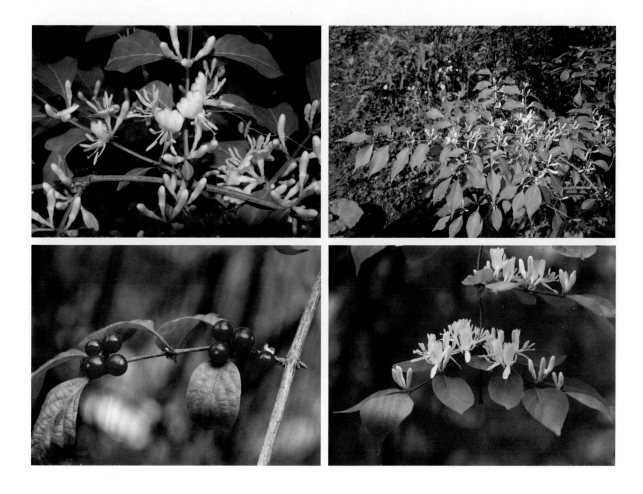

## 7 金花忍冬 Lonicera chrysantha Turczaninow ex Ledebour

### ■ 分变种检索表

1. 幼枝、叶柄和总花梗被直糙毛 ·················7a. 金花忍冬 L. chrysantha var. chrysantha

1. 幼枝、叶柄和总花梗被短柔毛 ·················7b. 须蕊忍冬 L. chrysantha var. koehneana

## 7a 金花忍冬（原变种） 黄花忍冬 Lonicera chrysantha var. chrysantha

　　落叶灌木。叶纸质，菱状卵形或披针形，下表面疏被糙毛。苞片条形或披针形；相邻两萼筒分离，萼齿卵形；花冠先白色后变黄色，唇形，基部有1个深囊或有时囊不明显；雄蕊和花柱短于花冠；花柱全被短柔毛。果实红色，圆形。花期5~6月，果期7~9月。

　　分布于神农架各地，生于海拔400~2000m的沟谷、林下或林缘灌丛中。常见。

　　花蕾、叶清热解毒，消散痈肿。

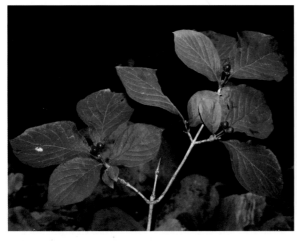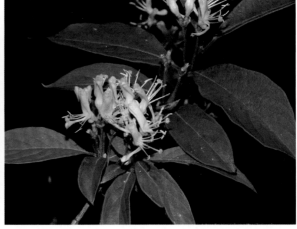

## 7b 须蕊忍冬（变种） Lonicera chrysantha var. koehneana (Rehder) Q. E. Yang

　　落叶灌木。本变种与金花忍冬（原变种）的主要区别在于其叶下表面被绒毛状短柔毛，幼枝、叶柄和总花梗被短柔毛。花期5~6月，果期7~9月。

　　分布于神农架大九湖、木鱼、下谷等地，生于海拔700~3000m的沟谷、林下或林缘灌丛中。常见。

　　花蕾（须蕊忍冬花）清热解毒。

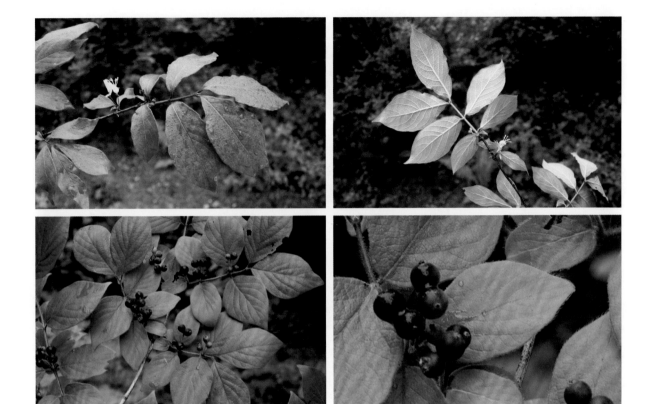

| 8 | **郁香忍冬** **Lonicera fragrantissima** Lindley & Paxton |

■ **分变种检索表**

1. 叶无毛或仅下表面中脉被少数刚伏毛·········································
············································8a. 郁香忍冬 **L. fragrantissima** var. **fragrantissima**

1. 叶两表面或至少下表面中脉密被刚伏毛·········································
············································8b. 苦糖果 **L. fragrantissima** var. **lancifolia**

| 8a | **郁香忍冬**（原变种） **Lonicera fragrantissima** var. **fragrantissima** |

　　半常绿灌木。叶厚纸质,卵形,宽1~4.5cm。花先于叶或与叶同时开放,芳香；苞片披针形至近条形；相邻两萼筒约连合至中部,萼檐近截形或微5裂；花冠白色或淡红色,唇形,基部有浅囊,上唇裂片深达中部,下唇舌状反曲；雄蕊内藏,花丝长短不一；花柱无毛。果实鲜红色,矩圆形。花期1~4月,果熟期4~6月。

　　分布于神农架松柏、阳日等地,生于海拔400~700m的山坡灌丛中。常见。

　　根、嫩枝、叶（破骨风）祛风除湿,清热止痛。

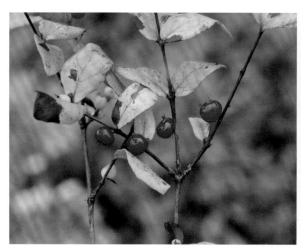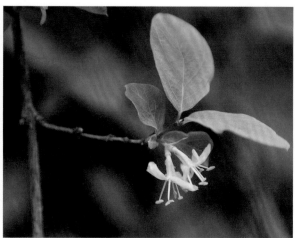

| 8b | **苦糖果**（变种） | *狗蛋子、裤裆泡* |
|---|---|---|
| | | **Lonicera fragrantissima** var. **lancifolia** (Rehder) Q. E. Yang |

　　落叶灌木。本变种与郁香忍冬（原变种）的主要区别在于其叶厚纸质，卵形或披针形，宽1~2cm。花期1~4月，果熟期4~6月。

　　分布于神农架阳日、红坪和木鱼等地，生于海拔400~2000m的山坡灌丛中。常见。

　　根、嫩枝、叶（破骨风）祛风除湿，清热止痛。

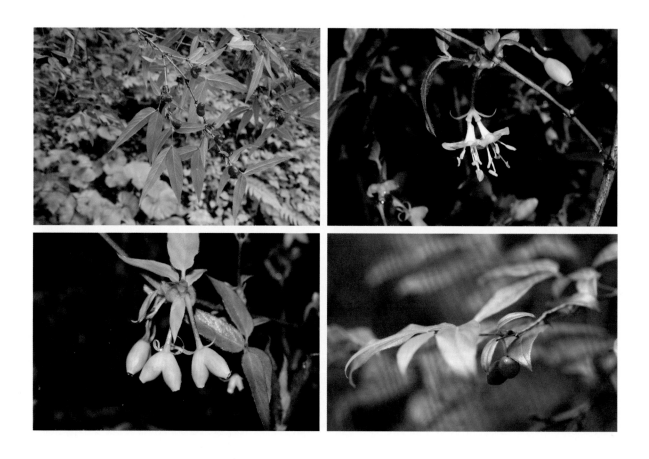

## 9 蕊被忍冬 Lonicera gynochlamydea Hemsley

　　落叶灌木。叶纸质,披针形,上表面散生暗紫色腺点。苞片钻形;杯状小苞片包围2枚分离的萼筒,顶端被一个由萼檐下延而成的帽边状突起所覆盖,萼齿小而钝,三角形或披针形,具睫毛;花冠白色,带淡红色或紫红色,唇形,基部具深囊;雄蕊稍伸出;花柱比雄蕊短,全部被糙毛。果实紫红色至白色。花期5月,果期8~9月。

　　分布于神农架木鱼、红坪等地,生于海拔1200~2400m的沟谷灌丛、山坡或林中。常见。

　　花蕾清热解毒,止痢。

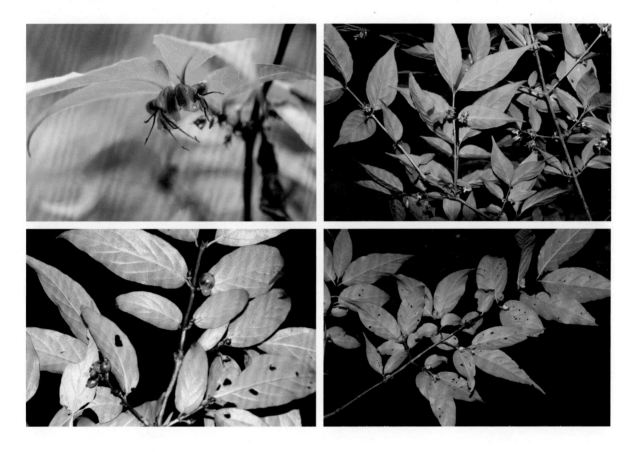

## 10 女贞叶忍冬 Lonicera ligustrina Wallich

■ **分亚种检索表**

1. 叶上面中脉凹陷或平而不凸起⋯⋯⋯⋯⋯⋯⋯⋯⋯⋯10a.**女贞叶忍冬**L. ligustrina var. **ligustrina**

1. 叶上面中脉明显凸起⋯⋯⋯⋯⋯⋯⋯⋯⋯⋯⋯⋯⋯⋯10b.**蕊帽忍冬**L. ligustrina var. **pileata**

## 10a 女贞叶忍冬（原变种）*Lonicera ligustrina* var. *ligustrina*

常绿灌木。叶薄革质，披针形，上表面有光泽。苞片钻形；相邻两萼筒分离，萼齿大小不等，卵形，顶钝，有缘毛和腺点；花冠黄白色，稀紫红色，漏斗状，筒基部有囊肿，裂片稍不相等，卵形；花丝伸出。果实紫红色，后转黑色，圆形。花期5~6月，果期8~12月。

分布于神农架木鱼、宋洛、下谷等地，生于海拔600~2000m的灌丛及常绿阔叶林中。常见。

花蕾（女贞叶忍冬花）清热解毒，截疟。

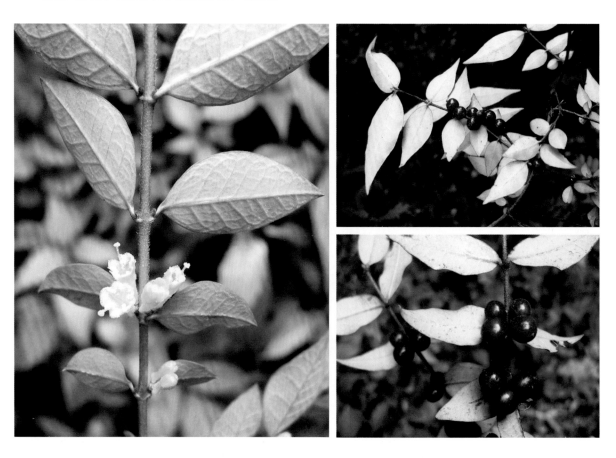

## 10b 蕊帽忍冬（亚种）<sup>白地木瓜</sup> *Lonicera ligustrina* var. *pileata* (Oliver) Franchet

常绿灌木。叶革质，形状变异很大，通常卵形至矩圆状披针形。苞片钻形或条状披针形；杯状小苞片包围2枚分离的萼筒，顶端被由萼檐下延而成的帽边状突起所覆盖，萼齿小而钝，卵形；花冠白色，漏斗状，基部具浅囊，裂片卵形；雄蕊与花柱均略伸出。果实透明蓝紫色，圆形。花期4~6月，果期9~12月。

分布于神农架红坪、木鱼、宋洛、新华、阳日等地，生于海拔500~1500m的溪边。常见。

花蕾清热解毒，截疟，补肾。

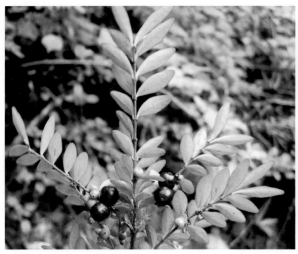 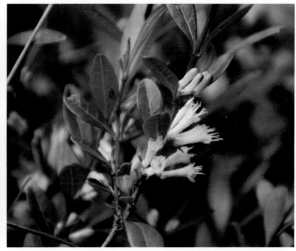

## 11　唐古特忍冬　裤裆花、鬼脸刺
**Lonicera tangutica** Maximowicz

　　落叶灌木。叶纸质，倒披针形至椭圆形。苞片狭细，有时叶状；相邻两萼筒中部以上至全部合生，椭圆形或矩圆形，萼檐杯状；花冠白色、黄白色或有淡红色晕，筒状漏斗形，筒基部一侧稍肿大或具浅囊，裂片近直立，圆卵形；雄蕊花药内藏；花柱高出花冠裂片。果实橙色或红色。花期5~8月，果熟期7~9月。

　　分布于神农架红坪、木鱼等地，生于海拔1100~2200m的山坡或沟谷。常见。

　　根、根皮用于子痫。去皮枝条消痈平喘。花蕾清热解毒，截疟。

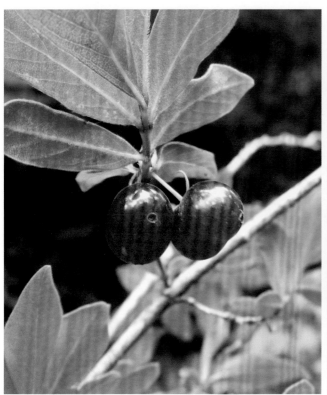

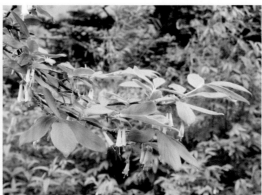

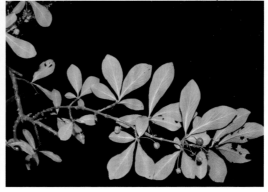

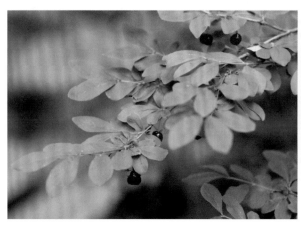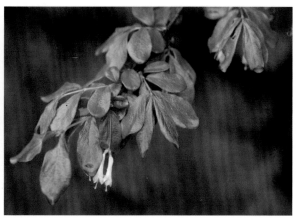

| 12 | **华西忍冬** Lonicera webbiana Wallich ex Candolle |

落叶灌木。叶纸质，椭圆形至披针形，边缘常不规则波状起伏或具浅圆裂。苞片条形；相邻两萼筒分离，萼齿微小；花冠紫红色或绛红色，唇形，筒甚短，基部较细，具浅囊，上唇直立，具圆裂，下唇反曲；花丝和花柱下半部被柔毛。果实先红色后转黑色，圆形。花期5~6月，果期8~9月。

分布于神农架红坪、木鱼等地，生于海拔1800~3000m的针阔叶混交林、山坡灌丛中或草坡上。少见。

花蕾清热解毒。

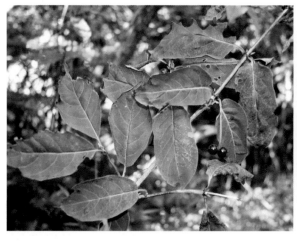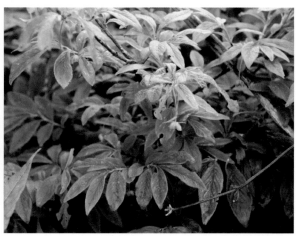

| 13 | **下江忍冬** 吉利子树、山钢盒<br>Lonicera modesta Rehder |

落叶灌木。叶厚纸质，椭圆形。苞片钻形，有缘毛及疏腺点；相邻两萼筒合生至1/2~2/3处，上部具腺点，萼齿条状披针形；花冠白色，基部微红色，后变黄色，唇形，基部有浅囊；雄蕊长短不等；花柱长度约等于唇瓣，全被毛。相邻两果实几全部合生，由橘红色转为红色。花期5~6月，果期7~10月。

分布于神农架红坪、阳日等地，生于海拔 500~1300m 的杂木林下或灌丛中。少见。

茎、叶、花蕾清热解毒，活血止痛。

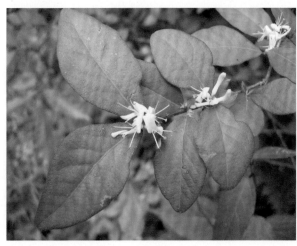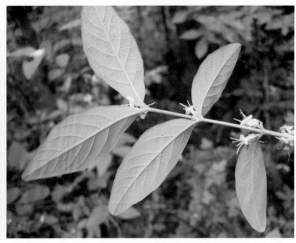

## 14　红脉忍冬 **Lonicera nervosa** Maximowicz

　　落叶灌木。叶纸质，椭圆形至卵状矩圆形，上表面脉均带紫红色。苞片钻形；相邻两萼筒分离，萼齿小，三角状钻形；花冠先白色后变黄色，筒略短于裂片，基部具囊；雄蕊约与花冠上唇等长；花柱端部具短柔毛。果实黑色，圆形。花期 6~7 月，果期 8~9 月。

　　分布于神农架木鱼、红坪等地，生于海拔 2100~3000m 的山麓林下灌丛和山坡草地上。常见。

　　果实（红脉忍冬果）凉血调经。

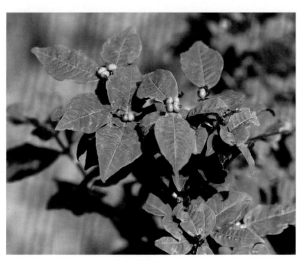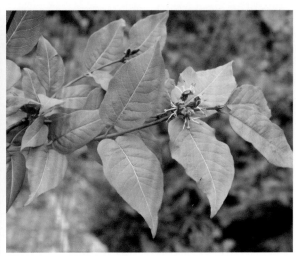

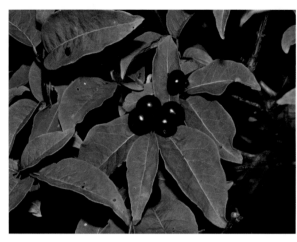 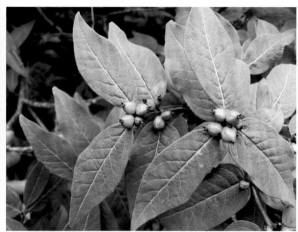

## （三）莛子藨属 Triosteum Linnaeus

多年生草本。地下具根茎。叶对生，基部常相连，倒卵形，全缘至深裂。聚伞花序呈腋生的轮伞花序或于枝顶集合成穗状花序；萼檐5裂，宿存；花冠筒状钟形，基部一侧膨大成囊状，裂片5枚，不等，二唇形，上唇4裂，下唇单一；雄蕊5枚，花药内藏；子房3~5室，花柱丝状，柱头盘形，3~5裂。浆果状核果近球形，果皮革质或肉质。

约6种；我国3种；湖北2种；神农架2种，均可供药用。

■ **分种检索表**

1. 叶全缘，基部成对相连，茎贯穿其中·······················1. 穿心莛子藨 T. himalayanum
1. 叶羽状深裂，基部不相连·······························2. 莛子藨 T. Pinnatifidum

| 1 | 穿心莛子藨 | 五转七、大对月草 |

**穿心莛子藨** 五转七、大对月草
**Triosteum himalayanum** Wallich

多年生草本。叶通常9~10对，基部连合，倒卵状椭圆形至倒卵状矩圆形。聚伞花序2~5轮在茎顶或有时在分枝上，呈穗状花序状；萼裂片三角状圆形，萼筒与萼裂片间缢缩；花冠黄绿色，筒内紫褐色，筒基部弯曲；雄蕊着生于花冠筒中部。果实白色，成熟时红色，近圆形，冠以由宿存萼齿和缢缩的萼筒组成的短喙，被毛。花期5~7月，果期7~9月。

分布于神农架各地，生于海拔1800~3000m的山坡、林缘、沟边或草地上。常见。

全草（五转七）利尿消肿，调经活血。

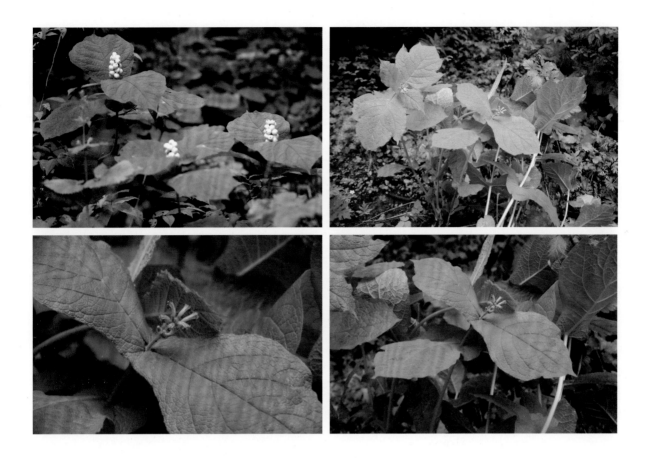

## 2　莛子藨　天王七、鸡爪七
**Triosteum pinnatifidum** Maximowicz

多年生草本。叶羽状深裂，倒卵形，裂片 1~3 对，无锯齿。聚伞花序对生，各具花 3 朵，在茎或分枝顶端集合成短穗状花序；花萼裂片三角形；花冠黄绿色，狭钟状，筒基部弯曲，裂片圆而短，内面具带紫色的斑点；雄蕊着生于花冠筒中部以下。果实白色，卵圆形，肉质，具 3 条槽，冠以宿存的萼齿。花期 5~6 月，果期 7~9 月。

分布于神农架大九湖、红坪、宋洛等地，生于海拔 1300~2900m 的山坡林下或沟边阴湿地。常见。根、果实（天王七）祛风湿，理气活血，健脾胃，消肿镇痛，生肌。

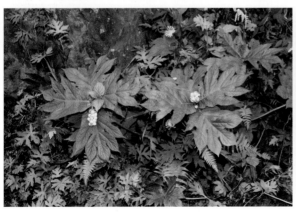
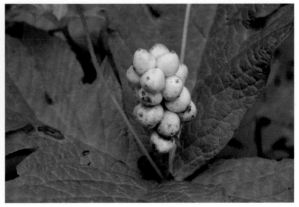

# 北极花科 Linnaeaceae

　　直立或匍匐灌木。单叶，对生，稀轮生，无托叶。花单生、双生或为 3 朵花的聚伞花序。花两性，通常不整齐，4 或 5 数；萼筒贴生于子房；花冠合瓣，钟状、高脚碟状或漏斗状；雄蕊 4 枚，与花冠裂片互生，花丝 1/3~1/2 与花冠筒连合；子房下位，3~4 室，中轴胎座，其中 1~2 室含 1 枚能育胚珠，另外 2 室有多数不育胚珠。瘦果，具宿存萼片。种子 1~2 枚，小，胚乳丰富。

　　7 属，19 种；我国 6 属，15 种；湖北 4 属，9 种；神农架 4 属，6 种，可供药用的 3 属，5 种。

■ **分属检索表**

1. 对生叶的叶柄扩大并且基部合生，包围腋芽·····················1. 六道木属 Zabelia
1. 对生叶的叶柄不膨大，腋芽外露
　2. 在果期 2 枚苞片增大并且变为翅状·····················2. 双盾木属 Dipelta
　2. 在果期苞片不变为翅状，不增大·····················3. 糯米条属 Abelia

## （一）六道木属 Zabelia (Rehder) Makino

　　落叶灌木，枝节膨大。叶对生，全缘或有牙齿，无托叶。总花梗具单花、双花或多花，顶生或生于侧枝叶腋；萼筒狭长，长圆形，萼檐 2 或 4~5 裂，裂片扁平，宿存；花冠白色或淡玫瑰红色，有时淡红色，漏斗形，挺直或弯曲，基部两侧不等或一侧膨大成浅囊，4~5 裂；雄蕊 4 枚；子房通常 3 室，花柱丝状，柱头头状。果实为革质瘦果，长圆形。

　　6 种；我国 3 种；湖北 2 种；神农架 1 种，可供药用。

## 南方六道木 Zabelia dielsii (Graebner) Makino

　　落叶灌木。叶长卵形至披针形，形状变化幅度很大，全缘或有 1~6 对牙齿。花 2 朵生于侧枝顶部叶腋；苞片 3 枚；萼檐 4 裂，裂片卵状披针形或倒卵形；花冠白色，后变浅黄色，4 裂，裂片圆；雄蕊 4 枚，二强，内藏，花丝短；花柱细长，柱头头状。花期 4~6 月，果期 8~9 月。

　　分布于神农架红坪、新华等地，生于海拔 800~3000m 的落叶阔叶林、山坡灌丛、岩缝中及草地上。常见。

　　果实（红丝线）清热利湿，解毒，止痛。

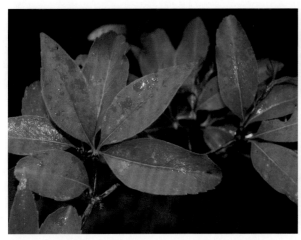
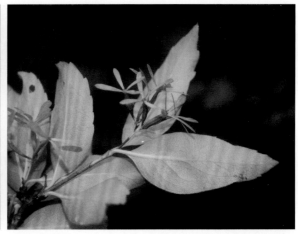

## （二）双盾木属 Dipelta Maximowicz

落叶直立灌木。叶对生，全缘或顶端具不明显的浅波状牙齿。花单生或组成圆锥花序；子房基部有4枚不等大的苞片；萼筒长柱形，萼片5枚，线形或披针形，基部合生；花冠二唇形；雄蕊4枚，二强；子房4室，花柱略短于花冠。瘦果冠以宿存萼片，基部有2枚增大的膜质翅状苞片。

3种；我国特有；湖北2种；神农架2种，可供药用的1种。

## 双盾木 Dipelta floribunda Maximowicz

落叶灌木或小乔木。叶卵状披针形或卵形，全缘，有时顶端疏生2~3对浅齿。花序梗长约1cm；苞片不等大，盾形、卵形或狭椭圆形，子房处的4枚苞片在基部紧密连合；花萼5裂，被腺毛，萼片线形，长5~7mm；花冠白色或粉红色，筒中部以下狭细圆柱形，上部开展成钟形；花柱丝状。果实冠以宿存萼片，被2枚增大的盾形、膜质翅状的苞片包被。花期4~7月，果熟期8~9月。

分布于神农架各地，生于海拔600~2200m的杂木林或灌丛中。常见。

根散寒解表。

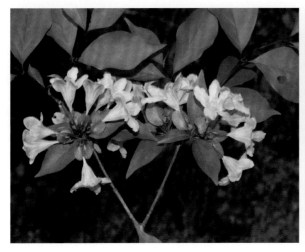
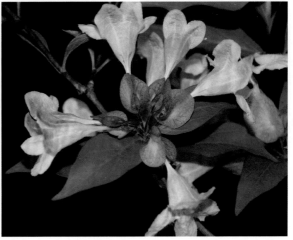

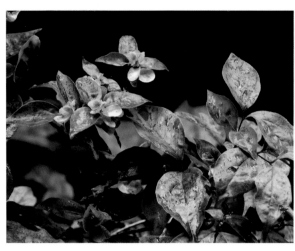
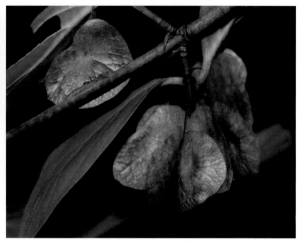

## （三）糯米条属 Abelia R. Brown

落叶或半常绿灌木，枝节不膨大。叶对生，全缘或具圆锯齿，无托叶。圆锥花序具单花、双花或多花，生于叶腋；双花具 6 枚苞片，单花在子房基部有 4 枚苞片，苞片不增大；萼片 2~5 枚，狭长圆形、椭圆形，宿存；花冠 5 裂，白色、黄色、粉红色或红色，筒状或二唇形，挺直或弯曲，基部两侧不等或一侧膨大成浅囊；雄蕊 4 枚，二强；子房 3 室，花柱丝状，柱头头状。果实为革质瘦果，长圆形。

5 种；我国 5 种；湖北 4 种；神农架 3 种，均可供药用。

### ■ 分种检索表

1. 萼片 5 枚··········································································1. 糯米条 A. chinensis
1. 萼片 2 枚。
  2. 叶较大，卵形，基部钝；幼枝无毛··················································2. 二翅糯米条 A. macrotera
  2. 叶较小，圆卵形至披针形，基部渐狭；幼枝被短柔毛····························3. 蓪梗花 A. uniflora

|   | **糯米条** 茶条树、山柳树 |
|---|---|
| 1 | **Abelia chinensis** R. Brown |

落叶或半常绿灌木，多分枝。叶对生，稀 3 枚轮生，卵形，边缘具疏圆锯齿。大型圆锥花序顶生；花芳香，具 3 对苞片；萼片 5 枚，椭圆形，果期变红色；花冠 5 裂，白色至粉红色，漏斗状，长 10~12mm；雄蕊伸出花冠筒外。瘦果具宿存且略增大的萼片。花期 6~7 月，果期 8~10 月。

分布于神农架木鱼、新华，生于海拔 400~1900m 的山地灌丛中。少见。

根止牙痛。枝、叶清热解毒，凉血止血。

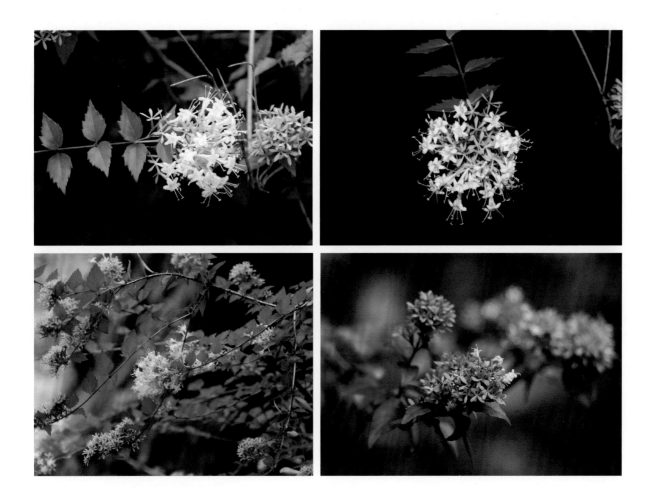

## 2 二翅糯米条 <sup>空心树</sup> **Abelia macrotera** (Graebner & Buchwald) Rehder

落叶灌木。叶卵形,边缘具疏锯齿及睫毛。圆锥花序;花大;苞片红色,披针形或卵形;萼片2枚,椭圆形;花冠5裂,浅紫红色,漏斗状,略呈二唇形;雄蕊4枚,二强;花柱与花冠筒等长,柱头头状。瘦果冠以2枚宿存且略增大的萼片。花期5~6月,果期8~10月。

分布于神农架各地,生于海拔900~1500m的山坡杂林中、灌丛中、溪边或岩缝中。常见。

根、枝、叶祛风湿,消肿毒。花、果实祛风湿,解热毒。

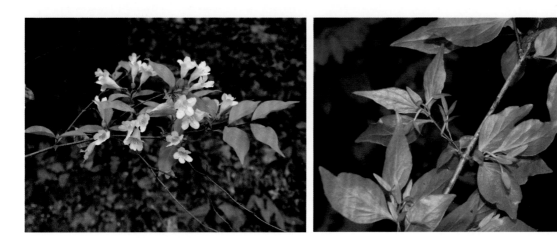

## 3 | 蓪梗花 **Abelia uniflora** R. Brown

落叶灌木。叶圆卵形至披针形，边缘具疏锯齿。圆锥花序；萼筒细长，萼片2枚，椭圆形；花冠5裂，红色，狭钟形，稍呈二唇形，具浅囊；雄蕊4枚，花丝白色；花柱与雄蕊等长，柱头头状。瘦果长圆柱形，冠以2枚宿存萼片。花期5~6月，果熟期8~9月。

分布于神农架各地，生于海拔500~1700m的山坡林下、灌丛中、林缘或沟边。常见。

果实、花（紫荆丫）祛风湿，解热毒。根理气止痛，清热燥湿。

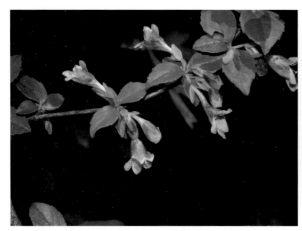 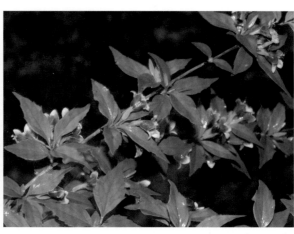

# 川续断科 Dipsacaceae

　　草本植物，有时为亚灌木状。单叶通常对生，有时轮生，基部相连，无托叶。花序密集成具总苞的头状花序或间断的穗状轮伞花序或聚伞圆锥花序；花生于伸展或球形的花托上；花托具鳞片状小苞片或被毛；花两性，两侧对称，同型，或边缘花与中央花异型；花萼整齐或不整齐，杯状或筒状；花冠合生成漏斗状，4~5 裂，裂片稍不等大或呈二唇形；雄蕊 4 枚，稀 2 枚；子房下位，心皮 2 枚合生，1 室。瘦果包于小总苞内，顶端常冠以宿存的萼裂。

　　10 属，250 种；我国 4 属，17 种；湖北 2 属，4 种；神农架 2 属，4 种，均可供药用。

### ■ 分属检索表

1. 头状花序 ··················································· 1. 川续断属 **Dipsacus**
1. 花序为疏松的聚伞圆锥花序 ··········································· 2. 双参属 **Triplostegia**

## （一）川续断属 Dipsacus Linnaeus

　　二年生或多年生草本。基生叶具长柄，叶缘常具齿或浅裂；茎生叶对生，常 3~5 裂。头状花序呈长圆形、球形或卵状球形，顶生，基部具叶状总苞片 1~2 层；花萼整齐，浅盘状，顶端 4 裂；花冠基部常紧缩成细管状，顶端 4 裂，裂片不等；雄蕊 4 枚，着生于花冠管上；雌蕊由 2 枚心皮组成，子房下位，花柱线形。瘦果藏于革质的囊状小总苞内，小总苞具 4~8 条棱。

　　约 20 种；我国 7 种；湖北 3 种；神农架 3 种，均可供药用。

### ■ 分种检索表

1. 植株无匍匐的横走茎。
　　2. 花白色或淡黄色，花冠管窄漏斗状 ································· 1. 川续断 **D. asper**
　　2. 花常为紫红色，花冠漏斗状 ········································ 2. 日本续断 **D. japonicus**
1. 植株具多条地面匍匐茎 ·············································· 3. 天目续断 **D. tianmuensis**

---

**1** 川续断 续断、和尚头
**Dipsacus asper** Wallich ex C. B. Clarke

　　多年生草本。基生叶稀疏丛生，叶片琴状羽裂；茎生叶在茎中下部为羽状深裂，茎上部为披针形，不裂或基部 3 裂。头状花序球形；总苞片 5~7 枚，叶状，披针形或线形；小苞片倒卵形；花萼具棱 4 条，皿状；花冠淡黄色或白色；雄蕊 4 枚，花药椭圆形，紫色；柱头短棒状。瘦果长，倒卵柱状，包藏于小总苞内。花期 7~9 月，果期 9~11 月。

　　分布于神农架各地，生于海拔 500~3000m 的山坡草丛、路旁、沟边或林缘。少见。

　　根补肝肾，利关节，止崩漏。

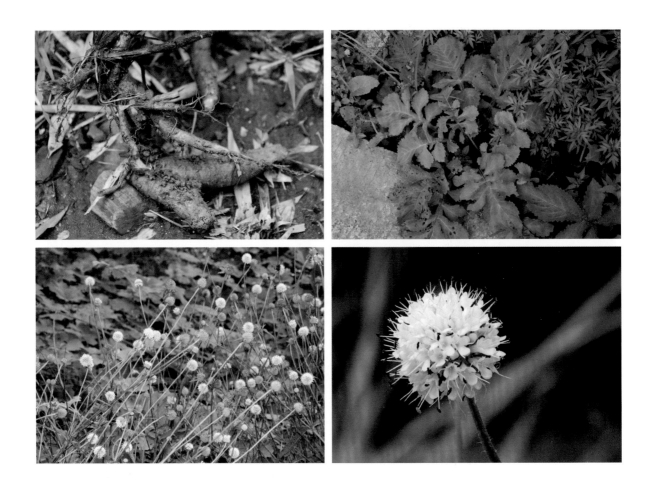

2 **日本续断** 假续断、小血转
**Dipsacus japonicus** Miquel

　　多年生草本。基生叶具长柄，叶片长椭圆形；茎生叶对生，叶片椭圆状卵形至长椭圆形。头状花序顶生，圆球形；总苞片线形；小苞片倒卵形；花萼盘状，4裂；花冠管基部细管明显；雄蕊稍伸出花冠外；子房下位，包于囊状具4条棱的小总苞内。瘦果长圆状楔形。花期8~9月，果期9~11月。

　　分布于神农架红坪、木鱼、宋洛、新华等地，生于山坡阴湿草丛、灌丛、河谷两岸、沟边及路旁。常见。

　　根（小血转）补肝肾，续筋骨，调血脉。

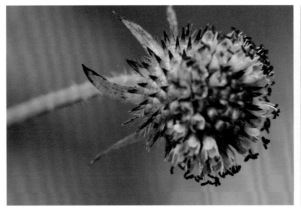
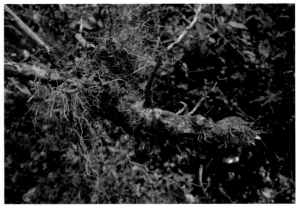

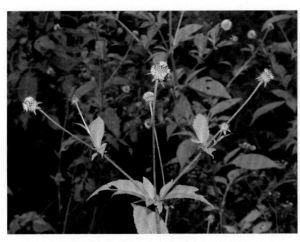
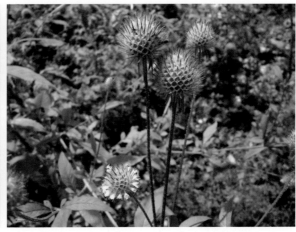

## 3　天目续断　Dipsacus tianmuensis C. Y. Cheng

　　多年生草本。基生叶未见；茎生叶对生，具柄，叶片通常 3~5 裂，边缘具锯齿。小苞片长倒卵形；花黄白色；花萼浅盘状，4 裂；花冠 4 裂，裂片不相等；雄蕊伸出花冠；子房下位，包于囊状具 4 条棱的小总苞内。瘦果顶端稍外露于小总苞外。花期 8~9 月，果期 9~10 月。

　　分布于神农架大九湖，生于林下草坡和荒草地上。少见。

　　根、叶补肝肾，强筋骨，通血脉。

　　《Flora of China》将本种错误地归并至日本续断下，主要是没有观察到其具有匍匐茎，花白色，基生叶为复叶等重要特征。

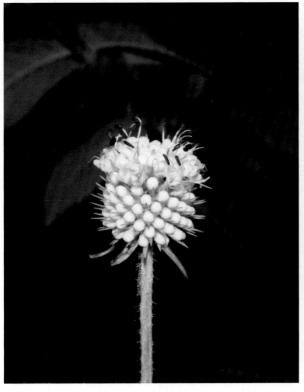
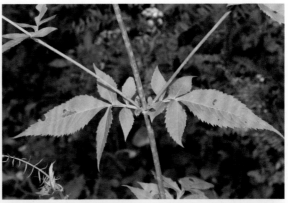
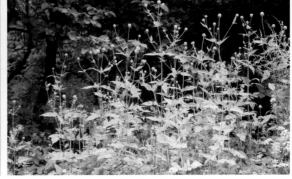

## （二）双参属 Triplostegia Wallich ex Candolle

多年生直立草本。叶交互对生，无托叶；基生叶呈假莲座状；茎生叶和基生叶同形。花序呈二歧疏松聚伞圆锥花序，分枝处有 1 对苞片；小总苞 2 层，4 裂，顶端具钩。花小，两性，5 数，近辐射对称；萼细小，坛状，具 4~5 齿；花冠筒状漏斗形，顶端 4~5 裂，裂片几相等；雄蕊 4 枚，等长；子房下位，1 室。瘦果具 1 枚种子，包藏于囊状小总苞内。

2 种；我国 2 种；湖北 1 种；神农架 1 种，可供药用。

## 双参 都拉参、对对参
### Triplostegia glandulifera Wallich ex Candolle

多年生直立草本，柔弱。茎方形。叶近基生，呈假莲座状，叶片倒卵状披针形，二至四回羽状中裂；茎上部叶渐小，浅裂，无柄。花在茎顶端排成疏松窄长圆形的聚伞圆锥花序，花序的各分枝处具苞片 1 对；小总苞裂片披针形；萼筒壶状，具 8 条棱；花冠白色或粉红色，5 裂；雄蕊 4 枚，着生于花冠近口部。瘦果包于囊状小总苞内。花、果期 7~10 月。

分布于神农架大九湖、红坪、新华等地，生于海拔 1500~4000m 的林下、溪旁、山坡、草甸、林缘或草丛中。常见。

根（双参）健脾益肾，活血调经，止崩漏，解毒，止血。全草补气壮阳，养心止血。

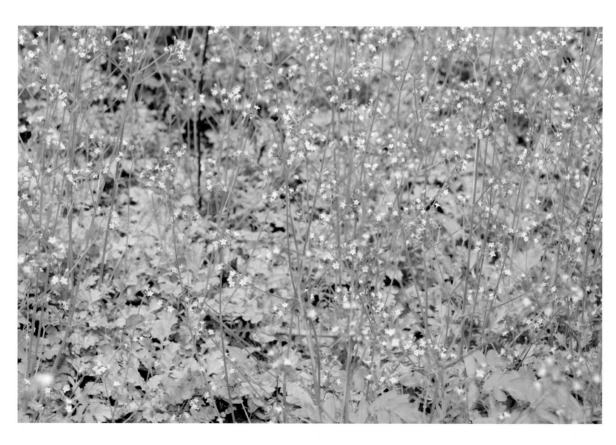

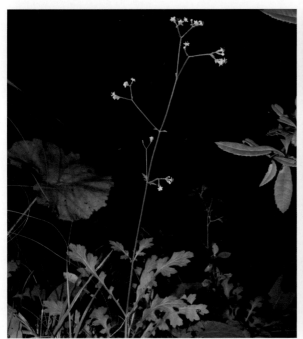
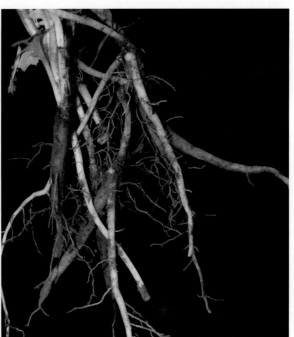

# 败酱科 Valerianaceae

二年生或多年生草本。根或根茎常具浓烈气味。叶对生或基生，通常羽状分裂，边缘常具锯齿，无托叶。花序为聚伞花序组成的各式花序，具总苞片；花小，两性或极少单性，常左右稍显对称，具小苞片；花萼小，萼筒贴生于子房上，宿存；花冠钟状或狭漏斗形，冠筒基部一侧具囊肿，裂片3~5枚；雄蕊1~4枚，花丝着生于花冠筒基部；子房下位，3室，仅1室能育。瘦果，顶端具宿存萼齿，并贴生于果时增大的膜质苞片上，呈翅果状。种子1枚。

12属，300种；我国3属，33种；湖北2属，10种；神农架2属，8种，均可供药用。

### ■ 分属检索表

1. 雄蕊4枚，萼齿5枚，果期不呈冠毛状·····················1. 败酱属 Patrinia

1. 雄蕊3枚，花萼多裂，果期呈羽毛状冠毛·····················2. 缬草属 Valeriana

## （一）败酱属 Patrinia Jussieu

多年生，稀二年生草本。基生叶丛生；茎生叶对生，边缘常具粗锯齿或牙齿。花序为二歧聚伞花序组成的伞房花序或圆锥花序，具叶状总苞片；花小；萼齿5枚，宿存；花冠黄色、淡黄色或白色，裂片5枚，稍不等形；雄蕊（1~）4枚，常伸出花冠，花药长圆形，花丝不等长；花柱单一，有时上部稍弯曲，柱头头状或盾状。瘦果，卵形或卵状长圆形。种子扁椭圆形。

20种；我国11种；湖北6种；神农架4种，均可供药用。

### ■ 分种检索表

1. 果无翅状苞片·····························1. 败酱 P. scabiosifolia

1. 果有增大的翅状苞片。

  2. 花序梗被微糙毛或短糙毛·····················2. 墓回头 P. heterophylla

  2. 花序梗被较长的粗毛。

    3. 花冠黄色或淡黄色，稀白色·····················3. 少蕊败酱 P. monandra

    3. 花冠白色·····························4. 攀倒甑 P. villosa

---

| 1 | 败酱 | 野黄花、苦菜<br>**Patrinia scabiosifolia** Link |
|---|---|---|

多年生草本。基生叶莲座状，卵形或椭圆状披针形，不分裂至全裂，边缘具粗锯齿；茎生叶对生，宽卵形至披针形，常羽状深裂或全裂。花序为聚伞花序组成的大型伞房花序，顶生，具5~7级

分枝；总苞线形，甚小；花小；萼齿不明显；花冠钟形，黄色，基部一侧的囊肿不明显，花冠裂片卵形。瘦果长圆形，具 3 条棱。花期 7~9 月，果期 9~10 月。

  分布于神农架大九湖、红坪、木鱼等地，生于海拔 400~2900m 的山谷、山坡草地、灌丛、林下、路边或田边。常见。

  根、全草清热利湿，解毒排脓，活血祛瘀。

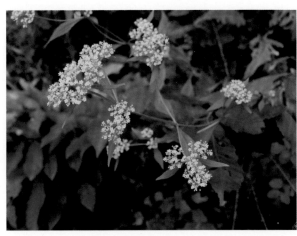 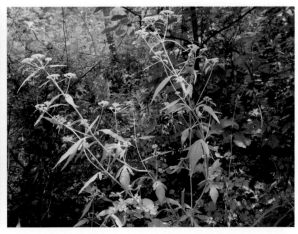

## 2 墓回头 异叶败酱、追风箭
**Patrinia heterophylla** Bunge

  多年生草本。基生叶莲座状，不分裂，或羽状分裂至全裂；茎生叶对生，羽状全裂。花黄色，组成顶生的伞房状聚伞花序；总苞叶常具 1 或 2（~4）对线形裂片；萼齿 5 枚；花冠钟形，裂片卵形；雄蕊 4 枚伸出，花丝 2 长 2 短；子房倒卵形或长圆形，花柱稍弯曲。瘦果长圆形或倒卵形，顶端平截；翅状果苞干膜质。花期 7~9 月，果期 8~10 月。

  分布于神农架红坪、大九湖、木鱼、宋洛、新华等地，生于海拔 400~2600m 的山地岩缝中、草丛、路边、沙质山坡、山沟灌丛或疏林下。常见。

  根（墓回头）、全草清热解毒，消肿，生肌，止血，止带，截疟，抗癌。

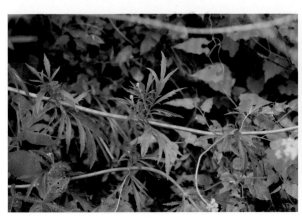 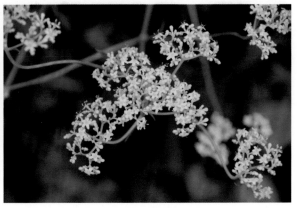

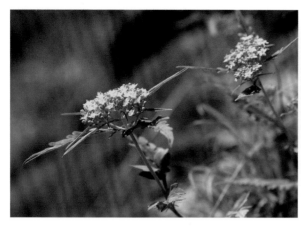
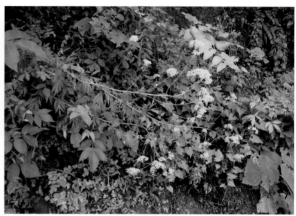

## 3　少蕊败酱 <sup>白升麻</sup>

**Patrinia monandra** C. B. Clarke

二年生或多年生草本。单叶对生，长圆形，不分裂或大头羽状深裂。花序圆锥状或伞房状；总苞叶线状披针形或披针形；花萼小，5 齿状；花冠黄色或淡黄色，稀白色，漏斗形，基部一侧囊肿不明显，裂片卵形至卵状长圆形；雄蕊 1~4 枚，常有 1 枚最长，伸出花冠外；子房倒卵形。瘦果卵状球形，果苞薄膜质。花期 8~9 月，果期 9~10 月。

分布于神农架宋洛、新华等地，生于海拔 400~3100m 的山坡草丛、灌丛、林下、田野溪边或路旁。常见。

全草清热解毒，消肿排脓，止血止痛。

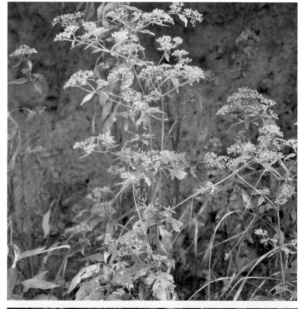

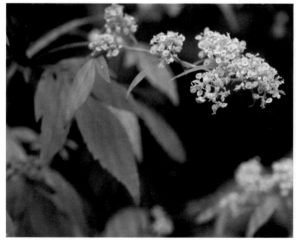
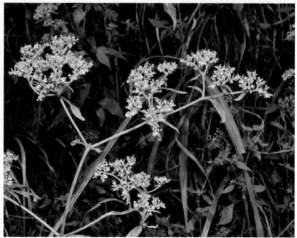

## 4 攀倒甑 苦菜、大升麻
**Patrinia villosa** (Thunberg) Dufresne

二年生或多年生草本。基生叶莲座状，叶片卵形至长圆状披针形；茎生叶对生，与基生叶同形或菱状卵形，边缘具粗齿。圆锥或伞房花序顶生，分枝达5~6级；总苞叶卵状披针形至线形；花萼小，萼齿5枚，浅波状或浅钝裂状；花冠钟形，白色，5深裂，裂片不等形，卵形、卵状长圆形或卵状椭圆形。瘦果倒卵形，与宿存增大的苞片贴生。花期8~10月，果期9~11月。

分布于神农架木鱼（官门山）等地，生于海拔400~2000m的山地林下、林缘、灌丛、山谷、草丛或路旁。少见。

根茎、全草（败酱）清热利湿，解毒排脓，活血祛痰。

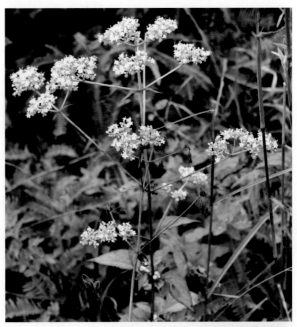

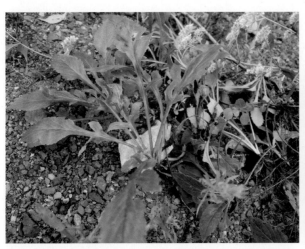

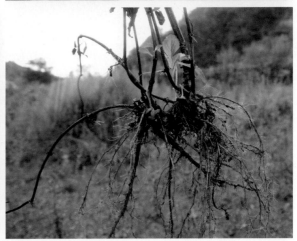

## （二）缬草属 **Valeriana** Linnaeus

多年生草本。叶对生，羽状分裂，稀不裂。花序圆锥状或伞房状；花两性，有时杂性；花萼裂片在花时向内卷曲，不显著；花小，白色或粉红色；花冠筒基部一侧偏突成囊距状，花冠裂片5枚；雄蕊3枚，着生于花冠筒上；子房下位，3室。果具扁平瘦果1个，前面3条脉，后面1条脉，顶端具冠毛状宿存花萼。

约300种；我国21种；湖北4种；神农架4种，均可供药用。

**■ 分种检索表**

1. 基生叶为单叶，不分裂·····················1. **蜘蛛香 V. jatamansi**
1. 基生叶为羽状分裂的单叶或羽状复叶。
  2. 花序开花后向四周疏展·····················2. **缬草 V. officinalis**
  2. 花序在开花后向上延伸；果序长而疏展。
    3. 花冠白色、粉红白色或紫色；果常被毛·····················3. **长序缬草 V. hardwickii**
    3. 花冠淡红色、紫色或白色；果常光秃·····················4. **柔垂缬草 V. flaccidissima**

## 1 蜘蛛香
大叙驾、老君须
**Valeriana jatamansi** W. Jones

    草本。基生叶发达，叶片心状圆形至卵状心形，边缘具疏浅波齿；茎生叶不发达。花序伞房状；苞片和小苞片长钻形；花白色或微红色，杂性；雌花小，不育花药着生于极短的花丝上，位于花冠喉部，雌蕊伸出于花冠之外，柱头3深裂；两性花较大。瘦果长卵形。花期5~7月，果期6~9月。

    分布于神农架各地，生于海拔3000m以下的山顶草地、林中、灌丛、山沟草地、溪边等阴湿土壤肥沃处。少见。

    根茎、根、全草（蜘蛛香）消食健胃，理气止痛，祛风解毒。

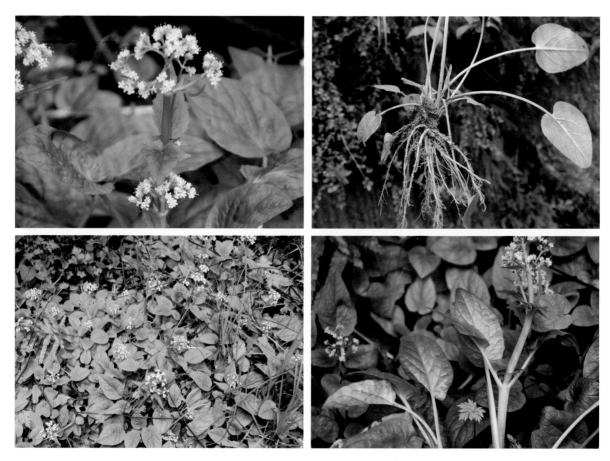

| 2 | 缬草 <sup>拔地麻、小救驾</sup> **Valeriana officinalis** Linnaeus |

多年生高大草本。茎生叶卵形至宽卵形，羽状深裂，裂片 7~11 枚。花序顶生，呈伞房状；小苞片中央纸质，两侧膜质；花冠淡紫红色、粉红色或白色，漏斗状，裂片椭圆形；雌雄蕊约与花冠等长。瘦果长卵形，基部近平截。花期 5~7 月，果期 6~10 月。

分布于神农架各地，生于海拔 500~3000m 的山坡草地、林下、沟边、河谷岸边或水沟边湿草地。常见。

根、根茎（小救驾）安神镇静，祛风解痉，生肌止血，止痛。

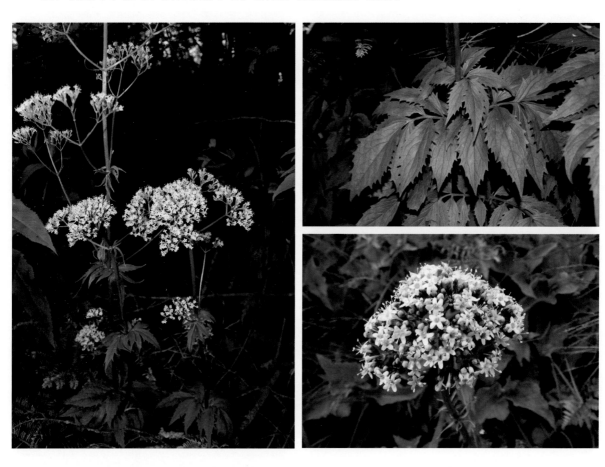

| 3 | 长序缬草 <sup>西南缬草、岩参</sup> **Valeriana hardwickii** Wallich |

大草本。基生叶多为 3~5( ~7 )羽状全裂或浅裂，茎生叶与基生叶相似。花序圆锥状，顶生或腋生；苞片线状钻形；花小，白色、粉红白色或紫色；花冠漏斗状或钟形，裂片卵形；雌雄蕊常与花冠等长或稍伸出花冠外。果序极度延展，瘦果宽卵形至卵形。花期 6~8 月，果期 7~10 月。

分布于神农架各地，生于海拔 1000~1300m 的草坡、林缘、林间草地或溪边。少见。

根、全草（豆豉草）活血调经，散瘀止痛，健脾消积。

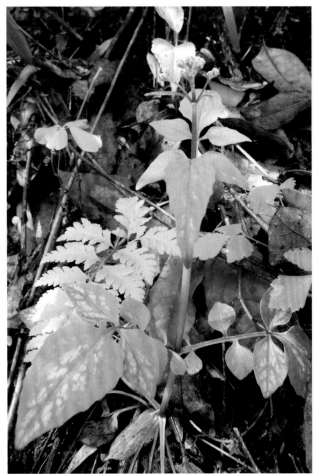

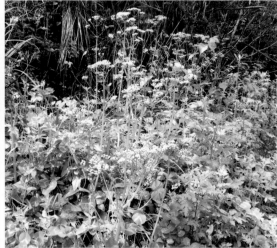

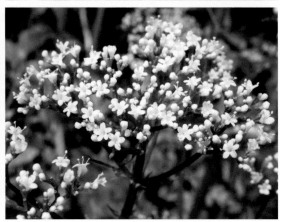

## 4　柔垂缬草
小蜘蛛香、水臭草
**Valeriana flaccidissima** Maximowicz

　　细柔草本。基生叶与匍枝叶同形，有时 3 裂；茎生叶卵形，羽状全裂。花序圆锥状，顶生，或有时生于上部叶腋；苞片和小苞片线形；花冠淡红色、紫色或白色，漏斗状，裂片长圆形至卵状长圆形；雌雄蕊常伸出于花冠之外。瘦果线状卵形。花期 4~6 月，果期 5~8 月。

　　分布于神农架红坪、木鱼、松柏等地，生于海拔 1000~3100m 的山坡、林缘、溪边等的水湿环境中。常见。

　　全草健脾消积，理气止痛。

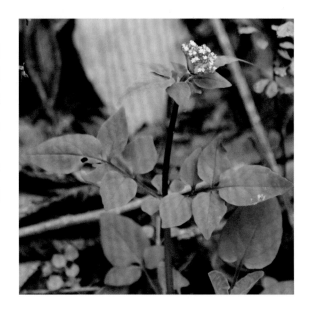

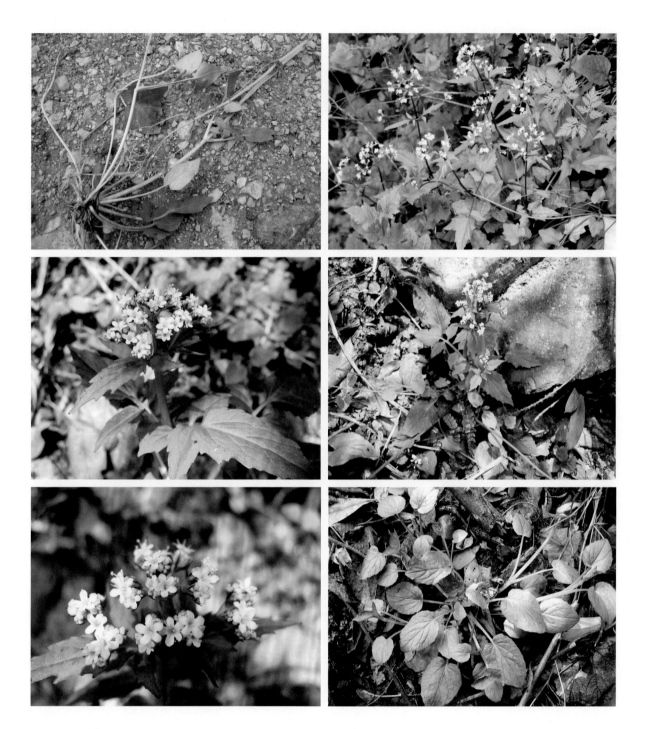

# 小檗科 Berberidaceae

灌木或多年生草本，稀小乔木，有时具根茎或块茎。茎具刺或无。叶互生，稀对生或基生，单叶或一至三回羽状复叶；托叶有或无。花两性，整齐，单生或排成聚伞状花序、总状花序、聚伞状圆锥花序；萼片常2枚至数枚，在芽中呈覆瓦状排列；花瓣4~6片，偶多数，或变为腺叶，稀无花瓣；花药常瓣裂；心皮1个，稀具数个离生心皮，子房上位，1室，胚珠少至多数。果为浆果、蒴果、蓇葖果或瘦果。种子1至多数，有时具假种皮，富含胚乳。

17属，约650种；我国11属，约300种；湖北8属，54种；神农架7属，40种，均可供药用。

### ■ 分属检索表

1. 草本。
  2. 单叶。
    3. 叶掌状分裂；伞形花序下垂，花瓣红色至暗紫色 ················· 1. 鬼臼属 Dysosma
    3. 叶2深裂；聚伞花序直立，花瓣白色 ························· 2. 山荷叶属 Diphylleia
  2. 三出复叶，稀单叶或羽状复叶。
    4. 小叶边缘有刺齿；花瓣通常具距和囊 ····················· 3. 淫羊藿属 Epimedium
    4. 小叶叶缘无刺齿；花瓣无距或囊 ···················· 4. 红毛七属 Caulophyllum
1. 木本。
  5. 枝上通常具针刺；单叶 ································· 5. 小檗属 Berberis
  5. 枝上无针刺；羽状复叶。
    6. 二至三回羽状复叶，小叶全缘 ······················ 6. 南天竹属 Nandina
    6. 一回羽状复叶，小叶具刺齿 ························· 7. 十大功劳属 Mahonia

## （一）鬼臼属 Dysosma Woodson

多年生草本。根茎粗短而横走，多须根。茎直立，单生，光滑。叶大，盾状。花数朵簇生或组成伞形花序，两性，下垂；萼片6枚，早落；花瓣6片，暗紫红色；雄蕊6枚，花丝扁平，花药内向开裂，药隔宽而常延伸；雌蕊单生，花柱显著，柱头膨大，子房1室，胚珠多数。浆果，红色。种子多数，无肉质假种皮。

7~10种；我国7种；湖北4种；神农架3种，均可供药用。

### ■ 分种检索表

1. 叶互生；花着生于近叶基或远叶基处。
  2. 叶较大，4~9浅裂，盾状着生 ··························· 1. 八角莲 D. versipellis
  2. 叶较小，常不分裂或浅裂，偏心盾状着生 ················ 2. 小八角莲 D. difformis
1. 叶对生；花着生于叶腋 ······························· 3. 六角莲 D. pleiantha

## 1 八角莲 **Dysosma versipellis** (Hance) M. Cheng ex T. S. Ying

多年生草本。根茎粗壮，横走。茎生叶2枚，互生，盾状，近圆形，直径达30cm，4~9掌状浅裂，裂片阔三角形或卵状长圆形，先端锐尖，叶下表面被柔毛。花梗纤细；花深红色，5~8朵簇生于离叶基部不远处；萼片6枚；花瓣6片，勺状倒卵形；雄蕊6枚。浆果椭圆形。花期3~6月，果期5~9月。

分布于神农架大九湖、红坪、木鱼等地，生于海拔500~2200m的密林下和山沟石缝阴湿处。常见。

根茎用于跌打损伤、半身不遂、关节酸痛、毒蛇咬伤等。

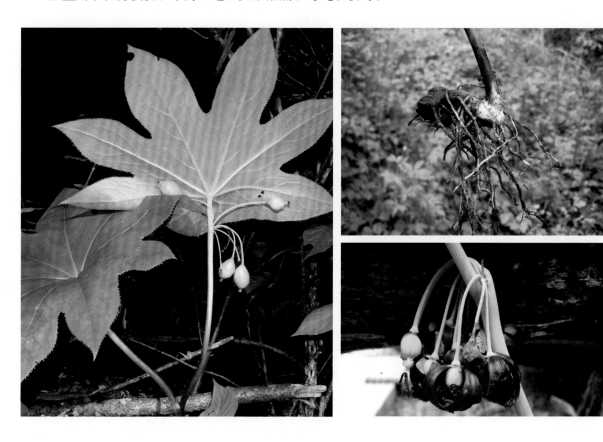

## 2 小八角莲 **Dysosma difformis** (Hemsley & E. H. Wilson) T. H. Wang ex T. S. Ying

多年生草本。根茎细长，常圆柱形，横走。茎直立。茎生叶通常2枚，互生，不等大，形状多样，偏心盾状着生，叶片不分裂或浅裂，宽5~11cm，长7~15cm。花2~5朵着生于叶基部，簇生状；萼片6枚；花瓣6片，淡赭红色，长圆状条带形；雄蕊6枚。浆果圆球形。花期4~6月，果期6~9月。

分布于神农架红坪、木鱼、下谷等，生于海拔1200m~1800m的山坡或沟谷。罕见。

根茎活血，祛风湿；用于劳伤、风湿关节痛、跌打损伤等。

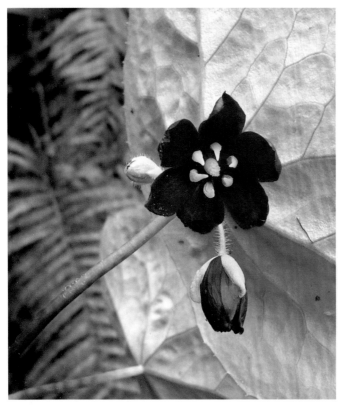
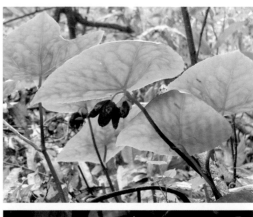
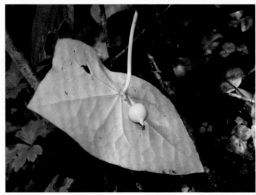

## 3 六角莲 Dysosma pleiantha (Hance) Woodson

多年生草本。根茎粗壮，横走。茎直立，单生，双叶顶生。叶近纸质，对生，盾状，轮廓近圆形，直径 16~33cm，5~9 浅裂。萼片 6 枚，椭圆状长圆形或卵状长圆形，早落；花瓣 6~9 片，紫红色，倒卵状长圆形；雄蕊 6 枚；子房长圆形。浆果倒卵状长圆形或椭圆形，熟时紫黑色。花期 3~6 月，果期 7~9 月。

分布于神农架红坪，生于海拔 800m 的山坡林下阴湿处。

根茎用于跌打损伤、半身不遂、关节酸痛、毒蛇咬伤等。

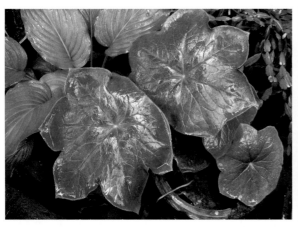
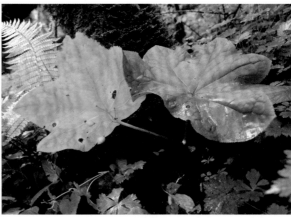

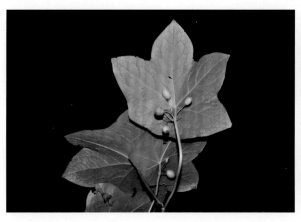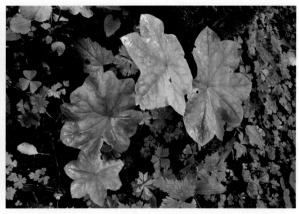

## （二）山荷叶属 **Diphylleia** Michaux

多年生草本。根茎粗壮，横走，具节，节处有一碗状小凹。茎单一。茎生叶 2（~3）枚，互生，盾状着生，叶片横向长圆形至肾状圆形，呈 2 半裂，边缘具疏锯齿。聚伞花序顶生；花 3 数；萼片 6 枚；花瓣 6 片，白色；子房上位，1 室，胚珠 2~11 枚。浆果球形或阔椭圆形。

3 种；我国 1 种；湖北 1 种；神农架 1 种，可供药用。

## 南方山荷叶 江边一碗水 **Diphylleia sinensis** H. L. Li

多年生草本。叶片盾状着生，通常 2 枚生于茎顶，肾形至横向长圆形，呈 2 半裂，边缘具不规则锯齿。聚伞花序顶生，具花 10~20 朵；萼片 6 枚；花瓣 6 片，淡黄色；雄蕊 6 枚。浆果球形或阔椭圆形，熟后蓝黑色。花期 5~6 月，果期 7~8 月。

分布于神农架各地，生于海拔 2000~2700m 的山地林下阴湿处、山谷沟边。常见。

根茎清热，凉血，活血，止痛，泻下。

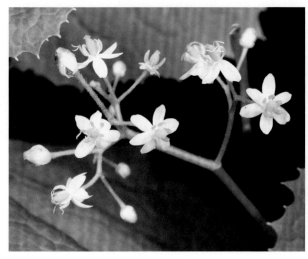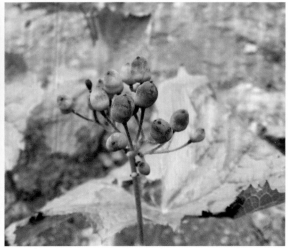

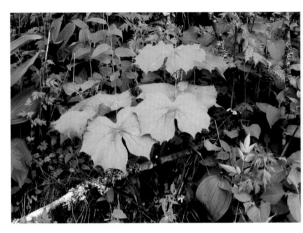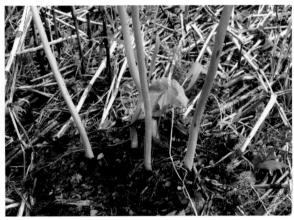

## （三）淫羊藿属 Epimedium Linnaeus

多年生草本。根茎粗短或横走。叶革质，单叶或一至三回羽状复叶；小叶基部心形，侧生小叶基部两侧不对称，叶缘具刺毛状细齿。总状花序或圆锥花序顶生；花两性；萼片8枚，2轮排列，内轮花瓣状；花瓣4片，通常具距或囊；雄蕊4枚；子房上位，1室，胚珠6~15枚。蒴果，花柱宿存。

约50种；我国约41种；湖北15种；神农架7种，均可供药用。

### ■ 分种检索表

1. 花瓣无距 ·······················································1. 三枝九叶草 E. sagittatum
1. 花瓣具距。
  2. 总状花序。
    3. 根茎粗短，节结状 ·······································3. 保靖淫羊藿 E. baojingensis
    3. 根茎匍匐状，横走。
      4. 内萼片狭椭圆形，不反折 ·····························2. 黔岭淫羊藿 E. leptorrhizum
      4. 内萼片狭披针形，高度反折 ··························4. 川鄂淫羊藿 E. fargesii
  2. 圆锥花序。
    5. 花序轴、花梗光滑无毛 ·······························5. 巫山淫羊藿 E. wushanense
    5. 花序轴、花梗被毛或仅花梗被腺毛。
      6. 距较内萼片短 ·····································6. 星花淫羊藿 E. stellulatum
      6. 距较内萼片长或稍长 ······························7. 四川淫羊藿 E. sutchuenense

## 1 三枝九叶草 Epimedium sagittatum (Siebold & Zuccarini) Maximowicz

多年生草本。根茎粗短，节结状。一回三出复叶基生和茎生，小叶3枚，小叶革质，卵形至卵状披针形，长5~19cm，宽3~8cm，叶下表面疏被毛；花茎具2枚对生叶。圆锥花序具花多数，常无毛；

花较小，白色；萼片 2 轮，8 枚；花瓣囊状。蒴果长约 1cm。花期 4~5 月，果期 5~7 月。

分布于神农架木鱼，生于海拔 700~1500m 的山坡草丛。常见。

全草祛风除湿，补肾壮阳，镇咳祛痰，降压消炎等。

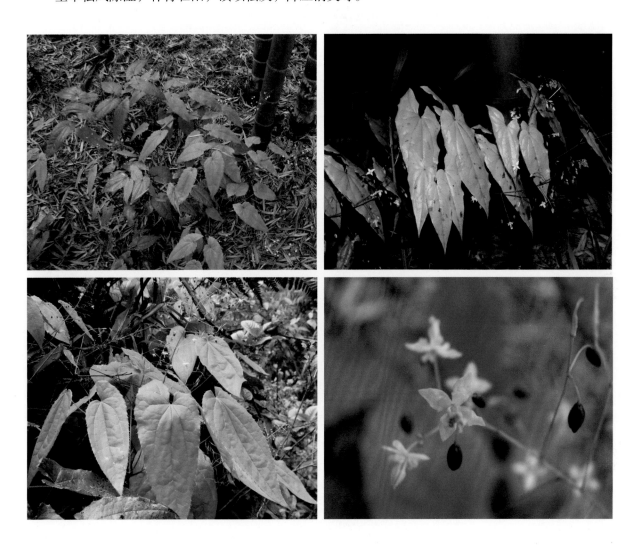

## 2 | 黔岭淫羊藿 **Epimedium leptorrhizum** Stearn

多年生草本，具有节的匍匐根茎。一回三出复叶基生或茎生，叶柄被棕色柔毛；小叶 3 枚，狭卵形或卵形，长 3~10cm，宽 2~5cm，叶下表面沿主脉被棕色柔毛，被白粉；花茎具叶 2 枚。总状花序具花 4~8 朵，被腺毛；花直径约 4cm，淡红色；萼片 2 轮，8 枚；花瓣长达 2cm，呈角距状。蒴果长圆形。花期 4 月，果期 4~6 月。

分布于神农架大九湖、木鱼等地，生于海拔 600~1500m 的林下或灌丛中。常见。

根茎清火，祛风。叶补肝肾，祛风湿。

神农架淫羊藿 *E. shennongjiaensis* 分布于神农架九湖，且木鱼有栽培，但它与黔岭淫羊藿的区别仅在于根茎簇生，而这一性状特征也正是紫距淫羊藿 *E. epsteinii* 与黔岭淫羊藿的区别点，三者之间的关系有待深入研究，故对神农架淫羊藿暂作存疑处理。

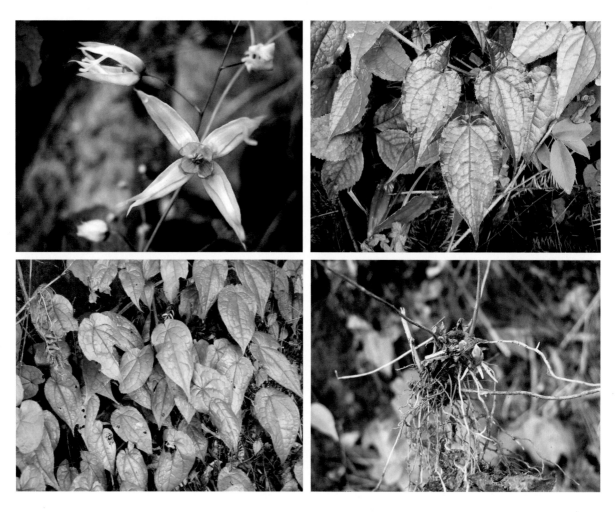

## 3 保靖淫羊藿 **Epimedium baojingense** Q. L. Chen et B. M. Yang

多年生草本。一回三出复叶基生和茎生，具3枚小叶或单叶，小叶革质，狭卵形，基部深心形，顶生小叶基部的裂片几相等，叶缘具密刺齿；花茎具对生叶2枚。总状花序具花14~25朵；萼片2轮，外萼片早落；花瓣远长于内萼片，淡黄色。蒴果圆柱形。花期4月，果期5~6月。

分布于神农架各地，生于海拔500~1200m的山坡林下。常见。

全草祛风除湿，补肾壮阳，镇咳祛痰，降压抗炎。

我们仔细研究了本种与木鱼坪淫羊藿 *E. franchetii*、湖南淫羊藿 *E. hunanense* 的关系，发现三者很可能为同名异物，其正名应是湖南淫羊藿，但由于在湖南淫羊藿的模式产地尚未采到类似标本，故暂采用保靖淫羊藿为木鱼坪淫羊藿的正名。另外，宝兴淫羊藿 *E. davidii* 在神农架的记录均是木鱼坪淫羊藿未发表之前的错误鉴定。

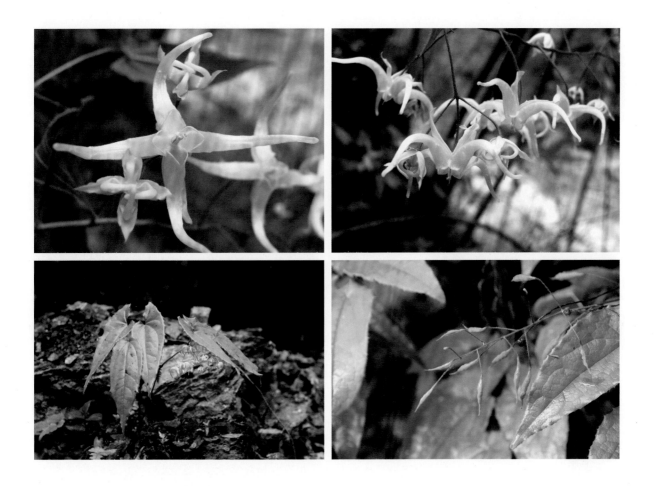

## 4 ｜ 川鄂淫羊藿　**Epimedium fargesii** Franchet

　　多年生草本。根茎匍匐状，横走。一回三出复叶基生和茎生，茎生叶2枚对生，每叶具小叶3枚，小叶革质，狭卵形，长4~15cm，宽1.3~7cm，叶下表面苍白色。总状花序具花7~15朵；花紫红色；萼片2轮；花瓣远较内萼片短，长约7mm；雄蕊4枚；子房长约1.3cm。蒴果具宿存花柱。花期3~4月，果期4~6月。

　　分布于神农架下谷等地，生于海拔700m以下的林下。常见。

　　全草补肾壮阳，祛风除湿。

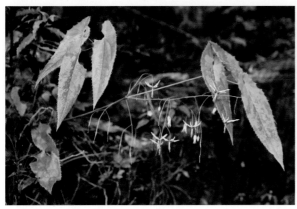
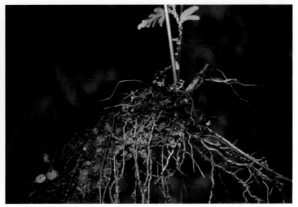

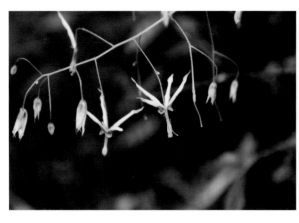 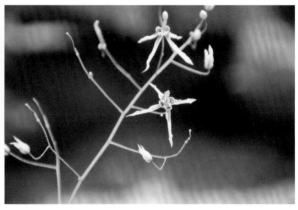

## 5 | 巫山淫羊藿 **Epimedium wushanense** T. S. Ying

　　多年生草本。根茎结节状。一回三出复叶基生和茎生，小叶 3 枚，革质，披针形，长 9~23cm，宽 1.8~4.5cm，叶下表面被绵毛或无；花茎具对生叶 2 枚。圆锥花序顶生，长 15~30cm，具花多数；花淡黄色；萼片 2 轮；花瓣呈角状距；雄蕊 4 枚；子房斜圆柱状。蒴果具宿存花柱。花期 4~5 月，果期 5~6 月。

　　分布于神农架大九湖、木鱼、下谷等地，生于海拔 700~1300m 的山坡沟边或林下。常见。

　　全草补肾壮阳，祛风止咳。

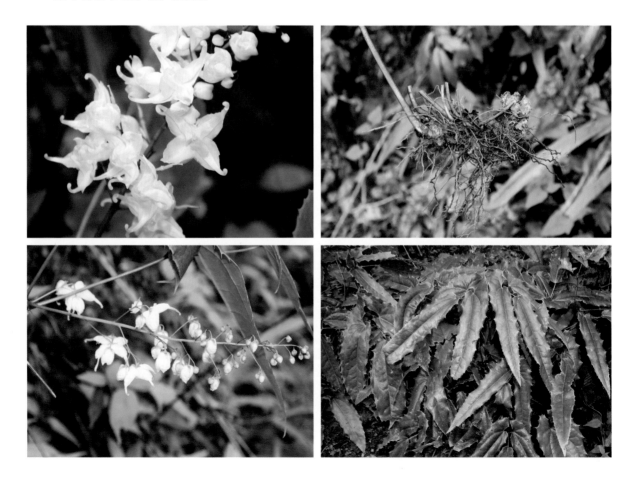

## 6　星花淫羊藿 **Epimedium stellulatum** Stearn

多年生草本。地下茎短而横走。一回三出复叶基生和茎生，小叶革质，卵形，基部深心形，叶缘具多数刺锯齿；花茎通常具对生复叶2枚，偶仅1枚。圆锥花序，无总梗，具花20~40朵；花梗密被腺毛；花小；萼片2轮，外萼片4枚，早落，内萼片披针形，白色；花瓣短距状，远较内萼片短。花期4月，果未见。

分布于神农架木鱼，生于海拔1400m的山坡林下。

全草祛风除湿，补肾壮阳，镇咳祛痰，降压抗炎。

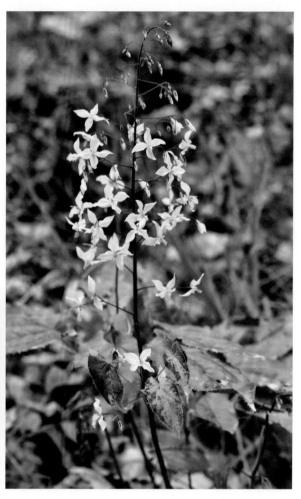

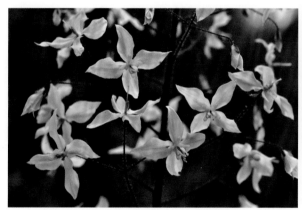

## 7　四川淫羊藿 **Epimedium sutchuenense** Franchet

多年生草本。地下茎纤细。一回三出复叶基生和茎生；小叶3枚薄革质，卵形或狭卵形，长5~13cm，宽2~5cm，叶下表面灰白色，疏被柔毛；花茎具对生叶2枚。总状花序具花4~8朵；花梗被腺毛；花暗红色或淡紫红色；萼片8枚；花瓣呈角状距，基部浅囊状；雄蕊外露，4枚。蒴果长1.5~2cm。花期3~4月，果期5~6月。

分布于神农架红坪，生于海拔1400~1600m的山坡。常见。

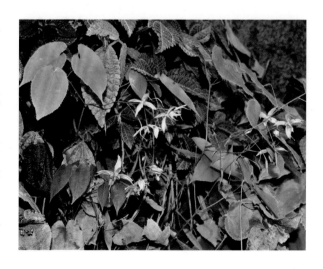

地上部分泻火祛风；用于慢性气管炎、高血压、阳痿早泄、小便失禁、慢性腰腿痛、四肢拘挛、麻木、小儿痹痛、慢性腰肌劳损。

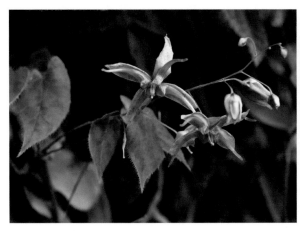 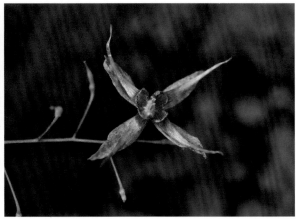

## （四）红毛七属 Caulophyllum Michaux

多年生草本，无毛。根茎粗壮，横走，结节状，多须根。叶互生，二至三回三出复叶；小叶卵形、倒卵形或阔披针形，全缘或分裂。复聚伞花序顶生；花 3 数；小苞片早落；萼片 6 枚，花瓣状；花瓣 6 枚，蜜腺状，扇形；雄蕊 6 枚；花柱短，柱头侧生。种子浆果状，熟时蓝色，微具白霜。

3 种；我国 1 种；湖北 1 种，神农架 1 种，可供药用。

## 红毛七 Caulophyllum robustum Maximowicz

多年生草本。根茎粗短。茎生叶 2 枚，互生，二至三回三出复叶；小叶卵形、长圆形或阔披针形，长 4~8cm，宽 1.5~5cm，先端渐尖，基部宽楔形，全缘。圆锥花序顶生，花淡黄色。种子浆果状，外被肉质假种皮。花期 5~6 月，果期 7~9 月。

分布于神农架红坪、木鱼等地，生于海拔 800~2300m 的山坡林下和较阴湿处。常见。

根、根茎活血散瘀，祛风止痛，清热解毒，降压止血。

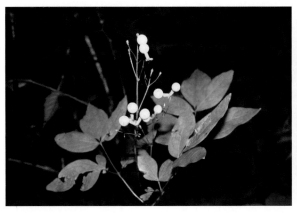 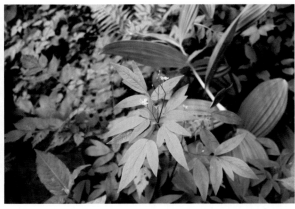

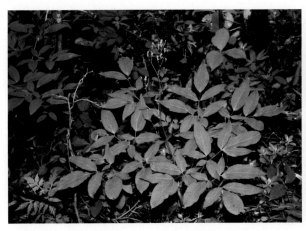
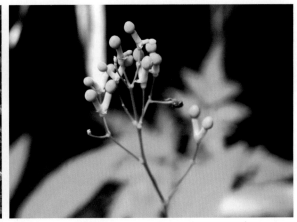

# （五）小檗属 Berberis Linnaeus

落叶或常绿灌木。枝通常具刺，单生或3~5个分叉，老枝内皮层和木质部均为黄色。单叶互生，叶片与叶柄连接处常具关节。花序单生、簇生，呈总状花序、圆锥花序或伞形花序；花3数；小苞片早落；萼片通常6枚，稀3或9枚；花瓣6片，黄色，内侧近基部具2个腺体；雄蕊6枚；子房含胚珠1~12（~15）枚，基生，柱头头状。浆果球形、椭圆形、长圆形、卵形或倒卵形，通常红色或蓝黑色。

约500种；我国215种；湖北26种；神农架20种，均可供药用。

## ■ 分种检索表

1. 花单生或2~4朵簇生。
  2. 花单生。
    3. 叶下表面密被白粉 ················································ 1. 单花小檗 B. candidula
    3. 叶下表面无粉 ···················································· 2. 城口小檗 B. daiana
  2. 花簇生。
    4. 落叶灌木 ························································· 3. 秦岭小檗 B. circumserrata
    4. 常绿灌木。
      5. 叶狭窄，长椭圆状披针形至倒披针形，罕为椭圆形。
        6. 萼片3轮。
          7. 叶长圆状披针形或狭椭圆形 ·················· 4. 芒齿小檗 B. triacanthophora
          7. 叶披针形 ······································· 5. 巴东小檗 B. veitchii
        6. 萼片2轮。
          8. 胚珠1~2枚。
            9. 花瓣先端锐裂 ························· 6. 汉源小檗 B. bergmanniae
            9. 花瓣先端缺裂 ························· 7. 豪猪刺 B. julianae
          8. 胚珠2~4枚 ··························· 8. 南川小檗 B. fallaciosa

5. 叶宽短，椭圆形至长圆状倒卵形。

  10. 花瓣先端锐裂································9. 兴山小檗 B. silvicola

  10. 花瓣先端缺裂。

   11. 浆果无白粉，顶端无宿存花柱·············10. 刺黑珠 B. sargentiana

   11. 浆果有白粉，顶端有宿存花柱·············11. 假豪猪刺 B. soulieana

1. 花可形成各式花序。

 12. 伞形花序·····································12. 日本小檗 B. thunbergii

 12. 穗状、总状或圆锥花序。

  13. 穗状或圆锥花序。

   14. 花序上小花排列紧密·················20. 堆花小檗 B. aggregata

   14. 花序上小花排列稀疏。

    15. 叶上表面有皱折，两表面被毛·······13. 短柄小檗 B. brachypoda

    15. 叶上表面无皱折，叶仅下表面被毛····14. 柳叶小檗 B. salicaria

  13. 总状花序。

   16. 叶全缘。

    17. 叶长圆状菱形·····················15. 庐山小檗 B. virgetorum

    17. 叶倒卵形或长圆状倒卵形···········16. 异长穗小檗 B. feddeana

   16. 叶具刺齿或兼具全缘。

    18. 果具宿存花柱·····················17. 川鄂小檗 B. henryana

    18. 果无宿存花柱

     19. 叶缘每边具25~50个刺齿·······18. 直穗小檗 B. dasystachya

     19. 叶缘每边具8~20个刺齿········19. 首阳小檗 B. dielsiana

## 1   单花小檗 Berberis candidula (C. K. Schneider) C. K. Schneider

常绿灌木。茎刺三分叉。叶厚革质，椭圆形至卵圆形，长5~10cm，宽1~2mm，先端渐尖，基部楔形，上表面深绿色，下表面灰白色，密被白粉，叶缘每边具刺齿1~4枚；叶柄极短。花单生，黄色；萼片3轮；花瓣倒卵形；雄蕊6枚；胚珠3~4枚。浆果椭圆形，微被白粉。花期4~5月，果期6~9月。

分布于神农架红坪、木鱼等地，生于海拔约1200m的山坡路旁灌丛中。少见。

根清热泻火，化湿，散瘀。

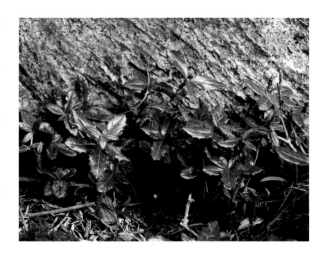

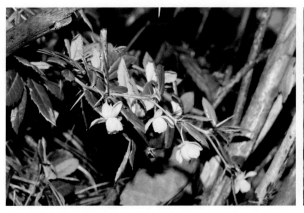
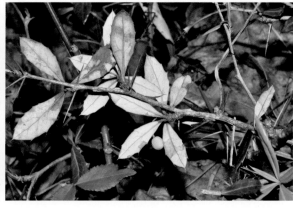

## 2 城口小檗 Berberis daiana T. S. Ying

　　半常绿灌木。叶厚纸质，椭圆状倒卵形或倒卵形，先端圆形，基部楔形，叶缘平展，全缘或每边中部以上具不明显刺齿3~8枚，变形大。花单生，黄色；萼片2轮；花瓣倒卵形，先端锐裂，裂片锐尖，基部缢缩成爪，具2个分离的椭圆形腺体。浆果近球形，红色，微被白粉。花期6月，果期8~9月。

　　分布于神农架红坪，生于海拔2500~2800m的山坡林下。常见。

　　根及茎的木质部含小檗碱，可提取抗菌药物黄连素。

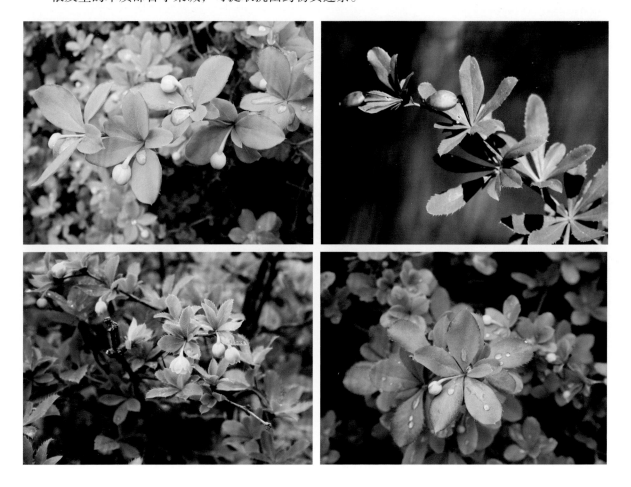

## 3 秦岭小檗 Berberis circumserrata (C. K. Schneider) C. K. Schneider

落叶灌木。叶倒卵状长圆形，长 1.5~3.5cm，宽 0.5~2.5cm，先端圆形，基部渐狭，具短柄，边缘密生 15~40 枚整齐刺齿，叶下表面灰白色。花黄色，2~5 朵簇生；花梗长 1.5~3cm；萼片 6 枚；花瓣倒卵形，基部略呈爪，具 2 个分离的腺体；雄蕊 6 枚；胚珠通常 6~7 枚。浆果椭圆形或长圆形，红色，不被白粉。花期 5 月，果期 7~9 月。

分布于神农架红坪、木鱼等地，生于海拔 2500~2800m 的山坡灌丛中。常见。

茎皮、根皮解毒，抗菌，消炎。

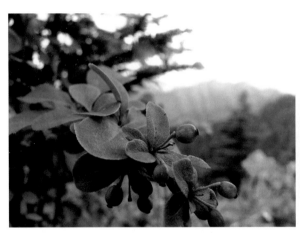 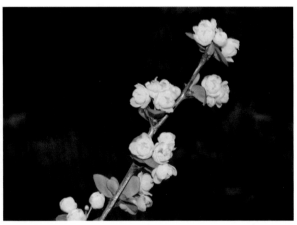

## 4 芒齿小檗 Berberis triacanthophora Fedde

常绿灌木。叶革质，长圆状披针形或狭椭圆形，长 2.5~8cm，宽 2~6mm，先端渐尖，常具刺尖头，基部楔形，叶缘每边具 2~8 枚刺齿，偶全缘。花 2~4 朵簇生，黄色；小苞片卵形；萼片 3 轮；花瓣倒卵形；雄蕊 6 枚；胚珠 2~3 枚。浆果椭圆形，蓝黑色，微被白粉。花期 5~6 月，果期 6~10 月。

分布于神农架红坪、木鱼、下谷坪等地，生于海拔 800~1800m 的山坡杂木林中。常见。

根清热，泻火，燥湿，解毒。

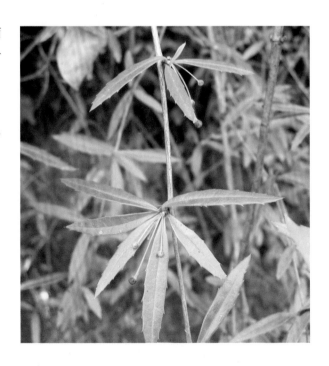

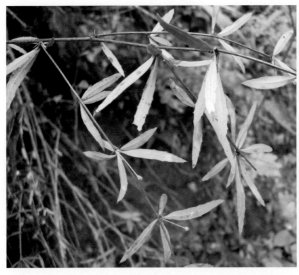
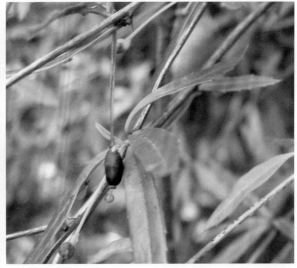

## 5 | 巴东小檗 **Berberis veitchii** C. K. Schneider

常绿灌木。叶薄革质，披针形，基部楔形，叶缘略呈波状。花 2~10 朵簇生；花梗光滑无毛；花粉红色或红棕色；小苞片卵形；花瓣倒卵形，先端圆形，锐裂，基部缢缩成爪，具 2 个紧靠的腺体；雄蕊长约 4mm，药隔略延伸，先端圆钝。浆果卵形至椭圆形。花期 5~6 月，果期 8~10 月。

分布于神农架各地，生于海拔 1800~2800m 的山坡杂木林中。

茎皮、根皮含小檗碱，可提取抗菌药物黄连素。

神农架曾记录的华西小檗 *B. silva-taroucana* 为本种的误定。

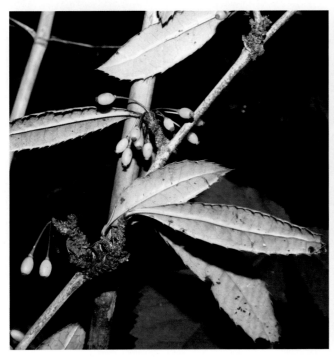
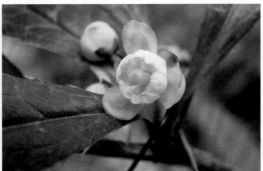
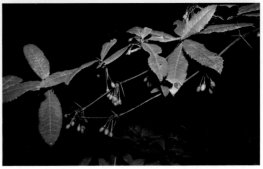

## 6 汉源小檗 Berberis bergmanniae C. K. Schneider

常绿灌木。叶厚革质，长圆状椭圆形至椭圆形，长 3~7cm，宽 1~2cm，先端渐尖，基部狭楔形，叶缘每边具 2~12 枚刺齿；叶柄短。花 5~20 朵簇生，黄色；萼片 6 枚；花瓣倒卵形；雄蕊 6 枚；胚珠 1~2 枚。浆果卵状椭圆形或卵圆形，黑色，被白粉。花期 3~5 月，果期 5~10 月。

分布于神农架新华，生于海拔 1800~2300m 的山坡杂木林中。常见。

根清热，利湿，散瘀。

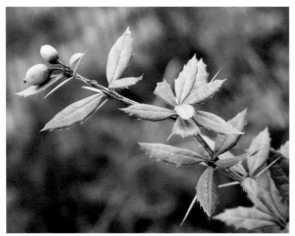
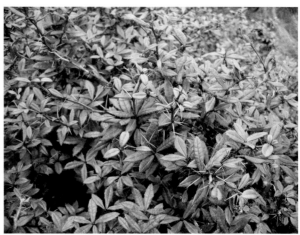

## 7 豪猪刺 Berberis julianae C. K. Schneider

常绿灌木。叶革质，椭圆形或披针形，长 3~10cm，宽 1~3cm，先端渐尖，基部楔形，叶缘每边具 10~20 枚刺齿。花 10~25 朵簇生，黄色；小苞片卵形；萼片 2 轮；花瓣长圆状椭圆形；雄蕊 6 枚；胚珠单生。浆果长圆形，蓝黑色，被白粉。花期 3 月，果期 5~11 月。

分布于神农架大九湖、红坪、木鱼、新华、松柏等地，生于海拔 1000~1900m 的山坡林下、林缘或灌丛中。常见。

根、茎叶清热解毒，利小便。

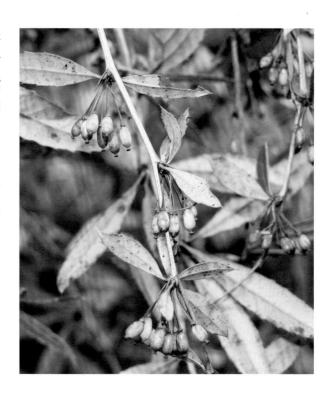

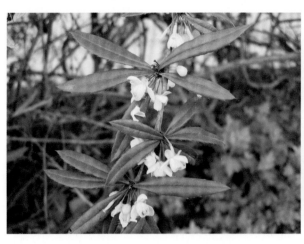 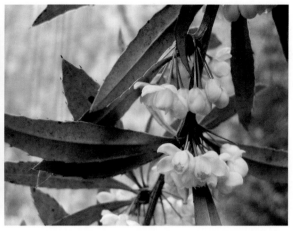

## 8 | 南川小檗 Berberis fallaciosa C. K. Schneider

常绿灌木。叶革质，披针形、椭圆状披针形或倒卵状披针形。花 2~5 朵簇生，黄色；小苞片阔卵形，先端钝；花瓣长圆状倒卵形，先端缺裂，基部略呈爪，具 2 个紧靠的腺体。浆果倒卵状，顶端无宿存花柱，不被白粉。花期 4~5 月，果期 6~10 月。

分布于神农架木鱼，生于海拔 1400~2000m 的山坡杂木林中。少见。

茎皮、根皮含小檗碱，可提取抗菌药物黄连素。

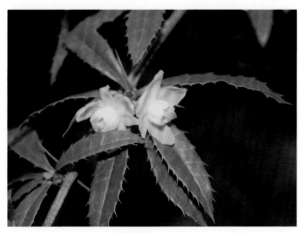 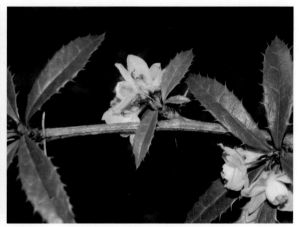

## 9 | 兴山小檗 Berberis silvicola C. K. Schneider

常绿灌木。叶薄革质，椭圆形或长圆形，长 2~5cm，宽 1~2cm，先端急尖，基部楔形或短渐狭，叶缘每边具 12~16 枚刺齿。花 2~5 朵簇生，黄色；萼片 2 轮，6 枚；花瓣 6 片，倒卵形；雄蕊 6 枚；子房含胚珠 2 枚。浆果长圆形，黑色，微被白粉。花期 5~6 月，果期 7~10 月。

分布于神农架红坪、木鱼、松柏等地，生于海拔 1200~2100m 的山坡灌丛中。常见。

根清热泻火，解毒。

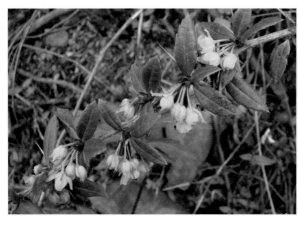 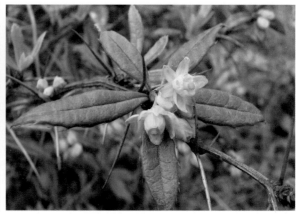

## 10 | 刺黑珠 Berberis sargentiana C. K. Schneider

常绿灌木。叶厚革质，长圆状椭圆形，长 4~15cm，宽 1.5~6.5cm，先端急尖，基部楔形，叶缘每边具 15~25 枚刺齿，近无柄。花 4~10 朵簇生，黄色；萼片 3 轮；花瓣倒卵形；雄蕊 6 枚；子房具胚珠 1~2 枚。浆果长圆形或长圆状椭圆形，黑色，不被白粉。花期 4~5 月，果期 6~11 月。

分布于神农架红坪、宋洛、松柏、新华等地，生于海拔 800~1300m 的山坡灌丛。常见。

根皮、茎皮清热解毒，泻火。

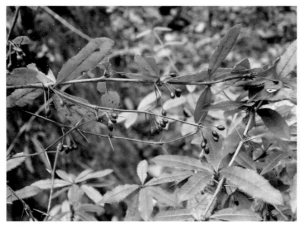 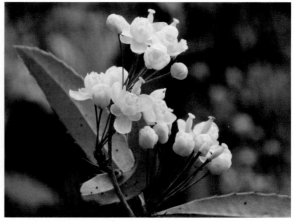

## 11 | 假豪猪刺 Berberis soulieana C. K. Schneider

常绿灌木。叶革质，长圆形或长圆状倒卵形，长 3.5~10cm，宽 1~2.5cm，先端急尖，具 1 枚硬刺尖，基部楔形，叶缘每边具 5~18 枚刺齿；叶柄短。花 7~20 朵簇生，黄色；小苞片 2 枚；萼片 3 轮；花瓣倒卵形；雄蕊 6 枚；胚珠 2~3 枚。浆果倒卵状长圆形，熟时红色，被白粉。花期 3~4 月，果期 6~9 月。

分布于神农架红坪、木鱼等地，生于海拔 1800m 以下的林下或灌丛中。常见。

根皮、茎皮清热泻火。

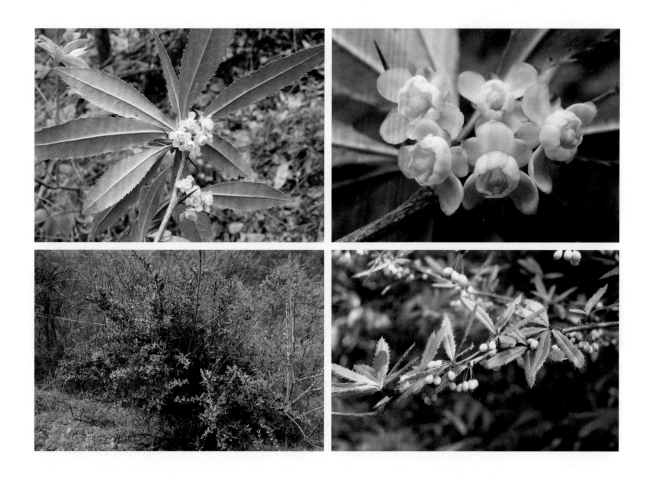

## 12 | 日本小檗 **Berberis thunbergii** Candolle

　　落叶灌木。幼枝淡红带绿色。茎刺单一，偶具3个分叉。叶薄纸质，倒卵形或匙形，长1~2cm，宽0.5~1.2cm，先端骤尖，基部楔形，全缘；叶柄长2~8mm。花2~5朵组成具总梗的伞形花序，花梗长5~10mm，花黄色，萼片6枚，花瓣长圆状倒卵形，雄蕊6枚，子房含胚珠1~2枚。浆果椭圆形，鲜红色。花期4~6月，果期7~10月。

　　神农架各地均有栽培。

　　全株清热燥湿，泻火解毒。

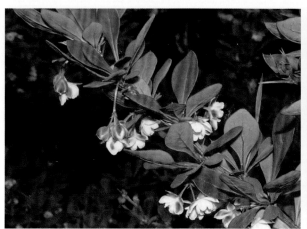
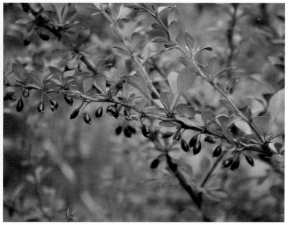

## 13 短柄小檗 **Berberis brachypoda** Maximowicz

落叶灌木。叶长椭圆形或倒卵形，长 3~14cm，宽 1.5~5cm，先端急尖，基部楔形，脉上密被长柔毛，每边具 20~40 枚刺齿。穗状总状花序，密生 20~50 朵花；花淡黄色；萼片 3 轮，边缘具短毛；花瓣椭圆形；雄蕊 6 枚；胚珠 1~2 枚。浆果长圆形，鲜红色。花期 5~6 月，果期 7~9 月。

分布于神农架大九湖、红坪、木鱼、松柏、宋洛、新华等地，生于海拔 1300~1500m 的山坡灌丛。常见。

根皮、茎皮清热利湿，散瘀。

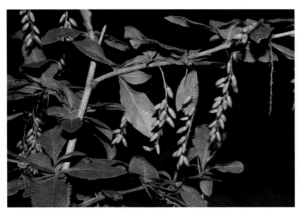 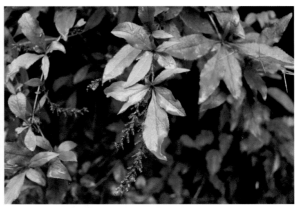

## 14 柳叶小檗 **Berberis salicaria** Fedde

落叶灌木。叶纸质，披针形，长 6~12cm，宽 1~4cm，先端渐尖，基部渐狭，被短柔毛，每边具 15~40 刺齿；叶柄长 1~3cm。穗状总状花序由 25~50 朵花组成，花黄色，萼片 3 轮，花瓣长圆状倒卵形，雄蕊 6 枚，胚珠 2 枚。浆果红色，倒卵状椭圆形，微被白粉。花期 4~6 月，果期 8~9 月。

分布于神农架宋洛，生于海拔 800~1400m 的山坡灌丛。少见。

根清热降火，化湿，散瘀。

## 15 庐山小檗 **Berberis virgetorum** C. K. Schneider

落叶灌木。茎刺单生，偶具 3 个分叉。叶薄纸质，长圆状菱形，长 3.5~8cm，宽 1.5~4cm，先端急尖，基部楔形，渐狭下延，下表面灰白色；叶柄长 1~2cm。总状花序具花 3~15 朵，长 2~5cm；苞片披针形；花黄色；萼片 2 轮；花瓣椭圆状倒卵形；雄蕊 6 枚；胚珠单生。浆果长圆状椭圆形，熟时红色。花期 4~5 月，果期 6~10 月。

分布于神农架大九湖、红坪，生于海拔 1800~2000m 的山坡林下。少见。

根、茎清热解毒，利湿，健胃。

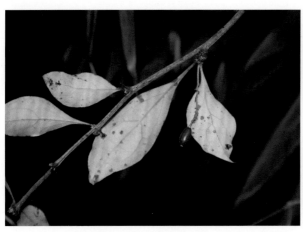
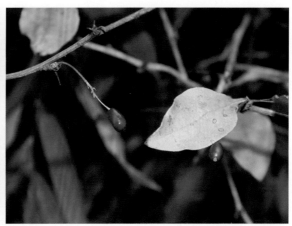

## 16 异长穗小檗 **Berberis feddeana** C. K. Schneider

　　落叶灌木。茎刺单生。叶纸质，倒卵形或长圆状倒卵形，先端圆钝或急尖，基部楔形，叶缘平展，全缘或密生多数不明显的细刺齿。总状花序无毛，花可达60朵，黄色；小苞片披针形，带红色；萼片2轮；花瓣椭圆形，先端浅缺裂，基部缢缩成短爪，具2个稍分离的腺体。浆果长圆形，红色，顶端无宿存花柱。花期4~5月，果期6~9月。

　　分布于神农架大九湖、红坪，生于海拔1800~2000m的山坡林下。少见。

　　根皮、茎皮含小檗碱，可提取抗菌药物黄连素。

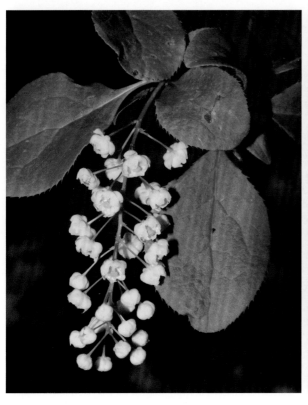
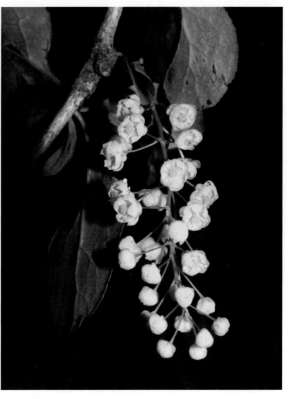

## 17 | 川鄂小檗 Berberis henryana C. K. Schneider

　　落叶灌木。叶椭圆形或倒卵状椭圆形，长 8~18cm，宽 1.5~3mm，先端圆钝，基部楔形，下表面灰绿色，被白粉，每边具 10~20 枚不明显的细刺齿。总状花序具花 10~20 朵，花黄色，萼片 2 轮，花瓣长圆状倒卵形，雄蕊 6 枚，胚珠 2 枚。浆果椭圆形，红色，不被白粉。花期 5~6 月，果期 7~9 月。

　　分布于神农架红坪、木鱼、松柏、新华等地，生于海拔 1300~2300m 的山坡灌丛中。常见。

　　根皮、茎皮清热燥湿，泻火解毒。

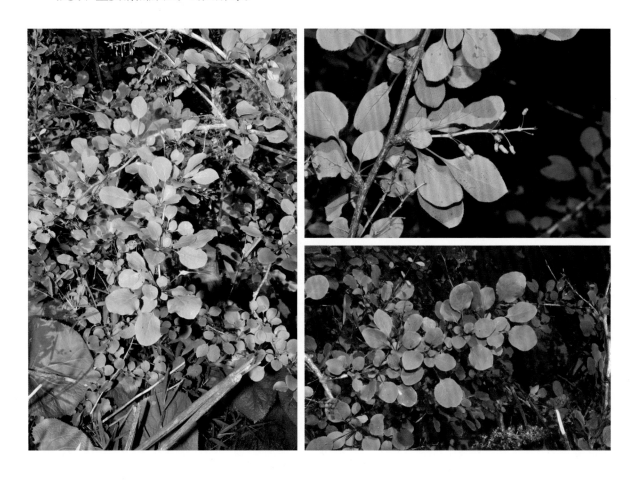

## 18 | 直穗小檗 Berberis dasystachya Maximowicz

　　落叶灌木。茎刺单一，稀无或 3 个分叉。叶纸质，叶片长圆状椭圆形，长 3~6cm，宽 2.5~4cm，先端钝圆，基部呈楔形或心形，每边具 25~50 枚细小刺齿。总状花序直立，具花 15~30 朵；花黄色；小萼片 2 轮；花瓣倒卵形；雄蕊 6 枚；胚珠 1~2 枚。浆果椭圆形，红色。花期 4~6 月，果期 6~9 月。

　　分布于神农架红坪、木鱼等地，生于海拔 1000~2500m 的山坡灌丛中。常见。

　　根皮、茎皮清热燥湿，泻火解毒。

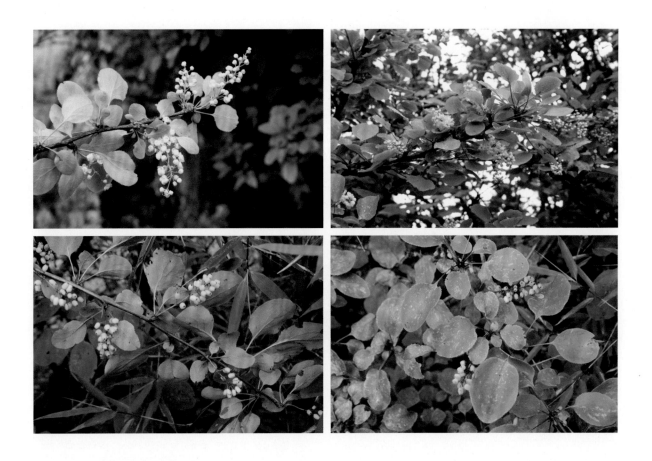

## 19 首阳小檗 **Berberis dielsiana** Fedde

　　落叶灌木。叶薄纸质，椭圆形或椭圆状披针形。总状花序具花6~20朵；花偶簇生，1朵至数朵，无毛；花梗无毛；花黄色；小苞片披针形，红色；萼片2轮；花瓣椭圆形，先端缺裂，基部具2个分离腺体。浆果长圆形，红色，顶端不具宿存花柱，不被白粉。花期4~5月，果期8~9月。

　　分布于神农架红坪，生于海拔1700m的山坡灌丛中。少见。

　　根皮、茎皮含小檗碱，可提取抗菌药物黄连素。

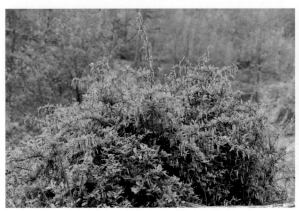
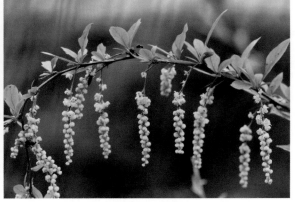

## 20 | 堆花小檗 **Berberis aggregata** C. K. Schneider

　　落叶或半常绿灌木。叶倒卵状长圆形，长 8~25mm，宽 4~15mm，先端圆钝，具 1 枚刺尖头，基部楔形，每边具 2~8 枚刺齿，偶全缘；叶柄短或无。短圆锥花序具花 10~30 朵，紧密，长 1~2.5cm；花淡黄色；萼片 6 枚；花瓣倒卵形，基部具 2 个长圆形腺体；胚珠 2 枚。浆果近球形，红色，不被白粉。花期 5~6 月，果期 7~9 月。

　　分布于神农架红坪、木鱼、下谷坪等地，生于海拔 2700m 的山坡林下灌丛中。常见。

　　根、根皮、茎、茎皮清热燥湿，泻火解毒。

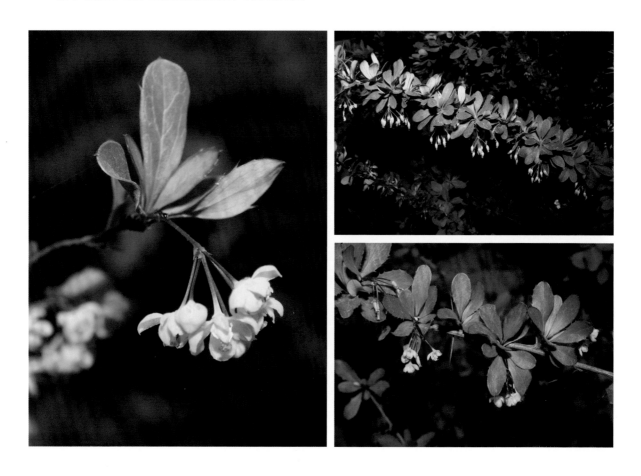

## （六）南天竹属 **Nandina** Thunberg

　　常绿灌木。叶互生，二至三回羽状复叶，叶轴具关节；小叶全缘。大型圆锥花序顶生或腋生；花两性，3 数，具小苞片；萼片多数，由外向内逐渐增大；花瓣 6 枚，基部无蜜腺；雄蕊 6 枚。浆果球形，红色或橙红色，顶端具宿存花柱。

　　1 种，神农架有分布，可供药用。

# 南天竹 **Nandina domestica** Thunberg

本种特征同南天竹属。花期 3~6 月，果期 5~11 月。

分布于神农架各地，生于海拔 500~800m 的山路路边或疏林下。常见。

根、茎、叶清热解毒，活血凉血。果实止咳平喘。

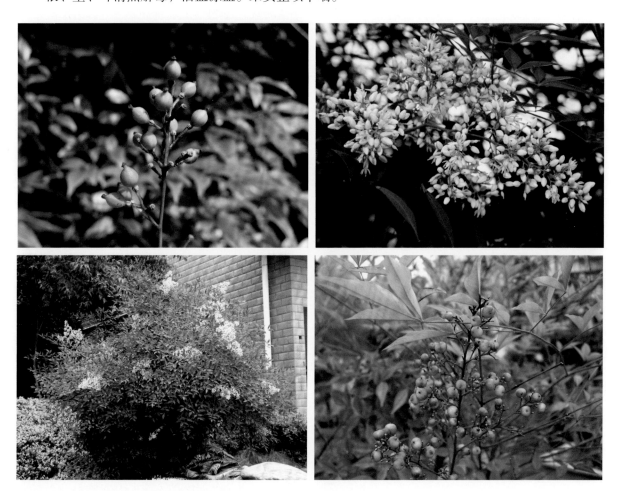

# （七）十大功劳属 **Mahonia** Nuttall

常绿灌木或小乔木。枝无刺。奇数羽状复叶，互生；小叶 3~41 对，小叶边缘具疏粗锯齿或细锯齿，稀全缘。花序顶生，由 1 个至多个簇生的总状花序或圆锥花序组成，基部具芽鳞；苞片较花梗短或长；花黄色；萼片 3 轮，9 枚；花瓣 2 轮，6 片，基部具 2 个腺体或无；雄蕊 6 枚；花柱极短或无花柱，柱头盾状。浆果。

约 60 种；我国约 31 种；湖北 8 种；神农架 7 种，均可供药用。

### ■ 分种检索表

1. 叶柄长在 2.5cm 以上，可达 14cm。
　2. 总状花序单一或 2 个簇生·········································1. 鄂西十大功劳 M. decipiens
　2. 总状花序 4~10 个簇生。
　　3. 小叶 2~5 对；花梗与苞片等长·································2. 十大功劳 M. fortunei
　　3. 小叶 6~9 对；花梗远长于苞片·····························3. 宽苞十大功劳 M. eurybracteata
1. 叶柄长在 2cm 以下或近无柄。
　4. 小叶下表面被白霜·············································4. 阔叶十大功劳 M. bealei
　4. 小叶下表面黄绿色，不被白粉。
　　5. 苞片长于花梗·················································5. 峨眉十大功劳 M. polyodonta
　　5. 苞片短于花梗或等长。
　　　6. 浆果梨形，无宿存花柱·····································6. 小果十大功劳 M. bodinieri
　　　6. 浆果卵形，具短宿存花柱···································7. 台湾十大功劳 M. japonica

---

## 1　鄂西十大功劳 Mahonia decipiens C. K. Schneider

灌木。羽状复叶，具 2~7 对小叶，小叶卵形至卵状椭圆形，最下面 1 对小叶长 3~5.5cm，宽 1.5~3cm，向上渐大，小叶基部近截形，边缘每边具 3~6 枚刺锯齿，先端急尖。总状花序单一或 2 个簇生，芽鳞卵形或狭卵形，苞片卵形，花黄色，萼片 9 枚，花瓣 6 枚，雄蕊 6 枚。浆果。花期 4~8 月，果期 10~11 月。

分布于神农架木鱼、下谷坪等地，生于海拔 900~1500m 的山坡林中或灌丛中。常见。

根清热解毒，燥湿。果实清火。

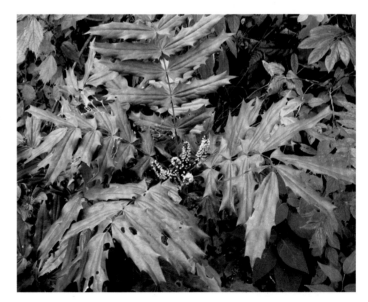

---

## 2　十大功劳 Mahonia fortunei (Lindley ) Fedde

灌木。羽状复叶，具小叶 2~5 对，小叶无柄或近无柄，狭披针形至狭椭圆形，长 4.5~14cm，宽 0.9~2.5cm，基部楔形，叶缘每边具 5~10 枚刺齿，先端渐尖。总状花序 4~10 个簇生，芽鳞披针形至三角状卵形，苞片卵形，花黄色，萼片9枚，花瓣6枚，雄蕊6枚，胚珠2枚。浆果球形，紫黑色，被白粉。花期7~9月，果期9~11月。

　　神农架各地均有栽培。

　　全株清热解毒，止痢。

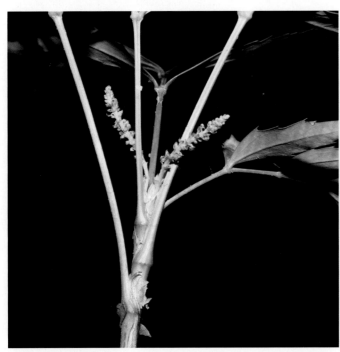
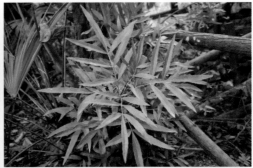
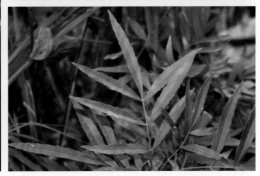

| 3 | **宽苞十大功劳** Mahonia eurybracteata Fedde |

■ **分亚种检索表**

1. 小叶宽约 2cm 或更宽⋯⋯⋯⋯⋯3a. *宽苞十大功劳* M. eurybracteata subsp. **eurybracteata**

1. 小叶宽约 1.5cm 或更窄⋯⋯⋯⋯⋯3b. *安坪十大功劳* M. eurybracteata subsp. **ganpinensis**

| 3a | **宽苞十大功劳**（原亚种）Mahonia eurybracteata subsp. **eurybracteata** |

　　常绿灌木。叶长圆状倒披针形，长 25~45cm，宽 8~15cm，具小叶 6~9 对，小叶椭圆状披针形，最下面 1 对小叶长 2.6cm，宽 0.8~1.2cm，向上渐大，宽常约 2cm 或稍大，基部楔形，叶缘每边具 3~9 枚刺齿，先端渐尖，顶生小叶稍大。总状花序 4~10 个簇生；花梗细弱，长 3~5mm；花黄色；萼片9枚；花瓣6枚，基部腺体显著；雄蕊6枚；胚珠2枚。浆果倒卵状或长圆状，被白粉。花期8~11月，果期11月至翌年5月。

　　分布于神农架各地，生于海拔 400~700m 的溪边灌丛中。常见。

　　根清肺热，泻火。

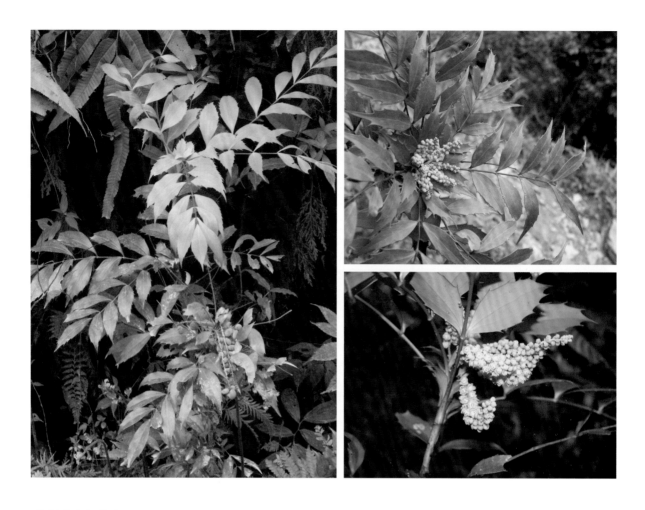

| 3b | **安坪十大功劳**（亚种） | **Mahonia eurybracteata** subsp. **ganpinensis** (H. Léveillé) T. S. Ying & Boufford |

　　本亚种与宽苞十大功劳（原亚种）的主要区别在于小叶较狭，宽 1.5cm 以下；花梗较短，长 1.5~2mm。花期 7~10 月，果期 11 月至翌年 5 月。

　　分布于神农架新华，生于海拔 700m 的溪边灌丛中。常见。

　　叶滋阴清热；用于肺结核、感冒。根、茎清热解毒；用于细菌性痢疾、急性肠胃炎、传染性肝炎、肺炎、肺结核、支气管炎、咽喉肿痛。

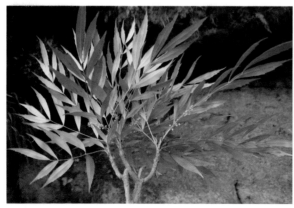 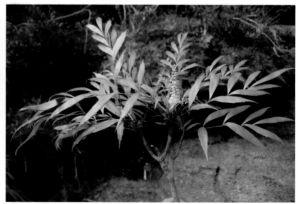

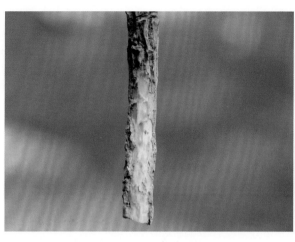
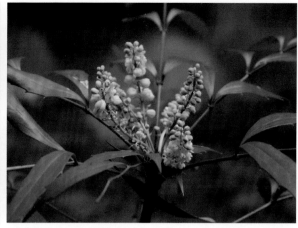

## 4　阔叶十大功劳　Mahonia bealei (Fortune) Carriére

灌木。羽状复叶，具小叶 4~10 对，小叶下表面被白霜，厚革质，近圆形至卵形，长 2~10.5cm，宽 2~6cm，基部阔楔形或圆形，偏斜，边缘每边具 2~6 枚粗锯齿，先端具硬尖。总状花序直立，通常 3~9 个簇生；花黄色；萼片 9 枚；花瓣 6 枚；雄蕊 6 枚。浆果卵形，被白粉。花期 9 月至翌年 1 月，果期 3~5 月。

分布于神农架各地，生于海拔 600~1500m 的山坡林下。常见。

根、茎清热解毒，祛湿消肿。

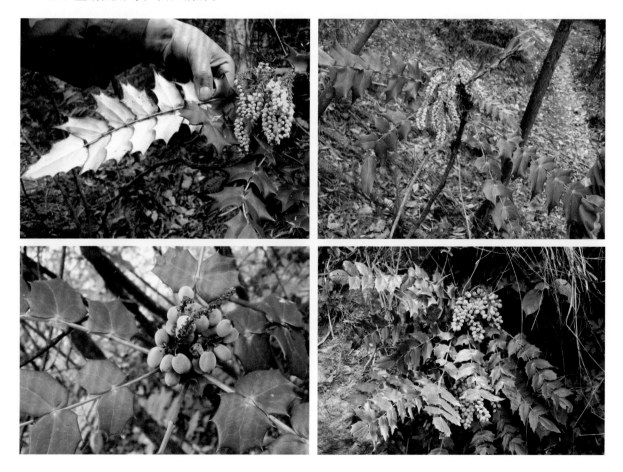

## 5 峨眉十大功劳 Mahonia polyodonta Fedde

灌木。羽状复叶，具 4~8 对小叶，小叶椭圆形至卵状长圆形，长 4~9cm，宽 2~3cm，基部阔楔形至圆形，偏斜，叶缘每边具 10~16 枚刺，先端渐尖。总状花序 3~5 个簇生，花黄色，萼片 9 枚，花瓣 6 枚，雄蕊 6 枚。浆果倒卵形，蓝黑色，微被白粉。花期 3~5 月，果期 5~8 月。

分布于神农架大九湖、红坪等地，生于海拔 1800~2500m 的山坡灌丛中。常见。

根、茎清热解毒、止咳化痰。

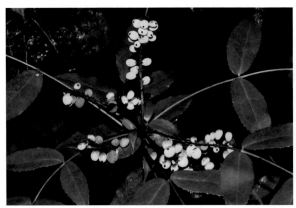 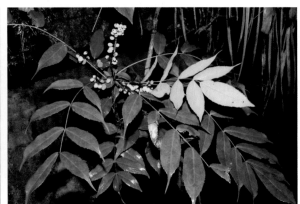

## 6 小果十大功劳 Mahonia bodinieri Gagnepain

灌木或小乔木。羽状复叶，具小叶 8~13 对，侧生小叶无叶柄，最下面 1 对小叶近圆形，以上小叶较大，长圆形至阔披针形，长 5~17cm，宽 2.5~5.5cm，基部偏斜，楔形，每边具 3~10 枚粗大刺锯齿。总状花序 5~11 个簇生，花黄色，花萼 9 枚，花瓣 6 片，雄蕊 6 枚。浆果梨形，无宿存花柱，被白霜。花期 6~9 月，果期 8~12 月。

分布于神农架下谷，生于海拔 400~700m 的山坡灌丛中。少见。

根清热解毒，活血消肿。

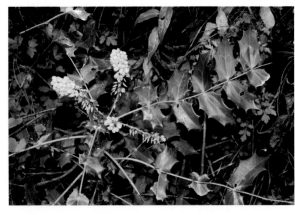 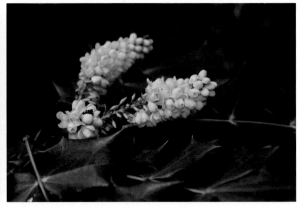

## 7 | 台湾十大功劳 **Mahonia japonica** (Thunberg) Candolle

　　灌木。羽状复叶，具 4~6 对无柄小叶，小叶卵形，最下面 1 对小叶较小，往上小叶较大，长 3.5~7cm，宽 2~4cm，基部偏斜，下部小叶边缘每边具 2~4 枚牙齿，上部小叶具 3~7 枚牙齿，先端渐尖。总状花序 5~10 个簇生，花黄色，花萼 9 枚，花瓣 6 枚，雄蕊 6 枚。浆果卵形。花期 12 月至翌年 4 月，果期 4~8 月。

　　分布于神农架大九湖，生于海拔 400~500m 的山坡灌丛中。少见。

　　根、茎清热泻火，消肿解毒。

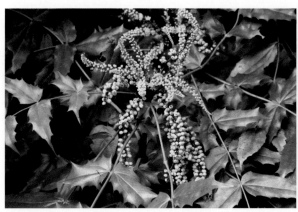 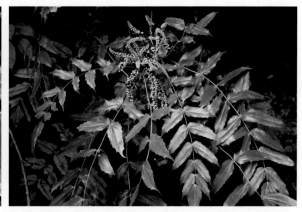

# 菊科 Asteraceae

　　草本、亚灌木或灌木，稀为乔木，偶具乳汁管。叶通常互生，稀对生或轮生，全缘、具齿或分裂，无托叶。花两性或单性，整齐或左右对称，5 基数，少数或多数密集成头状花序，为 1 层或多层总苞片组成的总苞所围绕；头状花序单生或数个至多数排列成总状、聚伞状、伞房状或圆锥状；萼片不发育，通常形成鳞片状、刚毛状或毛状的冠毛；花冠辐射对称，管状，或左右对称，二唇形，或舌状；头状花序盘状或辐射状，有同型的小花，全部为管状花或舌状花，或有异型小花，即外围为雌花，舌状，中央为两性的管状花；雄蕊 4~5 枚，着生于花冠管上，花药内向，合生成筒状，基部钝，锐尖，戟形或具尾；花柱上端 2 裂，子房下位，心皮 2 个，1 室，具 1 枚直立胚珠。瘦果。

　　1600~1700 属，约 24000 种；我国 248 属，2336 种；湖北 101 属，318 种；神农架 91 属，223 种，可供药用的 78 属，193 种。

## ■ 分属检索表

1. 头状花序全部为同型的管状花或异型的小花，中央花非舌状；植物无乳汁。
　　2. 花药基部钝或微尖。
　　　　3. 花柱分枝圆柱形，上端具棒锤状或稍扁而钝的附器，头状花序盘状，具同型的管状花；叶通常对生。
　　　　　　4. 花药上端截形，无附片 ························76. 下田菊属 Adenostemma
　　　　　　4. 花药上端尖，有附片。
　　　　　　　　5. 冠毛膜片状，下部宽，上部细长；总苞片 2~3 层，稍不相等···77. 藿香蓟属 Ageratum
　　　　　　　　5. 冠毛毛状，多数，分离 ························78. 泽兰属 Eupatorium
　　　　3. 花柱分枝上端非棒锤状或稍扁而钝，具或无三角形附器，头状花序辐射状，边缘常具舌状花，或盘状而无舌状花。
　　　　　　6. 花柱分枝通常一面平，另一面凸，上端具尖或三角形附器，有时上端钝。
　　　　　　　　7. 舌状花黄色 ························46. 一枝黄花属 Solidago
　　　　　　　　7. 舌状花白色、红色至紫色，或头状花序盘状，无舌状花。
　　　　　　　　　　8. 头状花序小 ························41. 鱼眼草属 Dichrocephala
　　　　　　　　　　8. 头状花序较大，辐射状，有舌状雌花，或头状花序盘状而具细管状雌花。
　　　　　　　　　　　　9. 头状花序具显著开展的舌状雌花，或有时无雌花。
　　　　　　　　　　　　　　10. 瘦果具短喙或钝而无喙，雌花 2 至多层·············42. 粘冠草属 Myriactis
　　　　　　　　　　　　　　10. 瘦果无喙，雌花通常 1 层。
　　　　　　　　　　　　　　　　11. 总苞片外层叶状 ························44. 翠菊属 Callistephus
　　　　　　　　　　　　　　　　11. 总苞片外层不呈叶状。
　　　　　　　　　　　　　　　　　　12. 总苞片多层，花柱分枝顶端披针形。
　　　　　　　　　　　　　　　　　　　　13. 瘦果边缘具细肋，两边无肋，被长柔毛······43. 女菀属 Turczaninovia
　　　　　　　　　　　　　　　　　　　　13. 瘦果边缘具肋，两边有肋或无肋，被疏毛或密毛。

　　14. 内层总苞片狭方形或狭卵形………………………45. 紫菀属 Aster

　　14. 内层总苞片线状钻形………………48. 联毛紫菀属 Symphyotrichum

　12. 总苞片 2~4 层，狭长，等长，花柱分枝顶短三角形…47. 飞蓬属 Erigeron

9. 头状花序有细管状的雌花，有时雌花的花冠有直立的小舌片。

6. 花柱分枝通常截形，无或具尖或三角形附器，有时分枝钻形。

15. 冠毛不存在或呈鳞片状、芒状，稀毛状。

　16. 总苞片叶质。

　　17. 花序托通常具托片，头状花序通常辐射状，极少冠状。

　　　18. 内层总苞片连合成蒴果状，具喙和钩刺………………75. 苍耳属 Xanthium

　　18. 内层总苞片不连合成蒴果状，也不具喙和钩刺。

　　　19. 舌状花宿存于果实上且随果实脱落………………68. 百日菊属 Zinnia

　　19. 舌状花不宿存于果实上而随果实脱落。

　　　20. 冠毛不存在或芒状、短冠状，或具倒刺的芒状，或小鳞片状。

　　　　21. 瘦果全部肥厚，或舌状花瘦果有具 3~4 条棱，管状花瘦果侧面压扁。

　　　　22. 瘦果为内层总苞片或外层托片所包裹……… 70. 稀莶属 Sigesbeckia

　　　　22. 瘦果不为内层总苞片所包裹。

　　　　　23. 托片平，狭长………………………………71. 鳢肠属 Eclipta

　　　　23. 托片内凹或对折，多少包裹小花。

　　　　　24. 无冠毛或有具齿的短冠状边缘………73. 金光菊属 Rudbeckia

　　　　24. 冠毛鳞片状。

　　　　　25. 头状花序具不育或无性的舌状花……74. 向日葵属 Helianthus

　　　　　25. 头状花序具结实的舌状花…………72. 孪花菊属 Wollastonia

　　　　21. 瘦果多少背面压扁。

　　　　26. 冠毛鳞片状或芒状而无倒刺，或无冠毛。

　　　　　27. 植物具块根………………………………65. 大丽花属 Dahlia

　　　　　27. 根为须根或纺锤状………………67. 金鸡菊属 Coreopsis

　　　　26. 冠毛为宿存尖锐而具倒刺的芒。

　　　　　28. 果上端具喙………………………………64. 秋英属 Cosmos

　　　　　28. 果上端狭窄，无喙………………66. 鬼针草属 Bidens

　　　20. 冠毛有多数分离栉状、羽状大鳞片或芒………69. 牛膝菊属 Galinsoga

　　17. 花序托无托片，头状花序辐射状………63. 万寿菊属 Tagetes

16. 总苞片全部或边缘干膜质，头状花序盘状或辐射状。

　29. 花托有托片。

　　30. 头状花序小，总苞直径 2~7mm………………53. 蓍属 Achillea

　　30. 头状花序大，总苞直径 7~15mm……………54. 春黄菊属 Anthemis

　29. 花托无托片。

31. 头状花序单生或排成伞房状或头状。

  32. 雌花 1 层或不存在。

    33. 头状花序大或较大，边缘雌花舌状或向舌状花转化。

      34. 瘦果具翅状肋·······················55. 茼蒿属 Glebionis

      34. 全部瘦果无翅状肋·················51. 菊属 Chrysanthemum

    33. 头状花序小，边缘花雌性或无性，或全为管状两性花···50. 亚菊属 Ajania

  32. 雌花 2 至多层·······················49. 石胡荽属 Centipeda

31. 头状花序排成总状或复总状·················52. 蒿属 Artemisia

15. 冠毛通常毛状。

  35. 花药颈部圆柱形或倒锥形，边缘基生细胞不增大。

    36. 花药室内壁组织细胞壁增厚，两极排列。

      37. 内层小花雌性，花早熟。

        38. 舌状花黄色·······················33. 款冬属 Tussilago

        38. 舌状花白色·······················34. 蜂斗菜属 Petasites

      37. 内层小花两性，花非早熟。

        39. 叶基部具鞘；瘦果无喙·············29. 橐吾属 Ligularia

        39. 叶基部无叶鞘；瘦果无喙。

          40. 头状花序辐射状；根茎肿大成块茎状·······30. 华蟹甲属 Sinacalia

          40. 头状花序盘状；根茎非块茎状。

            41. 子叶 2 枚；基生叶幼时非伞状下垂·········31. 蟹甲草属 Parasenecio

            41. 子叶 1 枚；基生叶幼时伞状下垂·········32. 兔儿伞属 Syneilesis

    36. 花药室内壁组织细胞壁增厚两极状，分散或辐射状排列。

      42. 叶多为掌状脉；总苞有时具外苞片·········35. 蒲儿根属 Sinosenecio

      42. 叶多为羽状脉；总苞无外苞片·········36. 狗舌草属 Tephroseris

  35. 花药颈部杆柱状、倒卵状或倒梨形，边缘基生细胞增大。

    43. 总苞具外苞片。

      44. 花柱分枝外弯，顶端无钻状长乳头状的附器。

        45. 花柱分枝顶端无合并的乳头状毛的中央附器··········37. 千里光属 Senecio

        45. 花柱分枝顶端具合并的乳头状毛的中央附器······38. 野茼蒿属 Crassocephalum

      44. 花柱分枝直立，顶端具钻状长乳头状的附器············39. 菊三七属 Gynura

    43. 总苞无外苞片·······················40. 一点红属 Emilia

2. 花药基部锐尖，载形或尾形。

  46. 花柱分枝细长，钻形，头状花序盘状，具同型的管状花·········28. 斑鸠菊属 Vernonia

  46. 花柱分枝非细长钻形，头状花序盘状，无舌状花，或辐射状而有舌状花。

    47. 花柱先端无被毛的节，分枝先端截形，无附器或具三角形附器。

      48. 头状花序的管状花浅裂，不作二唇形。

49. 冠毛通常毛状，有时无冠毛；头状花序盘状，或辐射状而边缘具舌状花。

　　50. 雌花花冠细管状或丝状，花柱较花冠长。

　　　51. 两性花不结实，花柱不分枝或浅裂。

　　　　52. 冠毛基部连合成环状·······················56. 火绒草属 Leontopodium

　　　　52. 冠毛基部分离，分散脱落·················58. 香青属 Anaphalis

　　　51. 两性花全部或大部分结实，花柱具分枝。

　　　　53. 头状花序排成伞房状，总苞片膜质，金黄色至亮褐色········

　　　　··················································59. 拟鼠曲草属 Pseudognaphalium

　　　　53. 头状花序密集成球状或总状；总苞片草质，麦秆黄色或红褐色········

　　　　··················································57. 鼠曲草属 Gnaphalium

　　50. 雌花花冠舌状或筒状，花柱较花冠短。

　　　54. 具冠毛·····································62. 旋覆花属 Inula

　　　54. 无冠毛。

　　　　55. 两性花和雌花都结实；果具纵条纹·········61. 天名精属 Carpesium

　　　　55. 两性花不结实；果有不明显的纵肋·········1. 和尚菜属 Adenocaulon

49. 冠毛不存在；头状花序辐射状·················60. 金盏花属 Calendula

48. 头状花序盘状或辐射状，花冠不规则深裂，呈二唇形，或边缘的花舌状。

　　56. 头状花序同型，全为两性花·················3. 兔儿风属 Ainsliaea

　　56. 头状花序异型，边缘花雌性，盘花两性·······2. 大丁草属 Leibnitzia

47. 花柱先端有稍胀大而被毛的节，头状花序具同型管状花，有时有不结实的舌状花。

　　57. 瘦果有平整的基底着生面。

　　　58. 瘦果密被柔毛，顶端平截·················4. 苍术属 Atractylodes

　　　58. 瘦果无毛，顶端具突起的齿状果缘。

　　　　59. 总苞片具钩状刺毛·····················9. 牛蒡属 Arctium

　　　　59. 总苞片具刺或无刺。

　　　　　60. 总苞片具刺；叶具刺。

　　　　　　61. 全部冠毛羽毛状·················11. 蓟属 Cirsium

　　　　　　61. 全部冠毛刚毛状·················12. 飞廉属 Carduus

　　　　　60. 总苞片无刺；叶无刺或具短刺。

　　　　　　62. 瘦果具 15 条纵棱·············7. 泥胡菜属 Hemisteptia

　　　　　　62. 瘦果三棱形或近圆形。

　　　　　　　63. 瘦果顶端有具齿的小冠。

　　　　　　　　64. 叶不分裂，具圆齿状浅裂的翼柄·········6. 云木香属 Aucklandia

　　　　　　　　64. 叶大头羽状深裂、全裂，或二回羽状分裂·····5. 须弥菊属 Himalaiella

　　　　　　　63. 瘦果顶端无小冠·················8. 风毛菊属 Saussurea

57. 瘦果有歪斜或侧面的基底着生面。

65. 总苞片顶端渐尖，无褐色膜质附属物·······················10. 山牛蒡属 Synurus

65. 总苞片顶端圆形，有浅褐色膜质附属物·····················13. 漏芦属 Rhaponticum

1. 头状花序全部为舌状花，舌片顶端 5 齿裂，花柱分枝细长呈线形；植物体富含乳汁。

66. 冠毛刚毛膜片状、短单毛状，或无冠毛。

67. 冠毛刚毛膜片状；舌状小花蓝色·······················26. 菊苣属 Cichorium

67. 无冠毛；舌状小花黄色·····························19. 稻槎菜属 Lapsana

66. 冠毛刚毛羽毛状、单毛状或糙毛状。

68. 冠毛为羽状毛。

69. 冠毛多层；瘦果无横皱缩·························14. 鸦葱属 Scorzonera

69. 冠毛 2 层；瘦果有横皱缩·······················25. 毛连菜属 Picris

68. 冠毛为细毛或糙毛。

70. 瘦果至少在上部具小瘤突或小刺·················21. 蒲公英属 Taraxacum

70. 瘦果平滑。

71. 头状花序具 80 朵以上的小花·················17. 苦苣菜属 Sonchus

71. 头状花序具较少或较多但少于 80 朵的小花。

72. 瘦果顶端无喙，仅假福王草属有短喙状物。

73. 舌状小花黄色。

74. 总苞片覆瓦状排列，向内者渐长或全部总苞片近等长···27. 山柳菊属 Hieracium

74. 总苞片不呈覆瓦状排列，向内者渐长。

75. 瘦果顶端具收缢·························18. 黄鹌菜属 Youngia

75. 瘦果顶端无收缢。

76. 头状花序含小花 20 朵以上·············24. 耳菊属 Nabalus

76. 头状花序含小花 20 朵以下·············20. 假还阳参属 Crepidiastrum

73. 舌状小花红色或紫色·················15. 假福王草属 Paraprenanthes

72. 瘦果顶端具喙。

77. 喙长于或等于瘦果本体·····················16. 莴苣属 Lactuca

77. 喙短于瘦果本体。

78. 瘦果有 9~12 条高起的尖翅肋·············23. 苦荬菜属 Ixeris

78. 瘦果有 8~10 条高起的钝翅肋·············22. 小苦荬属 Ixeridium

## （一）和尚菜属 Adenocaulon Hooker

多年生草本。茎直立，分枝，上部常具腺毛。头状花序小，在茎和分枝顶端排列成圆锥花序，具异型小花，外围具 7~12 朵结实的雌花，中央具 7~18 朵不育的两性花；总苞宽钟状或半球形，总苞片少数，近 1 层，等长，草质；花托短圆锥状或平，无托片；花冠全部管状。瘦果棍棒形，具不明显纵肋，被头状黏质腺毛，无冠毛。

约 5 种；我国 1 种；湖北 1 种；神农架 1 种，可供药用。

## 和尚菜  Adenocaulon himalaicum Edgeworth

多年生草本。茎直立。叶互生，下表面被白色茸毛。头状花序小，在茎和分枝顶端排列成圆锥花序，外围有 7~12 朵结实的雌花，中央有 7~18 朵不育的两性花；总苞片少数，近 1 层，等长；花冠全部管状；雌花花冠管部短，具 4~5 枚深裂片；两性花花冠细，具齿 4~5 枚；花柱不裂，棒根状；花药基部全缘或具齿 2 枚，顶端有急尖的短附片。瘦果长椭圆状棍棒形，无冠毛。花期 8~9 月，果期 11 月。

分布于神农架木鱼（官门山），生于山坡林下、溪边。常见。

全草（和尚菜）苦，温；活血行瘀，解毒消痈，止咳平喘，利水；用于跌打损伤、产后腹痛、疮痈肿毒、咳嗽、气喘、水肿等。

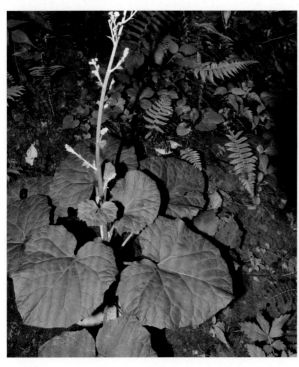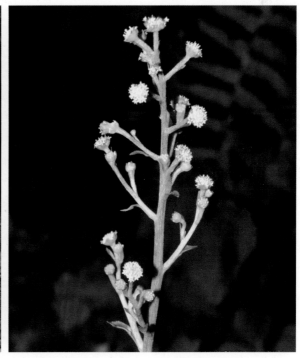

## （二）大丁草属  Leibnitzia Cassini

多年生草本，具根茎。叶基生，呈莲座状。花葶挺直；无苞叶或具线形、钻状或鳞片状苞叶，被绒毛或绵毛；头状花序单生于花葶顶端，异型，具多数异型的小花，外围雌花，中央两性花，二者均能结果；总苞片 2 至多层。瘦果圆柱形或纺锤形，具棱，通常被毛，顶端钝或渐狭成长短不等的喙；冠毛粗糙，刚毛状，宿存。

6 种；我国 4 种；湖北 1 种；神农架 1 种，可供药用。

# 大丁草 **Leibnitzia anandria** (Linnaeus) Turczaninow

多年生草本。叶基生，边缘常具齿缺或羽状分裂，叶下表面被绵毛或两表面均无毛。头状花序单生于花葶之顶；总苞陀螺状或钟形，总苞片2至多层，卵形、披针形至线形，顶端尖；雌花花冠具开展的舌片，长，伸出于冠毛之外；花药基部箭形。瘦果圆柱形或纺锤形，具棱，顶端钝或渐狭成长短不等的喙；冠毛粗糙，刚毛状，宿存。春花4月，果期6月；秋花10月，果期12月。

分布于神农架木鱼（龙门河），生于山坡林缘土坎上。常见。

全草（大丁草）祛风湿，解毒。

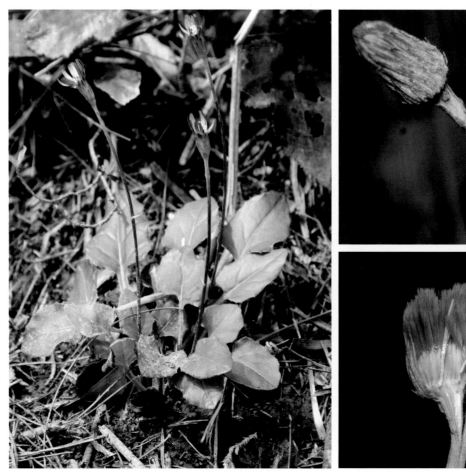
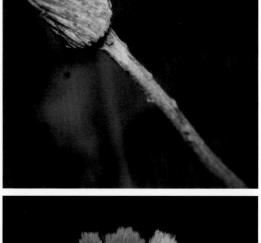
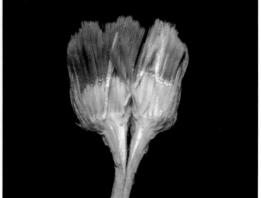

# （三）兔儿风属 **Ainsliaea** Candolle

多年生草本。叶互生，具柄，边全缘、具齿或中裂。头状花序狭，同型，全为两性能育的小花；总苞狭，圆筒形；总苞片多层，覆瓦状排列，向内各层渐次较长；管状花呈二唇形。瘦果圆柱状或两端稍狭而近纺锤形，近压扁，常具5~10条棱，极少无棱，通常被毛；冠毛1层，近等长，羽毛状。

约50种；我国40种；湖北8种；神农架7种，均可供药用。

### ■ 分种检索表

1. 叶聚生于茎基部,呈莲座状。

  2. 叶基部心形。

    3. 叶基部渐狭,叶柄具宽翅·······························3. 宽叶兔儿风 A. latifolia

    3. 叶基部心形,叶柄无翅·······························4. 杏香兔儿风 A. fragrans

  2. 叶基部楔形,下延至叶柄形成窄翅···················7. 长穗兔儿风 A. henryi

1. 叶聚生于茎中部,呈莲座状,或在茎基部至中部之间互生。

  4. 叶聚生于茎中部,呈莲座状。

    5. 叶两表面绿色。

      6. 叶柄无翅;花冠裂片与花冠管近等长···········5. 灯台兔儿风 A. kawakamii

      6. 叶柄上部具狭翅;花冠裂片长为花冠管的1/2 ······ 6. 粗齿兔儿风 A. grossedentata

    5. 叶下表面紫红色···································2. 纤枝兔儿风 A. gracilis

  4. 叶在茎基部至中部之间互生·························1. 光叶兔儿风 A. glabra

---

## 1 光叶兔儿风 **Ainsliaea glabra** Hemsley

    多年生草本。根茎粗短。茎粗壮,直立,常呈紫红色,无毛,花序之下不分枝。头状花序具3朵花,为两性管状花;花冠很小,狭圆筒形,顶端不裂,深藏于冠毛之中;总苞圆筒形,总苞片约5层,背部具1条明显的脉。瘦果纺锤形,具10条纵棱;冠毛黄白色,羽毛状。花、果期几乎全年。

    分布于神农架各地,生于低海拔石灰岩地区的流水石壁上。少见。

    全草(兔儿风)养阴清肺,凉血利湿。

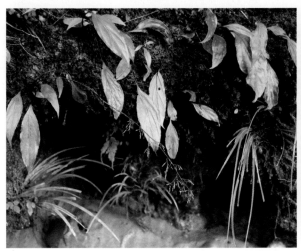
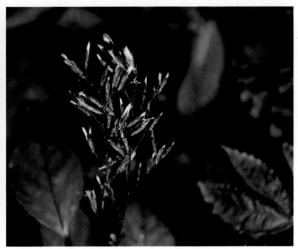

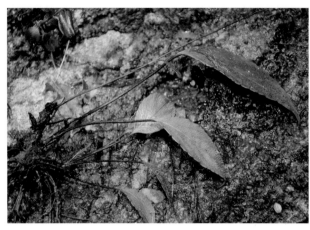 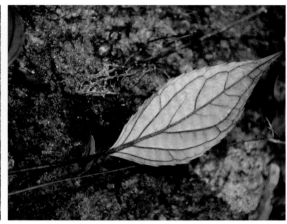

## 2 | 纤枝兔儿风 Ainsliaea gracilis Franchet

多年生草本。根茎圆柱形或呈结节状。茎紫红色，直立，细弱，花序之下无毛。头状花序具花3朵，具纤细的短梗或近无梗；总苞圆筒形；总苞片约5层，全部无毛，背部具不明显的纵纹，外1~2层阔卵形；花全为两性；花冠管向下渐狭。瘦果纺锤形，具多数纵棱；冠毛淡红色。花、果期9~11月。

分布于神农架红坪，生于山地林下湿润地及水旁石缝中。常见。

全草（纤细兔儿风）止血，消肿止痛。

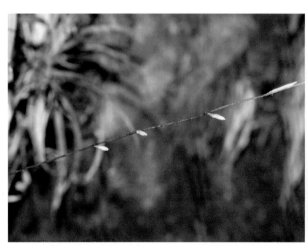 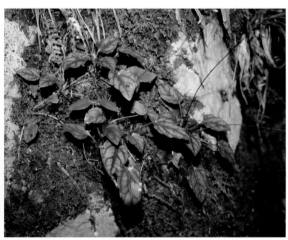

## 3 | 宽叶兔儿风 Ainsliaea latifolia (D. Don) Schultz Bipontinus

多年生草本。根茎粗壮，直或弧曲状。叶卵形或狭卵形，大者长可达10~11cm，宽5~5.6cm，边缘具胼胝体状细齿；叶柄与叶片儿等长，具翅，两表面均被与叶片相同的毛。头状花序，具花3朵，花序轴粗挺，被蛛丝状绵毛；总苞圆筒形，总苞片约5层，背部多少被毛；花全为两性；花冠管状。瘦果近纺锤形。花期4~10月，果期几乎全年。

分布于神农架木鱼、新华，生于山地林下、路边。常见。

叶（宽穗兔儿风）止血，生肌，收敛。

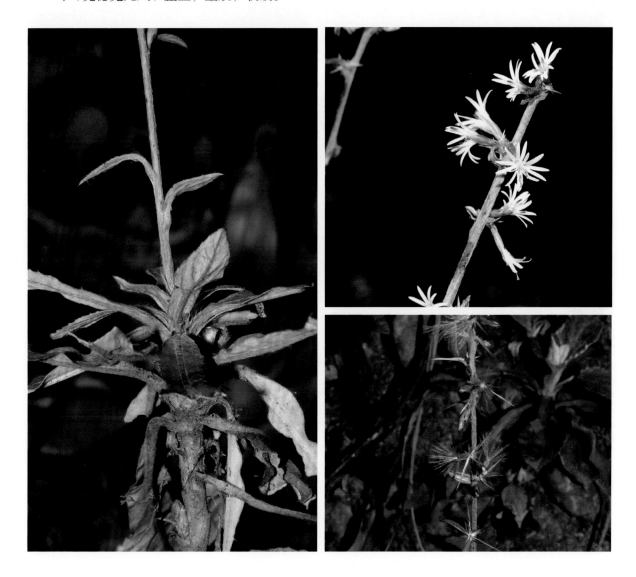

## 4　杏香兔儿风 *Ainsliaea fragrans* Champion ex Bentham

多年生草本。根茎短或伸长，圆柱形，直或弯曲。茎直立，单一，不分枝，被褐色长柔毛。叶基出脉 5 条，在下表面明显增粗并凸起。头状花序通常具小花 3 朵，具被短柔毛的短梗或无梗，花序轴被深褐色的短柔毛；总苞圆筒形，总苞片约 5 层，背部有纵纹。瘦果棒状圆柱形或近纺锤形，栗褐色。花期 8~9 月，果期 11~12 月。

分布于神农架各地，生于山坡下。常见。

全草清热解毒，消积散结，止咳止血。

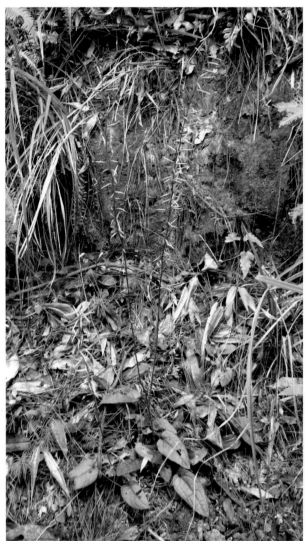
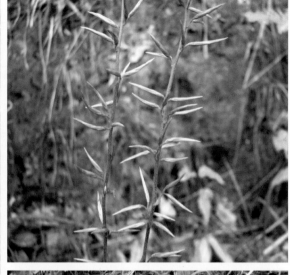
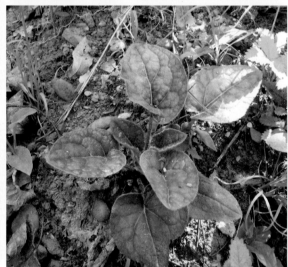

## 5 灯台兔儿风 Ainsliaea kawakamii Hayata

多年生草本。根茎短，直或曲膝状。茎直立或有时下部平卧，单一，不分枝，下部无叶，密被长柔毛或有时脱毛。叶基出脉 3 条，中脉的中部具 1 对明显的侧脉。头状花序具小花 3 朵，无梗或短梗，单生或 2~5 朵聚生；总苞圆筒形，总苞片约 6 层。瘦果近圆柱形，有纵棱。花期 8~9 月，果期 11~12 月。

分布于神农架各地，生于低海拔的山坡林下。少见。

全草（铁灯兔儿风）清热解毒。

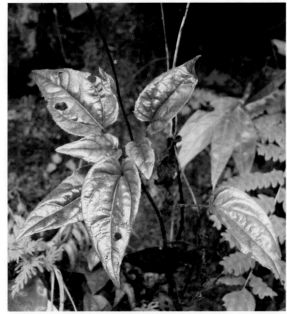
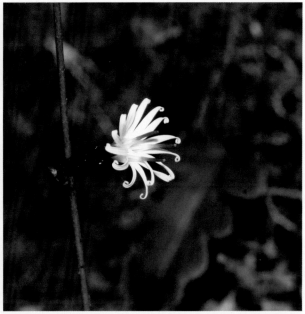

## 6 粗齿兔儿风 **Ainsliaea grossedentata** Franchet

多年生草本。叶聚生于茎的中部之下，离基 7~16cm；叶片纸质，阔卵形、卵形或卵状披针形，边缘具粗齿或深波状，齿端具胼胝状细尖齿；叶柄上部具极狭的翅。头状花序具花 3 朵，于茎顶排成稀疏的总状花序；总苞圆筒形，花冠白色。冠毛淡褐色，羽毛状。花期 8~9 月，果期 11~12 月。

分布于神农架大九湖、木鱼、宋洛，生于山坡林下。常见。

全草（粗齿兔儿风）清热解毒，除湿止痛，活血。

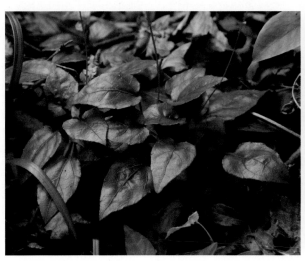
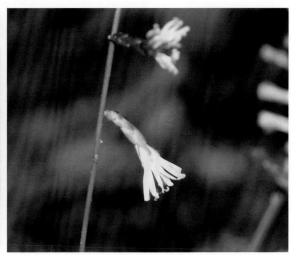

## 7 长穗兔儿风 Ainsliaea henryi Diels

多年生草本。叶基生，密集，莲座状，叶片长卵形或长圆形，连基部楔状渐狭而成的翅柄则呈长倒卵形，边缘具波状圆齿，凹缺中间具胼胝体状细齿；茎生叶极少而小，苞片状，卵形。头状花序具花 3 朵，常 2~3 朵聚集成小聚伞花序，于茎顶复作长的穗状花序排列；总苞圆筒形，总苞片有时呈紫红色。冠毛污白色至污黄色，羽毛状。花期 8~9 月，果期 11~12 月。

分布于神农架红坪、下谷，生于山坡林下。常见。

全草（长穗兔儿风）润肺止咳，平喘。

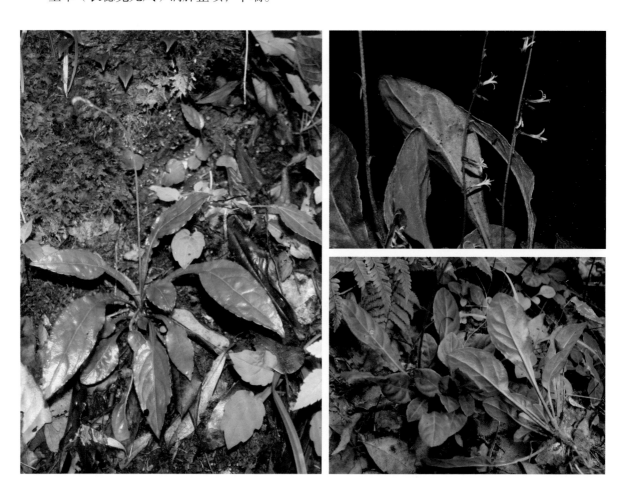

## （四）苍术属 Atractylodes Candolle

多年生草本，具块状根茎。叶互生，全缘或羽状分裂，边缘具小针刺。头状花序单生于茎枝顶端，为羽状分裂的苞叶所包围，全部为两性花，有发育的雌蕊和雄蕊，或全部为雌花，雄蕊退化，不发育；总苞钟状或筒状，总苞片多层；花序托平坦，具刺毛；小花全部管状，檐部 5 裂。瘦果圆柱状，被柔毛；冠毛多数，羽毛状。

约 7 种；我国 5 种；湖北 3 种；神农架 3 种，均可供药用。

■ **分种检索表**

1. 叶3~5羽状全裂或间杂有不裂叶··········································3. 白术 A. macrocephala
1. 叶不分裂或中部以下的叶3~5浅裂至中裂。
　2. 叶边缘具啮蚀状刺齿或羽状浅裂··········································2. 鄂西苍术 A. carlinoides
　2. 叶3~5浅裂至中裂··········································1. 苍术 A. lancea

## 1 ｜ 苍术 Atractylodes lancea (Thunberg) Candolle

多年生草本。叶互生，分裂或不分裂，边缘具针刺状缘毛或三角形刺齿。头状花序同型，单生于茎枝顶端，但不形成明显的花序排列；花同型，为两性；总苞钟状、宽钟状或圆柱状，苞叶近2层，羽状全裂、深裂或半裂，总苞片多层，顶端钝或圆形；花丝无毛；花柱三角形，外面被短柔毛。瘦果倒卵圆形或卵圆形，被稠密的顺向贴伏的长直毛。花、果期6~11月。

分布于神农架松柏（黄连架），生于山坡林下。常见。

根茎燥湿健脾，祛风湿，明目。

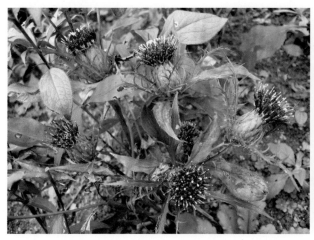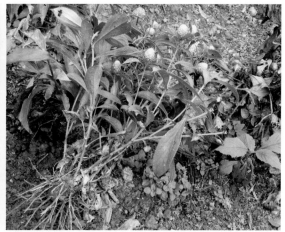

## 2 ｜ 鄂西苍术 Atractylodes carlinoides (Handel-Mazzetti) Kitamura

多年生草本，具根茎，须根伸长。茎直立，不分枝，上部被蛛丝状绵毛。基生叶披针形，顶端渐尖，基部渐狭成柄，半抱茎，边缘具啮蚀状刺齿或羽状浅裂，裂片三角形，边缘具针刺；茎生叶无柄，基部半抱茎；全部叶硬纸质，无毛，干时上表面暗绿色，下表面苍白色，网脉稍隆起。头状花序顶生，无梗或具短梗；苞片多数，叶状，稍有刺状的羽状浅裂，总苞片长锥状渐尖。花期8~9月，果期10~11月。

分布于神农架宋洛，生于山坡路边。常见。

根茎祛风利湿。

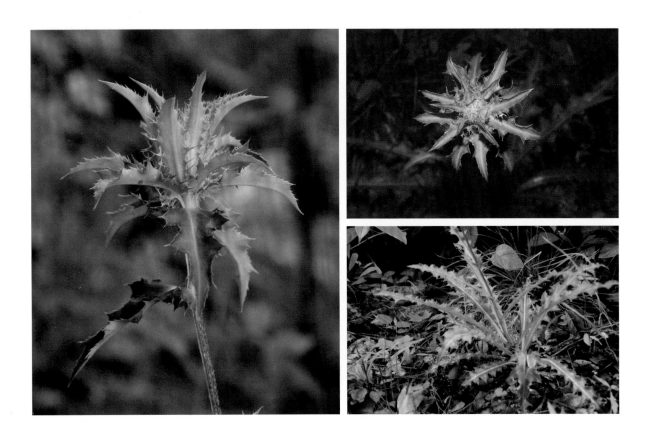

## 3　白术　**Atractylodes macrocephala** Koidzumi

　　多年生草本。根茎结节状。叶片通常3~5羽状全裂,极少兼杂不裂的长椭圆形的叶,侧裂片1~2对,顶裂片比侧裂片大,接花序下部的叶不裂。头状花序单生于茎枝顶端;苞叶针刺状羽状全裂,总苞大,宽钟状,总苞片9~10层,覆瓦状排列,最内层顶端紫红色;花紫红色。瘦果倒圆锥状;冠毛为刚毛羽毛状,污白色。花、果期8~10月。

　　原产于我国湖南、江西、四川、浙江,神农架也有栽培。

　　根茎健脾益气,燥湿利水,止汗,安胎。

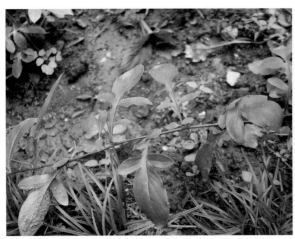
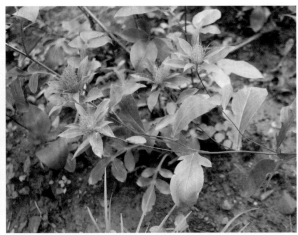

## （五）须弥菊属 Himalaiella Raab-Straube

二年生或多年生草本，高，稀无茎。茎上密被叶，稀花葶状。基生叶匙状羽裂至羽状分裂。头状花序单生，或簇生成总状或伞房状复合花序，下垂或直立，无柄或具花梗；总苞半球形或宽钟状，总苞片有时反折；花瓣淡紫红色、紫色、粉红色或白色。瘦果倒圆锥状，黑色，光滑，具鳞或短刺；冠毛1层，白色或褐色。

13种；我国7种；湖北1种；神农架1种，可供药用。

## 三角叶须弥菊 Himalaiella deltoidea (Candolle) Raab-Straube

二年生草本。茎直立，被稠密的锈色多细胞节毛及稀疏或稠密的蛛丝状绵毛，具棱。全部叶两表面异色，上表面绿色，粗糙。头状花序大，下垂或歪斜，具长花梗；总苞半球形或宽钟状，被稀疏蛛丝状毛，总苞片5~7层；小花淡紫红色或白色。瘦果倒圆锥状，黑色；冠毛1层，白色。花、果期9~11月。

分布于神农架各地，生于高海拔的山坡林下。常见。

根健脾消疳，催乳，祛风湿，通经络。

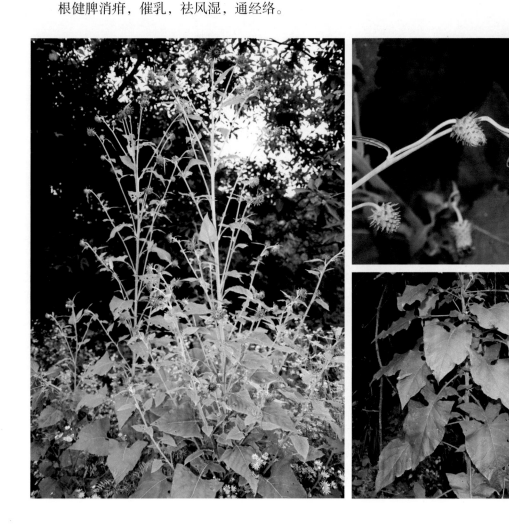

## （六）云木香属 **Aucklandia** Falconer

多年生草本。茎直立，具棱，上部被稀疏的短柔毛，不分枝或上部有分枝。全部叶上表面褐色、深褐色。头状花序单生于茎端或枝端；总苞半球形，黑色，初时被稀疏蛛丝状毛，总苞片7层；小花暗紫色。瘦果浅褐色，三棱状，顶端截形，具有锯齿的小冠；冠毛1层，浅褐色。

1种，神农架有分布，可供药用。

## 云木香 **Aucklandia costus** Falconer

本种特征同云木香属。花、果期7~9月。

原产于克什米尔，神农架也有栽培。

根（广木香）健脾和胃，调气解郁，止痛，安胎。

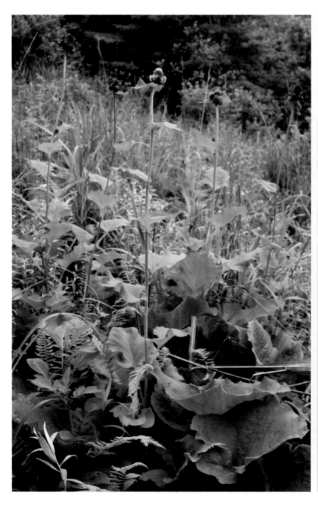

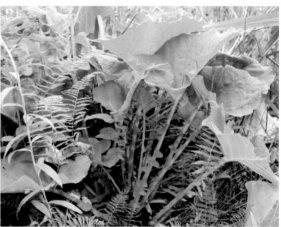

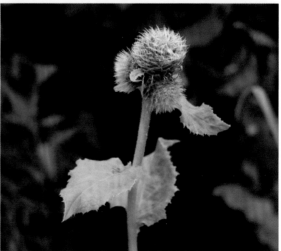

## （七）泥胡菜属 Hemisteptia Bunge ex Fischer & C. A. Meyer

二年生草本。茎单生，直立，上部具分枝长花序。叶大头羽状分裂，两表面异色，上表面绿色，无毛，下表面灰白色，被密厚绒毛。头状花序小，多数在茎枝顶端排列成疏松的伞房花序；总苞宽钟状或半球形，总苞片多层，覆瓦状排列；花托平，被稠密的毛；小花两性，能育；花冠红色或紫色。瘦果小，楔形或偏斜楔形；冠毛2层，外层冠毛为刚毛羽毛状，内层冠毛为刚毛鳞片状，宿存。

1种，神农架有分布，可供药用。

---

## 泥胡菜 **Hemisteptia lyrata** (Bunge) Fischer & C. A. Meyer

---

本种特征同泥胡菜属。花、果期3~8月。

分布于神农架各地，生于低海拔的农田、沟边或荒地。常见。

全草（泥胡菜）清热解毒，消肿祛瘀。

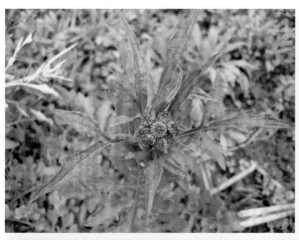 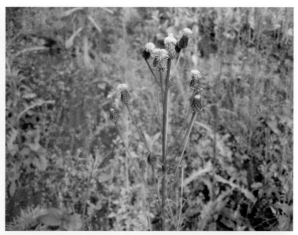

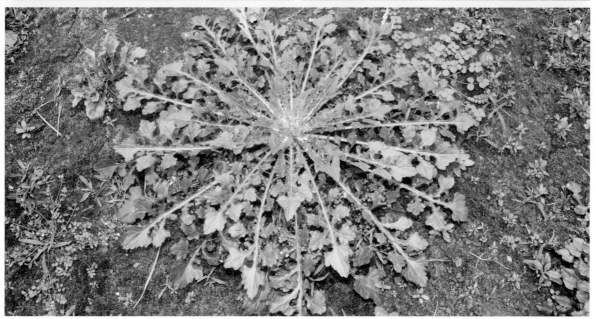

## （八）风毛菊属 Saussurea Candolle

一年生或多年生草本。叶互生，叶边全缘或具锯齿至羽状分裂。头状花序具多数同型小花；总苞球形至圆柱状，总苞片多层，覆瓦状排列，紧贴；小花两性，管状，能育；花冠紫红色或淡紫色，极少白色。瘦果椭圆状，具钝肋4条或多肋，平滑或具横皱纹，顶端截形；冠毛1~2层，外层短，糙毛状或短羽毛状，易脱落，内层长，羽毛状，基部连合成环，整体脱落。

约415种；我国289种；湖北24种；神农架23种，可供药用的7种。

### 分种检索表

1. 总苞片顶端具扩大的染色的膜质附属物。
   - 2. 总苞钟状或圆柱形，外层总苞片无附片 ················ 6. 抱茎风毛菊 S. chingiana
   - 2. 总苞圆柱形，全部总苞片顶端具附片 ················ 1. 风毛菊 S. japonica
1. 总苞片顶端无扩大的染色的膜质附属物。
   - 3. 根及根茎纤维状撕裂或被纤维。
     - 4. 叶两表面同色，绿色 ················ 5. 长梗风毛菊 S. dolichopoda
     - 4. 叶上表面绿色，下表面灰白色，密被绒毛或柔毛 ·········· 4. 多头风毛菊 S. polycephala
   - 3. 根及根茎不呈纤维状撕裂。
     - 5. 头状花序常1~2个生于茎端 ················ 7. 杨叶风毛菊 S. populifolia
     - 5. 头状花序少数或多数。
       - 6. 茎叶密被糙毛或后变无毛 ················ 3. 少花风毛菊 S. oligantha
       - 6. 茎和叶下表面无毛 ················ 2. 心叶风毛菊 S. cordifolia

---

## 1 风毛菊 Saussurea japonica (Thunberg) Candolle

一年生草本。根倒圆锥状或纺锤形，黑褐色。茎直立，被稀疏的短柔毛及金黄色的小腺点。基生叶与下部的茎生叶椭圆形或披针形。头状花序在茎顶端排成伞房状或伞房状圆锥花序；总苞圆柱形，被白色稀疏的蛛丝状毛，总苞片6层。瘦果深褐色，圆柱形；冠毛白色。花、果期6~11月。

分布于神农架各地，生于山坡林下、草地。常见。

全草（风毛菊）祛风活络，散瘀止痛。

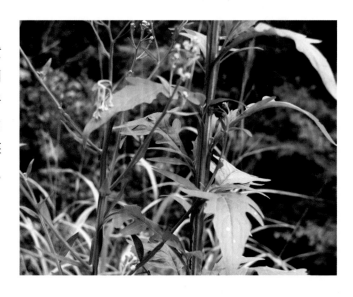

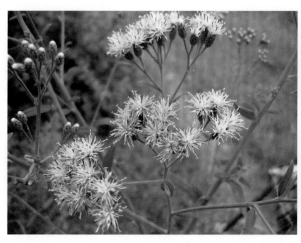 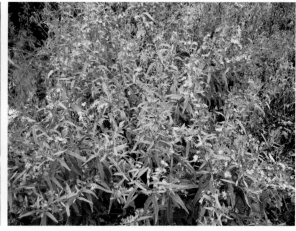

## 2 心叶风毛菊 **Saussurea cordifolia** Hemsley

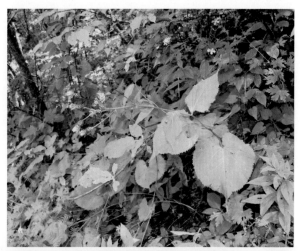

　　多年生草本。根茎粗厚。茎直立，无毛，上部为伞房状或伞房状圆锥花序分枝。下部与中部的茎叶具长柄，叶片心形。头状花序数个或多数在茎枝顶端组成疏松的伞房花序或伞房状圆锥花序；总苞钟状，总苞片5层，中部以上有短附属物。瘦果圆柱状，褐色；冠毛浅褐色，2层，单毛状。花、果期8~10月。

　　分布于神农架各地，生于低海拔的山坡密林下。常见。

　　根（马蹄细辛）散寒镇痛。

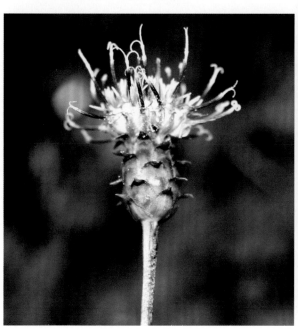 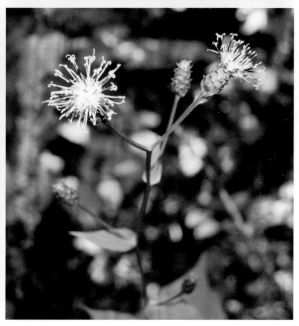

## 3 少花风毛菊 **Saussurea oligantha** Franchet

多年生草本。根茎斜升。茎直立，具棱，被稀疏的多细胞节毛或后变无毛。下部和中部茎叶具叶柄，被褐色的多细胞节毛或无毛。头状花序在茎枝顶端排列成疏松的伞房花序或圆锥花序；总苞倒圆锥状或钟状，总苞片 4~6 层，外层卵形或宽卵形。瘦果长圆形，无毛；冠毛污白色，2 层。花、果期 7~9 月。

分布于神农架各地，生于低海拔的山坡密林下。常见。

全草含三萜类化合物，可用于口腔疾病。

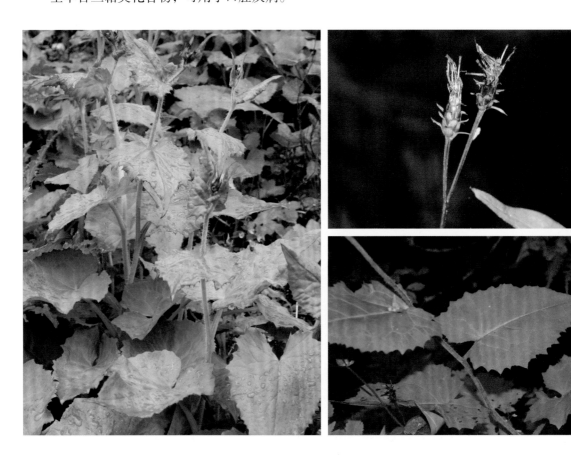

## 4 多头风毛菊 **Saussurea polycephala** Handel-Mazzetti

多年生草本。根茎稍粗。茎直立，单生，被稀疏蛛丝毛或无毛。基生叶及下部茎叶在花期脱落；中部茎叶具叶柄，叶片披针形、长椭圆形。头状花序 10~15 个在茎枝顶端排成伞房花序；总苞钟状，总苞片 6 层，中层长椭圆形。瘦果褐色，圆柱状；冠毛白色，2 层。花、果期 8~9 月。

分布于神农架各地，生于山坡林缘、林中。常见。

根、根茎（多头风毛菊）祛风除湿，行气。

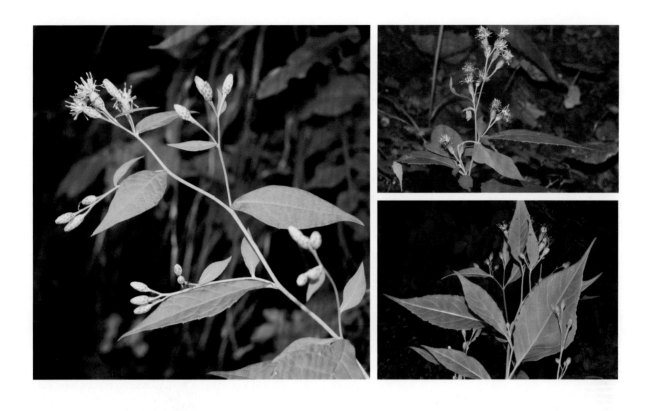

## 5 | 长梗风毛菊 *Saussurea dolichopoda* Diels

多年生草本。根茎稍粗。茎直立，单生，无毛。基生叶及下部茎叶在花期脱落；中部茎叶具叶柄，叶片镰状披针形。头状花序生于叶腋，排成聚伞花序；总苞钟状；管状花紫红色。瘦果褐色，圆柱状；冠毛白色，2层。花、果期8~9月。

分布于神农架各地，生于高海拔的山坡密林下。常见。

根茎（长梗风毛菊）清热解毒，消肿散瘀。

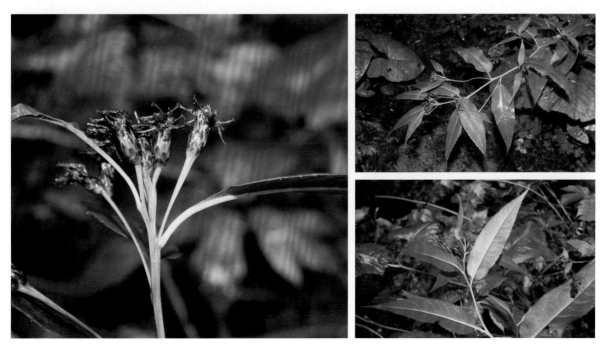

### 6 抱茎风毛菊 *Saussurea chingiana* Handel-Mazzetti

多年生草本。茎直立，具翼，有棱。基生叶花期枯萎脱落；中下部茎叶无叶柄，叶片长椭圆形或卵状披针形，通常羽状浅裂、深裂或全裂，极少不分裂，侧裂片 2~3 对；上部茎叶与中下部茎叶同形或宽线形，羽状分裂或不裂。头状花序多数或少数排成顶生的伞房花序；总苞钟状或圆柱状，中层以内的总苞片顶端具红紫色的膜质附片；花红紫色。冠毛淡褐色，糙毛状。花、果期 7 月。

分布于神农架各地，生于高海拔的山坡林下。少见。

根茎清热解毒，消肿散瘀。

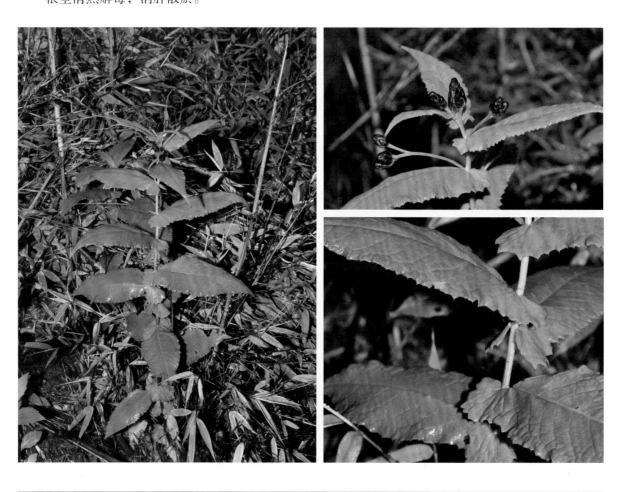

### 7 杨叶风毛菊 *Saussurea populifolia* Hemsley

多年生草本。基生叶在花期枯萎；下部与中部茎叶具叶柄，叶片心形或卵状心形，顶端渐尖或长渐尖，基部心形或圆形，边缘具锯齿；上部茎叶具短柄或几无柄，渐小，叶片卵形或卵状披针形，基部楔形，顶端长渐尖。头状花序单生于茎端或茎生 2 个头状花序；总苞宽钟状，总苞片带紫色；小花紫色。瘦果几圆柱形；冠毛淡褐色，糙毛状。花、果期 7~10 月。

分布于神农架各地，生于高海拔的山坡林下。常见。

全草（杨叶风毛菊）祛风除湿，活血散瘀。

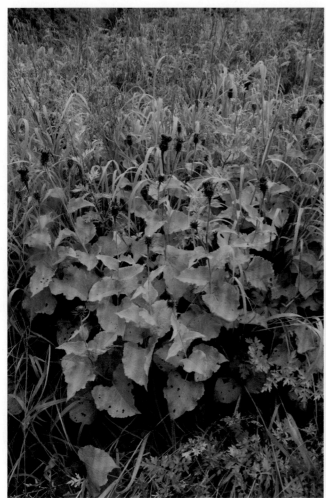
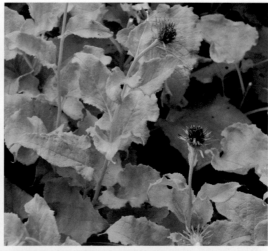
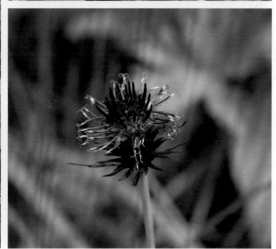

# （九）牛蒡属 Arctium Linnaeus

二年生或多年生草本，具粗状的根。叶互生，心形，具长柄，叶下表面被白色绵毛。头状花序同型，多数，簇生；花全部管状，两性，紫色至白色；总苞球形或壶形，总苞片先端具钩刺；花序托具刺毛。瘦果长椭圆形或倒卵形，光滑无毛；冠毛短，丰富，具锯齿，脱落。

约10种；我国2种；湖北1种；神农架1种，可供药用。

# 牛蒡 Arctium lappa Linnaeus

多年生草本。叶互生，大型，不分裂，基部心形。头状花序中等大小或较大，在茎枝顶端排成伞房状花序或圆锥状花序；总苞卵形或卵球形，无毛或被蛛丝毛，总苞片多层，多数线钻形、披针形，顶端具钩刺；花托平，被稠密的托毛，托毛初时平展；花冠5浅裂；花柱分枝线形。瘦果倒卵形或长椭圆形，具多数细脉纹或肋棱；冠毛刚毛不等长。花、果期6~9月。

分布于神农架各地，生于山坡荒地、路边，或栽培。常见。

根（牛蒡根）清热解毒，疏风利咽，消肿。茎叶用于风痛、烦闷、金疮、乳痈、皮肤风痒。果实（牛蒡子）疏风散热，宣肺透疹，解毒利咽。

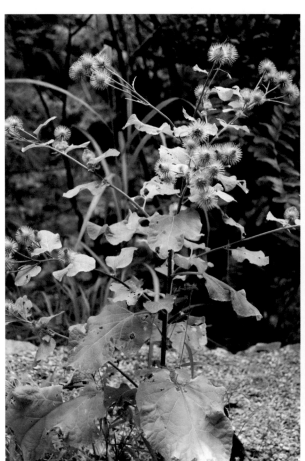
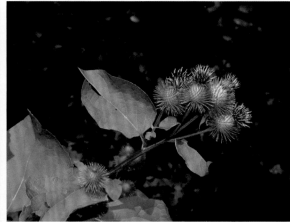
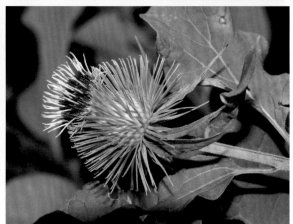

## （十）山牛蒡属 Synurus Iljin

多年生草本。叶大型，卵形或心形等，两表面异色，上表面绿色，下表面灰白色，被密厚绒毛。头状花序大，下垂，同型；总苞球形，被稠密的蛛丝状毛，总苞片13~15层，披针形或线状披针形；花托被长托毛；全部小花两性，管状；花冠紫色；花丝分离，无毛；花柱短2裂，贴合。瘦果长椭圆形，光滑，顶端具果缘；冠毛多层不等长，刚毛糙毛状。

1种，神农架有分布，可供药用。

## 山牛蒡 Synurus deltoides (Aiton) Nakai

本种特征同山牛蒡属。花、果期6~10月。

分布于神农架各地，生于高海拔的山坡林缘、林下。常见。

根祛风，散寒，止痛。

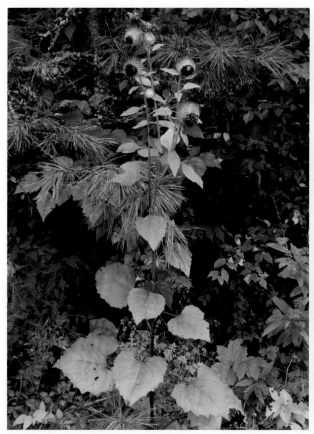
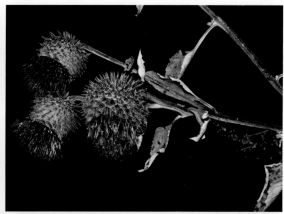
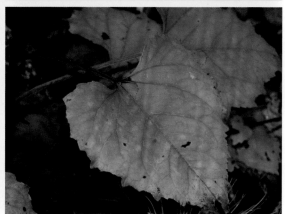

# （十一）蓟属 Cirsium Miller

一年生或多年生植物。头状花序同型，全部为两性花或全部为雌花，直立，下垂或下倾；总苞卵状至球形，总苞片多层，边缘全缘；花托被稠密的长托毛；小花5裂，有时深裂几达檐部的基部；花丝分离，极少无毛，花药基部附属物撕裂；花柱分枝基部被毛环。瘦果光滑，压扁，通常被纵条纹，顶端截形或斜截形，具果缘，基底着生面平；冠毛多层，向内层渐长，全部冠毛刚毛长羽毛状，基部连合成环，整体脱落。

250~300种；我国46种；湖北7种；神农架7种，可供药用的6种。

### ■分种检索表

1. 雌雄同株，果期冠毛与小花花冠等长或短于小花花冠。
　2. 全部总苞片顶端不扩大，边缘无膜质的撕裂边。
　　3. 总苞近等长。
　　　4. 总苞片外缘具针刺，小花红色或紫色。
　　　　5. 叶两表面同色或近同色·······················6. 刺苞蓟 C. henryi
　　　　5. 叶上表面绿色，下表面灰白色·················1. 等苞蓟 C. fargesii
　　　4. 总苞片外缘无针刺，小花白色或淡黄色···········5. 马刺蓟 C. monocephalum

## 1 | 等苞蓟 Cirsium fargesii (Franchet) Diels

　　多年生草本。茎直立，上部分枝，全部茎枝具条棱，被稀疏的蛛丝毛及多细胞长节毛。中部茎叶宽椭圆形或长椭圆形，羽状深裂，无柄；上部茎叶与中部茎叶同形或披针形。总苞宽钟状至半球形，被稀疏的蛛丝毛，总苞片约8层，近等长。瘦果褐色，楔状倒长卵形；冠毛浅褐色，刚毛长羽毛状。花期7月，果期10月。

　　分布于神农架各地，生于山谷溪边。常见。

　　全草、根（鄂西大蓟）凉血，止血，祛瘀，消肿。

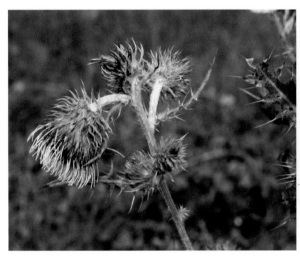 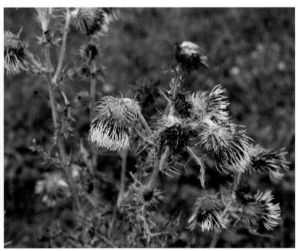

## 2 | 蓟 Cirsium japonicum Candolle

　　多年生草本。茎直立，全部茎枝具条棱，被稠密或稀疏的多细胞长节毛。基生叶卵形、长倒卵形或长椭圆形；全部茎叶两表面同色，绿色。头状花序直立；总苞钟状，总苞片约6层，全部苞片外面被微糙毛，并沿中肋具黏腺。瘦果偏斜楔状倒披针状；冠毛浅褐色，刚毛长羽毛状。花、果期4~11月。

　　分布于神农架各地，生于山坡林中及路边。常见。

　　地上部分、根（大蓟）凉血止血，祛瘀消肿。

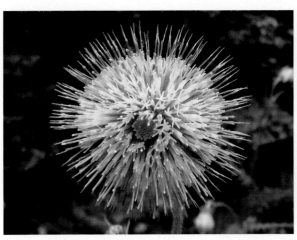
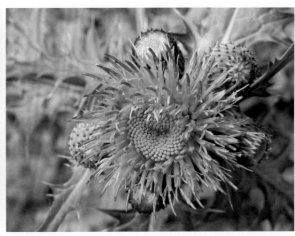

## 3 线叶蓟 Cirsium lineare (Thunberg) Schultz Bipontinus

多年生草本。根直伸。茎直立，具条棱，全部茎枝被稀疏的蛛丝毛及多细胞长节毛。下部和中部茎叶长椭圆形、披针形或倒披针形；全部叶边缘具细密的针刺，针刺内弯。头状花序生于花序分枝顶端；总苞卵形或长卵形，总苞片约6层。瘦果倒金字塔状，冠毛刚毛长羽毛状。花、果期9~10月。

分布于神农架各地，生于山坡、路旁。常见。

全草清热凉血，活血，解毒。

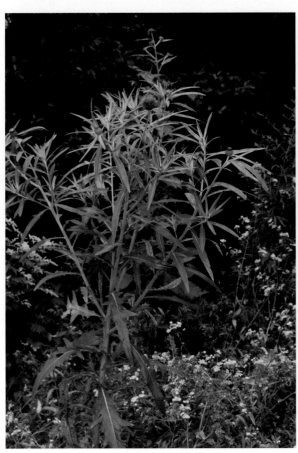
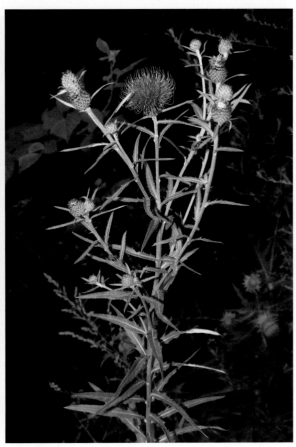

4 | 刺儿菜 <sup>小蓟</sup> **Cirsium arvense** Linnaeus Scopoli var. **integrifolium** Wimmer & Grabowski

　　多年生草本。茎直立。花序分枝无毛或被薄绒毛。基生叶和中部茎叶椭圆形、长椭圆形；上部茎叶叶缘具细密的针刺，针刺紧贴叶缘，或叶缘具刺齿。头状花序单生于茎端；总苞卵形、长卵形或卵圆形，总苞片约 6 层。瘦果淡黄色，椭圆形或偏斜椭圆形；冠毛污白色。花、果期 5~9 月。

　　分布于神农架各地，生于低海拔的山坡、河旁及荒地中。常见。

　　全草、根（小蓟）凉血，祛瘀，止血。

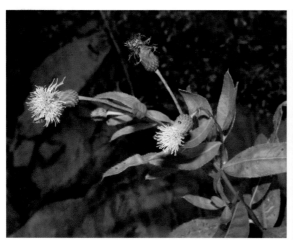
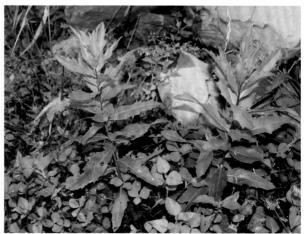

5 | 马刺蓟 **Cirsium monocephalum** (Vaniot) H. Léveillé

　　多年生草本。中部茎叶椭圆形、长椭圆形，羽状深裂，无柄，基部耳状扩大半抱茎，侧裂片基部或下部两侧边缘或一侧边缘有 1~3 枚三角形刺齿，齿顶具针刺或 1~3 枚长针刺；上部茎叶与中部茎叶同形或披针形，渐小。头状花序在茎枝顶端排成圆锥状花序；总苞宽钟状至半球形，全部苞片线状钻形或披针状线形，边缘无针刺；小花白色或淡黄色。瘦果褐色。花、果期 7~10 月。

　　分布于神农架宋洛，生于山谷沟边。常见。

　　全草、根（鄂西大蓟）凉血，止血，祛瘀，消肿。

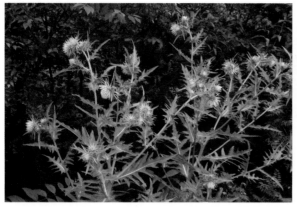
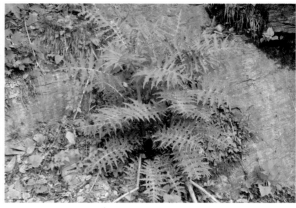

## 6 | 刺苞蓟 Cirsium henryi (Franchet) Diels

　　多年生草本。基部叶和下部茎叶倒披针形、椭圆形或长椭圆形，羽状半裂、深裂或几全裂，基部渐狭成短柄或长柄，侧裂片 5~8 对，全部裂片边缘具不等大的三角形刺齿，自下部向上的叶渐小。头状花序通常排列成伞房花序；总苞钟状，总苞片顶端具短针刺，边缘具平展的针刺；小花紫色。瘦果浅褐色。花、果期 6~10 月。

　　分布于神农架各地，生于高海拔的山坡草丛中。常见。

　　全草、根（鄂西大蓟）凉血，止血，祛瘀，消肿。

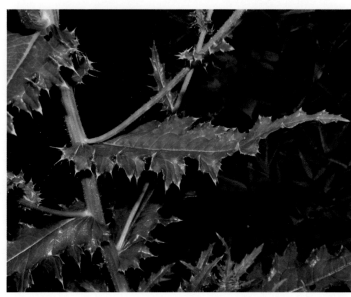 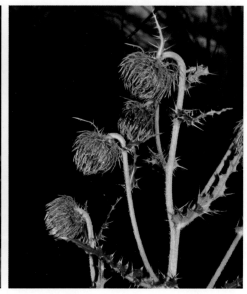

## （十二）飞廉属 Carduus Linnaeus

　　一年生或二年生直立草本。茎具翼。叶互生，常下延，不分裂至全裂，边缘及顶端具针刺。头状花序同型同色，单生；全部小花两性，可结实；总苞片多层，覆瓦状排列，直立、紧贴，向内层渐长，最内层苞片膜质，全部苞片扁平或弯曲，顶端具刺尖；花冠管状或钟状，檐部 5 深裂，花冠裂片其中 1 枚较其他 4 枚裂片为长。瘦果平滑或具 6~10 条棱，具果缘；冠毛多层，不等长，基部连合成环，整体脱落。

　　约 95 种；我国 3 种；湖北 1 种；神农架 1 种，可供药用。

## 丝毛飞廉 Carduus crispus Linnaeus

　　二年生草本。茎具翼。叶互生，不分裂或羽状浅裂、深裂至全裂，边缘及顶端具针刺。头状花序同型同色，可结实；总苞卵圆形，总苞片多层，覆瓦状排列，向内层渐长，全部苞片无毛或被稀疏的蛛丝毛；小花红色或紫色。瘦果楔状椭圆形，顶端斜截形，果缘软骨质，边缘全缘；冠毛多层，白色或污白色，顶端扁平扩大，基部连合成环，整体脱落。花、果期 4~10 月。

分布于神农架新华至兴山一带，生于山坡荒地、路边。常见。

全草（飞廉）、根（飞廉根）祛风，清热，利湿，凉血，散瘀。

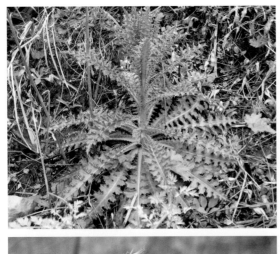
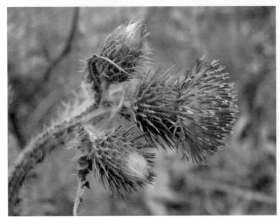
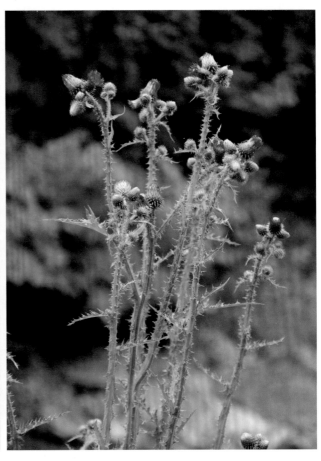

## （十三）漏芦属 Rhaponticum Vaillant

多年生草本。头状花序同型，大，单生于茎端或茎枝顶端；总苞半球形，总苞片多层多数，向内层渐长，覆瓦状排列，顶端具膜质附属物；全部小花两性，管状；花冠 5 裂，裂片线形。瘦果长椭圆形，压扁，具 4 条棱，棱间具细脉纹，顶端具果缘，侧生于着生面；冠毛 2 层至多层，外层较短，向内层渐长，褐色，基部连合成环，整体脱落，冠毛刚毛糙毛状或短羽毛状。

约 26 种；我国 4 种；湖北 1 种；神农架 1 种，可供药用。

## 华漏芦 华麻花头
**Rhaponticum chinense** (S. Moore) L. Martins & Hidalgo

多年生草本，具肉质粗根。叶互生，羽状分裂，边缘全缘或具锯齿。头状花序同型，多数或少数在茎枝顶端排成伞房花序；总苞球形、半球形或圆柱形，总苞片多层，为 4~12 层，覆瓦状排列；

花托平，被稠密的托毛；小花两性，管状；花管红色、紫红色、黄色或白色。瘦果具细条纹或3~4条肋棱或无；冠毛污白色或黄褐色，同形。花、果期7~10月。

分布于神农架松柏（黄连架），生于山谷或溪边潮湿地。少见。

根（广东升麻）清热解毒，升阳透疹。

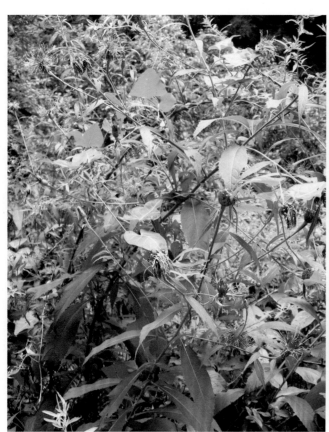
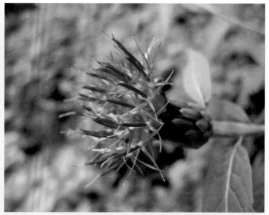
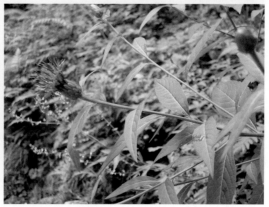

## （十四）鸦葱属 Scorzonera Linnaeus

多年生草本。叶不分裂，全缘，叶脉平行，或羽状半裂或全裂。头状花序大或较大，同型，生于茎顶或少数头状花序在茎枝顶端排成伞房花序；总苞圆柱状、长椭圆状或楔状，总苞片多层，覆瓦状排列；舌状小花黄色，顶端截形，5齿裂。瘦果圆柱状或长椭圆状，具多数钝纵肋；冠毛中下部或大部分羽毛状，上部锯齿状，通常具超长冠毛3~10个，基部连合成环，整体脱落或不脱落。

约180种；我国24种；湖北1种；神农架1种，可供药用。

## 华北鸦葱 Scorzonera albicaulis Bunge

多年生草本。基生叶与茎生叶同形，线形、宽线形或线状长椭圆形，边缘全缘，极少具浅波状微齿，两表面光滑无毛，三至五出脉，两表面明显，基生叶基部鞘状扩大，抱茎。头状花序在茎枝顶端排成伞房花序，总苞圆柱状，舌状小花黄色。瘦果圆柱状，长2.1cm，具多数高起的纵肋，无毛，无背瘤，向顶端渐细成喙状；冠毛污黄色。花期5~7月，果期8~9月。

分布于神农架松柏、宋洛、阳日，生于山地疏林下或草丛中。常见。

茎叶清热解毒，祛风除湿，平喘。

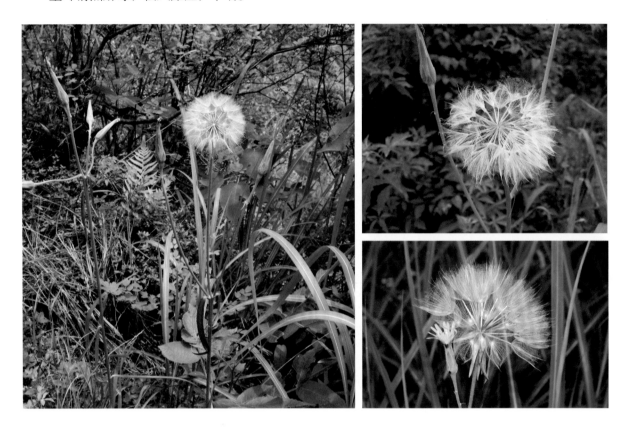

## （十五）假福王草属 Paraprenanthes C. C. Chang ex C. Shih

一年生或多年生草本。茎直立，上部分枝。叶不分裂或羽状分裂。头状花序小，同型，含舌状小花4~15朵，在茎枝顶端排成圆锥状或伞房状花序；总苞圆柱状，总苞片3~4层，外层小，顶端急尖或钝，内层长，全部总苞片外面通常淡红紫色；舌状小花红色或紫色。瘦果黑色，不压扁，向上渐窄，顶端白色，无喙或具不明显喙状物，每面具4~6条高起的纵肋；冠毛白色。

12种；我国12种；湖北3种；神农架3种，可供药用的1种。

## 林生假福王草 Paraprenanthes diversifolia (Vaniot) N. Kilian

一年生草本。茎直立，上部分枝，分枝纤细，光滑无毛。基生叶及中下部茎叶三角状戟形或卵状戟形，边缘具波状浅锯齿，基部戟形、心形或截形；叶柄有翼或无翼。头状花序多数或少数，在茎枝顶端排成总状圆锥花序或狭圆锥花序；总苞片4层，外层卵状三角形或长三角形，内层线状长椭圆形或宽线形，绿色，外面光滑无毛；舌状小花紫红色或紫蓝色。花、果期2~8月。

分布于神农架木鱼，生于山谷、山坡林下潮湿地。少见。

全草清热解毒。

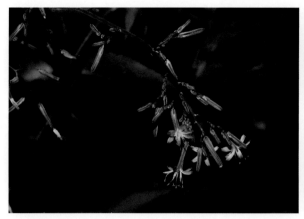
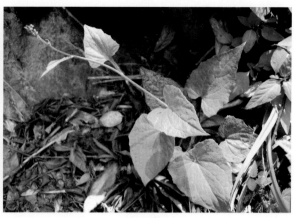

# （十六）莴苣属 **Lactuca** Linnaeus

一年生或多年生草本。总苞卵球形，总苞片 4~5 层，向内层渐长，覆瓦状排裂，绿色；舌状小花 9~25 朵，黄色，极少白色，舌片顶端截形，5 齿裂，喉部被白色柔毛；花药基部附属物箭头形；花柱分枝细。瘦果倒卵形、椭圆形或长椭圆形，压扁，黑色、黑棕色、棕红色或黑褐色，边缘具宽厚或薄的翅，顶色急尖成细喙，喙细丝状；冠毛 2 层，白色。

50~70 种；我国 12 种；湖北 4 种；神农架 4 种，均可供药用。

■ **分种检索表**

1. 瘦果边缘加宽成厚翅。
　　2. 瘦果每面具 3 条细脉纹 ·························································1. 毛脉翅果菊 L. raddeana
　　2. 瘦果每面具 1 条细脉纹。
　　　　3. 叶不分裂，线形至长椭圆形；果喙粗短 ·························2. 翅果菊 L. indica
　　　　3. 叶羽状分裂；果喙细长 ·························3. 台湾翅果菊 L. formosana
1. 瘦果边缘不加宽成厚翅 ·························································4. 莴苣 L. sativa

## 1　毛脉翅果菊 **Lactuca raddeana** Maximowicz

多年生草本。茎直立，单生，紫红色或带紫红色斑纹，上部狭圆锥状或总状圆锥花序状分枝。向上的叶与中下部茎叶同形或披针形，具宽短翼柄或几无翼柄；全部叶两表面粗糙，边缘具锯齿或无齿。总苞果期长卵球形，总苞片 4 层，外层卵形。瘦果椭圆形或长椭圆形，黑褐色；冠毛纤细。花、果期 6~10 月。

分布于神农架各地，生于山地疏林下。常见。

根清热解毒，祛风理气，活血化瘀。

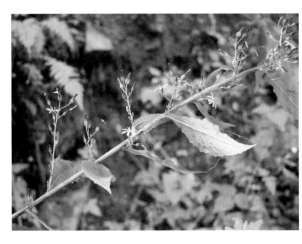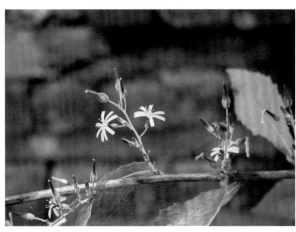

## 2 | 翅果菊 **Lactuca indica** Linnaeus

二年生草本。根垂直直伸。茎直立，单生，全部茎枝无毛。茎生叶线形，中部茎叶边缘大部全缘；中下部茎叶边缘具三角形锯齿或偏斜卵状大齿。总苞果期卵球形，总苞片4层，外层卵形或长卵形，全部苞片边缘染紫红色。瘦果椭圆形，黑色，每面具细纵脉纹1条；冠毛2层，白色。花、果期6~10月。

分布于神农架各地，生于荒地、山坡草地。常见。

根止咳，化痰，祛风。

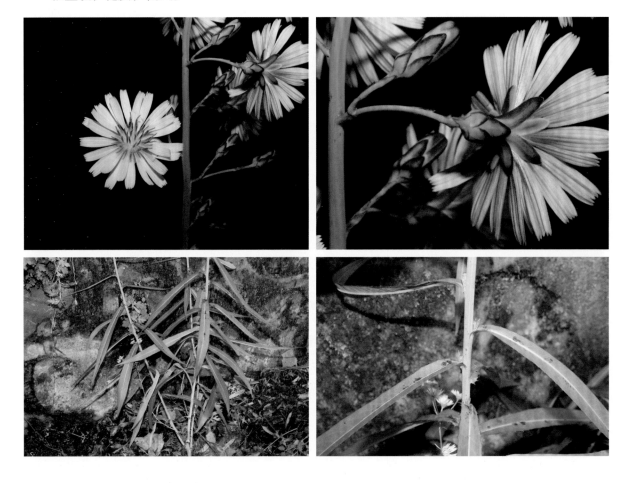

## 3 ｜ 台湾翅果菊 **Lactuca formosana** Maximowicz

一年生草本。茎直立，单生，上部伞房花序状分枝。下部及中部茎叶全形椭圆形、披针形；上部茎叶与中部茎叶同形，并等样分裂或不裂而为披针形。头状花序在茎枝顶端排成伞房状花序；总苞果期卵球形，总苞片 4~5 层，外层宽卵形。瘦果椭圆形，棕黑色，每面具 1 条高起的细脉纹；冠毛 2 层。花、果期 4~11 月。

分布于神农架宋洛、新华、阳日，生于山地疏林、旷野、房边。常见。

全草（台湾莴苣）消肿止痛。

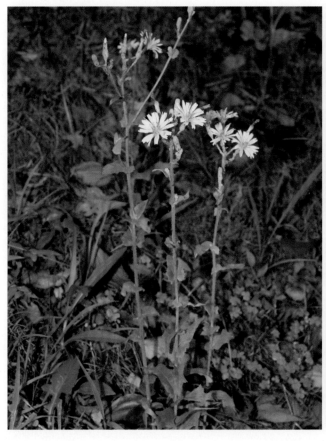
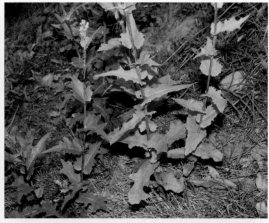
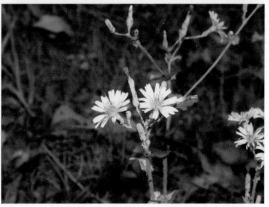

## 4 ｜ 莴苣 **Lactuca sativa** Linnaeus

二年生草本。根垂直直伸。茎直立，单生，上部圆锥状花序分枝，全部茎枝白色。基生叶及下部茎叶大，不分裂。头状花序多数，在茎枝顶端排成圆锥花序；总苞果期卵球形，总苞片 5 层；舌状小花约 15 朵。瘦果倒披针形，喙细丝状，与瘦果几等长；冠毛 2 层，纤细。花、果期 2~9 月。

原产地不详，可能原产于欧洲，神农架广泛栽培。

茎（莴苣茎）、叶（莴苣叶）利水消肿，通乳止痛。种子（莴苣子）利水消肿，通乳。

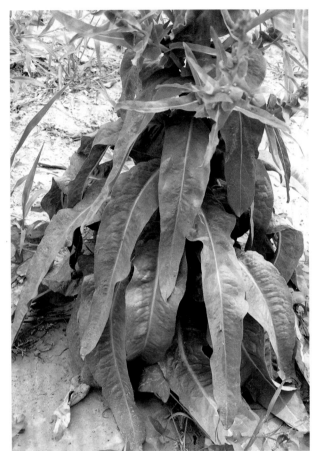
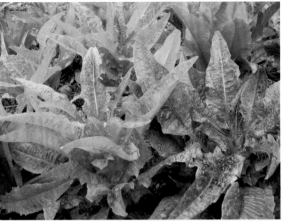
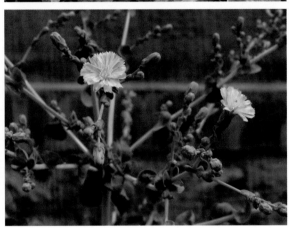

## （十七）苦苣菜属 Sonchus Linnaeus

一年生或多年生草本。叶互生。头状花序稍大，含多数同型舌状小花，在茎枝顶端排成伞房花序或伞房状圆锥花序；总苞卵状至碟状，花后常下垂，总苞片 3~5 层，覆瓦状排列；花黄色，两性，结实，舌状顶端截形，5 齿裂；花药基部短箭头状；花柱分枝纤细。瘦果卵形或椭圆形，极压扁或粗厚，无喙；冠毛多层多数，白色。

约 90 种；我国 5 种；湖北 4 种；神农架 4 种，均可供药用。

### ■ 分种检索表

1. 瘦果无横皱纹·······························································3. 花叶滇苦菜 S. asper

1. 瘦果具横皱纹。

  2. 瘦果每面具 3 条细纵肋·······································2. 苦苣菜 S. oleraceus

  2. 瘦果每面具 5 条细纵肋。

    3. 叶不分裂·······························································1. 苣荬菜 S. wightianus

    3. 叶羽状分裂·······························································4. 南苦苣菜 S. lingianus

## 1 苣荬菜 Sonchus wightianus Candolle

多年生草本。根垂直直伸。茎直立，具细条纹，上部或顶部有伞房状花序分枝。基生叶与中下部茎叶倒披针形或长椭圆形，全部叶基部渐窄成长或短的翼柄。头状花序在茎枝顶端排成伞房状花序；总苞钟状，总苞片3层，外层披针形，全部总苞片顶端渐尖。瘦果长椭圆形，冠毛白色。花、果期1~9月。

分布于神农架各地，生于山坡草地、溪边、旷野、路旁。常见。

全草清热解毒，利湿排脓，凉血止血。

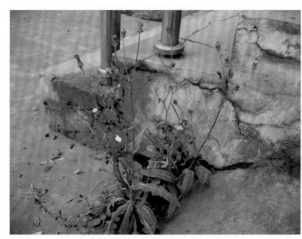 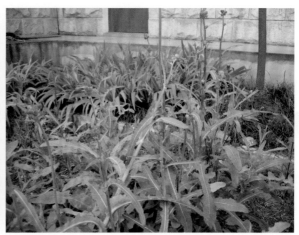

## 2 苦苣菜 Sonchus oleraceus Linnaeus

一年生草本。根圆锥状。茎直立，单生，具纵棱或条纹。基生叶羽状深裂；中下部茎叶羽状深裂或大头状羽状深裂，全形椭圆形或披针形；全部叶或裂片边缘具大小不等的急尖锯齿或大锯齿。总苞宽钟状，总苞片3~4层，覆瓦状排列，向内层渐长。瘦果褐色，长椭圆形或长椭圆状倒披针形；冠毛白色。花、果期5~12月。

分布于神农架各地，生于山坡草地、溪边、旷野、路旁。常见。

全草清热解毒，凉血止血。

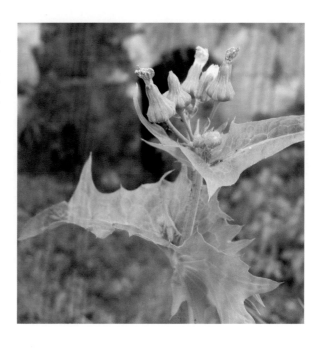

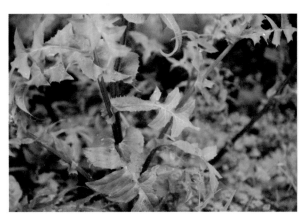
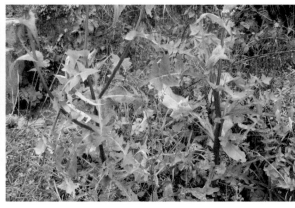

## 3 花叶滇苦菜 Sonchus asper (Linnaeus) Hill

一年生草本。根倒圆锥状,垂直直伸。茎单生或少数簇生,茎直立,具纵棱或条纹。基生叶与茎生叶同形;上部茎叶披针形,不裂;下部茎叶或全部茎叶羽状浅裂、半深裂或深裂;全部叶或裂片与抱茎的圆耳边缘具急尖齿刺。总苞宽钟状,总苞片3~4层,向内层渐长。瘦果倒披针形,褐色,两面各具3条细纵肋。花、果期5~10月。

分布于神农架各地,生于山坡林缘、路边。常见。

全草(苦菜)清热,凉血,解毒。

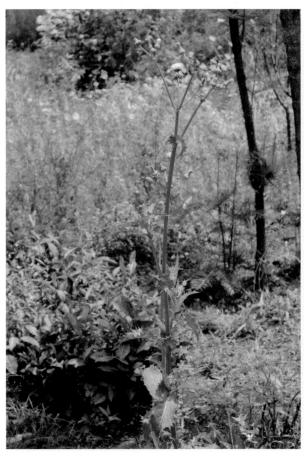
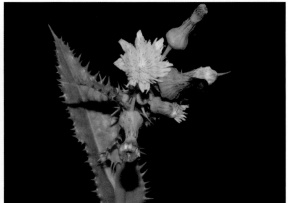
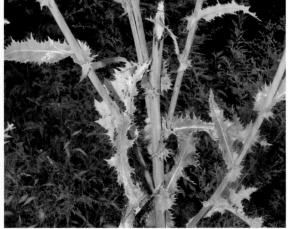

## 4 | 南苦苣菜 Sonchus lingianus C. Shih

一年生草本。茎直立，茎分枝与花梗被头状具柄的腺毛及稠密或稍密的白色绒毛。基生叶多数，匙形、长椭圆形或长倒披针状椭圆形，向上的叶渐小；全部叶两表面光滑无毛。头状花序少数，在茎枝顶端排成伞房状花序；总苞宽钟状，全部总苞片顶端急尖或渐尖，背面沿中脉具1行头状具柄的腺毛；舌状小花黄色。瘦果长椭圆形，顶端无喙。花、果期7~10月。

分布于神农架红坪（板仓），生于荒地中。常见。

全草（大叶苣荬菜）清热解毒，止血；用于疮疡肿毒、小儿咳喘、肺痨咯血。

本种与苣荬菜区别明显，二种不宜归并。

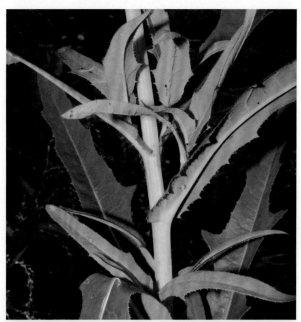

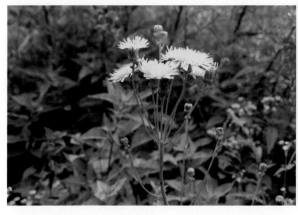

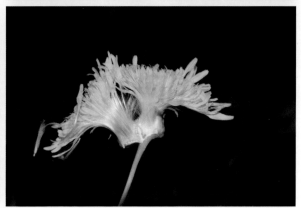

## （十八）黄鹌菜属 Youngia Cassini

一年生或多年生草本。头状花序小，同型；总苞圆柱状至宽圆柱状，总苞片3~4层，外层及最外层短，顶端急尖，内层及最内层长；花托平，蜂窝状，无托毛；舌状小花两性，黄色，1层，舌片顶端截形，5齿裂；花柱分枝细；花药基部附属物箭头形。瘦果纺锤形，向上收窄，近顶端有收缢；冠毛白色，少数灰色，1~2层，单毛状或糙毛状，有时基部连合成环。

约30种；我国28种；湖北5种；神农架5种，可供药用的2种。

■ 分种检索表

1. 头状花序排成聚伞状圆锥花序·····························1. 黄鹌菜 Y. japonica
1. 头状花序排成聚伞状伞房花序·····························2. 异叶黄鹌菜 Y. heterophylla

## 1 黄鹌菜 **Youngia japonica** (Linnaeus) Candolle

一年生草本。茎直立，单生或少数茎成簇生，粗壮或细，顶端伞房花序状分枝或下部具长分枝。基生叶大头羽状深裂或全裂，全部侧裂片边缘具锯齿、细锯齿，或边缘具小尖头；全部叶及叶柄被皱波状长柔毛或短柔毛。总苞圆柱状，总苞片4层，外层短，内层长；舌状小花黄色。瘦果纺锤形，褐色或红褐色。花、果期4~10月。

分布于神农架各地，生于荒地、疏林、灌丛中。常见。

全草（黄鹌菜）用于痢疾、感冒、尿路感染，外用于蛇伤、乳痈。

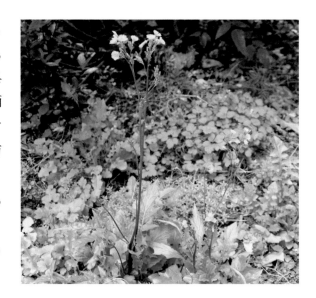

## 2 异叶黄鹌菜 **Youngia heterophylla** (Hemsley) Babcock & Stebbins

一年生或二年生草本。茎直立，单生或簇生，全部茎枝被稀疏的多细胞节毛。基生叶大头羽状深裂或几全裂，基部与羽轴宽融合或基部收窄成宽短的翼柄；全部基生叶的叶柄及叶两表面被稀疏的短柔毛；中下部茎叶与基生叶同形，并等样分裂或戟形，不裂。总苞圆柱状，总苞片4层。瘦果纺锤形，黑褐色。花、果期4~10月。

分布于神农架各地，生于山地疏林、灌丛中。常见。

全草（异叶黄鹌菜）清热解毒，消肿止痛。

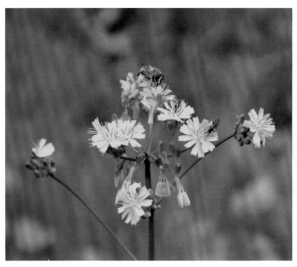

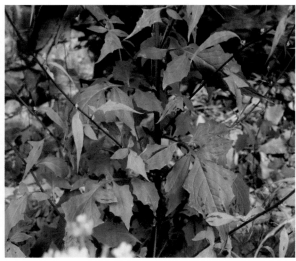

## （十九）稻槎菜属 Lapsanastrum Pak & K. Bremer

一年生草本。叶互生，边缘齿状或下部的羽状分裂。头状花序小，同型，排成疏散的伞房花序或圆锥花序；花全部舌状，黄色；外层的总苞片小，少数，内层的草质，结果时稍硬；花序托平坦，秃裸。瘦果倒披针形，具棱 20~30 条，无冠毛。

约 14 种；我国 4 种；湖北 1 种；神农架 1 种，可供药用。

## 稻槎菜 Lapsanastrum apogonoides (Maximowicz) Pak & K. Bremer

一年生草本。叶边缘有锯齿或羽状深裂或全裂。头状花序同型，在茎枝顶端排成疏松的伞房状或圆锥状花序；总苞圆柱状钟形或钟形，总苞片 2 层，3~5 枚，卵形；舌状小花黄色，两性。瘦果长椭圆形、长椭圆状披针形或圆柱状，有 12~20 条细小纵肋，顶端无冠毛。花期 1~3 月，果期 3~4 月。

分布于神农架各地，生于低海拔的田间湿地中。常见。

全草清热解毒，发表透疹。

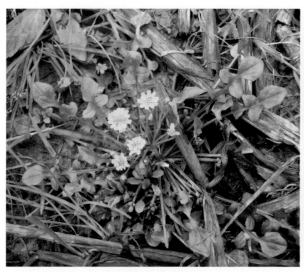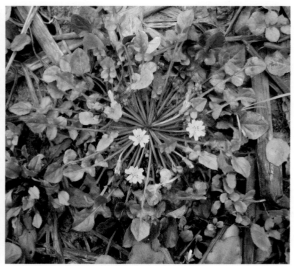

## （二十）假还阳参属 Crepidiastrum Nakai

一年生或二年生草本。叶互生，基生叶在花期枯萎，极少留存。头状花序同型；总苞圆柱状，外层小，卵形，内层长，基部沿中脉海绵质增厚或无海绵质增厚；花托平，无托毛；舌状小花 5~19 朵，黄色或橘黄色；花柱分枝细；花药基部附属物箭头状。瘦果黑色或褐色，有 10~12 条高起纵肋，上部沿肋具小刺毛，顶端渐尖成粗喙；冠毛白色，糙毛状，1 层，易脱落。

约 15 种；我国 9 种；湖北 3 种；神农架 3 种，均可供药用。

■ **分种检索表**

1. 瘦果顶端急尖成细丝状的喙··················································3. 尖裂假还阳参 **C. sonchifolium**
1. 瘦果顶端急尖成粗喙。
    2. 茎直立；叶无柄，耳状抱茎··················································1. 黄瓜假还阳参 **C. denticulatum**
    2. 茎倾卧；叶有长柄，不抱茎··················································2. 心叶假还阳参 **C. humifusum**

## 1 黄瓜假还阳参 Crepidiastrum denticulatum (Houttuyn) Pak & Kawano

二年生草本。根垂直直伸。茎单生，直立，上部或中部为伞房花序状分枝，全部茎枝无毛。基生叶及下部茎叶在花期枯萎脱落；上部茎叶与中下部茎叶同形，边缘具大锯齿、重锯齿或全缘。总苞圆柱状，总苞片 2 层，卵形；舌状小花黄色。瘦果长椭圆形，黑色或黑褐色，上部沿脉具小刺毛。花、果期 5~11 月。

分布于神农架各地，生于山坡林缘、林下、坎上、石缝中。常见。

全草通结气，利肠胃。

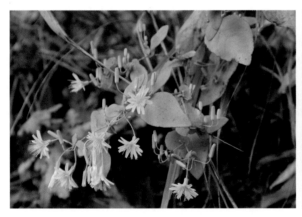 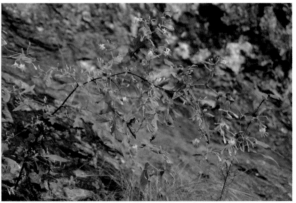

## 2 心叶假还阳参 Crepidiastrum humifusum (Dunn) Sennikov

多年生草本。茎倾卧，近基部有细长匍匐枝，全部茎枝被稀疏的多细胞节毛。基生叶花期留存，具极狭的翼，侧裂片极小，对生或互生。总苞圆柱状，总苞片 3 层，卵形，全部苞片外无毛。瘦果椭圆形，褐色。花期 7~8 月，果期 9 月。

分布于神农架木鱼、宋洛、新华、阳日，生于山坡密林下。常见。

全草（蔓生苦荬菜）清热解毒，消痈肿。

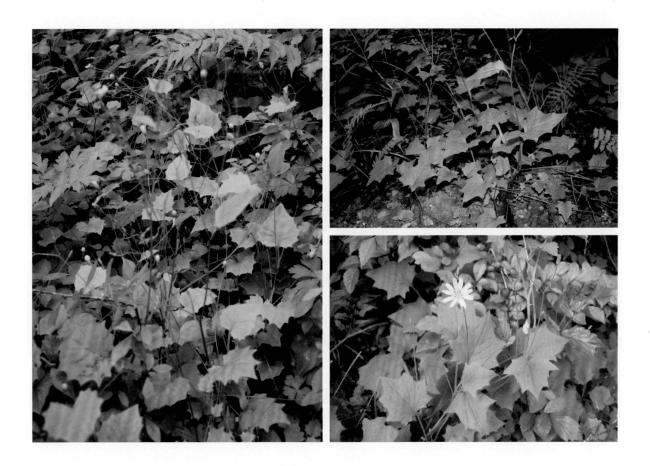

## 3　尖裂假还阳参 Crepidiastrum sonchifolium (Maximowicz) Pak & Kawano

■ **分亚种检索表**

1. 植物无毛·····························3a. 尖裂假还阳参 C. sonchifolium subsp. sonchifolium

1. 植物密被柔毛·······················3b. 柔毛假还阳参 C. sonchifolium subsp. pubescens

## 3a　尖裂假还阳参（原亚种）Crepidiastrum sonchifolium subsp. sonchifolium

多年生草本。根垂直直伸。根茎极短。茎单生，直立，全部茎枝无毛。基生叶莲座状，匙形、长倒披针形或长椭圆形；中下部茎叶羽状浅裂或半裂，极少大头羽状分裂；上部茎叶极少具锯齿或小锯齿。总苞圆柱状，总苞片3层，卵形或长卵形。瘦果黑色，纺锤形。花、果期3~5月。

分布于神农架各地，生于山地疏林下、草丛。常见。

全草清热解毒，凉血活血。

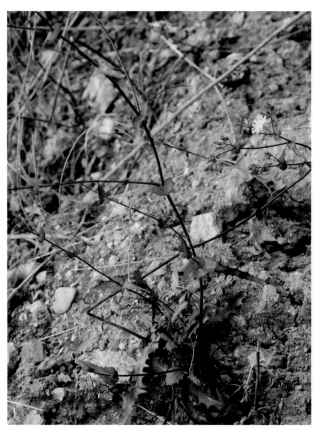
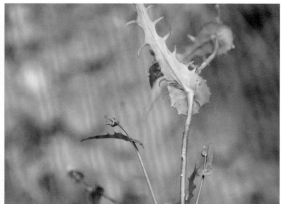
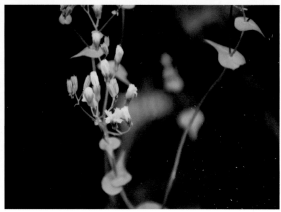

## 3b 柔毛假还阳参（亚种）Crepidiastrum sonchifolium subsp. **pubescens** (Stebbins) N. Kilian

多年生草本，全株被白色长柔毛。叶具柄，羽状分裂。头状花序于枝顶排列成伞房花序；总苞片长；花全部舌状，黄色。瘦果圆柱状，无喙，有纵肋10条，冠毛白色。花、果期10月。

分布于神农架红坪（红坪画廊），生于悬崖的干旱石壁上。少见。

全草（毛苦荬菜）清热解毒，消肿。

本亚种应独立为种较妥。

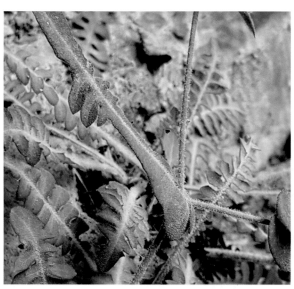
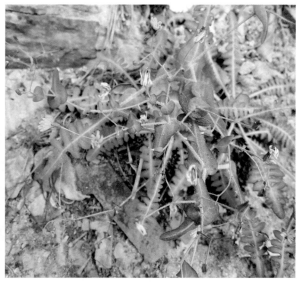

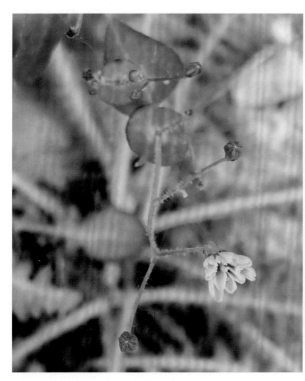 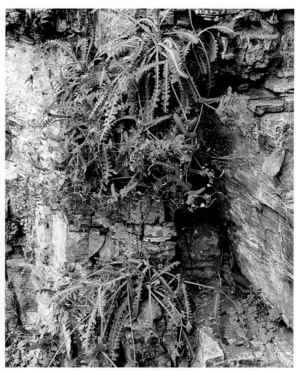

# （二十一）蒲公英属 **Taraxacum** F. H. Wiggers

多年生葶状草本，具白色乳汁。茎花葶状。叶基生，密集成莲座状。花葶1个至数个，直立、中空，无叶状苞片叶；头状花序单生于花葶顶端；总苞钟状或狭钟状，总苞片数层，有时先端背部增厚或具小角；全为舌状花，两性，结实，舌片通常黄色。瘦果纺锤形或倒锥形，具纵沟，果体上部或近乎全部具刺状或瘤状突起；冠毛多层，白色。

2500余种；我国116种；湖北3种；神农架3种，可供药用的1种。

## 蒙古蒲公英 蒲公英
**Taraxacum mongolicum** Handel-Mazzetti

多年生草本，具白色乳汁。茎花葶状，无叶状苞片叶，上部被蛛丝状柔毛或无毛。叶基生，叶片匙形或披针形。头状花序单生于花葶顶端；总苞钟状或狭钟状，外层总苞片短于内层总苞片；花序托具小窝孔，无托片；舌状花，两性，结实；雄蕊5枚，呈筒状；花柱细长，伸出聚药雄蕊外，柱头2裂，裂瓣线形。瘦果纺锤形或倒锥形，具纵沟，果体上部或近乎全部具刺状或瘤状突起。果期全年。

分布于神农架各地，生于荒野、田间空地、路旁。常见。

全草利尿，缓泻，退黄疸，利胆等。

神农架尚有丑蒲公英 *T. damnabile* 和短茎蒲公英 *T. abbreviatulum*，它们的外形上与蒙古蒲公英 *T. mongolicum* 相似，仅外总苞片小有区别，因其为才发表的新种，其分类地位和药效尚待研究，但民间多与蒲公英混用。

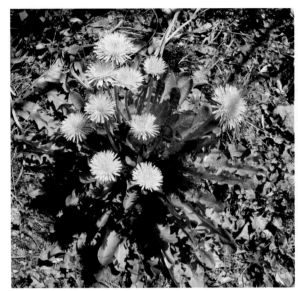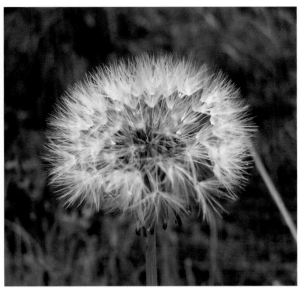

## （二十二）小苦荬属 Ixeridium (A. Gray) Tzvelev

多年生草本。茎直立，上部伞房花序状分枝，或有时自基部分枝。基生叶花期留存，极少枯萎脱落。头状花序多数或少数，在茎枝顶端排成伞房状花序，同型，舌状；总苞圆柱状，总苞片 2~4 层，外层及最外层短，内层长；舌状小花 7~27 朵，黄色，极少白色或紫红色；花柱分枝细；花药基部附属物箭头形。瘦果压扁或几压扁，褐色，少黑色，有 8~10 条高起的钝肋，上部通常有小硬毛；冠毛白色或褐色，不等长，糙毛状。

约 15 种；我国 8 种；湖北 3 种；神农架 2 种，均可供药用。

■ **分种检索表**

1. 叶狭披针形、线状披针形或狭线形，边缘无锯齿··························1. **细叶小苦荬 I. gracile**
1. 叶长椭圆形、椭圆形或倒披针形，边缘有锯齿或羽状深裂·················2. **小苦荬 I. dentatum**

---

## 1 细叶小苦荬 Ixeridium gracile (Candolle) Pak & Kawano

多年生草本。根茎极短。茎直立，上部伞房花序状分枝或自基部分枝。基生叶基部具长或短的狭翼柄；茎生叶少，狭披针形、线状披针形或狭线形。头状花序梗极纤细；总苞圆柱状，总苞片 2 层，卵形。瘦果褐色，长圆锥状，喙弯曲；冠毛褐色或淡黄色。花、果期 3~10 月。

分布于神农架各地，生于山坡山谷林下、草丛。常见。

全草（细叶苦荬）解毒，消炎止痛。

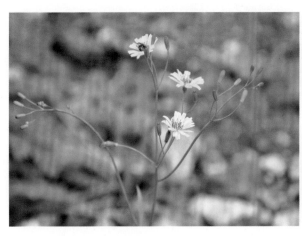
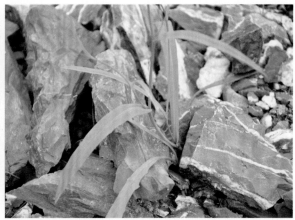

## 2 | 小苦荬 **Ixeridium dentatum** (Thunberg) Tzvelev

多年生草本。根茎缩短。茎直立，单生，上部伞房花序状分枝或自基部分枝。基生叶通常在中下部边缘或仅基部边缘具稀疏的缘毛状或长尖头状锯齿；茎生叶等于或大于基生叶。头状花序梗纤细；总苞圆柱状，总苞片2层，外层宽卵形。瘦果纺锤形，喙细丝状；冠毛麦秆黄色或黄褐色。花、果期4~8月。

分布于神农架各地，生于山坡林下、潮湿处。常见。

全草（山苦荬）止泻，消肿。

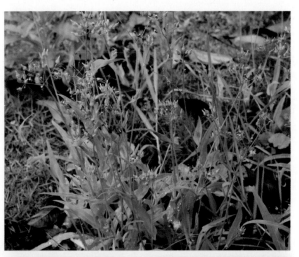

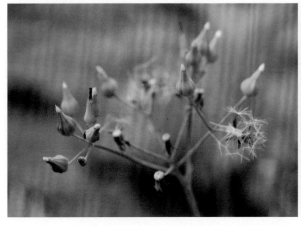
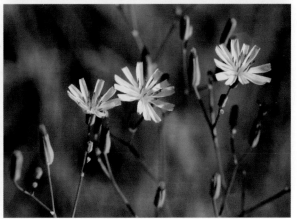

## （二十三）苦荬菜属 **Ixeris** (Cassini) Cassini

一年生或多年生草本。头状花序同型，排成疏散的圆锥花序或伞房花序，全由舌状花组成；内层总苞片近等长，狭窄，草质，外层的小或极小；花序托平坦，秃裸；花冠舌状，顶部具截平形的

5齿裂。瘦果狭窄或阔，具9~12条高起的肋，上端狭窄而成一明显的喙，喙顶具冠毛。

约8种；我国6种；湖北4种；神农架4种，均可供药用。

■ **分种检索表**

1. 瘦果具10条高起的尖翅肋。

  2. 叶基部不扩大抱茎·····································3. 剪刀股 I. japonica

  2. 叶基部扩大，箭头状半抱茎··························1. 苦荬菜 I. polycephala

1. 瘦果具9~12条高起的钝翅肋···························2. 中华苦荬菜 I. chinensis

## 1 苦荬菜 **Ixeris polycephala** Cassini ex Candolle

一年生或多年生草本。基生叶花期留存。头状花序同型，多数或少数在茎枝顶端排成伞房状花序；总苞花期圆柱状或钟状，果期有时卵球形，总苞片2~3层；舌状小花黄色，舌片顶端5齿裂。瘦果压扁，褐色，纺锤形或椭圆形，无毛，具尖翅肋10条；冠毛白色，2层，纤细，不等长。花期3~5月，果期6月。

分布于神农架各地，生于山坡林缘、灌草丛。常见。

全草（苦荬菜）清热解毒，消肿。

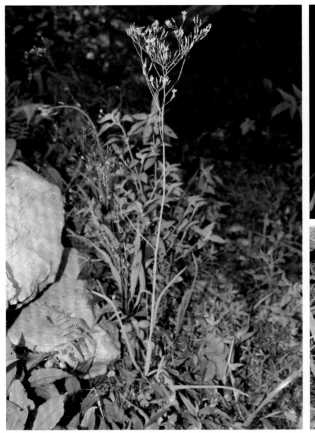
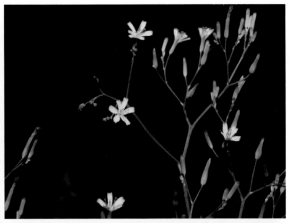
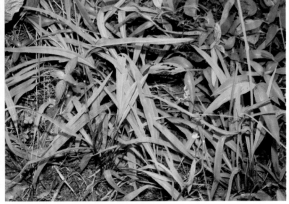

## 2　中华苦荬菜 Ixeris chinensis (Thunberg) Kitagawa

■ **分亚种检索表**

1. 植株至少含有羽状分裂的叶·······················**2a. 中华苦荬菜 I. chinensis** subsp. **chinensis**

1. 叶不分裂·····························································**2b. 多色苦荬 I. chinensis** subsp. **versicolor**

### 2a　**中华苦荬菜**（原亚种）Ixeris chinensis subsp. chinensis

多年生草本。根垂直直伸。根茎极短缩。茎直立单生或少数簇生，上部伞房花序状分枝。茎生叶 2~4 枚，长披针形或长椭圆状披针形，不裂，边缘全缘；全部叶两表面无毛。头状花序在茎枝顶端排成伞房花序；总苞圆柱状，总苞片 3~4 层，外层及最外层宽卵形。瘦果褐色，长椭圆形。花、果期 1~10 月。

分布于神农架各地，生于山坡、田野及路旁。少见。

全草（苦荬）解热，镇痛，消炎。

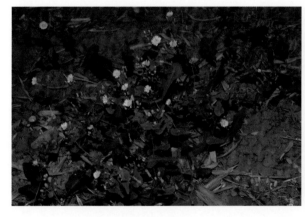 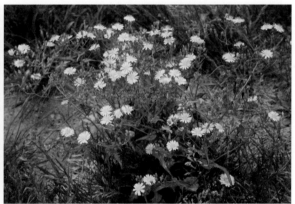

### 2b　**多色苦荬**（亚种）Ixeris chinensis subsp. versicolor (Fischer ex Link) Kitamura

一年生草本。根垂直。茎直立，自基部或上部分枝，全部茎枝无毛。基生叶簇生，莲座状，长圆状披针形至宽线形，基部渐狭成柄或翼柄，边缘具刺齿，刺齿并生，成双排列，极少边缘无并生刺齿；茎叶 2~4 枚，与基生叶同形，基部无柄或具短柄，上部茎叶基部常扩大半抱茎。头状花序多数在茎枝顶端排成伞房状花序或伞房状圆锥花序，舌状小花淡黄色。花、果期 6~10 月。

分布于神农架下谷，生于荒地或路边。少见。

全草清热解毒，止血。

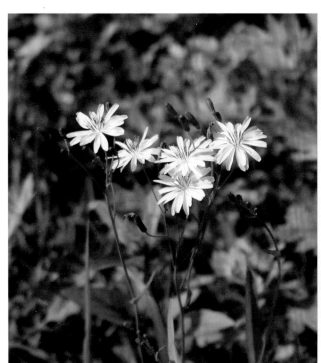
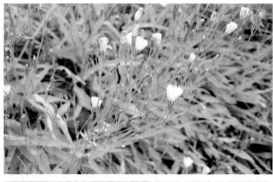
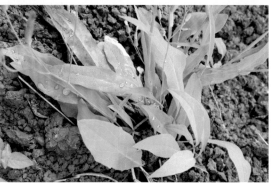

## 3 剪刀股 *Ixeris japonica* (N. L. Burman) Nakai

多年生草本。全株无毛，具匍匐茎。基生叶莲座状，叶片匙状倒披针形至倒卵形，先端钝，基部下延成叶柄，全缘或具疏锯齿或下部羽状分裂，花梗上仅具 1~2 枚叶，叶全缘，无叶柄。头状花序 1~6 个，具梗；总苞钟状，外层总苞片卵形，内层总苞片长圆状披针形，先端钝；舌状小花黄色。瘦果成熟后红棕色，冠毛白色。花、果期 4~5 月。

分布于神农架红坪、木鱼、松柏、新华，生于荒地中。常见。

全草（剪刀股）清热解毒，消痈肿，凉血。

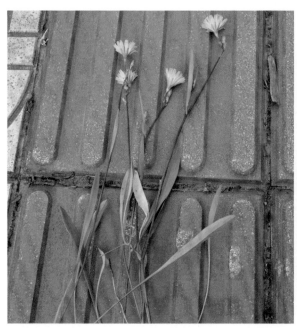
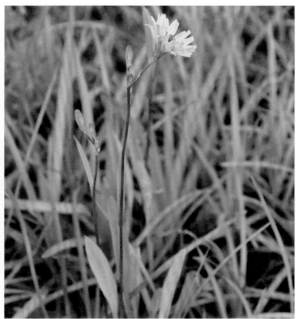

## （二十四）耳菊属 **Nabalus** Cassini

多年生草本。叶羽状分裂。头状花序同型，有 25~35 朵舌状小花，沿茎枝顶端排成总状花序或圆锥花序；总苞钟状，总苞片 3~4 层，三角形或长披针形；舌状小花黄色或白色。瘦果肉红色或褐色，顶端截形，无喙，每面有多数高起的细肋；冠毛 2~3 层，褐色。

15 种；我国 2 种；湖北 1 种；神农架 1 种，可供药用。

## 盘果菊 **Nabalus tatarinowii** (Maximowicz) Nakai

多年生草本。叶薄纸质，心形或卵形，基部心形，边缘具不规则齿，两表面均被疏刚毛，脉羽状，上部叶渐小，具短柄，披针形，常具 1 对卵形耳状小叶。头状花序在枝顶端排成圆锥花序；总花序梗上具数个小苞片；总苞圆柱形，外层总苞片 3 枚，卵状披针形，内层 5 枚，条形；舌状花白色或带黑色。花期 7~8 月，果期 9~10 月。

分布于神农架各地，生于山坡林下、林缘。常见。

盘果菊中分出多种倍半萜内酯、倍半萜苷及其他类型的化合物。倍半萜内酯类化合物，一般具有很好的生理活性，如抗肿瘤、抗溃疡、改善睡眠、调节植物生长等。

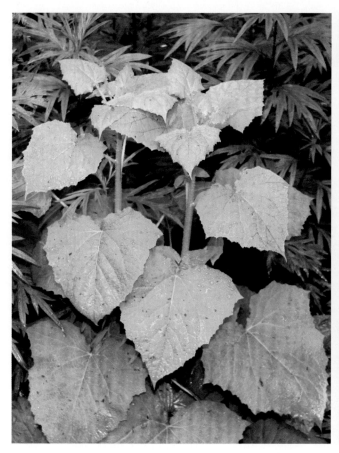
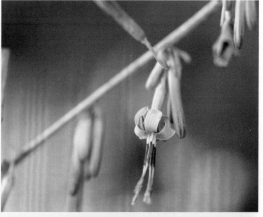
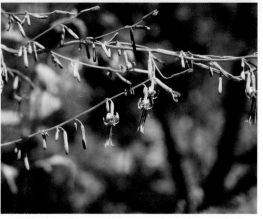

## （二十五）毛连菜属 Picris Linnaeus

全部茎枝被钩状硬毛或硬刺毛。头状花序同型，在茎枝顶端呈伞房花序或圆锥花序，或不呈明显的花序排列；总苞片约3层，覆瓦状排列或不明显；小花舌状，黄色；花药基部箭头形。瘦果椭圆形或纺锤形，有5~14条高起的纵肋，但无喙或喙极短；冠毛2层，外层短或极短。

约50种；我国7种；湖北1种；神农架1种，可供药用。

### 1. 毛连菜 Picris hieracioides Linnaeus

> **■ 分亚种检索表**
>
> 1. 茎枝被光亮的钩状硬毛·····················1a. 毛连菜 **P. hieracioides** subsp. **hieracioides**
> 1. 茎枝被黑色或墨绿色钩状硬毛················1b. 日本毛连菜 **P. hieracioides** subsp. **japonica**

### 1a 毛连菜（原亚种）Picris hieracioides subsp. hieracioides

多年生草本。茎上具纵沟纹，被亮色分叉的钩状硬毛。下部茎叶长椭圆形或宽披针形；中部和上部茎叶披针形或线形，较下部茎叶小，无柄，基部半抱茎；最上部茎叶小，全缘；全部茎叶两面特别是沿脉被亮色的钩状分叉的硬毛。头状花序在茎枝顶端排成伞房花序或伞房状圆锥花序；总苞

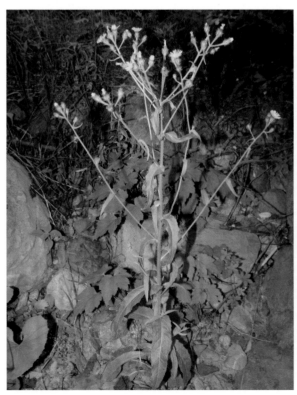

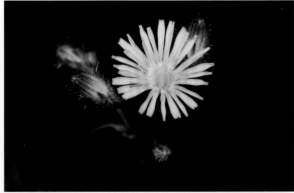

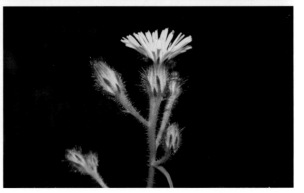

片约 3 层；舌状小花黄色。瘦果纺锤形，具纵肋，肋上有横皱纹；冠毛白色，外层极短，糙毛状，内层长，羽毛状。花期 7~8 月，果期 9~10 月。

分布于神农架各地，生于山坡山谷林下、草丛。常见。

根、全草（枪刀菜根）生肌活络。

## 1b 日本毛连菜（亚种）Picris hieracioides subsp. **japonica** (Thunberg) Krylov

本亚种植物形态与毛连菜（原亚种）极相似，唯茎枝被黑色或墨绿色钩状硬毛而不同于毛连菜的茎枝被光亮的钩状硬毛。花期 7~8 月，果期 9~10 月。

分布于神农架各地，生于高海拔的山坡草丛。常见。

根、全草代毛连菜入药。

《中国植物志》《Flora of China》均把日本毛连菜作单独的种，而本文采用 Kitamura（Mem. Coll. Sci. Univ. Kyoto ser. B. 22:91. 1995）的处理方式，将其作为亚种，但笔者认为，此种处理方式亦较勉强。

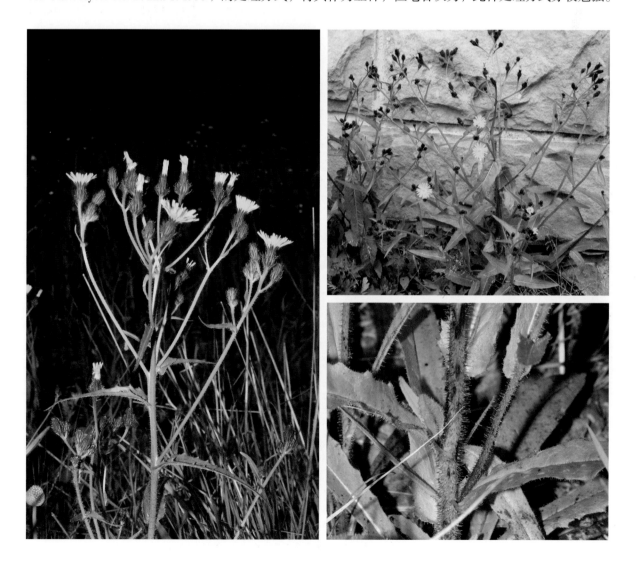

# （二十六）菊苣属 Cichorium Linnaeus

一年生、二年生或多年生草本。叶互生；基生叶莲座状；茎生叶无柄，基部抱茎。头状花序同型，含小花 8~20 朵，着生于茎中部或上部叶腋中，或单生于茎枝顶端；总苞圆柱状，总苞片 2 层；全部小花舌状。瘦果倒卵形、椭圆形或倒楔形，外层瘦果压扁，紧贴内层总苞片，有 3~5 条高起的棱，顶端截形；冠毛极短，膜片状，2~3 层。

约 7 种；我国 1 种；湖北 1 种；神农架 1 种，可供药用。

## 菊苣 Cichorium intybus Linnaeus

多年生草本。基生叶莲座状，花期留存，倒披针状长椭圆形；茎生叶少数，较小，卵状倒披针形至披针形，无柄，基部圆形或戟形扩大半抱茎。头状花序多数，单生或数个集生于茎顶或枝端，或 2~8 个沿花枝排成穗状花序；总苞圆柱状；舌状小花蓝色。瘦果倒卵状、椭圆状或倒楔形；冠毛极短，膜片状。花、果期 5~10 月。

分布于我国华北、西北广大地区，神农架木鱼至松柏公路两旁有逸生。少见。

地上部分（菊苣）、根（菊苣根）清热解毒，利尿消肿，健胃；用于湿热黄疸、肾炎水肿、胃脘胀痛、食欲不振。

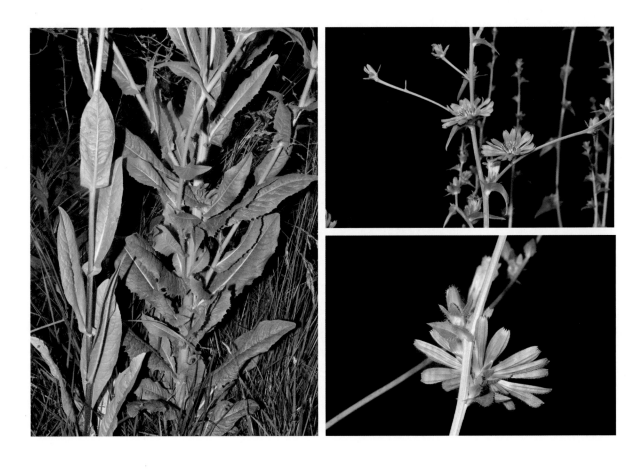

# （二十七）山柳菊属 **Hieracium** Linnaeus

多年生草本。头状花序同型；总苞钟状或圆柱状，总苞片 3~4 层，覆瓦状排列，向内层渐长；舌状小花多数，黄色，舌片顶端截形，5 齿裂。瘦果圆柱形或椭圆形，有 8~14 条椭圆状高起的等粗的纵肋，顶端截形，无喙，近顶端亦无收缢；冠毛 1~2 层，污黄白色，易折断。

约 800 种；我国 6 种；湖北 1 种；神农架 1 种，可供药用。

## 山柳菊 **Hieracium umbellatum** Linnaeus

多年生草本。茎单生或少数簇生，分枝或不分枝。叶不分裂，边缘具各式锯齿或全缘。头状花序同型；总苞钟状或圆柱状，总苞片 3~4 层，覆瓦状排列，向内层渐长；花托平，蜂窝状，孔缘有明显的小齿或无小齿；舌状小花黄色，圆柱形。瘦果圆柱形或椭圆形，冠毛 1~2 层。花、果期 7~9 月。

分布于神农架各地，生于山坡灌草丛中。常见。

根（山柳菊）清热解毒，利湿，消积；用于疮痈疖肿、尿路感染、痢疾、腹痛积块。

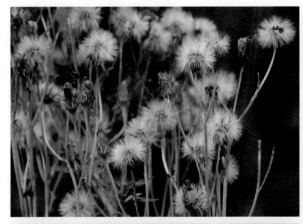
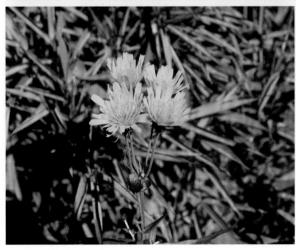
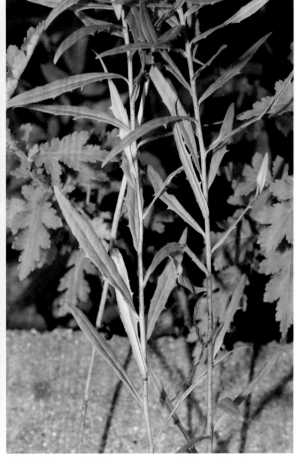

## （二十八）斑鸠菊属 Vernonia Schreb

草本或乔木。叶互生，羽状脉。头状花序，具同型的两性花，全部结实；总苞钟状，总苞片顶端钝，向外渐短，常具腺点；花粉红色或紫色；花冠管状，常具腺点，管部细，檐部钟状或钟形漏斗状，上端具5裂片；花药顶端尖，基部箭形或钝；花柱分枝细，钻形，顶端稍尖，被微毛。瘦果圆柱状或陀螺状，具棱或具肋，顶端截形，常具腺点；冠毛通常2层，内层细长，糙毛状。

约1000种；我国31种；湖北2种，神农架2种，均可供药用。

### ■ 分种检索表

1. 瘦果具10条肋或条纹 ⋯⋯⋯⋯⋯⋯⋯⋯⋯⋯⋯⋯⋯⋯⋯⋯⋯⋯⋯⋯⋯⋯⋯ 1. 南漳斑鸠菊 V. nantcianensis

1. 瘦果无肋或条纹 ⋯⋯⋯⋯⋯⋯⋯⋯⋯⋯⋯⋯⋯⋯⋯⋯⋯⋯⋯⋯⋯⋯⋯⋯⋯⋯ 2. 夜香牛 V. cinerea

## 1 南漳斑鸠菊 Vernonia nantcianensis (Pampanini) Handel-Mazzetti

一年生草本。茎直立或斜升，具明显条纹，被疏糙短毛和无柄的腺毛。叶卵状或披针状椭圆形，边缘中部或中部以上具疏锯齿。头状花序在枝端或叶腋单生；总苞宽钟状，总苞片5~6层，卵形至卵状长圆形；花托稍凸起，边缘具小窝孔；花冠管状，粉紫色。瘦果圆柱形，暗褐色；冠毛淡黄褐色。花、果期8~10月。

分布于神农架各地，生于低海拔的山谷沟边林缘。常见。

全草用于毒蛇咬伤。

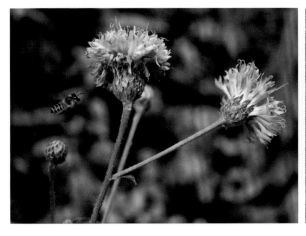 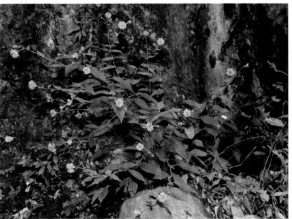

## 2 夜香牛 Vernonia cinerea (Linnaeus) Lessing

一年生或多年生草本，株高20~100cm。根垂直，多少木质，分枝。茎直立，被灰色贴生短柔毛，具腺点。下部和中部叶菱状卵形、菱状长圆形或卵状，边缘具小尖的疏锯齿，被疏短毛，下表面特别沿脉被灰白色或淡黄色短柔毛；上部叶渐尖，狭长圆状披针形或线形。总苞钟状，总苞片4层。瘦果圆柱形。花、果期全年。

　　分布于神农架下谷，生于山地荒地及路田边。少见。

　　全草（伤寒草）疏风散热，凉血解毒，安神；用于感冒发热、咳嗽、痢疾、黄疸型肝炎、神经衰弱，外用于痈疖肿毒、蛇咬伤。

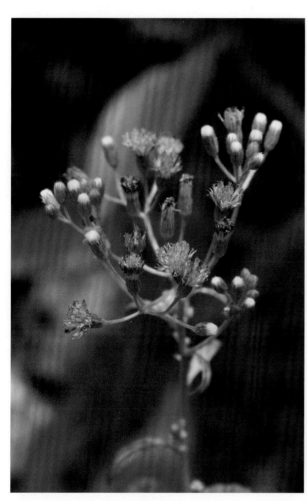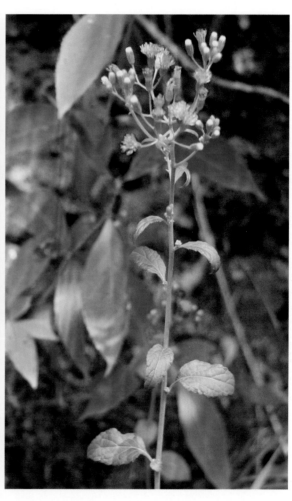

# （二十九）橐吾属 Ligularia Cassini

　　多年生草本。茎直立，常单生。幼叶外卷；不育茎的叶丛生、发达，具长柄，基部膨大成鞘；茎生叶互生，少数，叶柄较短，常具膨大的鞘，叶片多与丛生叶同形，较小。头状花序辐射状或盘状，排成总状或伞房状花序，或单生；总苞片2层，分离；覆瓦状排列，外层窄，内层宽；花托平，浅蜂窝状；中央花两性，管状，檐部5裂；花药顶端三角形至卵形，急尖，基部钝，无尾，花丝光滑，近花药处膨大；花柱分枝细，先端钝或近圆形。瘦果光滑，具肋；冠毛2~3层，刚毛状，长或极短，稀无冠毛。

　　约140种；我国123种；湖北14种；神农架13种，均可供药用。

■ **分种检索表**

1. 头状花序排成伞房状或复伞房状花序。
　2. 叶不分裂，具细齿或深齿裂。
　　3. 总苞长 13~20mm。
　　　4. 具 1~2 枚外层总苞片，线形 ·······················2. 鹿蹄囊吾 **L. hodgsonii**
　　　4. 无外层总苞片 ·······································1. 齿叶囊吾 **L. dentata**
　　3. 总苞长 10~14mm。
　　　5. 冠毛比花冠筒长 ·······························10. 莲叶囊吾 **L. nelumbifolia**
　　　5. 冠毛比花冠筒短 ·····························6. 大黄囊吾 **L. duciformis**
　2. 叶三回掌状深裂 ·····································9. 大头囊吾 **L. japonica**
1. 头状花序排成总状花序。
　6. 茎生叶具膨大的鞘。
　　7. 冠毛与管状的花冠等长。
　　　8. 苞片卵形或卵状披针形，边缘具齿 ·············3. 囊吾 **L. sibirica**
　　　8. 苞片丝线状，全缘 ·······················13. 川鄂囊吾 **L. wilsoniana**
　　7. 冠毛与管状的管部等长或稍短。
　　　9. 苞片卵形，边缘常具齿。
　　　　10. 总苞光滑无毛 ·······················8. 蹄叶囊吾 **L. fischeri**
　　　　10. 总苞被具节短毛 ·····················11. 离舌囊吾 **L. veitchiana**
　　　9. 苞片线形或线状披针形，全缘。
　　　　11. 总苞狭筒形。
　　　　　12. 舌状花的舌片线状长圆形或倒披针形，宽 2~4mm ······4. 窄头囊吾 **L. stenocephala**
　　　　　12. 舌状花的舌片线形，宽 1~1.5mm ·······7. 矢叶囊吾 **L. fargesii**
　　　　11. 总苞钟形或宽钟形 ·····················5. 狭苞囊吾 **L. intermedia**
　6. 茎生叶仅有稍膨大的鞘 ···························12. 蕨梗囊吾 **L. tenuipes**

---

## 1 齿叶囊吾 Ligularia dentata (A. Gray) H. Hara

　　多年生草本。茎直立，被白色蛛丝状柔毛和黄色具节短柔毛或下部光滑。丛生叶与茎下部叶具柄，被白色蛛丝状柔毛，具细棱；叶片肾形，先端圆形，边缘具整齐的齿。头状花序辐射状；总苞半球形，宽大于长；舌状花黄色，舌片狭长圆形，冠毛红褐色。瘦果圆柱形，具肋，光滑。花、果期 7~10 月。

　　分布于神农架各地，生于山坡林下的阴湿地。常见。

　　根（马蹄黄）舒筋活血，散瘀消肿。

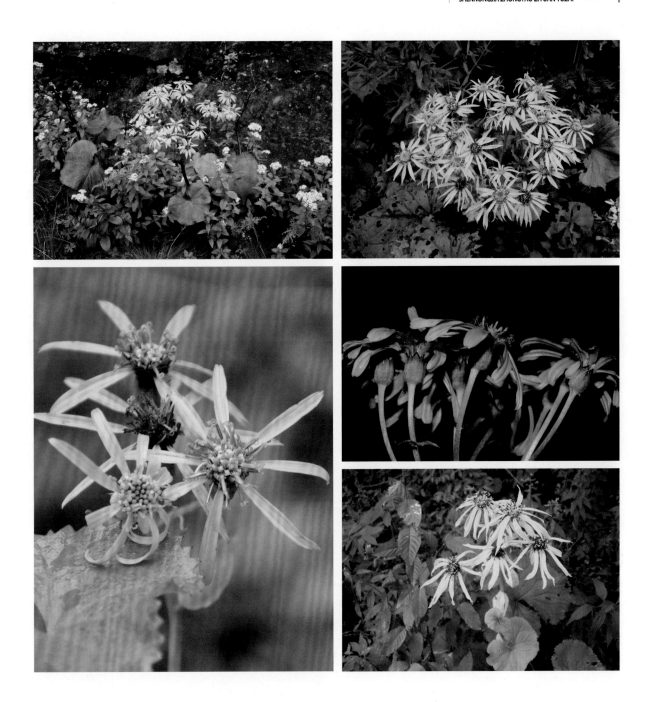

## 2 鹿蹄橐吾 **Ligularia hodgsonii** J. D. Hooker

多年生草本。根肉质。茎直立，上部及花序被白色蛛丝状柔毛和黄褐色具节短柔毛，具棱。丛生叶与茎下部叶具柄，柄具细棱。叶片肾形或心状肾形，边缘具三角状齿或圆齿。头状花序辐射状，排成伞房状或复伞房状花序；总苞宽钟形，长大于宽；舌片长圆形。瘦果圆柱形，光滑。花期8月，果期10月。

原产于我国华中至西南，神农架也有栽培，未见野生。

根、根茎（南瓜七）活血行瘀，润肺降气，止咳。叶消肿止痛。

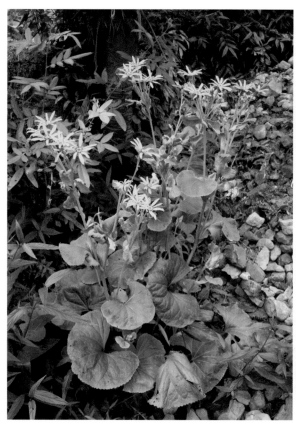
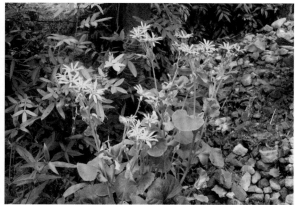
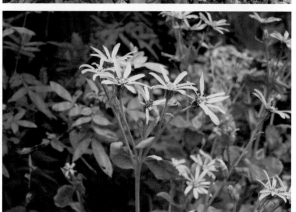

## 3 橐吾 **Ligularia sibirica** (Linnaeus) Cassini

多年生草本。茎直立，连同花序被白色蛛丝状毛和黄褐色具节短柔毛。茎下部叶卵状心形至宽心形，先端圆或钝，边缘具整齐的细齿，基部心形，两侧裂片长圆形至近圆形，叶脉掌状；茎中部叶与下部叶同形，具短柄，鞘状膨大。总状花序；苞片卵形或卵状披针形，总苞宽钟形；舌状花 6~10 朵，黄色，舌片倒披针形或长圆形。瘦果长圆形，冠毛白色。花、果期 7~10 月。

分布于神农架各地，生于山坡草丛中。常见。

根、根茎（山紫菀）润肺化痰，止咳。

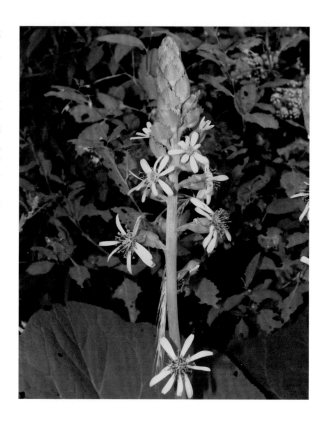

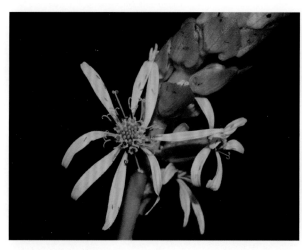
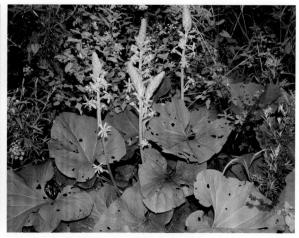

## 4 窄头橐吾 **Ligularia stenocephala** (Maximowicz) Matsumura & Koidzumi

　　多年生草本。根肉质，细而长。茎直立，光滑。叶片心状戟形、肾状戟形，罕为箭形。苞片卵状披针形或线形；总苞狭筒形至宽筒形，总苞片5（6~7）枚，长圆形，先端三角形，急尖，背部光滑；冠毛白色、黄白色，有时为褐色。瘦果倒披针形。花、果期7~12月。

　　分布于神农架木鱼（千家坪），生于山坡林下。常见。

　　根、全草、叶（窄头橐吾）清热，利尿，祛痰。

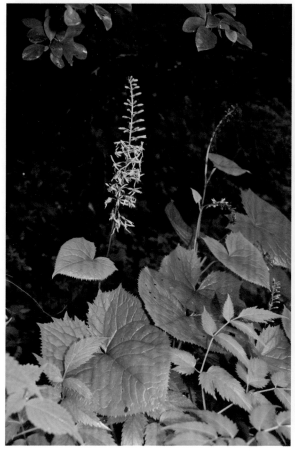
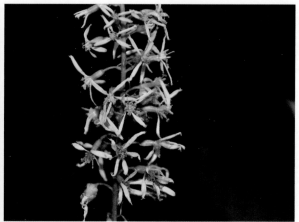
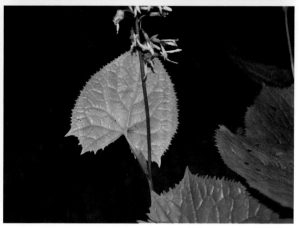

## 5 狭苞橐吾 **Ligularia intermedia** Nakai

多年生草本。茎直立，上部被白色蛛丝状柔毛，下部光滑。丛生叶与茎下部叶具柄，叶片肾形或心形，边缘有整齐具小尖头的三角状齿或小齿；茎中上部叶与下部叶同形。苞片线形或线状披针形；头状花序辐射状；总苞片6~8枚，长圆形，冠毛紫褐色，有时白色，比花冠部短。瘦果圆柱形。花期8月，果期10月。

分布于神农架各地，生于山坡林下、草地。常见。

根茎（狭苞橐吾）温肺，下气，消痰，止咳。

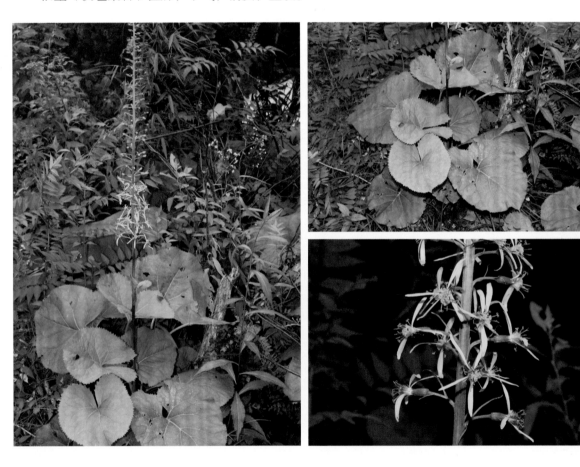

## 6 大黄橐吾 **Ligularia duciformis** (C. Winkler) Handel-Mazzetti

多年生草本。根肉质，多数，簇生。丛生叶与茎下部叶具柄，叶柄基部具鞘，叶片肾形或心形，先端圆形，边缘具不整齐的齿，齿端具软骨质的小尖头，叶脉掌状，主脉3~5条，网脉突起；茎最上部叶常仅有叶鞘。头状花序排成复伞房状聚伞花序，多数，盘状；总苞狭筒形；小花全部管状，黄色。瘦果圆柱形。花、果期7~9月。

分布于神农架各地，生于高海拔的山坡溪沟边。常见。

根润肺下气，祛痰止咳。

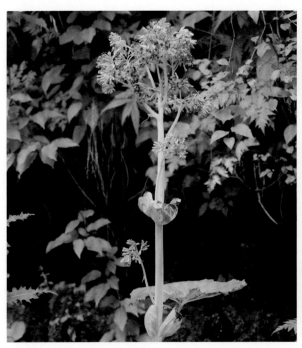
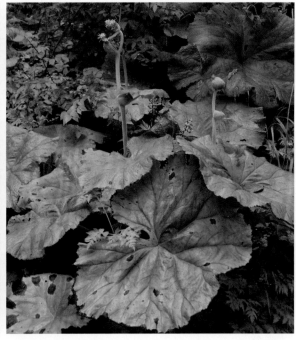

## 7 | 矢叶橐吾 *Ligularia fargesii* (Franchet) Diels

多年生草本。丛生叶与茎基部叶卵状或心状戟形，叶脉掌状，两表面光滑；茎生叶与基部叶同形，较小，具短柄，基部鞘状抱茎。总状花序狭窄；苞片及小苞片线形；总苞狭筒形，总苞片背部光滑；舌状花 2 朵，黄色。瘦果圆柱形，光滑。花、果期 7~9 月。

分布于神农架各地，生于高海拔的山坡林下或草丛中。少见。

根、根茎止咳平喘。

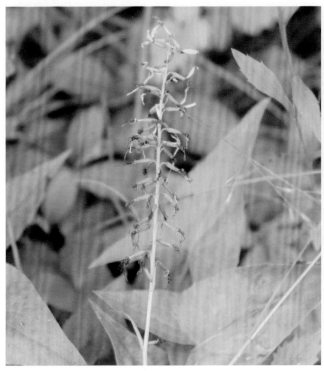
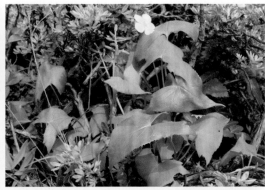
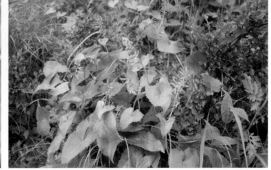

## 8 蹄叶橐吾 Ligularia fischeri (Ledebour) Turczaninow

　　多年生草本，高可达 2m。根肉质。丛生叶与茎下部叶具柄，叶片肾形，边缘具整齐的锯齿；茎中上部叶具短柄，鞘膨大，宽超过长。总状花序；舌状花 5~9 朵，黄色，长圆形。瘦果圆柱形，光滑。花、果期 7~10 月。

　　分布于神农架大九湖，生于湿地中。少见。

　　根润肺，化痰，止咳。

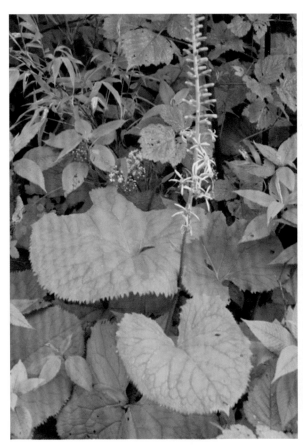
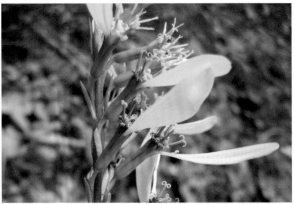
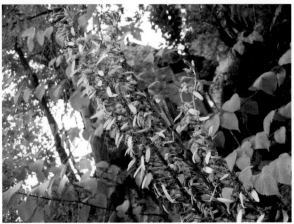

## 9 大头橐吾 Ligularia japonica (Thunberg) Lessing

　　多年生草本。根肉质，粗壮。茎直立，具枯叶柄纤维。头状花序辐射状，排成伞房状花序；常无苞片及小苞片；舌状花黄色，舌片长圆形；管状花多数，檐部筒形，冠毛红褐色。瘦果细圆柱形，具纵肋，光滑。花、果期 4~9 月。

　　分布于神农架宋洛至兴山一带，生于山坡溪沟的湿地上。少见。

　　根、全草舒筋活血，解毒消肿。

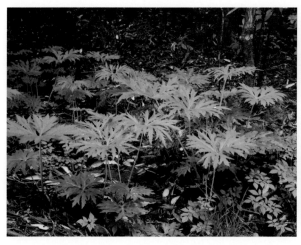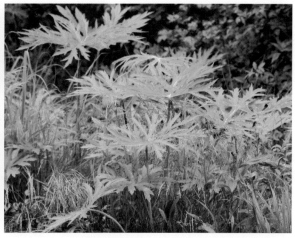

## 10 | 莲叶橐吾 **Ligularia nelumbifolia** (Bureau & Franchet) Handel-Mazzetti

多年生草本。茎长，粗壮，上部被白色蛛丝状柔毛和黄褐色具节短柔毛。丛生叶和茎下部叶具柄，叶片盾状着生，肾形，叶脉掌状；茎上部叶具极度膨大的鞘。复伞房状聚伞花序开展，分枝极多；花序梗黑紫色；总苞狭筒形，总苞片背部光滑，内层具宽的褐色或黄色膜质边缘。花期7~9月，果期9~10月。

分布于神农架各地，生于高海拔的溪边湿地中。常见。

根止咳化痰。

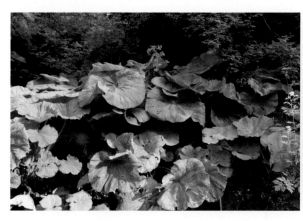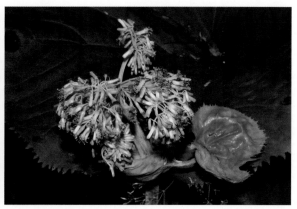

## 11 | 离舌橐吾 **Ligularia veitchiana** (Hemsley) Greenman

多年生草本。根肉质，多数。茎直立。舌状花黄色，疏离，舌片狭倒披针形；管状花多数，檐部裂片先端被密的乳突，冠毛黄白色，有时污白色。瘦果光滑。花期7~9月，果期9~10月。

分布于神农架各地，生于山坡林下潮湿地。常见。

根茎（离舌橐吾）活血，行瘀，止咳，化痰。

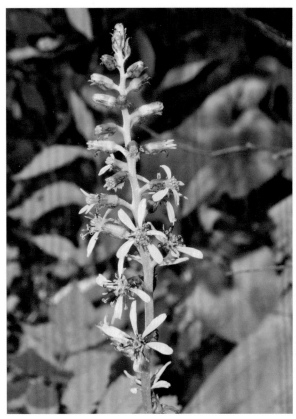

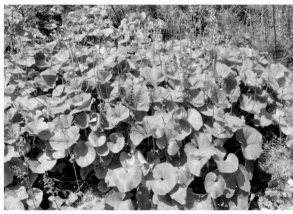

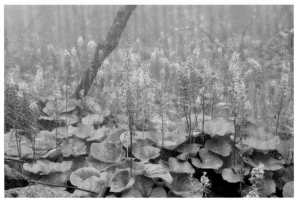

## 12 蔌梗橐吾 Ligularia tenuipes (Franchet) Diels

多年生草本。丛生叶和茎下部叶心形或宽卵状心形，叶脉羽状；茎中部叶与下部叶同形，较小，具短柄，柄有翅，鞘略膨大，半抱茎；茎上部叶无柄，卵状披针形。总状花序；苞片狭披针形至线形；花序梗常 2~4 个簇生或单生；舌状花 4~5 朵，黄色，冠毛污褐色。花期 8~10 月。

分布于神农架松柏至木鱼（九冲）一带，生于山坡溪边潮湿地。少见。

根茎活血，行瘀，止咳，化痰。

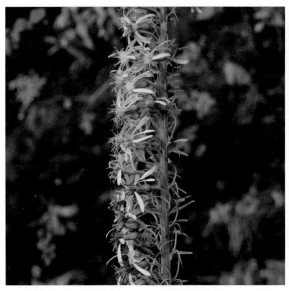

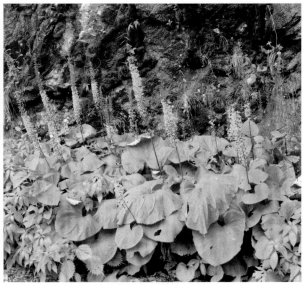

## 13 | 川鄂橐吾 **Ligularia wilsoniana** (Hemsley) Greenman

多年生草本。丛生叶与茎下部叶肾形，叶脉掌状，网脉在下表面明显；茎中部叶与下部叶同形，较小；茎上部叶减缩。总状花序；苞片丝状，向上渐短；小苞片丝状钻形，极明显或不显；总苞钟状陀螺形；舌状花 5~6 朵，舌片长圆形；管状花多数，冠毛白色与花冠等长。花期 7~9 月，果期 9~10 月。

分布于神农架大九湖，生于湖边潮湿之地。少见。

根茎（川鄂橐吾）止咳化痰，散寒。

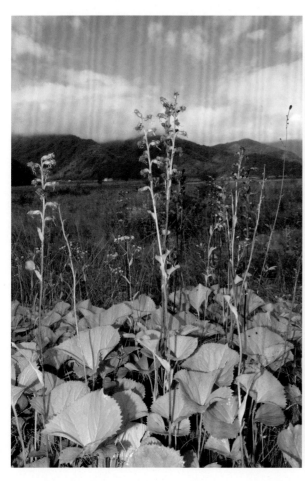 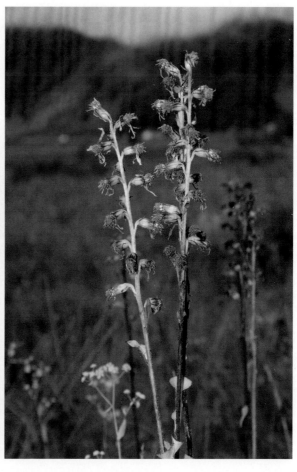

## （三十）华蟹甲属 **Sinacalia** H. Robinson & Brettell

多年生直立草本，具粗大地下块茎和多数纤维状根。叶片卵形至近圆形，基部心形至近截形，叶脉掌状或羽状。头状花序单生或数个至多数排成顶生疏伞房花序或复圆锥状花序；总苞狭圆柱形至倒锥状钟形，总苞片 4~8 枚，1 层；舌状花 2~8 朵，舌片黄色，顶端具 2 或 3 枚小齿。瘦果圆柱形，具肋，无毛；冠毛丝状，宿存。

4 种，我国特有；湖北 1 种；神农架 1 种，可供药用。

# 华蟹甲 **Sinacalia tangutica** (Maximowicz) B. Nordenstam

多年生草本，直立。叶具柄，基生叶和下部茎叶通常在花期凋落，叶片卵形至近圆形。头状花序单生，或数个至多数排成顶生疏伞房花序或复圆锥状花序；总苞狭圆柱形至倒锥状钟形，总苞片4~5枚，或8枚，1层，线状长圆形至线状披针形；舌状花2~8朵，舌片黄色，长圆形或线状长圆形，具脉4~7条，顶端具2或3枚小齿。瘦果圆柱形，无毛；冠毛丝状，宿存。花期7~9月，果期10~11月。

分布于神农架各地，生于山坡林下或荒地。常见。

根祛风镇静，清肺止咳；用于风湿疼痛、头痛眩晕、胸腔胀满、咳嗽痰多、偏瘫等。

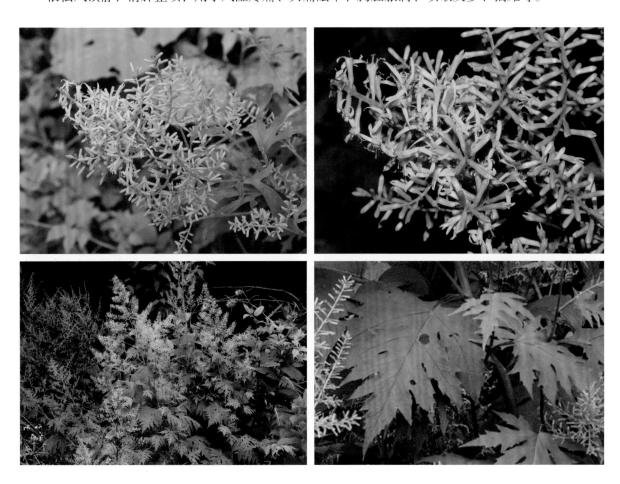

# （三十一）蟹甲草属 **Parasenecio** W. W. Smith & J. Small

多年生草本。根茎粗壮，直立或横走，有多数被毛纤维状的根。茎单生，直立。叶互生，具叶柄，不分裂或掌状、羽状分裂。头状花序在茎端或上部叶腋排成总状或圆锥状花序，下部常具小苞片；总苞圆柱形或狭钟形，稀钟状，总苞片1层，离生；头状花序盘状，具同型的两性花，小花全部结实，少数至多数。瘦果圆柱形，无毛，具纵肋；冠毛刚毛状，1层，白色。

60余种；我国51种；湖北17种；神农架15种，可供药用的7种。

**■ 分种检索表**

1. 叶下表面无毛或被柔毛。
　2. 头状花序多数，大或较大。
　　3. 总苞长 5~10mm；冠毛白色。
　　　4. 叶柄具窄翅或不明显的翅，基部不扩大成耳状……………………5. 山尖子 P. hastatus
　　　4. 叶柄具宽翅，基部扩大成耳状………………………………………1. 耳翼蟹甲草 P. otopteryx
　　3. 总苞长 10~15mm；冠毛红褐色……………………………………2. 矢镞叶蟹甲草 P. rubescens
　2. 头状花序极多数，小……………………………………………4. 兔儿风蟹甲草 P. ainsliaeiflorus
1. 叶下表面密被蛛丝状毛或绵毛。
　5. 头状花序总苞片 2~3 枚，小花 3~4 朵………………………………7. 蛛毛蟹甲草 P. roborowskii
　5. 头状花序总苞片 5 枚，小花 5~6 朵。
　　6. 茎生叶 4~5 枚，叶柄有翅……………………………………3. 深山蟹甲草 P. profundorum
　　6. 茎生叶 2~4 枚，叶柄无翅……………………………………6. 白头蟹甲草 P. leucocephalus

## 1 耳翼蟹甲草 **Parasenecio otopteryx** (Handel-Mazzetti) Y. L. Chen

　　多年生草本。根茎平卧。茎单生，直立或常弯曲，具纵槽棱。下部茎叶肾形；上部茎叶肾形至三角肾形，基部深凹或微凹。头状花序在茎端排成疏散的狭总状花序；总苞圆柱形，紫色或紫绿色，总苞片 5 枚，稀 4 枚，长圆形；小花花冠黄白色。瘦果圆柱形，无毛，具肋；冠毛白色。花、果期7~9 月。

　　分布于神农架各地，生于山地林下、林缘。常见。

　　全草（耳翼蟹甲草）消肿止痛。

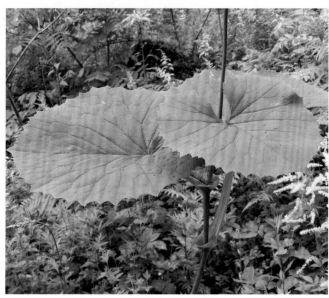
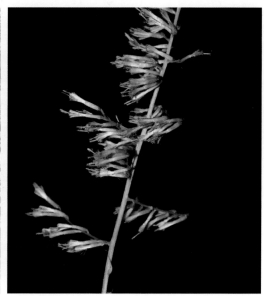

## 2 矢镞叶蟹甲草 **Parasenecio rubescens** (S. Moore) Y. L. Chen

多年生草本。茎直立，绿色或有时带紫色，具明显条纹。下部和中部茎叶具长柄，叶片宽三角形，两表面均无毛或下表面沿脉被微毛，叶柄无翅，无毛；最上部叶卵状披针形。头状花序在茎端或上部叶腋排成叉状宽圆锥花序；总苞窄钟形，总苞片 7~8（~10）枚，长圆形或长圆状披针形。瘦果圆柱形，淡黄褐色。花期 7~8 月，果期 9 月。

分布于神农架各地，生于山谷林下或林缘灌丛中。少见。

全草清热散结，化痰止咳。

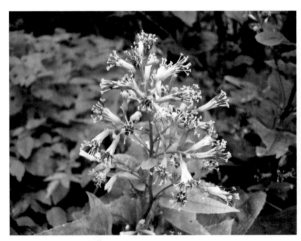 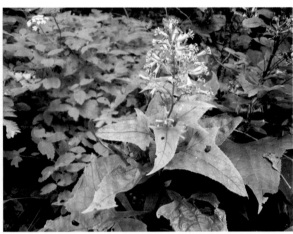

## 3 深山蟹甲草 **Parasenecio profundorum** (Dunn) Y. L. Chen

多年生草本。茎单生，直立，下部常裸露，具纵条棱。叶具长叶柄；叶片膜质，宽卵形或卵状菱形，上表面被疏短糙毛，下表面疏被蛛丝状毛。头状花序在茎端排成疏散的圆锥花序；总苞圆柱形，总苞片 5 枚，线状披针形，被微毛；小花花冠黄色；花药伸出花冠。瘦果圆柱形，无毛；冠毛白色。花、果期 8~9 月。

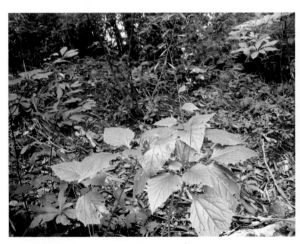 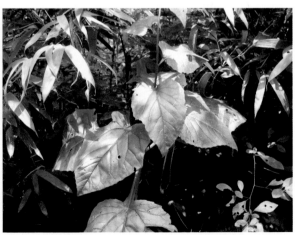

分布于神农架各地，生于山坡或山谷阴湿地。常见。

全草（深山蟹甲草）用于疮疖肿毒、头癣、跌打损伤。

## 4 兔儿风蟹甲草 **Parasenecio ainsliaeiflorus** (Franchet) Y. L. Chen

多年生草本。茎单生，上部和花序分枝被黄褐色短毛。下部叶在花期凋落，具长柄，叶片心状肾形或圆肾形，常具三角形裂片 5~7 枚，边缘具不规则锯齿；上部叶与下部叶同形，但较小，宽卵形，具 3~5 浅裂。头状花序小，多数，在茎端或上部叶腋排成总状或复总状花序；总苞圆柱形，总苞片线形或线状披针形。瘦果圆柱形，无毛。花期 7~8 月，果期 9~10 月。

分布于神农架各地，生于山坡林下阴湿地。常见。

根（八角香）散瘀，杀虫。

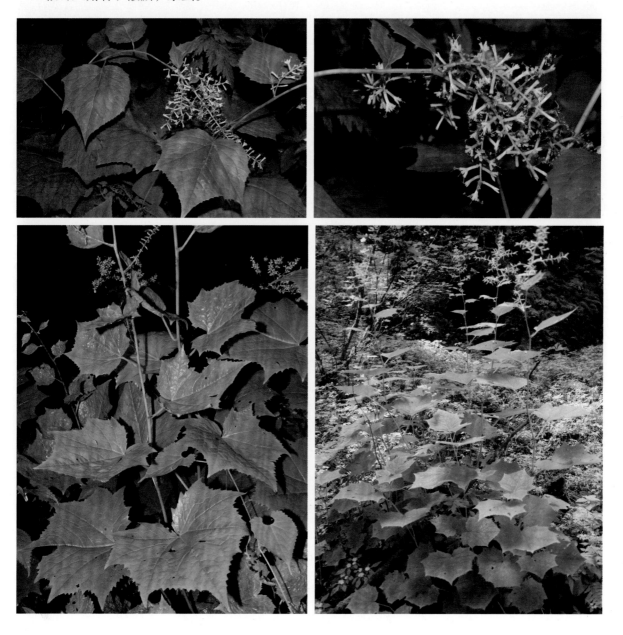

## 5 | 山尖子 *Parasenecio hastatus* (Linnaeus) H. Koyama

多年生草本。茎下部叶在花期枯萎；中部叶三角状戟形，先端渐尖，基部截形或近心形，在叶柄处下延成翼，边缘具不整齐的尖齿；上部叶渐小，三角形或矩圆状菱形。头状花序多数，下垂，于茎顶排成狭金字塔形；总苞筒状，总苞片 8 枚，披针形；花两性，皆为管状。瘦果黄褐色，冠毛白色。花期 7~8 月，果期 9 月。

分布于神农架下谷，生于山坡林下。常见。

全草解毒消肿。

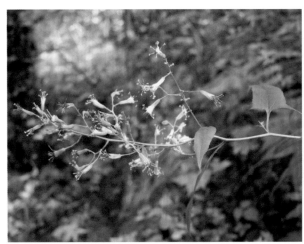 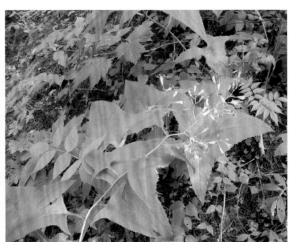

## 6 | 白头蟹甲草 *Parasenecio leucocephalus* (Franchet) Y. L. Chen

多年生草本。根茎平卧。茎单生，下部常带紫色。叶具长柄，下部叶在花期凋落；中部叶卵状三角形或戟状三角形，边缘具不规则的锯齿，下表面被白色或灰白色蛛丝状毛，具掌状脉 3~5 条，侧脉弧状向上分叉，叶柄无翅。头状花序较多数，在茎端和上部叶腋排成窄圆锥花序；总苞圆柱形或圆柱状窄钟形；花黄色。瘦果圆柱形，无毛，具肋；冠毛雪白色。花期 8~9 月，果期 10 月。

分布于神农架各地，生于高海拔的山坡林下。常见。

全草（泡桐七）利水消肿，清热。

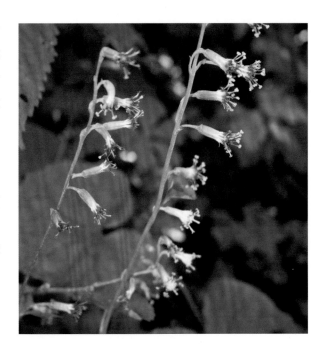

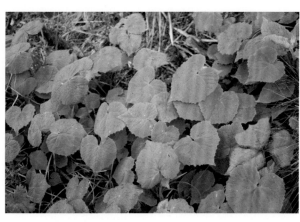 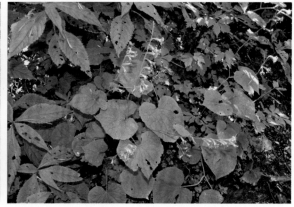

## 7 | 蛛毛蟹甲草 **Parasenecio roborowskii** (Maximowicz) Y. L. Chen

多年生草本。根茎粗壮，横走。下部叶在花期枯萎，仅残存鳞片状叶基，叶片薄膜纸质，卵状三角形，叶下表面被白色或灰白色蛛丝状毛，基出脉 5 条，叶柄无翅；上部叶渐小，与中部叶同形，但叶柄短。头状花序多数，通常在茎端或上部叶腋排成塔状疏圆锥形花序，偏向一侧着生；总苞圆柱形；花冠白色。瘦果圆柱形，无毛，具肋；冠毛白色。花期 7~8 月，果期 9~10 月。

分布于神农架各地，生于高海拔的山坡林下。少见。

根镇痉息风，养肝疗痹。

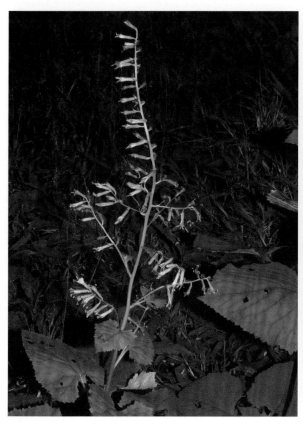 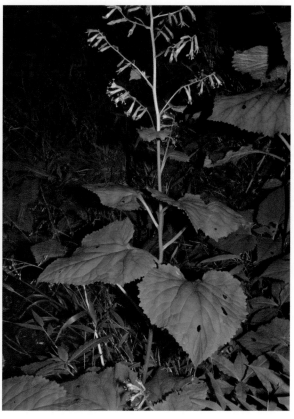

## （三十二）兔儿伞属 Syneilesis Maximowicz

多年生草本，粗壮。基生叶盾状，掌状分裂，叶片在开展前子叶内卷。头状花序盘状；小花全部管状，多数在茎端排成伞房状或圆锥状花序；总苞狭筒状或圆柱状，基部具线形小苞片 2~3 枚，总苞片 5 枚，不等长，内层较宽，外层较狭。瘦果圆柱形，无毛，具多数肋；冠毛多数，细刚毛状，不等长或近等长；子叶 1 枚，微裂。

5 种；我国 4 种；湖北 1 种；神农架 1 种，可供药用。

## 兔儿伞 Syneilesis aconitifolia (Bunge) Maximowicz

多年生草本。根生叶 1 枚，幼时伞形，下垂；茎生叶互生，叶片圆盾形，掌状分裂，直达中心，裂片复作羽状分裂。头状花序多数，密集成复伞房状，顶生，基部有条形苞片；总苞圆筒状。瘦果圆柱形，冠毛灰白色或带淡红褐色。花期 7~9 月，果期 9~10 月。

分布于神农架松柏、宋洛，生于山坡疏林下。常见。

根（兔儿伞根）、全草（兔儿伞）祛风除湿，解毒，活血，消肿止痛。

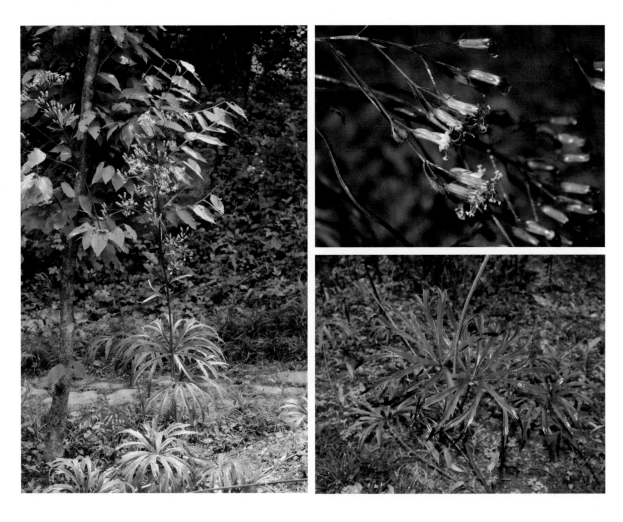

# （三十三）款冬属 Tussilago Linnaeus

多年生草本。基生叶广心形或卵形，掌状网脉，主脉 5~9 条，近基部的叶脉和叶柄带红色；花茎小叶长椭圆形至三角形。头状花序顶生；舌状花在周围 1 轮，鲜黄色，单性；筒状花两性。瘦果长椭圆形，具纵棱；冠毛淡黄色。

1 种，神农架有分布，可供药用。

## 款冬 Tussilago farfara Linnaeus

本种特征同款冬属。花期 2~3 月，果期 4 月。

分布于神农架各地，生于山坡路边或溪沟边，也有栽培。常见。

花序（款冬）润肺下气，化痰止嗽；主要用于肺气心促、急热乏劳、咳喘连连不绝、涕唾稠黏，另外还可用于咳逆喘息、喉痹、肺痿肺痈吐脓。

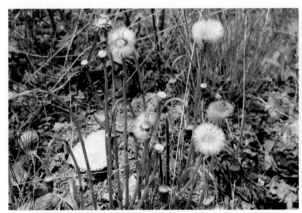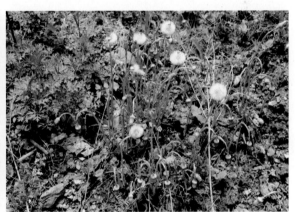

# （三十四）蜂斗菜属 Petasites Miller

多年生草本。叶基生，常大，心形或肾形。头状花序异型，排成总状花序或聚伞状圆锥花序；雌花多数，全部结实，雄花或两性花不结实；总苞钟状或圆柱状，总苞片 1~5 层，外面常附有较小的苞片；花序托平坦，秃裸；雌花花冠丝状，顶部截平形或多少延伸成一短舌；两性花花冠辐射对称，管状，5 裂。瘦果线形，具 5~10 条棱；冠毛丰富。

18 种；我国 6 种；湖北 1 种；神农架 1 种，可供药用。

## 毛裂蜂斗菜 Petasites tricholobus Franchet

多年生草本。根茎与茎同粗或根茎较粗。基生叶具长柄，叶片宽心形或肾状心形；茎生叶苞片状，无柄。头状花序盘状，雌雄异株；总苞钟状，总苞片 1~5 层，等长；雌花花冠丝状，顶端截形；

两性花不结实，花冠管状，顶端 5 裂。瘦果圆柱状，冠毛白色糙毛状。花期 3~4 月，果期 6 月。

分布于神农架各地，生于山地林下、沟边。常见。

根茎（蜂斗菜）消肿止痛，解毒祛瘀。

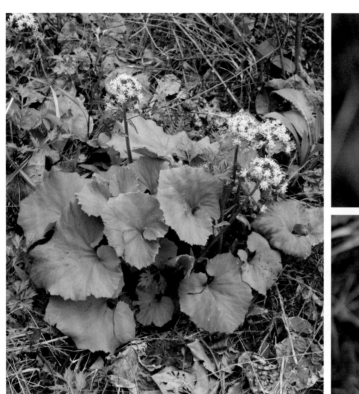
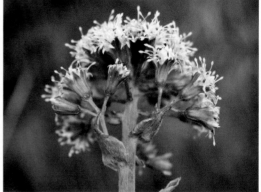
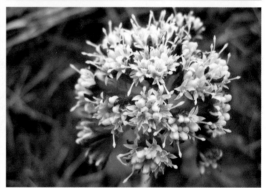

## （三十五）蒲儿根属 Sinosenecio B. Nordenstam

多年生草本。基生叶莲座状或无基生叶。头状花序单生至多数排成顶生近伞形或复伞房状聚伞花序，具异型小花，辐射状，具花序梗；总苞片草质；小花全部结实；舌状花雌性，舌片黄色；管状花多数，两性，花冠黄色，檐部钟状，5 裂；花药内壁细胞壁增厚两极状。瘦果圆柱形或倒卵状，具肋；冠毛同形，白色，全部小花的瘦果具冠毛，有时舌状花或全部小花无冠毛。

41 种；我国 41 种；湖北 7 种；神农架 7 种，可供药用的 1 种。

## 蒲儿根 肥猪苗
**Sinosenecio oldhamianus** (Maximowicz) B. Nordenstam

二年生或多年生草本。茎单生，直立，被白色蛛丝状毛及疏长柔毛。基部叶在花期凋落，具长柄；下部茎叶卵状圆形或近圆形，上表面绿色，下表面被白色蛛丝状毛。头状花序多排成顶生的复伞房状花序；总苞片长圆状披针形，紫色；裂片卵状长圆形；花药长圆形。舌状花的瘦果无毛；舌状花无冠毛。花期 4~5 月，果期 5~6 月。

分布于神农架各地，生于路边、屋边、溪沟边。常见。

全草（肥猪苗）行血，解毒，清热，消肿。

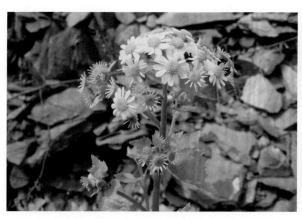
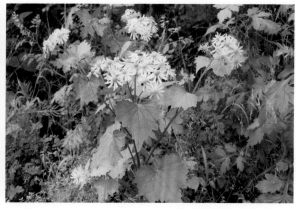

## （三十六）狗舌草属 **Tephroseris** (Reichenbach) Reichenbach

多年生直立草本。叶不分裂，互生，具柄，基生及茎生；基生叶莲座状，在花期留存或凋萎。头状花序通常少数至较多数，排成顶生近伞形；小花异型，结实，辐射状，有时同型；总苞半球形、钟状或圆柱状钟形，总苞片 18~25 枚，1 层；舌状花雌性；管状花多数，两性。瘦果圆柱形，具肋；冠毛细毛状，白色或变红色，宿存。

50 种；我国 14 种；湖北 2 种；神农架 1 种，可供药用。

## 狗舌草 **Tephroseris kirilowii** (Turczaninow ex Candolle) Holub

多年生草本。茎密被白色蛛丝状毛。基生叶数枚，莲座状，具短柄，在花期留存，长圆形或卵状长圆形；茎生叶少数，向茎上部渐小，上部叶小，披针形，苞片状，顶端尖。头状花序排成顶生的伞房花序；总苞近圆柱状钟形；舌状花黄色；管状花多数，黄色。瘦果圆柱形，密被硬毛；冠毛白色。花期 4~6 月，果期 6 月。

分布于神农架阳日至新华一带，生于荒地中。少见。

全草（狗舌草）清热，解毒，利尿。

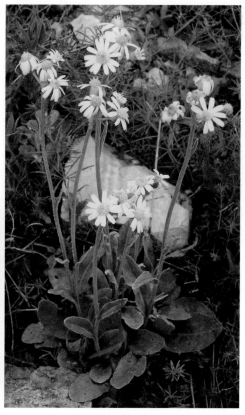

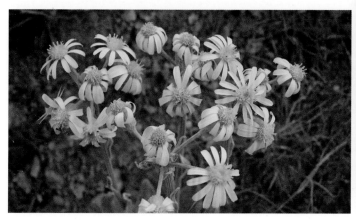

# （三十七）千里光属 Senecio Linnaeus

一年生或多年生草本。通常具茎生叶，叶不分裂。头状花序通常少数至多数，排成顶生简单或复伞房花序或圆锥状聚伞花序；总苞具外层苞片；无舌状花或舌状花 1~17（24）朵，舌片黄色，顶端通常具 3 个细齿；管状花 3 朵至多数，花冠黄色，裂片 5 枚。瘦果圆柱形，具肋；冠毛毛状，顶端具叉状毛。

至少 1200 种；我国 65 种；湖北 6 种；神农架 6 种，可供药用的 4 种。

■ **分种检索表**

1. 蔓生草本·······················································2. 千里光 S. scandens
1. 直立草本。
　　2. 一年生草本·················································4. 欧洲千里光 S. vulgaris
　　2. 多年生草本。
　　　　3. 茎生叶不分裂，具齿····································1. 林荫千里光 S. nemorensis
　　　　3. 至少茎生叶羽状或大头羽状分裂························3. 额河千里光 S. argunensis

## 1 林荫千里光 Senecio nemorensis Linnaeus

多年生草本。茎单生或数个，直立，花序下不分枝，被疏柔毛或近无毛。基生叶和下部茎叶在花期凋落；中部茎叶披针形或长圆状披针形，边缘具密锯齿。头状花序具舌状花，在茎或枝端或上部叶腋排成复伞房花序；总苞片 12~18 枚，长圆形，被褐色短柔毛；舌状花舌片黄色，线状长圆形。瘦果圆柱形，冠毛白色，花期 7~8 月，果期 9~10 月。

分布于神农架下谷（猴子石至下谷），生于山坡疏林下或山顶草丛中。少见。

全草清热解毒。

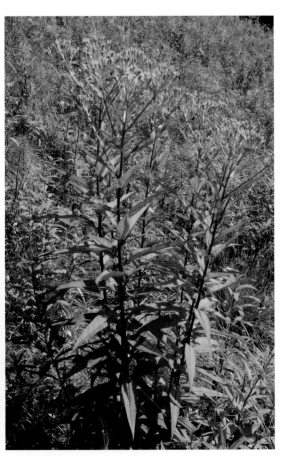

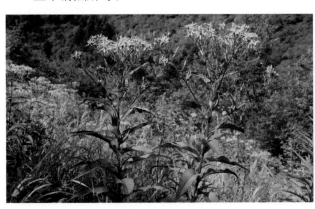

## 2 | 千里光 <sup>九里光</sup> **Senecio scandens** Buchanan-Hamilton ex D. Don

多年生草本。茎伸长，弯曲，被柔毛或无毛，皮淡色。叶具柄，卵状披针形至长三角形，叶柄具柔毛或近无毛；上部叶披针形或线状披针形。头状花序有舌状花，在茎、枝端排成复聚伞状圆锥花序；总苞圆柱状钟形，总苞片 12~13 枚，线状披针形；舌状花舌片黄色，长圆形。瘦果圆柱形。花、果期几乎全年。

分布于神农架各地，生于山坡疏林下、草丛及路边。常见。

全草（千里光）清热解毒，杀虫，明目。

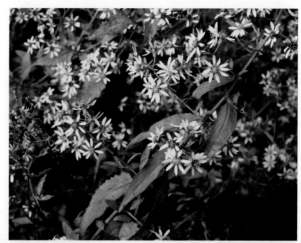

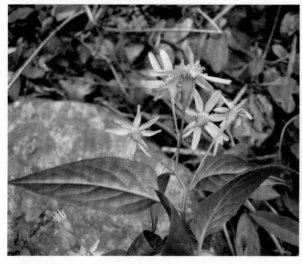

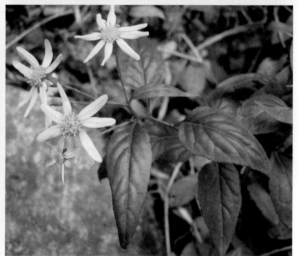

## 3 | 额河千里光 **Senecio argunensis** Turczaninow

多年生草本。基生叶和下部茎叶在花期枯萎，通常凋落；中部茎叶较密集，无柄，全形卵状长圆形至长圆形，羽状全裂至羽状深裂；上部叶渐小，顶端较尖，羽状分裂。头状花序有舌状花，多数，排成顶生复伞房花序；总苞近钟状，苞片线形；舌状花黄色。瘦果圆柱形，无毛；冠毛淡白色。花期 8~10 月，果期 11~12 月。

分布于神农架松柏、新华，生于山坡林缘。少见。

全草（斩龙草）清热解毒，除湿。

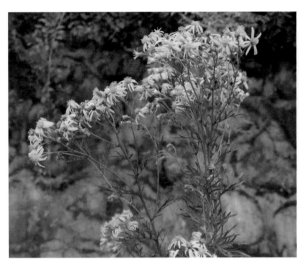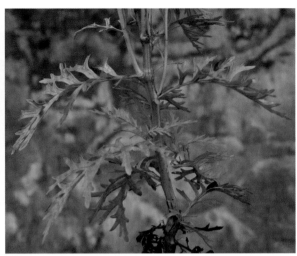

## 4 欧洲千里光 **Senecio vulgaris** Linnaeus

一年生草本。叶无柄，全形倒披针状匙形或长圆形，羽状浅裂至深裂；上部叶较小，线形，具齿。头状花序无舌状花，少数至多数，排成顶生的密集伞房花序；总苞钟状，苞片线状钻形；花冠黄色。瘦果圆柱形，沿肋被柔毛；冠毛白色。花、果期 4~10 月。

原产于欧洲，分布于神农架各地，逸生于荒地中或路边。常见。

全草清热解毒。

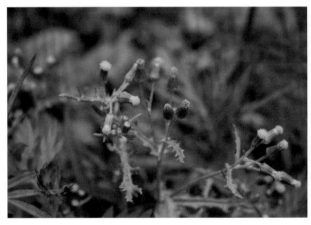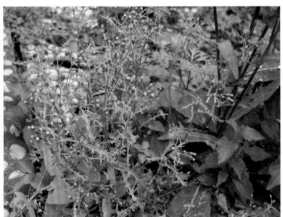

## （三十八）野茼蒿属 **Crassocephalum** Moench

一年生或多年生草本。叶互生。头状花序盘状或辐射状，中等大，在花期常下垂；小花同型，多数，全部为管状，两性；总苞片 1 层，近等长，线状披针形，边缘狭，膜质，花期直立，黏合成圆筒状，后开展而反折，基部有数枚不等长的外苞片。

约 21 种；我国栽培 2 种；湖北 1 种；神农架 1 种，可供药用。

# 野茼蒿 <sub>革命菜</sub> **Crassocephalum crepidioides** (Bentham) S. Moore

一年生草本。叶互生。小花同型，管状，两性；总苞片 1 层，近等长，线状披针形；花序托扁平，无毛，具蜂窝状小孔，窝孔具膜质边缘；花冠细管状，上部逐渐扩大成短檐部，裂片 5 枚；花药全缘或基部为小耳状；花柱分枝细长，线形，被乳头状毛。瘦果狭圆柱形，具棱条，顶端和基部具灰白色环带；冠毛多数，白色，绢毛状，易脱落。花期 6~11 月，果期 7~12 月。

分布于神农架各地，生于山坡灌草丛及路旁。常见。

全草（假茼蒿）行气，利尿。

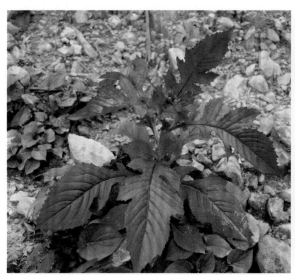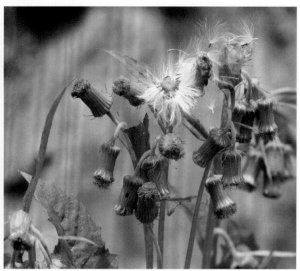

# （三十九）菊三七属 **Gynura** Cassini

多年生草本，常具粗根茎。叶互生，全缘或羽状分裂。头状花序单生或排成圆锥状，基部有小苞片；小花同型，筒状，两性，结实；总苞圆柱形或近钟形，总苞片 9~13 枚，1 层，等长，边缘膜质。瘦果狭，具纵肋；冠毛白色，多层。

约 40 种；我国 10 种；湖北 2 种；神农架 2 种，均可供药用。

## ■ 分种检索表

1. 叶羽状分裂·······························1. 菊三七 **G. japonica**

1. 叶全缘·····························2. 红凤菜 **G. bicolor**

## 1 | 菊三七 <sup>天青地红</sup> **Gynura japonica** (Thunberg) Juel

多年生草本。叶互生。头状花序盘状，具同形的小花，单生或数个至多数排成伞房状，基部有多数线形小苞片；总苞片1层，9~13枚，披针形，等长，覆瓦状，具干膜质的边缘；花序托平；小花全部两性，结实；花冠管状，管部细长；花药基部全缘或近小耳状；花柱分枝细，顶端具钻形的附器，被乳头状微毛。瘦果圆柱形，具10条肋，两端截平；冠毛细，白色绢毛状。花、果期8~10月。

原产于我国华中至西南，神农架有栽培或逸生。

根茎破血散瘀，止血，消肿。

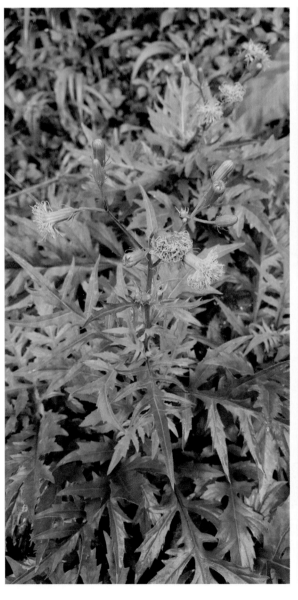
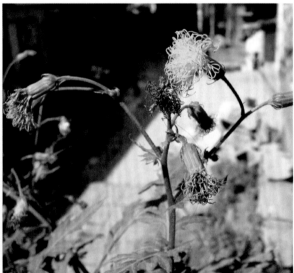
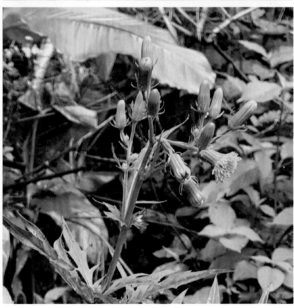

## 2 红凤菜 <sup>血菜</sup> **Gynura bicolor** (Roxburgh ex Willdenow) Candolle

多年生草本。叶片倒卵形或倒披针形,上表面绿色,下表面紫色,两表面无毛。头状花序在茎、枝端排成疏伞房状;总苞狭钟状,总苞片1层,线状披针形或线形;小花橙黄色至红色;花冠明显伸出总苞。瘦果圆柱形,具肋10~15条,无毛;冠毛丰富,白色,绢毛状,易脱落。花、果期5~10月,但神农架地区积温不够,常不能开花。

原产于我国华南、西南,神农架各地均有栽培。

全草清热凉血,活血,止血,解毒消肿。

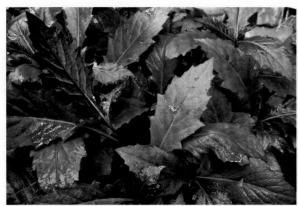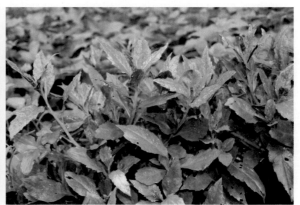

## （四十）一点红属 **Emilia** Cassini

一年生或多年生草本。叶通常密集于基部或茎叶互生,全缘、有齿缺或分裂。头状花序具长柄,同型,盘状,红色或淡紫色;小花全部管状,两性,5齿裂;总苞圆柱形,总苞片1层。瘦果近圆柱形,有5条纵肋或棱;冠毛丰富,白色而软。

约100种;我国5种;湖北1种;神农架1种,可供药用。

## 一点红 **Emilia sonchifolia** (Linnaeus) Candolle

多年生草本。叶互生。头状花序盘状,单生,具长花序梗,开花前下垂;总苞筒状,基部无外苞片,总苞片1层,等长;花序托平坦,无毛,具小窝孔;小花管状,两性,结实;花黄色或粉红色,檐部5裂;花药顶端有窄附片,基部钝;花柱分枝长,顶端具短锥形附器,被短毛。瘦果近圆柱形,两端截形,具5条棱或纵肋;冠毛细软,雪白色,刚毛状。花、果期7~10月。

分布于神农架下谷,生于山地湿草丛、田边。少见。

全草(羊蹄草)清热解毒,散瘀消肿,凉血。

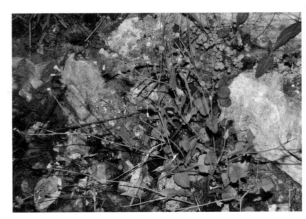
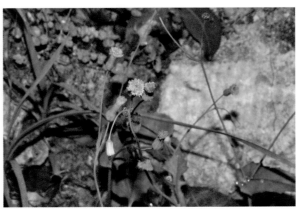

## （四十一）鱼眼草属 Dichrocephala L'Héritier ex Candolle

一年生草本。叶互生或大头羽状分裂。头状花序小，异型，球状或长圆状，在枝端和茎顶排成小圆锥花序或总状花序，少有单生的；总苞小，总苞片近2层；全部花管状，结实；边花多层，雌性，顶端2~4齿裂；中央两性花紫色或淡紫色，檐部狭钟状，顶端4~5齿裂。瘦果压扁，边缘脉状加厚；无冠毛或两性花瘦果有1~2个极短的刚毛状冠毛。

4种；我国3种；湖北1种；神农架1种，可供药用。

## 鱼眼草 Dichrocephala integrifolia (Linnaeus f.) Kuntze

一年生草本。叶互生或大头羽状分裂。头状花序小，异型，球状或长圆状，生于枝端；总苞小，总苞片近2层；花托突起，球形或倒圆锥形，顶端平或尖，无托片；花管状，结实；边花多层，雌性，顶端2~3齿裂或3~4齿裂；中央两性花紫色或淡紫色，檐部狭钟状，顶端4~5齿裂。瘦果压扁，边缘脉状加厚；无冠毛或两性花瘦果有1~2个极短的刚毛状冠毛。花、果期几乎全年。

分布于神农架红坪，生于路边及田沟边。少见。

全草清热解毒，利湿，退翳。

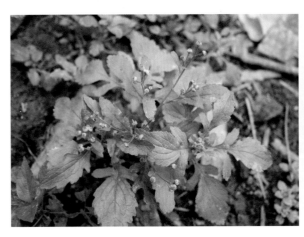
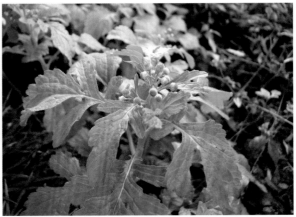

## （四十二）粘冠草属 Myriactis Lessing

一年生或多年生草本。叶互生，不分裂或大头羽状浅裂。总苞半球形，总苞片2层；花托突起，半圆球形或匙状圆球状，无托片；边花雌性，2层至多层，舌状；中央两性花管状，檐部狭钟状，顶端5齿裂；花药基部钝；两性花花柱分枝扁平，顶端具披针形的附片；花全部结实。瘦果扁平，边缘脉状加厚，顶端具短喙或钝而无喙，无冠毛，但果顶全有黏质分泌物。

约12~16种；我国5种；湖北1种；神农架1种，可供药用。

## 圆舌粘冠草 Myriactis nepalensis Lessing

多年生草本。叶互生。头状花序小，异型，在茎枝顶端排成伞房状或圆锥状花序，具长花梗；总苞半球形，总苞片2层；花托突起，半圆球形或匙状圆球状，无托片；边花雌性，2至多层，舌状；中央两性花管状，顶端5齿裂；花药基部钝；两性花花柱分枝扁平；花全部结实。瘦果扁平，无冠毛。花、果期4~11月。

分布于神农架宋洛，生于山地林下、灌丛中。少见。

全草用于痢疾、肠炎、中耳炎、牙痛、关节红肿热痛、慢性腹泻、小儿高热不退、骨折、无名肿毒、外伤出血。

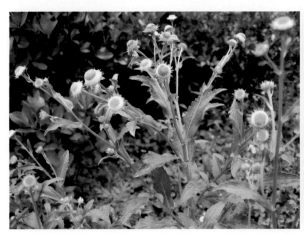 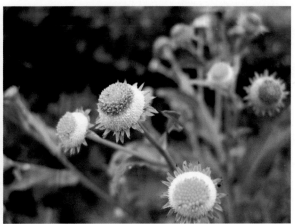

## （四十三）女菀属 Turczaninovia Candolle

多年生草本。下部叶在花期枯萎，条状披针形，全缘；中部以上叶渐小，披针形或条形。头状花序多数在枝端密集；花序梗纤细，具苞叶；总苞片被密短毛，顶端钝，外层矩圆形；舌状花白色；冠毛约与管状花花冠等长。瘦果矩圆形，被密柔毛或后稍脱毛。

1种，神农架有分布，可供药用。

# 女菀 *Turczaninovia fastigiata* (Fischer) Candolle

本种特征同女菀属。花、果期 8~10 月。

分布于神农架红坪、松柏、新华，生于山坡草丛中。常见。

全草温肺，化痰，和中，利尿。

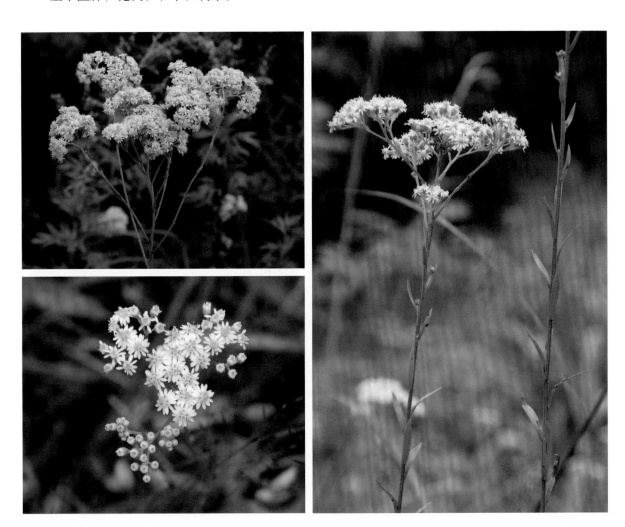

## （四十四）翠菊属 Callistephus Cassini

一年生或二年生草本。下部茎叶花期脱落或留存；中部茎叶卵形、菱状卵形、匙形或近圆形；上部的茎叶渐小，菱状披针形或线形而全缘。头状花序单生于茎枝顶端；总苞半球形，总苞片 3 层；花红色或淡蓝紫色。瘦果长椭圆状倒披针形，稍扁，中部以上被柔毛。

1 种，神农架有栽培，可供药用。

# 翠菊 **Callistephus chinensis** (Linnaeus) Nees

一年生或二年生草本，在神农架作为一年生花卉栽培。本种特征同翠菊属。花、果期5~10月。原产于我国华北及西南，神农架有栽培。

花清肝明目，解毒，燥脓，消肿。

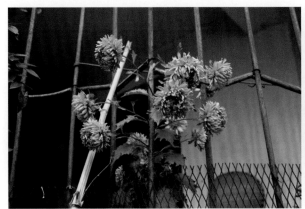 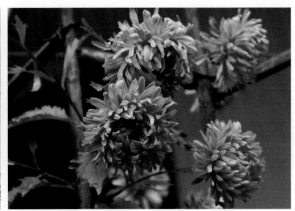

# （四十五）紫菀属 **Aster** Linnaeus

多年生草本。茎直立。叶互生，具齿或全缘。头状花序作伞房状或圆锥伞房状排列，外围有1~2层雌花，中央有两性花，结实；总苞半球状、钟状或倒锥状，总苞片2层至多层，外层渐短，边缘膜质；雌花花冠舌状，狭长，白色、浅红色、紫色或蓝色；两性花花冠管状，黄色或顶端紫褐色，具等形裂片5枚；冠毛宿存，白色或红褐色。瘦果长圆形或倒卵圆形。

约152种；我国123种；湖北17种；神农架15种，可供药用的13种。

## ■ 分种检索表

1. 果具喙；雌花2~3层⋯⋯⋯⋯⋯⋯⋯⋯⋯⋯⋯⋯⋯⋯⋯12. 秋分草 **A. verticillatus**
1. 果无喙；雌花通常1层。
  2. 冠毛短，膜片状或芒状。
    3. 叶倒卵状矩圆形或倒披针形，具齿或羽状裂片，但上部叶通常全缘。
      4. 叶质地薄，被疏微毛或无毛；瘦果长1.5~2mm⋯⋯⋯⋯⋯⋯7. 马兰 **A. indicus**
      4. 叶质地厚，被毡状短毛；瘦果长2.5~2.7mm⋯⋯⋯⋯9. 毡毛马兰 **A. shimadae**
    3. 叶条状披针形或矩圆形，有时倒披针形，全缘⋯⋯⋯⋯⋯⋯8. 全叶马兰 **A. pekinensis**
  2. 冠毛长，毛状。
    5. 筒状花两侧对称，1枚裂片较长。
      6. 植株具腺点；头状花序的小花30朵⋯⋯⋯⋯⋯⋯⋯⋯5. 狗娃花 **A. hispidus**
      6. 植株无腺点；头状花序的小花20朵⋯⋯⋯⋯6. 阿尔泰狗娃花 **A. altaicus**

5. 筒状花辐射对称，5 枚裂片等长。

    7. 瘦果倒卵圆形或椭圆形·······························11. 东风菜 **A. scaber**

    7. 瘦果长圆形或卵圆形，稍扁。

        8. 总苞片上部或外层全部草质，边缘有时狭，膜质·········1. 琴叶紫菀 **A. panduratus**

        8. 总苞片干膜质，有时外层草质。

          9. 总苞半球形或倒锥形，有时管形，总苞片背部无黑色条纹。

            10. 草本。

              11. 叶卵圆形至狭披针形············2. 三脉紫菀 **A. trinervius** subsp. **ageratoides**

              11. 叶圆形或稍心形·····················10. 神农架紫菀 **A. shennongjiaensis**

            10. 灌木·························3. 小舌紫菀 **A. albescens**

          9. 总苞倒锥形，总苞片沿脉具黑色条纹·················4. 镰叶紫菀 **A. falcifolius**

## 1 | 琴叶紫菀 Aster panduratus Nees ex Walpers

    多年生草本。茎直立，单生或丛生。下部叶渐狭成长柄；中部叶长圆状匙形，全缘或具疏齿；上部叶渐小，常全缘。头状花序在枝端单生或疏散成伞房状排列；总苞半球形，总苞片 3 层，长圆状披针形，草质；舌状花舌片浅紫色；冠毛白色或稍红色。瘦果卵状长圆形，被柔毛。花期 2~9 月，果期 6~10 月。

    分布于神农架阳日（武山湖），生于山地草丛中。少见。

    全草行气止痛，止咳平喘。

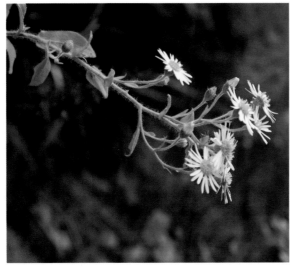
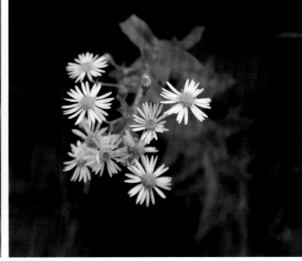

## 2 | **三脉紫菀**（亚种）**Aster trinervius** subsp. **ageratoides** (Turczaninow) Grierson

### ■ 分变种检索表

1. 植株具匍匐枝······2g. 狭叶三脉紫菀 A. ageratoides var. gerlachii

1. 植株无匍匐枝。

  2. 头状花序较小，总苞片 3~4mm······2e. 小花三脉紫菀 A. ageratoides var. micranthus

  2. 头状花序较大。

    3. 茎被黄褐色或灰白色密茸毛······2b. 毛枝三脉紫菀 A. ageratoides var. lasiocladus

    3. 茎和叶不被黄褐色或灰白色密茸毛。

      4. 叶下表面密被短柔毛······2c. 微糙三脉紫菀 A. ageratoides var. scaberulus

      4. 叶下表面被疏毛或近无毛。

        5. 总苞片较宽大，顶端较钝，边缘具啮状细锯齿。

          6. 叶缘具粗锯齿······2a. 三脉紫菀 A. ageratoides var. ageratoides

          6. 叶缘具细锯齿······2f. 卵叶三脉紫菀 A. ageratoides var. oophyllus

        5. 总苞片较狭小，顶端较尖，边全缘······

        ······2d. 宽伞三脉紫菀 A. ageratoides var. laticorymbus

## 2a | **三脉紫菀**（原变种）**Aster ageratoides** var. **ageratoides**

多年生草本。茎直立，具棱及沟，被柔毛或粗毛。下部叶急狭成长柄；中部叶椭圆形或长圆状披针形，边缘具 3~7 对浅或深的锯齿；上部叶渐小，具浅齿或全缘，纸质。头状花序排成伞房状或圆锥伞房状；总苞倒锥状或半球状，总苞片 3 层，覆瓦状；舌状花舌片紫色、浅红色或白色；冠毛浅红褐色或污白色。瘦果被短粗毛。花期 8~9 月，果期 10~11 月。

分布于神农架各地，生于山坡疏林下。常见。

全草（山白菊）疏风清热，祛痰镇咳。

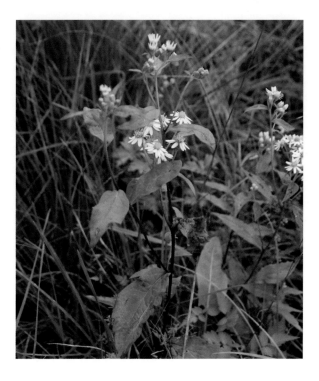

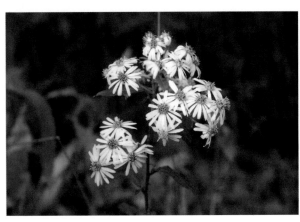
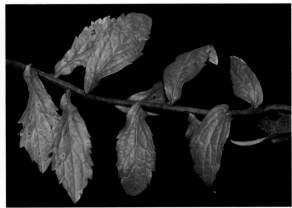

| 2b | **毛枝三脉紫菀**（变种）*Aster ageratoides* var. **lasiocladus** (Hayata) Handel-Mazzetti |

　　多年生草本。茎被黄褐色或灰白色密茸毛。叶长圆状披针形，常较小，边缘具浅齿，顶端钝或急尖，质厚，上表面被密糙毛或两表面被密茸毛，沿脉常被粗毛。总苞片厚质，被密茸毛；舌状花白色。花期8~9月，果期10~11月。

　　分布于神农架各地，生于山地疏林下。常见。

　　全草可代三脉紫菀入药。

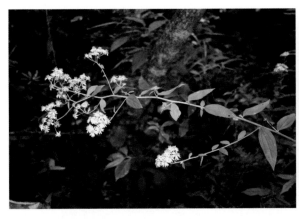
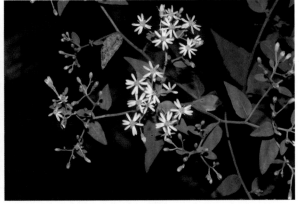

| 2c | **微糙三脉紫菀**（变种）*Aster ageratoides* var. **scaberulus** (Miquel) Y. Ling |

　　多年生草本。叶卵圆形或卵圆状披针形，具6~9对浅锯齿，下部渐狭或急狭成具狭翅或无翅的短柄，质较厚，上表面密被微糙毛，下表面密被短柔毛，具明显的腺点，且沿脉常被长柔毛。总苞较大，总苞片上部绿色；舌状花白色或带红色。花期8~9月，果期10~11月。

　　分布于神农架各地，生于山地疏林下。常见。

　　全草可代三脉紫菀入药。

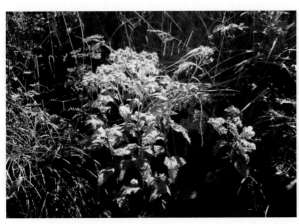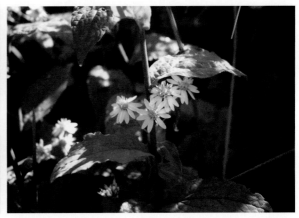

**2d** **宽伞三脉紫菀**（变种）Aster ageratoides var. **laticorymbus** (Vaniot) Handel-Mazzetti

多年生草本。茎多分枝。中部叶长圆状披针形或卵圆状披针形；下部叶渐狭，具7~9对锯齿，下表面常脱毛；枝部叶小，卵圆形或披针形，全缘或具齿。总苞片较狭，上部绿色；舌状花常白色。花期8~9月，果期10~11月。

分布于神农架各地，生于高海拔的山地疏林下。常见。

全草可代三脉紫菀入药。

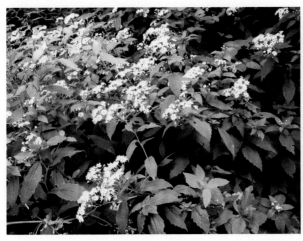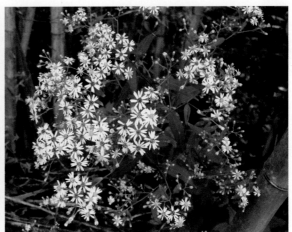

**2e** **小花三脉紫菀**（变种）Aster ageratoides var. **micranthus** Y. Ling

多年生草本。本种与三脉紫菀（原变种）不同之处在于花较小，长2~3mm。叶被极疏具节的微硬毛，下表面常带紫色。花期8~9月，果期10~11月。

分布于神农架阳日，生于山坡石壁上。常见。

全草可代三脉紫菀入药。

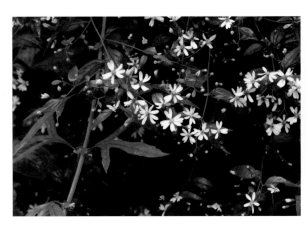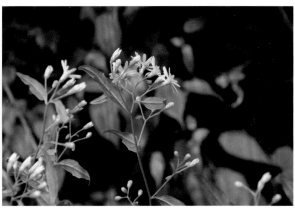

## 2f 　**卵叶三脉紫菀**（变种）**Aster ageratoides** var. **oophyllus** Y. Ling

　　多年生草本。叶卵圆形及卵圆状披针形。总苞倒锥状或半球形，总苞片顶端稍红色，3 层，条状矩圆形，上部绿色或紫褐色，下部干膜质；舌状花 10 多朵，舌片紫色、浅红色或白色；筒状花黄色。瘦果冠毛浅红褐色或污白色。花期 8~9 月，果期 10~11 月。

　　分布于神农架阳日至宜昌一带，生于山坡路边。少见。

　　全草可代三脉紫菀入药。

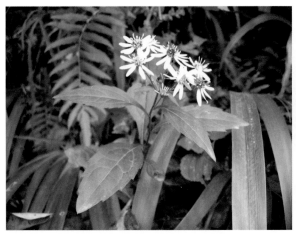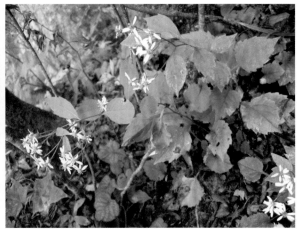

## 2g 　**狭叶三脉紫菀**（变种）**Aster ageratoides** var. **gerlachii** (Hance) C. C. Chang ex Y. Ling

　　多年生草本。茎基部具匍匐枝。叶狭披针形。总苞倒锥状或半球形，舌状花舌片白色，筒状花黄色。瘦果冠毛浅红褐色或污白色。花期 8~9 月，果期 10~11 月。

　　分布于神农架红坪（阴峪河），生于溪边灌丛中。少见。

　　全草可代三脉紫菀入药。

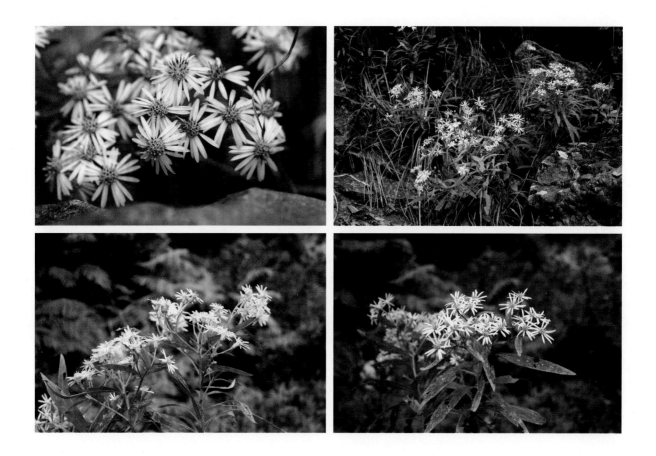

## 3 | 小舌紫菀 *Aster albescens* (Candolle) Wallich ex Handel-Mazzetti

多年生灌木。叶卵圆状、椭圆状或长圆状，基部楔形或近圆形，全缘或具浅齿，顶端尖或渐尖。头状花序在茎和枝端排成复伞房状；花梗具钻形苞叶；总苞倒锥状，总苞片 3~4 层，被疏柔毛或茸毛，或近无毛；舌状花舌片白色、浅红色或紫红色；管状花黄色；花柱附片宽三角形；冠毛有近等长的微糙毛。瘦果被白色短绢毛。花期 8~9 月，果期 10~11 月。

分布于神农架各地，生于山地疏林下。常见。

枝叶（小舌紫菀）利湿消肿。

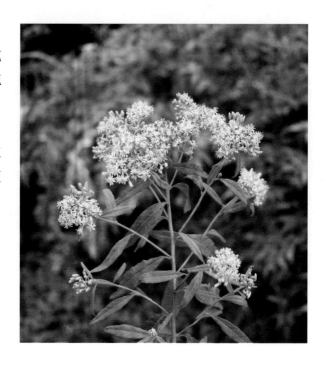

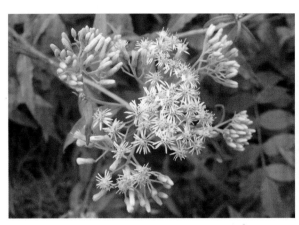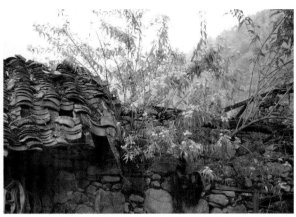

## 4 镰叶紫菀 Aster falcifolius Handel-Mazzetti

多年生草本。茎直立或斜升。头状花序在花枝上顶生，有时腋生而具短花序梗或无梗；苞叶披针状线形，常密集且渐转变为总苞片；总苞近倒锥形，总苞片3~4层，覆瓦状排列，外层草质，被密微毛及缘毛，内层有显明的条纹3~5条，边缘宽膜质，具缘毛；舌状花舌片线形，浅红紫色或白色。瘦果长圆形。花期8~10月，果期10~11月。

分布于神农架阳日，生于山坡林下石缝中。常见。

全草疏风清热，祛痰镇咳。

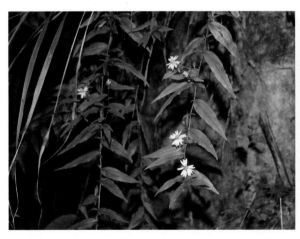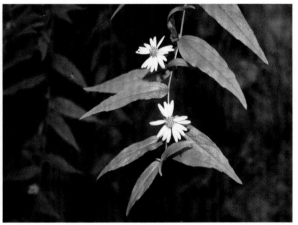

## 5 狗娃花 Aster hispidus Thunberg

多年生草本。叶互生。头状花序，呈疏散伞房状排列或单生，具异型花；总苞半球形，总苞片2~3层，草质；花序托稍凸起，蜂窝状；雌花花冠舌状，浅红色或白色；两性花管状，黄色，有5枚不等形的裂片，其中1枚裂片较长；花药基部钝，全缘；花柱分枝附片三角形，冠毛同形。瘦果倒卵形。花期7~9月，果期8~9月。

分布于神农架新华至阳日一带，生于海拔 600~1000m 的山坡草丛中。常见。

根（狗娃花）清热解毒，消肿；用于疮肿、蛇咬伤。

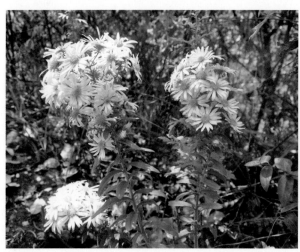
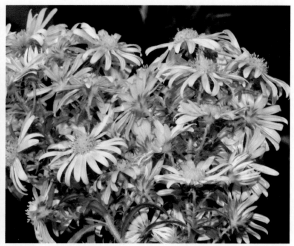

## 6　阿尔泰狗娃花 **Aster altaicus** Willdenow

多年生草本。基部叶在花期枯萎；下部叶条形、矩圆状披针形、倒披针形或近匙形；上部叶渐狭小，条形。头状花序单生于枝端或排成伞房状；总苞半球形；舌状花舌片浅蓝紫色，冠毛污白色或红褐色。花、果期 5~9 月。

分布于神农架松柏至房县一带，生于路边。常见。

全草清热解毒，排脓。

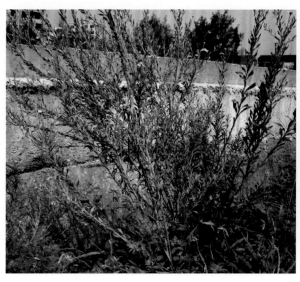
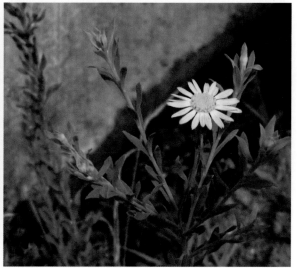

## 7 | 马兰 **Aster indicus** Linnaeus

■ **分变种检索表**

1. 总苞片倒卵状矩圆形，顶端稍尖 ·······················7a. 马兰 **A. indicus** var. **indicus**

1. 总苞片狭披针形至条状披针形，顶端尖 ·················7b. 狭苞马兰 **A. indicus** var. **stenolepis**

### 7a | 马兰（原变种）**Aster indicus** var. **indicus**

　　多年生草本。叶互生。头状花序较小，单生于枝端或疏散排列成伞房状，外围有 1~2 层雌花，中央为两性花，结实；总苞片 2~3 层，覆瓦状；雌花花冠舌状，白色或紫色；两性花花冠钟状，有裂片；冠毛极短或膜片状，分离或基部连合成杯状。瘦果稍扁，倒卵圆形，边缘具肋，无毛或被疏毛。花期 5~9 月，果期 8~10 月。

　　分布于神农架各地，生于山地林缘、草丛及田埂。常见。

　　全草（马兰）、根（马兰根）清热解毒，利湿。

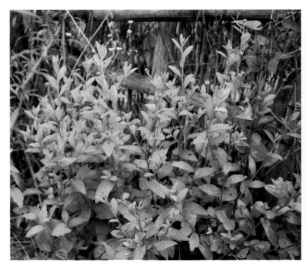 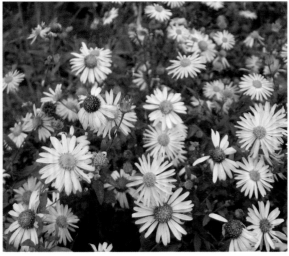

### 7b | 狭苞马兰（变种）**Aster indicus** var. **stenolepis** (Handel-Mazzetti) Soejima & Igari

　　多年生草本。本变种植物形态与马兰（原变种）相似，唯一区别在于总苞片狭披针形至条状披针形，顶端尖。花期 5~9 月，果期 8~10 月。

　　分布于神农架木鱼、新华，生于山坡路边。少见。

　　全草清热解毒，利湿。

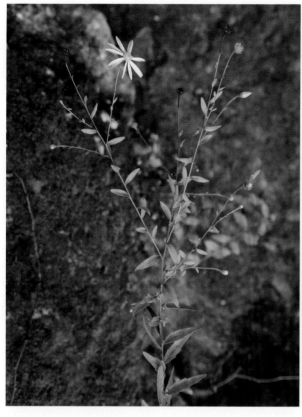
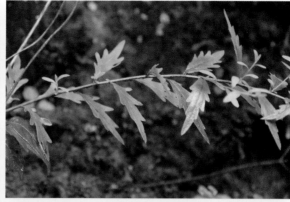
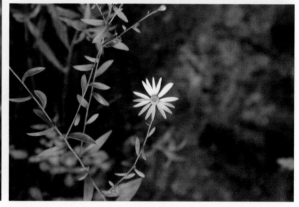

## 8　全叶马兰　*Aster pekinensis* (Hance) F. H. Chen

　　多年生草本。具长纺锤状直根。下部叶在花期枯萎；中部叶多而密，条状披针形、倒披针形或矩圆形，长 2.5~4cm，宽 0.4~0.6cm，两表面密被粉状短绒毛。头状花序单生于枝端再排成疏伞房状；总苞半球形，总苞片 3 层，覆瓦状排列，外层近条形，具短粗毛及腺点；舌状花 1 层，舌片淡紫色。瘦果倒卵形，扁，具浅色边肋；冠毛带褐色。花期 6~10 月，果期 7~11 月。

　　分布于神农架木鱼至兴山一带，生于山坡路边。少见。

　　全草（全叶马兰）清热解毒，止咳；用于感冒发热、咳嗽、咽炎。

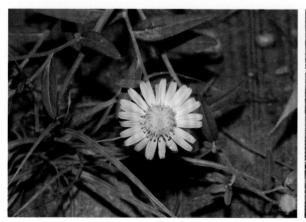
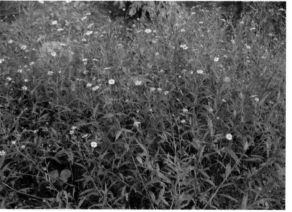

## 9 毡毛马兰 **Aster shimadae** (Kitamura) Nemoto

　　多年生草本。下部叶在花期枯落；中部叶倒卵形、倒披针形或椭圆形；上部叶渐小，倒披针形或条形，两表面被毡状密毛，下表面沿脉及边缘被密糙毛。头状花序单生于枝端再排成疏散的伞房状；总苞半球形，总苞片3层，覆瓦状排列，边缘膜质，背面全部被密毛，具缘毛；舌状花，舌片浅紫色。瘦果倒卵圆形，极扁，被短贴毛；冠毛膜片状，锈褐色。花期6~10月，果期7~11月。

　　分布于神农架木鱼，生于山坡路边。少见。

　　全草清热解毒，利尿，凉血，止血。

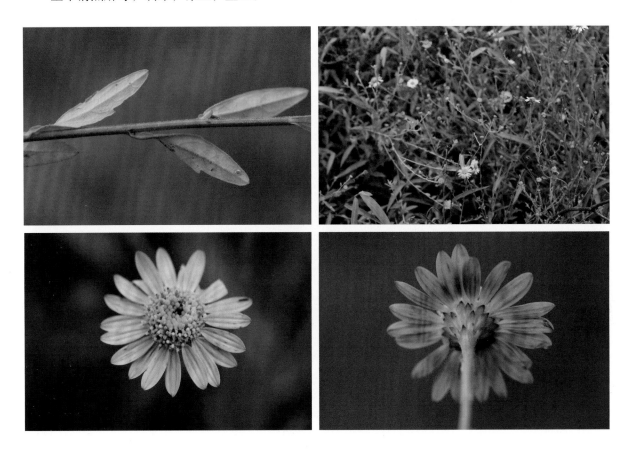

## 10 神农架紫菀 **Aster shennongjiaensis** W. P. Li et Z. G. Zhang

　　多年生草本，具根茎及细长的匍枝。下部叶在花期枯萎，常较小，叶片圆形或稍心形；中部叶卵圆状披针形；上部叶渐小，有具宽翅的短柄。头状花序在枝端排成伞房状花序，总苞半球状，舌状花舌片浅紫色或白色，冠毛污白色或浅红色。瘦果长圆形，稍扁，一面具肋，被短粗毛。花、果期7~10月。

　　分布于神农架新华至兴山一带，生于山坡疏林林缘。少见。

　　全草（九灵光）清热，活血，止渴，止汗。

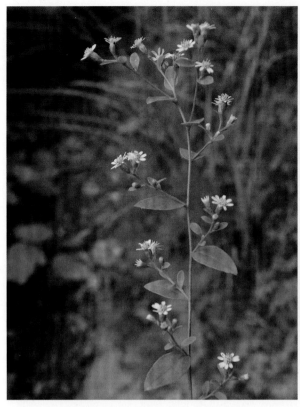
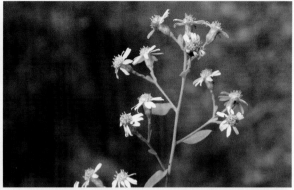
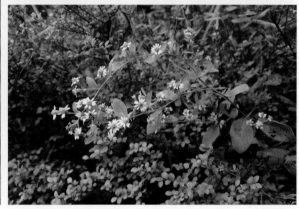

## 11 东风菜 **Aster scaber** Thunberg

多年生草本。茎高大直立，仅被微毛。基部叶在花期枯萎，叶片心形；中部叶较小，卵状三角形，基部圆形或稍截形，具短柄，短柄具翅；上部叶小，矩圆状披针形或条形。头状花序排成圆锥伞房状；总苞半球形；舌状花舌片白色，条状矩圆形。瘦果倒卵圆形或椭圆形，无毛；冠毛污黄白色。花期 6~10 月，果期 8~10 月。

分布于神农架松柏（黄连架），生于山坡疏林地。少见。

根茎（东风菜根）、全草（东风菜）清热解毒，止痛。

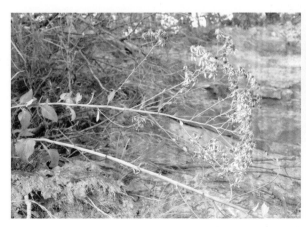
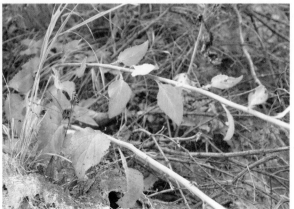

## 12 | 秋分草 Aster verticillatus (Reinwardt) Brouillet, Semple & Y. L. Chen

多年生草本。叶互生。头状花序小，单生于叶腋或分枝顶端，无花序梗或具短花序梗；总苞小，钟状或半球形，总苞片1~3层，覆瓦状，边缘膜质；雌花2~3层，中央多数为两性花；雌花花冠舌状，白色；两性花管状，顶端有5齿裂，稀4齿裂；花药基部钝，全缘。瘦果压扁，冠毛纤细。花、果期8~11月。

分布于神农架木鱼（红花），生于山地林缘及沟边。少见。

全草清湿热，利消肿。

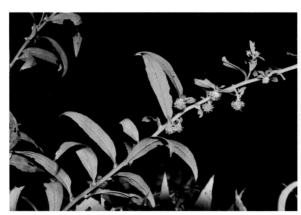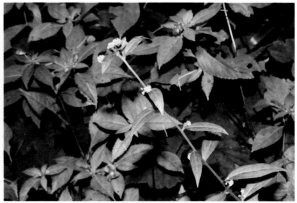

## （四十六）一枝黄花属 Solidago Linnaeus

多年生草本。叶互生。头状花序小或中等大小，异型，辐射状，多数在茎上部排成各式花序；总苞狭钟状或椭圆状，总苞片多层，覆瓦状；边花雌性，舌状花1层，或边缘雌花退化而头状花序同型；盘花两性，管状，顶端5齿裂；全部小花结实。瘦果近圆柱形，具8~12条纵肋；冠毛多数，细毛状，1~2层。

120余种；我国4种；湖北1种；神农架1种，可供药用。

## 一枝黄花 <sup>一枝箭</sup> Solidago decurrens Loureiro

一枝箭
Solidago decurrens Loureiro

多年生草本。叶互生。头状花序异型；总苞狭钟状或椭圆状，总苞片多层，覆瓦状；花托小，通常蜂窝状；边花雌性，1层；盘花两性，管状，顶端5齿裂；小花结实；花药基部钝；两性花花柱分枝扁平，顶端具披针形附片。瘦果圆柱形，具8~12条纵肋。花、果期9~11月。

分布于神农架各地，生于海拔300~1700m的山坡草丛、疏林及空旷地。常见。

全草（一枝黄花）疏风清热，解毒消肿，止痛。

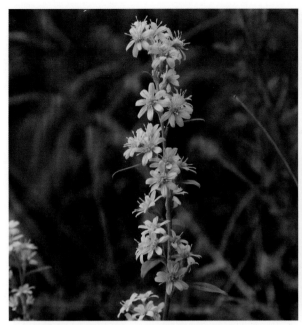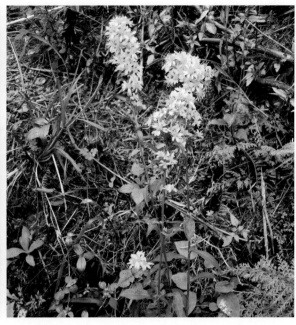

# （四十七）飞蓬属 **Erigeron** Linnaeus

一年生或多年生草本。叶互生。头状花序异型，多数排成总状、伞房状或圆锥状花序，少有单生；总苞半球形至圆柱形，总苞片 2~4 层，披针形或线状披针形，草质，具膜质边缘；花结实，外围雌花多数，花冠丝状；中央花两性，花冠管状，顶端 5 齿裂，花柱分枝具短披针形附器。瘦果长圆形，极扁，无肋；冠毛污白色或变红色，细刚毛状，1 层，近等长或稀 2 层，外层极短。

约 400 种；我国 39 种；湖北 5 种；神农架 4 种，均可供药用。

### ■ 分种检索表

1. 雌花有显著开展的舌状雌花。
　2. 叶具明显的锯齿····················································1. 一年蓬 **E. annuus**
　2. 叶全缘或基生叶具少数锯齿····································4. 长茎飞蓬 **E. acris** subsp. **politus**
1. 雌花无显著开展的舌状雌花。
　3. 头状花序舌状花不明显··········································2. 香丝草 **E. bonariensis**
　3. 头状花序舌状花可见············································3. 小蓬草 **E. canadensis**

---

## 1 一年蓬 **Erigeron annuus** (Linnaeus) Persoon

一年生或多年生草本。叶基生及互生。头状花序排成圆锥状花序；总苞半球形或钟形，总苞片数层，具红褐色中脉 1 条，狭长，近等长；雌花多层，舌状，舌片狭小，白色；两性花管状，檐部狭，管状至漏斗状，上部具 5 枚裂片；花药线状长圆形，基部钝，顶端具卵状披针形附片。瘦果长圆状披针形,扁压,常具边脉;冠毛2层,有时雌花冠毛退化而成少数鳞片状膜片的小冠。花、果期6~9月。

分布于神农架各地,生于荒草地及田边。常见。

全草消食止泻,清热解毒,截疟。

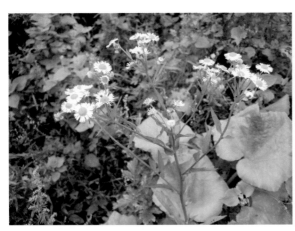 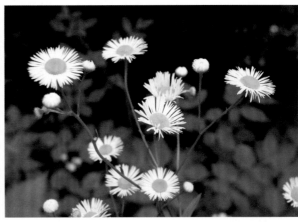

## 2 | 香丝草 **Erigeron bonariensis** Linnaeus

一年生或二年生草本。叶密集,下部叶倒披针形或长圆状披针形,基部渐狭成长柄;中、上部叶具短柄或无柄。头状花序在茎端排成总状或总状圆锥花序;总苞椭圆状卵形,总苞片2~3层;花托稍平,有蜂窝孔;雌花多层,白色,无舌片或顶端仅有细齿3~4枚;两性花淡黄色,上端5齿裂。冠毛1层,淡红褐色。花、果期5~10月。

分布于神农架各地,生于山坡荒地、路旁、田边。常见。

全草疏风解表,行气止痛,祛风除湿。

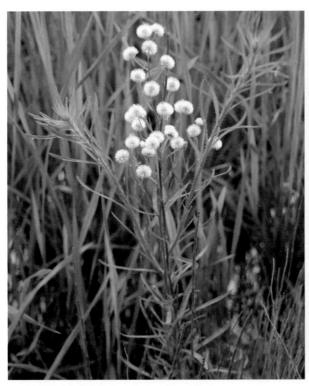 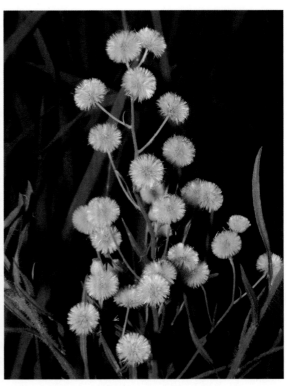

## 3 小蓬草 **Erigeron canadensis** Linnaeus

一年生草本。根纺锤状，具纤维状根。茎直立，多少具棱，有条纹。叶顶端尖或渐尖，基部渐狭成柄。头状花序，排成顶生的大圆锥花序；总苞近圆柱状，总苞片2~3层，淡绿色，线状披针形或线形，顶端渐尖；雌花多数，白色，顶端具钝小齿2枚；两性花淡黄色。瘦果线状披针形。花、果期5~9月。

分布于神农架各地，生于荒地及田边、村寨边。常见。

全草（祁州一枝蒿）清热，解毒，祛风止痒。

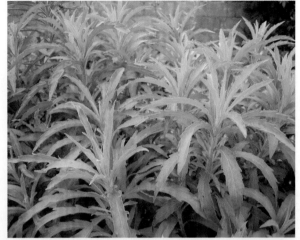

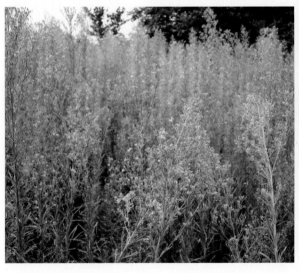

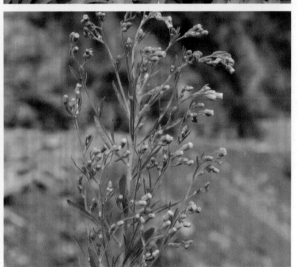

## 4 长茎飞蓬 **Erigeron acris** subsp. **politus** (Fries) H. Lindberg

二年生或多年生草本。基部叶密集，莲座状，花期常枯萎；基部及下部叶倒披针形或长圆形；中部和上部叶无柄，长圆形或披针形。头状花序排成伞房状或伞房状圆锥花序；总苞半球形，总苞片3层，线状披针形，紫红色，稀绿色；舌状花舌片淡红色或淡紫色；两性花管状，黄色。瘦果长圆状披针形，密被多少贴生的短毛。花期7~9月，果期10月。

分布于神农架红坪、木鱼，生于高山草甸中。常见。

全草（红蓝地花）解毒消肿，活血。

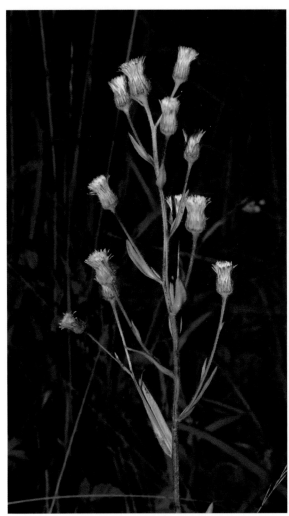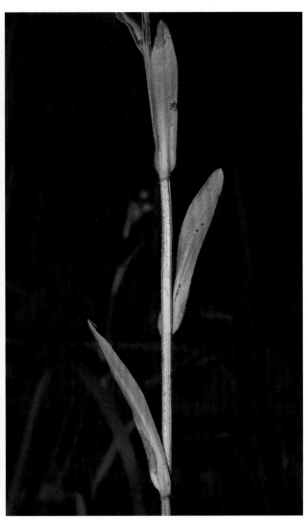

## （四十八）联毛紫菀属 **Symphyotrichum** Nees

多年生草本，全株无毛。茎直立，单生，上部多分枝。叶通常狭窄，光滑无毛。头状花序排成大型圆锥花序；总苞锥形，外层总苞片绿色，披针形；花冠淡紫色或白色。

90 余种；我国 3 种；湖北 1 种；神农架 1 种，可供药用。

## 钻叶紫菀 **Symphyotrichum subulatum** (Michaux) G. L. Nesom

多年生草本，全株无毛。茎多分枝，绿色。叶线状披针形。头状花序排成圆锥花序；总苞锥形，外层总苞片 4~6 层，绿色，披针形；花冠淡紫色或白色。冠毛淡褐色。花期 5~7 月，果期 8~9 月。

原产于北美洲，逸生于神农架各地，生于低海拔的荒野、路边、沟边、洼地。少见。

全草（瑞连草）清热解毒。

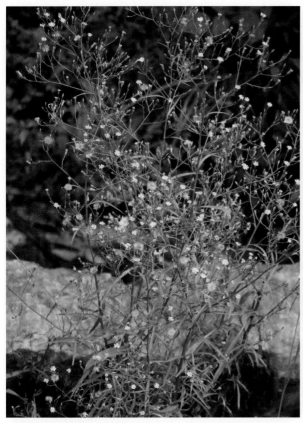
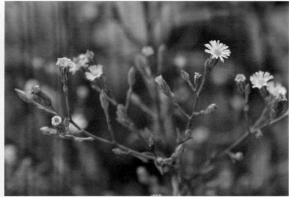
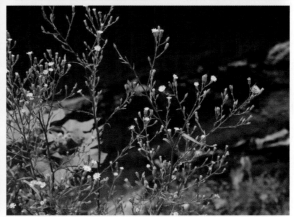

## （四十九）石胡荽属 Centipeda Loureiro

一年生小草本。叶互生，边缘具锯齿。头状花序小，单生于叶腋，无梗或具短梗，异型，盘状；总苞半球形，总苞片2层，近等长，具狭的透明边缘；边缘花雌性，能育，多层，花冠细管状，顶端2~3齿裂；盘花两性，能育。瘦果四棱形，棱上被毛，无冠状冠毛。

6种；我国1种；湖北1种；神农架1种，可供药用。

## 石胡荽 Centipeda minima (Linnaeus) A. Braun & Ascherson

一年生小草本。茎多分枝，匍匐状，微被蛛丝状毛或无毛。叶互生，楔状倒披针形，顶端钝，基部楔形，边缘具少数锯齿。头状花序小，扁球形，单生于叶腋，无花序梗或花序梗极短；总苞半球形，总苞片2层，椭圆状披针形，绿色，边缘为透明膜质，外层较大；边缘花雌性，多层，花冠细管状；盘花两性，花冠管状。瘦果椭圆形，具4条棱，棱上被长毛，无冠毛。花、果期6~10月。

分布于神农架各地，生于低海拔的房边坪坝周围。少见。

全草（鹅不食草）通窍散寒，祛风利湿，散瘀消肿。

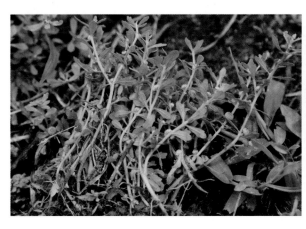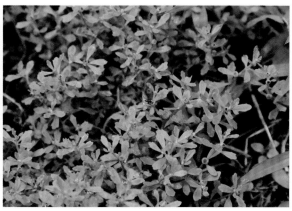

## （五十）亚菊属 Ajania Poljakov

　　多年生草本、小半灌木。叶互生，羽状或掌式羽状分裂，极少不裂。头状花序小，异型，多数或少数在枝端或茎顶排成复伞房花序、伞房花序，稀有头状花序单生；边缘雌花；中央两性花多数，管状；全部小花结实，黄色；花冠外面具腺点；总苞钟状或狭圆柱状，总苞片4~5层。瘦果无冠毛，有4~6条脉肋。

　　50种；我国35种；湖北2种；神农架1种，可供药用。

## 异叶亚菊 Ajania variifolia (C. C. Chang) Tzvelev

　　落叶半灌木。老枝顶端具密集的叶簇。中部叶全形卵形，羽状3~5全裂或几全裂，裂片线形或狭线形；上部叶及下部叶和叶簇上的叶较小，3全裂，叶两表面异色，上表面绿色，下表面灰白色，被稠密的绢毛。头状花序多数，在枝端排成复伞房花序；总苞钟状；花冠细管状；全部花花冠外面具腺点。花、果期8~9月。

　　分布于神农架各地，生于高海拔的高山草甸中。常见。

　　全草（异叶亚菊）用于头痛、头晕、四肢乏力。

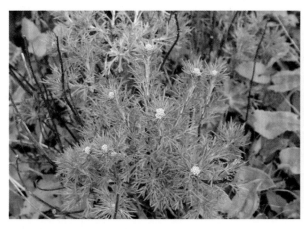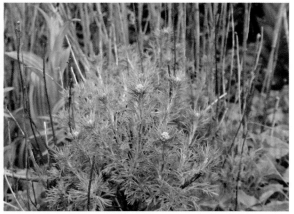

# （五十一）菊属 Chrysanthemum Linnaeus

多年生草本。头状花序异型；边缘花雌性，舌状，1层，在栽培品种中多层；中央盘花两性，管状；总苞浅碟状，极少为钟状，总苞片4~5层；舌状花黄色、白色或红色；管状花全部黄色，顶端5齿裂。全部瘦果同形，近圆柱状而向下部收窄，有5~8条纵脉纹，无冠状冠毛。

37余种；我国22种；湖北5种；神农架5种，均可供药用。

■ **分种检索表**

1. 叶边缘具浅波状疏锯齿，或边缘具单齿或全缘·····························1. **毛华菊 C. vestitum**

1. 叶3~7掌状或羽状浅裂，或半裂成3~7掌式羽状浅裂、半裂或深裂及二回羽状分裂。

  2. 叶3~7掌状或羽状浅裂，或半裂成3~7掌式羽状浅裂、半裂或深裂。

    3. 舌状花单瓣·····································································2. **野菊 C. indicum**

    3. 舌状花重瓣·····································································3. **菊花 C. morifolium**

  2. 叶二回羽状分裂。

    4. 舌状花黄色·······························································4. **甘菊 C. lavandulifolium**

    4. 舌状花白色·······························································5. **小山菊 C. oreastrum**

## 1 | 毛华菊 Chrysanthemum vestitum (Hemsley) Stapf

多年生草本。茎直立，全部茎枝被稠密厚实的贴伏短柔毛。下部茎叶花期枯萎；中部茎叶边缘自中部以上具浅波状疏钝锯齿；全部叶下表面灰白色，被稠密厚实的贴伏短柔毛。头状花序在茎枝顶端排成伞房花序；总苞浅碟状，总苞片4层，边缘褐色膜质；舌状花白色。花、果期8~11月。

分布于神农架松柏、宋洛、新华、阳日，生于山坡林缘石上。常见。

花序（毛华菊花）清热解毒，清肝明目。

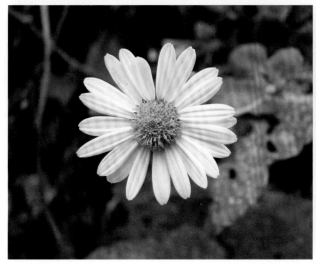
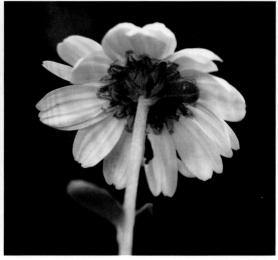

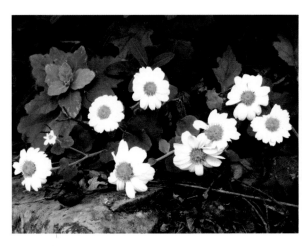
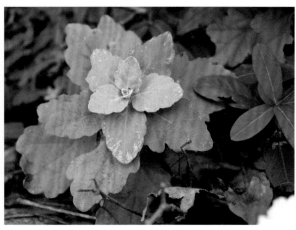

## 2 | 野菊 Chrysanthemum indicum Linnaeus

多年生草本。茎直立或铺散。茎枝被稀疏的毛。基生叶和下部叶在花期脱落；中部茎叶卵形、长卵形或椭圆状卵形，基部截形，或稍心形、宽楔形。头状花序在茎枝顶端排成疏松的伞房状圆锥花序或少数在茎顶排成伞房花序；总苞片5层，全部苞片边缘白色或褐色宽膜质，顶端钝或圆；舌状花黄色。花、果期6~11月。

分布于神农架各地，生于山地疏林下、灌丛。常见。

花序（菊花）疏风清热，明目，解毒。叶（菊叶）用于疔疮、痈疽、头风、目眩。

神农香菊 Dendranthema indicum var. aromaticum 是神农架高海拔地区特化形成的变种，其化学成分有别于野菊（原变种）。

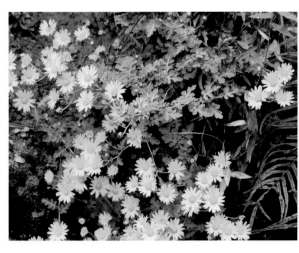
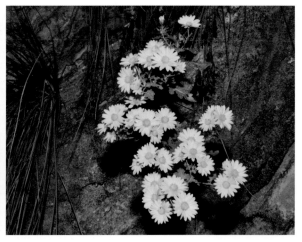

## 3 | 菊花 Chrysanthemum morifolium Ramatuelle

多年生草本。茎直立，分枝或不分枝，被柔毛。叶卵形至披针形，羽状浅裂或半裂，具短柄，叶下表面被白色短柔毛。头状花序大小不一；总苞片多层，外层外面被柔毛；舌状花颜色多种；管状花黄色。花期多为秋、冬二季，花后不结实。

原产于我国，神农架各地均有栽培。

花序（菊花）疏风清热，明目，解毒。叶（菊叶）用于疔疮、痈疽、头风、目眩。

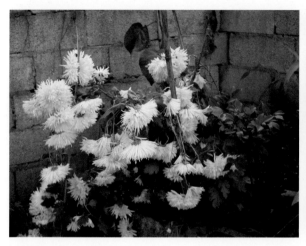 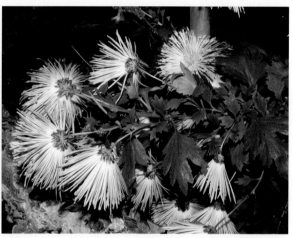

## 4　甘菊 **Chrysanthemum lavandulifolium** (Fischer ex Trautvetter) Makino

多年生草本，具地下匍匐茎。茎直立，被稀疏的柔毛。中部茎叶卵形、宽卵形或椭圆状卵形，二回羽状分裂，一回全裂或几全裂，二回半裂或浅裂；最上部的叶或接花序下部的叶羽裂、3裂或不裂。头状花序在茎枝顶端排成疏松或稍紧密的复伞房花序；总苞碟形，总苞片约5层；舌状花黄色，舌片椭圆形。花、果期5~11月。

分布于神农架红坪、大九湖、宋洛、新华，生于山坡灌丛地。常见。

全草（野菊）清热解毒。

《Flora of China》将神农香菊 *Dendranthema indicum* var. *aromaticum* 归入本种是不妥的，它与野菊的亲缘关系更近，或是野菊的高山类群。

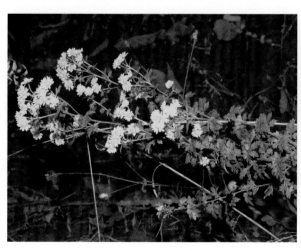 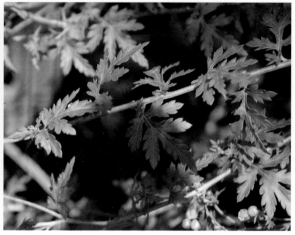

## 5 小山菊 Chrysanthemum oreastrum Hance

多年生草本，具地下匍匐根茎。基生叶及中部茎叶菱形、扇形或近肾形，二回掌状或掌式羽状分裂；上部叶与茎中部叶同形，但较小；最上部及接花序下部的叶羽裂或 3 裂。头状花序单生于茎顶，2~3 个排成伞房花序；总苞浅碟状；舌状花白色。花、果期 6~8 月。

分布于神农架红坪（神农谷一带），生于山坡草甸中。少见。

花序疏风清热，明目，解毒。

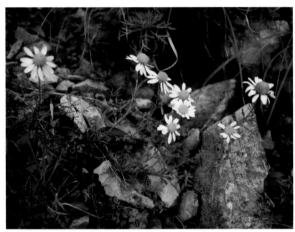 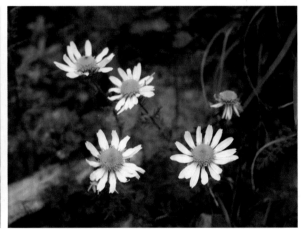

## （五十二）蒿属 Artemisia Linnaeus

草本、半灌木或小灌木。叶互生，常有假托叶。头状花序小，基部常有小苞叶；花序托半球形或圆锥形，花异型；花柱线形，伸出花冠外，先端 2 叉，伸长或向外弯曲，子房下位，心皮 2 个，1 室，具 1 枚胚珠；中央花两性，雄蕊 5 枚，2 室，纵裂，孕育的两性花开花时花柱伸出花冠外。瘦果小，无冠毛。

约 380 种；我国 186 种；湖北 40 种；神农架 25 种，可供药用的 16 种。

### ■ 分种检索表

1. 中央花为两性花，结实。
　　2. 花序托具毛状或鳞片托毛，雌花冠檐部 4 裂·····················15. 大籽蒿 A. sieversiana
　　2. 花序托无托毛，雌花冠檐部 2~3 裂或无齿裂。
　　　3. 茎、枝、叶及总苞片背面无明显的腺毛或黏毛。
　　　　4. 头状花序通常球形，稀少半球形或卵球形。
　　　　　5. 多年生半灌木状草本·····················1. 细裂叶莲蒿 A. gmelinii
　　　　　5. 一年生草本。

  6. 叶长 7~15cm，叶轴具栉齿 ……………………………………………2. 青蒿 A. caruifolia

  6. 叶长 4~7cm，叶轴无栉齿 …………………………………………3. 黄花蒿 A. annua

 4. 头状花序椭圆形、长圆球形或长卵球形，稀半球形、近球形或卵钟形。

  7. 叶上表面具密而明显的白色腺点或小凹点。

   8. 茎中部叶一至二回羽状深裂或半裂 …………………………………4. 艾 A. argyi

   8. 茎中部叶一至二回羽状全裂或至少一回为羽状全裂。

    9. 茎中部叶宽 3~8cm，叶的小裂片宽 3mm 以上 …………………6. 野艾蒿 A. lavandulifolia

    9. 茎中部叶长宽 4cm 以下，叶的小裂片宽不及 3mm ……………11. 矮蒿 A. lancea

  7. 叶上表面无白色腺点，或疏被腺点，无小凹点。

   10. 总苞和花冠紫红色 ………………………………………………12. 红足蒿 A. rubripes

   10. 总苞绿色，花冠淡黄绿色。

    11. 茎中部叶每侧具 3~4 枚裂片，基部裂片小 ……………………5. 五月艾 A. indica

    11. 茎中部叶每侧具 2~3 枚裂片，基部裂片较大 …………………7. 魁蒿 A. princeps

 3. 茎、枝、叶及总苞片背面具明显腺毛和黏毛。

  12. 植株有明显的腺毛或黏毛 ………………………………14. 神农架蒿 A. shennongjiaensis

  12. 植株无明显的腺毛或黏毛 ………………………………………8. 白苞蒿 A. lactiflora

1. 中央花两性，不结实。

 13. 叶二回羽状全裂，小裂片线形 …………………………………………9. 茵陈蒿 A. capillaris

 13. 叶先端 3 裂或不裂，裂片先端具不规则牙齿。

  14. 茎中部叶羽状深裂或全裂。

   15. 基生叶宽卵形或倒卵形，或近圆形 ……………………………16. 南牡蒿 A. eriopoda

   15. 基生叶倒卵形或匙形 ……………………………………………10. 牡蒿 A. japonica

  14. 茎中部叶掌状 3~5 深裂或全裂 …………………………………13. 牛尾蒿 A. dubia

## 1 | 细裂叶莲蒿 Artemisia gmelinii Weber ex Stechmann

  多年生落叶半灌木状草本。根稍粗大，木质，垂直。根茎粗壮。茎褐色或灰褐色，具纵棱，下部木质。茎下部叶与中部叶长卵形、三角状卵形或长椭圆状卵形；苞片叶栉齿状羽状分裂或不分裂。头状花序近球形；总苞片 3~4 层；雌花花冠狭管状或狭圆锥状，两性花花冠管状。瘦果狭椭圆状卵形或狭圆锥形。花、果期 8~10 月。

  分布于神农架新华至兴山一带，生于山坡林缘，多长于石上。少见。

  全草（万年蒿）清热解毒，祛风利湿，止血。

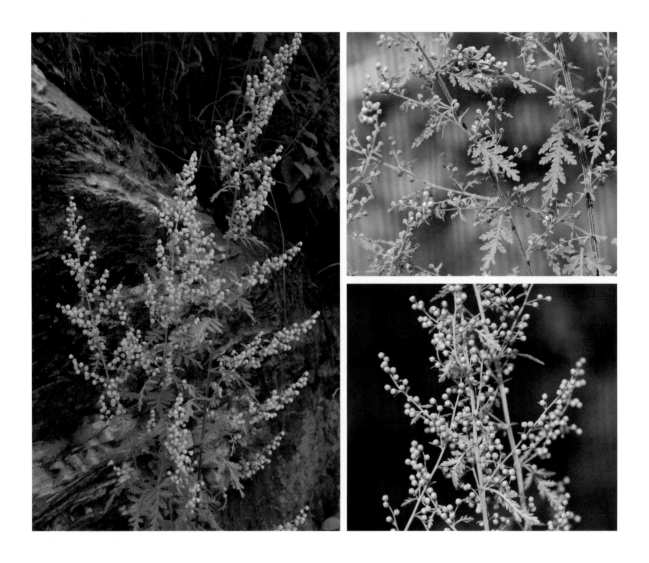

## 2 | 青蒿 *Artemisia caruifolia* Buchanan-Hamilton ex Roxburgh

一年生草本。主根单一，垂直。茎单生，幼时绿色，具纵纹。基生叶与茎下部叶三回栉齿状羽状分裂；中部叶二回栉齿状羽状分裂，第一回全裂；上部叶与苞片叶一至二回栉齿状羽状分裂，无柄。头状花序半球形或近半球形；总苞片3~4层；花序托球形；花淡黄色；雌花花冠狭管状，两性花花冠管状。瘦果长圆形至椭圆形。花、果期6~9月。

分布于神农架新华，生于屋边荒地中。少见。

全草（青蒿）清热，解暑，除蒸。根（青蒿根）用于劳热骨蒸、关节酸疼、大便下血。果实（青蒿子）清热明目，杀虫。

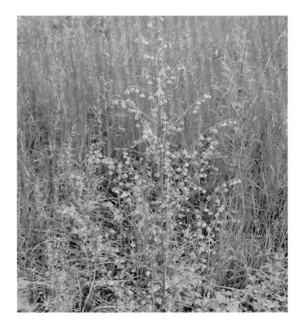

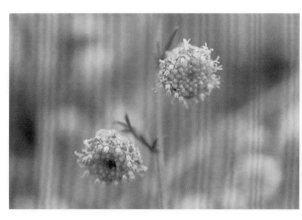
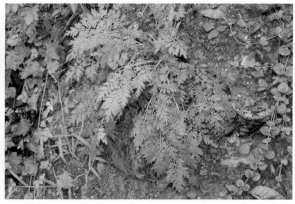

## 3 | 黄花蒿 **Artemisia annua** Linnaeus

　　一年生草本，植株具浓烈的香气。根单生，垂直，狭纺锤形。茎单生，具纵棱。茎下部叶宽卵形或三角状卵形，三至四回栉齿状羽状深裂；中部叶二至三回栉齿状羽状深裂；上部叶与苞片叶一至二回栉齿状羽状深裂。头状花序球形，总苞片 3~4 层。瘦果椭圆状卵形。花、果期 8~11 月。

　　分布于神农架各地，生于荒地、河滩、屋旁、旷野。常见。

　　全草（青蒿）清热，解暑，除蒸。根（青蒿根）用于劳热骨蒸、关节酸痛、大便下血。果实（青蒿子）清热明目，杀虫。

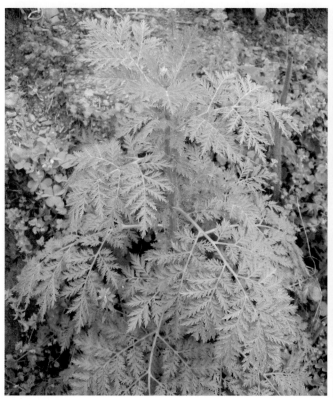
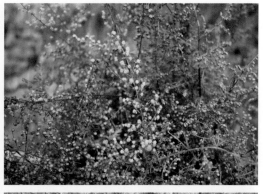
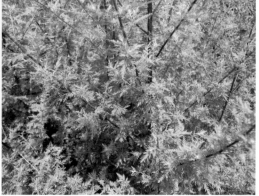

## 4 艾 **Artemisia argyi** H. Léveillé & Vaniot

多年生草本，植株具浓烈香气。主根明显，略粗长。茎单生，具明显纵棱，褐色或灰黄褐色。茎、枝均被灰色蛛丝状柔毛。茎下部叶近圆形或宽卵形，羽状深裂；茎中部叶一至二回羽状深裂至半裂；茎上部叶与苞片叶羽状半裂、浅裂。头状花序椭圆形，总苞片 3~4 层。瘦果长卵形或长圆形。花、果期 7~10 月。

分布于神农架各地，生于山地草丛、荒坡。常见。

全草温经去湿，散寒，止血，消炎，平喘，止咳，安胎。

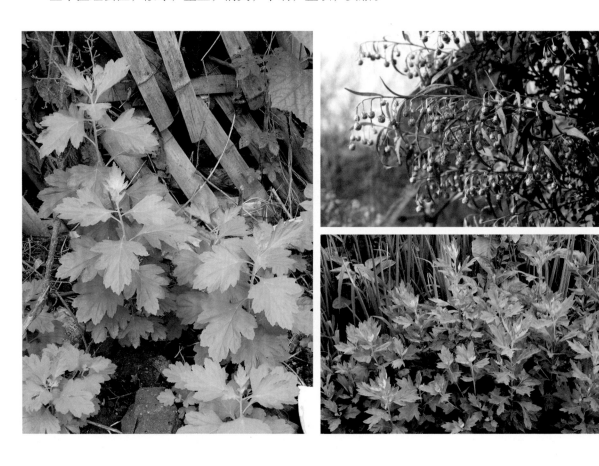

## 5 五月艾 **Artemisia indica** Willdenow

半灌木状草本。主根明显。根茎稍粗短，常具短匍茎。茎单生，褐色或上部微带红色，纵棱明显。叶上表面初时被灰白色或淡黄色绒毛，基生叶与茎下部叶卵形或长卵形，中部叶卵形、长卵形，上部叶羽状全裂，苞片叶 3 全裂或不分裂。头状花序卵形、长卵形或宽卵形，总苞片 3~4 层。瘦果长圆形或倒卵形。花、果期 8~10 月。

分布于神农架各地，生于山坡灌草丛、路边。常见。

全草祛风消肿，止痛止痒，调经止血；用于偏头痛、月经不调、崩漏下血、风湿痹痛、疟疾、痈肿、疥癣、皮肤瘙痒。

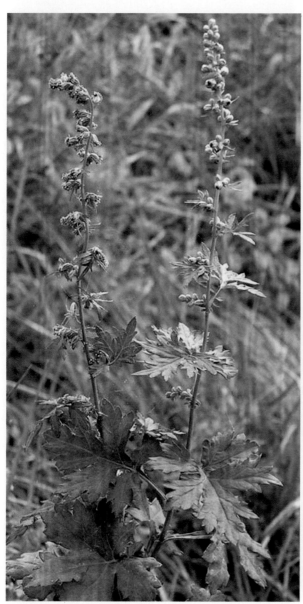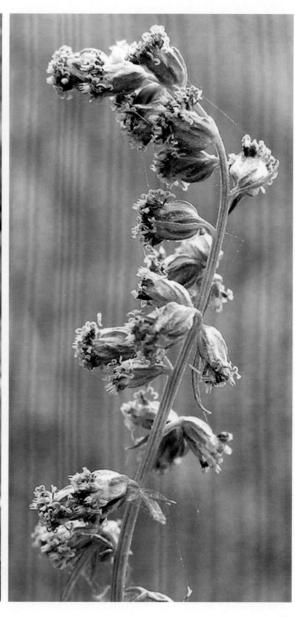

## 6 | 野艾蒿 *Artemisia lavandulifolia* Candolle

多年生草本。主根稍明显，侧根多。叶纸质，上表面绿色，下表面除中脉外密被灰白色密绵毛；基生叶与茎下部叶宽卵形或近圆形，二回羽状全裂；中部叶卵形、长圆形，一至二回羽状全裂；上部叶羽状全裂。头状花序多椭圆形或长圆形，总苞片3~4层。瘦果长卵形或倒卵形。花、果期8~10月。

分布于神农架各地，生于山坡草丛中。常见。

全草理气血，逐寒湿，温经止血，安胎。

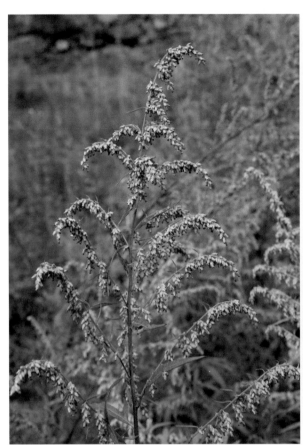
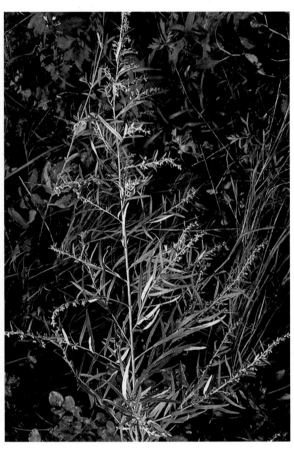

## 7 魁蒿 *Artemisia princeps* Pampanini

　　多年生草本。主根稍粗。茎少数，成丛或单生，纵棱明显。叶厚纸质或纸质，叶上表面深绿色，无毛；下部叶卵形或长卵形，一至二回羽状深裂；中部叶卵形或卵状椭圆形；上部叶羽状深裂或半裂。头状花序长圆形或长卵形，总苞片 3~4 层，两性花花柱与花冠近等长。瘦果椭圆形或倒卵状椭圆形。花、果期 7~11 月。

　　分布于神农架各地，生于山坡灌丛、林缘及沟边。少见。

　　全草祛风除湿，调经安胎。

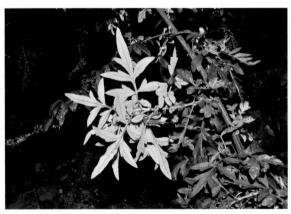
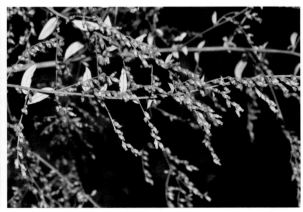

## 8 白苞蒿 Artemisia lactiflora Wallich ex Candolle

**■ 分变种检索表**

1. 叶柄基部具细小的假托叶·······························8a. 白苞蒿 **A. lactiflora** var. **lactiflora**

1. 叶柄基部具明显的假托叶·······························8b. 细裂白苞蒿 **A. lactiflora** var. **incisa**

## 8a 白苞蒿（原变种）Artemisia lactiflora var. lactiflora

多年生草本。主根明显。根茎短。茎通常单生，直立，绿褐色或深褐色。叶薄纸质或纸质；基生叶与茎下部叶宽卵形或长卵形，二回或一至二回羽状全裂；中部叶卵圆形或长卵形，二回或一至二回羽状全裂。头状花序长圆形；总苞片 3~4 层；两性花花冠管状，花药椭圆形，具睫毛。瘦果倒卵形或倒卵状长圆形。花期 7~8 月，果期 9~10 月。

分布于神农架各地，生于山地林下。常见。

全草（白苞蒿）用于传染性肝炎、胃肠炎、月经不调、咳嗽，外用于跌打损伤、骨折。

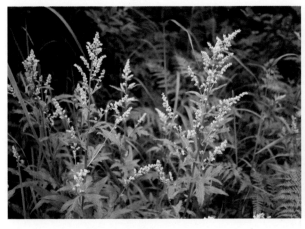 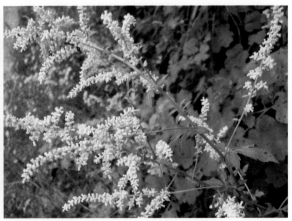

## 8b 细裂白苞蒿（变种）Artemisia lactiflora var. incisa (Pampanini) Y. Ling & Y. R. Ling

多年生草本。本变种与原变种（白苞蒿）的区别在于中部叶二至三回羽状全裂，小裂片先端具长尖头，边缘常具不规则的细裂齿或深尖锯齿，叶柄基部具明显的假托叶；上部叶与苞片叶一至二回羽状深裂或全裂，裂片边缘均具细锯齿。花期 7~8 月，果期 9~10 月。

分布于神农架各地，生于山地林下。常见。

全草可代白苞蒿入药。

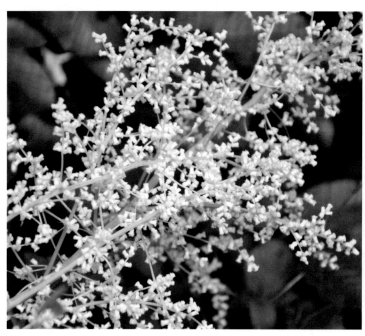
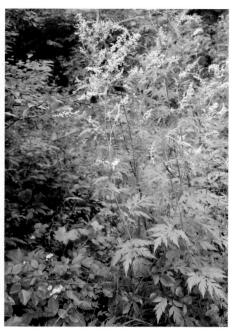

## 9 茵陈蒿 **Artemisia capillaris** Thunberg

半灌木状草本。主根明显木质。根茎直立。茎单生或少数，红褐色或褐色，基部木质。营养枝端有密集叶丛，茎下部叶卵圆形或卵状椭圆形；中部叶宽卵形、近圆形或卵圆形；上部叶与苞片叶羽状 5 全裂或 3 全裂。头状花序卵球形，总苞片 3~4 层，花序托小，两性花花柱短。瘦果长圆形或长卵形。花、果期 7~10 月。

分布于神农架各地，生于草丛荒坡或沟边石上。常见。

幼叶（绵茵陈）清热利湿，利胆退黄。

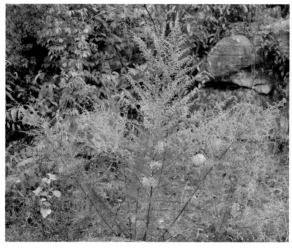
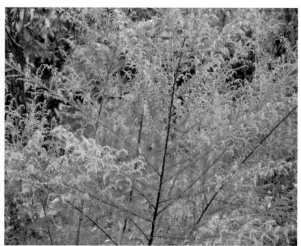

## 10 | 牡蒿 **Artemisia japonica** Thunberg

多年生草本。主根稍明显，常有块根。根茎直立或斜向上。茎单生或少数，紫褐色或褐色，茎、枝嫩时被微柔毛，后渐稀疏或无毛。基生叶与茎下部叶倒卵形或宽匙形，中部叶匙形，上部叶上端具3浅裂或不分裂。头状花序卵球形或近球形；总苞片3~4层，背面无毛。瘦果倒卵形。花、果期8~10月。

分布于神农架各地，生于山坡林缘或草丛。常见。

全草（牡蒿）解表，清热，杀虫。

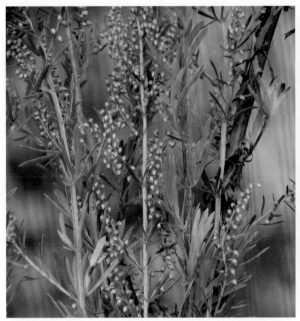 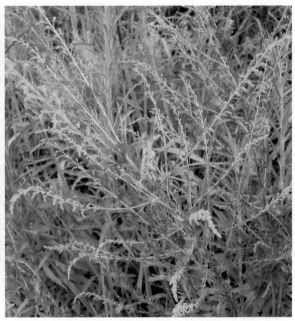

## 11 | 矮蒿 **Artemisia lancea** Vaniot

多年生草本。茎、枝初时微被蛛丝状微柔毛，后毛渐脱落。叶上表面初时微被蛛丝状短柔毛及具白色腺点，后柔毛与腺点渐脱落，叶下表面密被灰白色或灰黄色蛛丝状毛；基生叶与茎下部叶卵圆形，二回羽状全裂，每侧具裂片3~4枚，基部裂片再次羽状深裂，每侧具小裂片2~3枚，小裂片线状披针形或线形。头状花序多数，花冠狭管状。瘦果小，长圆形。花、果期8~10月。

分布于神农架各地，生于山坡林缘或草丛。常见。

根用于淋证。叶（细叶艾）散寒止痛，温经止血。

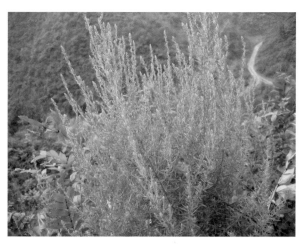 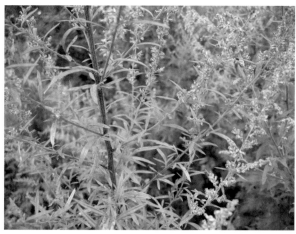

## 12 红足蒿 Artemisia rubripes Nakai

多年生草本。茎、枝初时微被短柔毛，后脱落无毛。营养枝叶与茎下部叶近圆形或宽卵形，二回羽状全裂或深裂；中部叶卵形、长卵形或宽卵形，一至二回羽状分裂；上部叶椭圆形，羽状全裂，每侧具裂片 2~3 枚，裂片线状披针形或线形，先端锐尖。头状花序小，多数，椭圆状卵形或长卵形；雌花花冠狭管状；花柱长，伸出花冠外，先端 2 叉。花、果期 8~10 月。

分布于神农架各地，生于高海拔的山坡林缘或草丛。常见。

全草（艾）温经，散寒，止血。

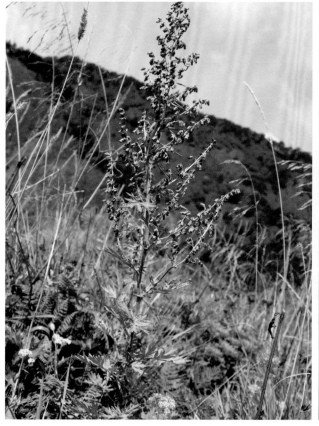

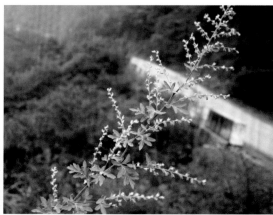

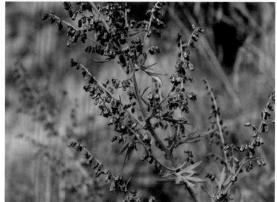

## 13 牛尾蒿 Artemisia dubia Wallich ex Besser

■ **分变种检索表**

1. 茎、枝、叶下表面初时被毛，叶下表面毛不脱落················13a. 牛尾蒿 A. dubia var. dubia
1. 茎、枝、叶下表面初时被毛，后全部脱落············13b. 无毛牛尾蒿 A. dubia var. subdigitata

## 13a 牛尾蒿（原变种）Artemisia dubia var. dubia

半灌木状草本。基生叶与茎下部叶大，卵形或长圆形，羽状 5 深裂，有时裂片上还有 1~2 枚小裂片，无柄，在花期凋谢；中部叶卵形；上部叶与苞片叶指状 3 深裂或不分裂。头状花序多数，宽卵球形或球形；总苞片 3~4 层，外层总苞片略短小，外、中层总苞片卵形、长卵形，具绿色中肋，边膜质，内层总苞片半膜质。花、果期 8~10 月。

分布于神农架红坪、木鱼、宋洛、新华，生于山坡林缘及路边。常见。

全草（茶绒）止咳化痰，平喘。

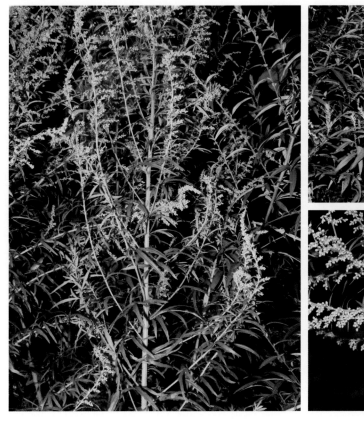
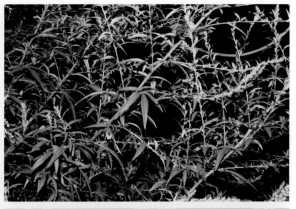
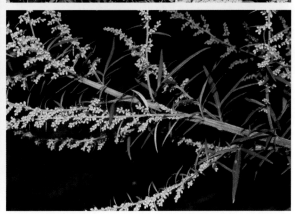

## 13b 无毛牛尾蒿（变种）Artemisia dubia var. subdigitata (Mattfeld) Y. R. Ling

半灌木状草本。本变种与牛尾蒿（原变种）的区别在于茎、枝、叶下表面初时被灰白色短柔毛，后脱落无毛。花、果期8~10月。

本变种与牛尾蒿（原变种）常混生于一起，生于山坡林缘及路边。常见。

全草代牛尾蒿入药。

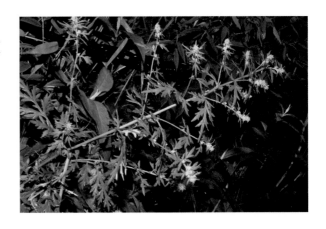

## 14 神农架蒿 Artemisia shennongjiaensis Y. Ling & Y. R. Ling

多年生草本。叶上表面深绿色，被腺毛，叶下表面除叶脉外，密被灰白色蛛丝状绵毛，脉上具腺毛；茎下部叶在花期凋谢；中部叶宽卵形或近圆形，羽状全裂，裂片线状披针形或线形。头状花序多数，宽卵形或卵形；总苞片3（~4）层，外层略短小，外、中层总苞片卵形或长卵形，背面疏被淡黄色蛛丝状柔毛，中肋绿色，边膜质，内层总苞片长卵形，半膜质。花、果期8~10月。

分布于神农架大九湖，生于荒地或水岸边。少见。

全草祛风消肿，止痛止痒，调经止血；用于偏头痛、月经不调、崩漏下血、风湿痹痛、疟疾、痈肿、疥癣、皮肤瘙痒。

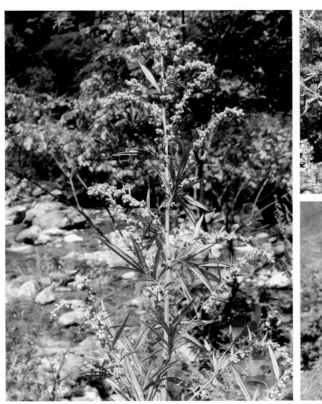

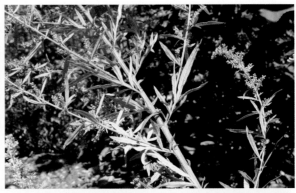

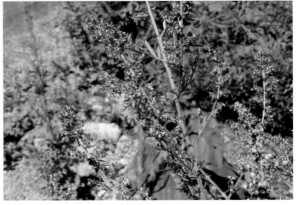

## 15 | 大籽蒿 **Artemisia sieversiana** Ehrhart ex Willdenow

一年生或二年生草本。茎中、下部叶具柄，叶片宽卵形或宽三角形，二至三回羽状深裂，小裂片条形或条状披针形，上部叶渐变小，羽状全裂；最顶端的叶不裂而为条形或条状披针形。头状花序半球形，排成圆锥花序，具梗，下垂；总苞片3~4层，被白色伏柔毛或无毛；花托凸起，密被毛；边缘小花雌性；中央小花为两性。瘦果卵形或椭圆形。花、果期6~10月。

分布于神农架红坪，生于山坡林缘。少见。

全草消炎止痛。

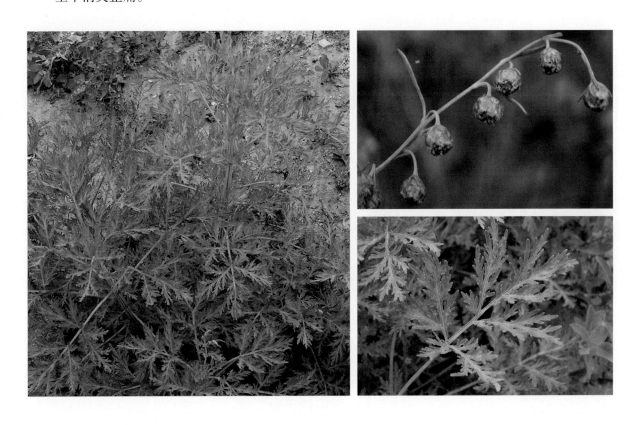

## 16 | 南牡蒿 **Artemisia eriopoda** Bunge

多年生草本。根茎稍粗短，肥厚，常呈短圆柱状，常具短的营养枝，枝上密生叶。基生叶与茎下部叶近圆形、宽卵形或倒卵形，一至二回大头羽状深裂、全裂或不分裂；中部叶近圆形或宽卵形；上部叶渐小，卵形或长卵形，羽状全裂。头状花序多数，宽卵形或近球形；总苞片3~4层，外、中层总苞片卵形或长卵形，边膜质，内层总苞片长卵形，半膜质。花、果期6~11月。

分布于神农架松柏，生于山坡林下。少见。

全草、根祛风除湿，解毒。

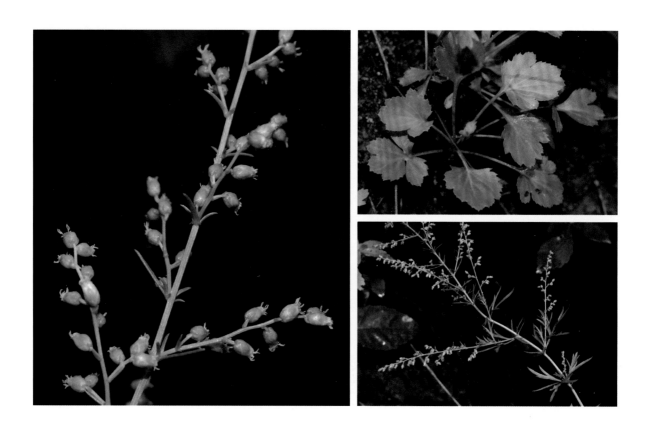

# （五十三）蓍属 Achillea Linnaeus

多年生草本。叶互生，羽状浅裂至全裂或不分裂而仅具锯齿。头状花序小，异型多花，排成伞房状花序；总苞矩圆形、卵形或半球形，总苞片 2~3 层，边缘膜质；边花雌性，通常 1 层，舌状；舌状花舌片白色、粉红色、红色或淡黄白色；盘花两性。瘦果小，腹背压扁，顶端截形，光滑，无冠状冠毛。

约 200 种；我国 10 种；湖北 1 种；神农架 1 种，可供药用。

## 云南蓍 Achillea wilsoniana (Heimerl ex Handel-Mazzetti) Heimerl

多年生草本。叶互生，羽状浅裂至全裂，或不分裂而仅具锯齿。头状花序小，排成伞房状花序，少单生；总苞片 2~3 层；花托凸起或圆锥状；边花雌性，1 层，舌状，舌片比总苞短或等长，或超过总苞；盘花两性，花冠管状 5 裂，花柱分枝顶端截形，画笔状；花药基部钝，顶端附片披针形。瘦果小，光滑，无冠状冠毛。花期 8~9 月，果期 10 月。

原产于我国华中至西南，神农架各地均有栽培。少见。

全草（土一枝蒿）解毒消肿，止血，止痛。

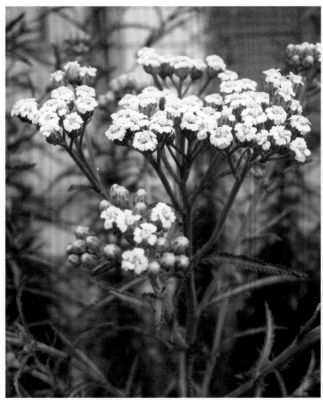
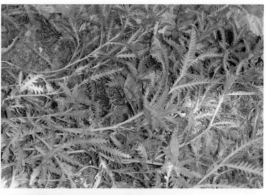
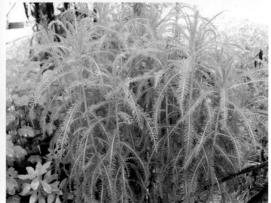

# （五十四）春黄菊属 Anthemis Linnaeus

一年生或多年生草本，稀为亚灌木。叶常为一至三回羽状全裂，有时仅具齿。头状花序异型，具短梗，排成稠密的伞房状花序；总苞片多数；边花舌状，雌性，结实；盘花黄色，两性，结实。瘦果长圆形，强压扁，具明显边缘，顶端被冠毛。

100（~150）种；我国栽培 2 种；湖北 1 种；神农架 1 种，可供药用。

# 臭春黄菊 Anthemis cotula Linnaeus

一年生草本，有臭味。叶全形卵状矩圆形，二回羽状全裂，小裂片狭条形，顶端短尖，具腺点，近无毛。头状花序单生于枝端，具长梗；总苞片矩圆形，顶端钝，边缘狭膜质；花托长圆锥形；舌状花舌片白色，椭圆形；管状花两性，5 齿裂。瘦果矩圆状陀螺形，具多数小瘤状突起，无冠毛，但各条肋在顶部边缘形成圆齿状。花、果期 6~7 月。

原产于欧洲，神农架官门山有栽培。

全草煎剂洗脚用于子宫脱垂，除此之外还用于抗痉挛、通经。

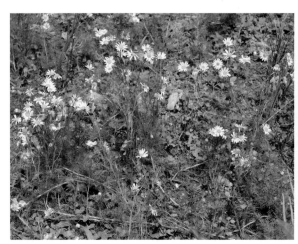 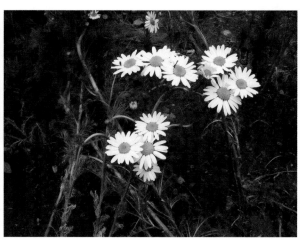

## （五十五）茼蒿属 Glebionis Cassini

一年生草本或常绿灌木。叶互生，羽状分裂或边缘具锯齿。头状花序异型，单生于茎顶或少数生于茎枝顶端；边缘雌花舌状；中央盘花两性，管状；总苞宽杯状，总苞片4层，硬草质；雌花和两性花黄色。边缘舌状花的瘦果有2~3条硬翅肋；两性花的瘦果有6~12条等距排列的肋，其中有1条强烈突起成硬翅状或腹面及背面各具1条强烈突起的肋，无冠状冠毛。

约3种；我国3种；湖北1种；神农架1种，可供药用。

---

## 南茼蒿 Glebionis segetum (Linnaeus) Fourreau

---

一年生或二年生草本。茎直立，富肉质。叶椭圆形、倒卵状披针形或倒卵状椭圆形，边缘具不规则的大锯齿，稀为羽状浅裂，无柄。头状花序单生于茎端或少数生于茎枝顶端，但不形成伞房花序；内层总苞片顶端膜质扩大几成附片状。舌状花瘦果有2条具狭翅的侧肋，间肋不明显，每面3~6条，贴近；管状花瘦果的肋约10条。花、果期3~6月。

原产地不详，神农架各地均有栽培。

茎叶（茼蒿）和脾胃，利二便。

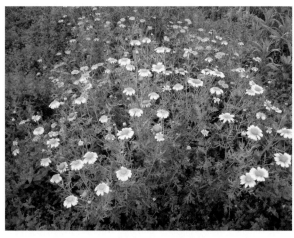 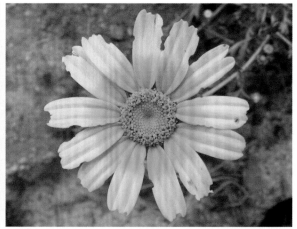

## （五十六）火绒草属 Leontopodium R. Brown ex Cassini

多年生草本或亚灌木，有时垫状，全株被白色、灰色、黄褐色绵毛或茸毛。叶互生，全缘。苞叶围绕花序开展，形成星状苞叶群。头状花序多数，排成密集或较疏散的伞房花序，各有多数同型或异型的小花；雌雄同株时，即中央的小花雄性，外围的小花雌性，雌雄异株时，全部头状花序仅有雄性或雌性小花；外层总苞片被绵毛或柔毛。瘦果长圆形或椭圆形，稍扁，具冠毛。

56 种；我国 40 余种；湖北 3 种；神农架 2 种，可供药用的 1 种。

## 薄雪火绒草 Leontopodium japonicum Miquel

多年生草本。根茎分枝稍长，有数个簇生的花茎和幼茎。茎直立，不分枝或有伞房状花序枝。叶狭披针形，有时下部叶倒卵状披针形；苞叶多数，较茎上部叶短小，卵圆形或长圆形，排成疏散的苞叶群，或具长花序梗而开展成复苞叶群。总苞钟形或半球形；总苞片 3 层，顶端钝，无毛。花期 6~9 月，果期 10 月。

分布于神农架各地，生于山顶草丛、林缘及荒坡。常见。

花（小毛香）止咳。

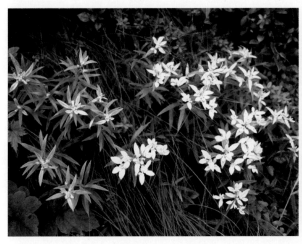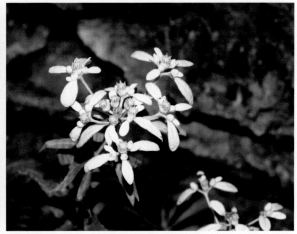

## （五十七）鼠曲草属 Gnaphalium Linnaeus

多年生草本。叶互生，全缘，无柄或具短柄。头状花序小，密集成球状或总状；花异性，外围雌花多数，中央两性花少数，全部结实；总苞片 2~4 层，覆瓦状排列，草质，麦秆黄色或红褐色，背面被绵毛。瘦果无毛或罕被疏短毛或具腺体，被冠毛。

约 80 种；我国 7 种；湖北 1 种；神农架 1 种，可供药用。

# 细叶鼠曲草 天青地白
**Gnaphalium japonicum** Thunberg

多年生草本。茎稍直立，不分枝，基部有细沟纹。基生叶在花期宿存，线状剑形或线状倒披针形，边缘多少反卷，上表面绿色，下表面白色，厚被白色绵毛，叶脉 1 条。头状花序少数，在枝端密集成球状，作复头状花序式排列；总苞近钟形，总苞片 3 层，带红褐色。瘦果纺锤状圆柱形，密被棒状腺体。花期 1~5 月，果期 6 月。

分布于神农架木鱼、宋洛、新华，生于山地阳坡草丛。常见。

全草（天青地白）解表，清热，明目，利尿。

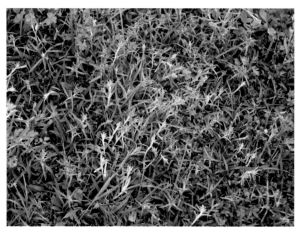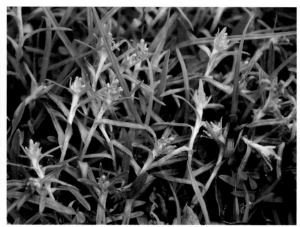

# （五十八）香青属 **Anaphalis** Candolle

多年生草本，被白色或灰白色绵毛或腺毛。叶互生，全缘，线形、长圆形或披针形。头状花序常多数排成伞房或复伞房花序，有多数同型或异型的花，即外围有多层雌花而中央有少数或 1 朵雄花（两性不育花），或中央有多层雄花而外围有少数雌花或无雌花，仅雌花结实；总苞钟状、半球状或球状，总苞片多层，上部常干膜质，白色、黄白色或稀红色。瘦果长圆形或近圆柱形。

约 100 种；我国 54 种；湖北 4 种；神农架 4 种，均可供药用。

## ■ 分种检索表

1. 叶基不下延成翅。
  2. 叶基部多少抱茎，无抱茎的小耳·····················1. 珠光香青 A. margaritacea
  2. 叶基部宽大而有抱茎的小耳·····················2. 旋叶香青 A. contorta
1. 叶基沿茎下延成翅。
  3. 茎全部有较密的叶，单脉或离基三出脉·····················3. 香青 A. sinica
  3. 茎上部有较疏的叶，离基三至五出脉或具单脉·············4. 黄腺香青 A. aureopunctata

## 1 　珠光香青 Anaphalis margaritacea (Linnaeus) Bentham & J. D. Hooker

■ **分变种检索表**

1. 叶具 1 条脉或边缘具 2 条不明显边脉。
　2. 叶线状披针形·······················1a. 珠光香青 A. margaritacea var. margaritacea
　2. 叶线形·······························1b. 线叶珠光香青 A. margaritacea var. angustifolia
1. 叶三或五出脉·························1c. 黄褐珠光香青 A. margaritacea var. cinnamomea

## 1a 　珠光香青（原变种）Anaphalis margaritacea var. margaritacea

　　多年生草本。下部叶在花期常枯萎；中部叶开展，线状披针形，长 5~9cm，宽 0.3~1.2cm，基部多少抱茎，不下延，上表面被蛛丝状毛，下表面被灰白色至红褐色厚绵毛，具单脉或三至五出脉。头状花序极多数，在枝端密集成复伞房状；总苞宽钟状或半球状，总苞片 5~7 层，上部白色，外层长达总苞全长的 1/3；花托蜂窝状；冠毛较花冠稍长；雌花细丝状。花、果期 8~11 月。

　　分布于神农架各地，生于山坡林下、草丛。常见。

　　全草（大叶白头翁）泻火，燥湿。

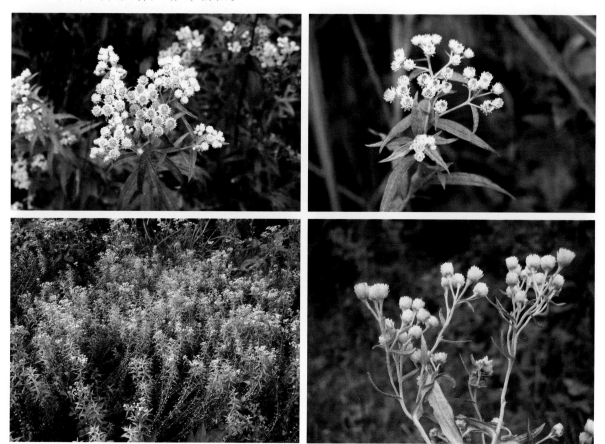

| 1b | **线叶珠光香青**（变种） | ***Anaphalis margaritacea*** var. ***angustifolia*** (Franchet & Savatier) Hayata |
|----|----|----|

多年生草本。本变种与原变种（珠光香青）的区别在于叶为线形，长 3~10cm，宽 0.3~0.6cm。花、果期 8~11 月。

分布于神农架各地，生于山坡林下、草丛。常见。

全草（窄叶香青）清热，泻火，燥湿。

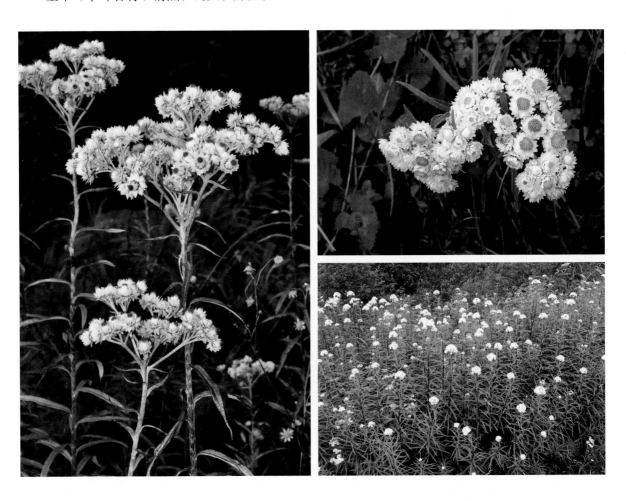

| 1c | **黄褐珠光香青**（变种） | ***Anaphalis margaritacea*** var. ***cinnamomea*** (Candolle) Herder ex Maximowicz |
|----|----|----|

多年生草本。本变种与原变种（珠光香青）的区别在于叶具明显的三或五出脉，叶脉在下表面明显突起。花、果期 8~11 月。

分布于神农架各地，生于山坡林下、草丛。常见。

全草可代珠光香青入药。

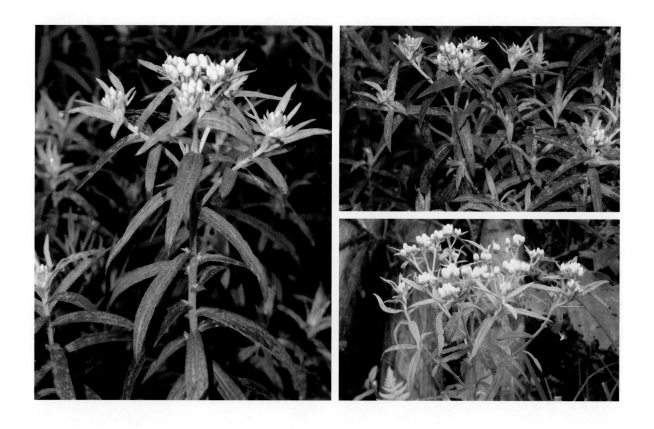

## 2 旋叶香青 Anaphalis contorta (D. Don) J. D. Hooker

多年生草本。根茎木质，有单生或丛生的根出条及花茎。茎直立，下部有时脱毛或有被绵毛的腋芽。下部叶线形。头状花序极多数，在茎和枝端密集成复伞房状；总苞宽钟状，总苞片 5~6 层，外层浅黄褐色；冠毛约与花冠等长。瘦果长圆形。花、果期 8~10 月。

分布于神农架各地，生于高海拔的山顶草丛。少见。

全草可代珠光香青入药。

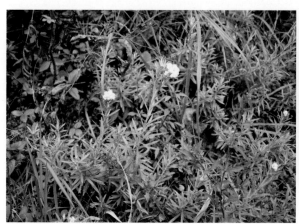 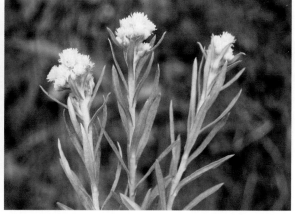

## 3 | 香青 **Anaphalis sinica** Hance

多年生草本。根茎细或粗壮，木质。茎直立，被白色或灰白色绵毛。下部叶在花期枯萎，中部叶长圆形。头状花序密集成复伞房状或多次复伞房状；总苞片 6~7 层；雄株的总苞片常较钝，雌株头状花序具多层雌花；冠毛常较花冠稍长。瘦果被小腺点。花期 6~9 月，果期 8~10 月。

分布于神农架各地，生于山地灌草丛。常见。

全草（翅茎香青）镇咳祛痰，平喘。

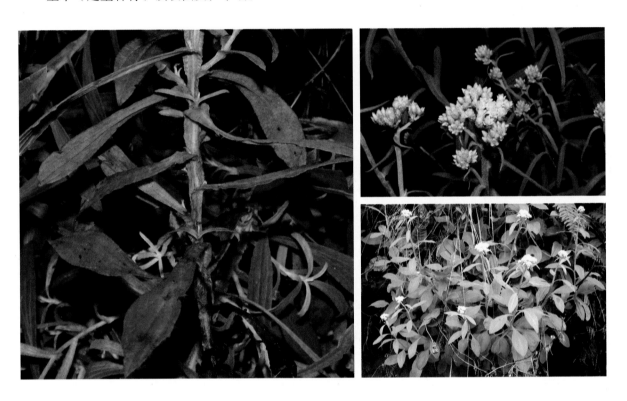

## 4 | 黄腺香青 **Anaphalis aureopunctata** Lingelsheim & Borza

■ **分变种检索表**

1. 叶下表面被蛛丝状毛或脱落。

  2. 叶狭小，叶有离基三出脉或单脉············**4a**. 黄腺香青 **A. aureopunctata** var. **aureopunctata**

  2. 叶较宽大，叶有长达叶尖的五出脉及侧脉··············

    ··············**4b**. 车前叶黄腺香青 **A. aureopunctata** var. **plantaginifolia**

1. 叶下表面被蛛丝状厚绵毛··············**4c**. 绒毛黄腺香青 **A. aureopunctata** var. **tomentosa**

| 4a | **黄腺香青**（原变种）**Anaphalis aureopunctata var. aureopunctata** |

多年生草本。根茎细或稍粗壮，有匍枝。茎被白色或灰白色蛛丝状绵毛。基生叶莲座状，叶宽匙状椭圆形，下部渐狭成长柄，常被密绵毛；下部叶在花期枯萎，匙形或披针状椭圆形，有具翅的柄。头状花序多数密集成复伞房状；总苞片约5层，卵圆形，被绵毛；雌株头状花序有多数雌花，中央具3~4朵雄花；雄株头状花序全部为雄花或外围具3~4朵雌花。花期7~9月，果期9~10月。

分布于神农架各地，生于山地灌草丛。常见。

叶（黄腺香青叶）用于感冒咳嗽、慢性支气管炎。

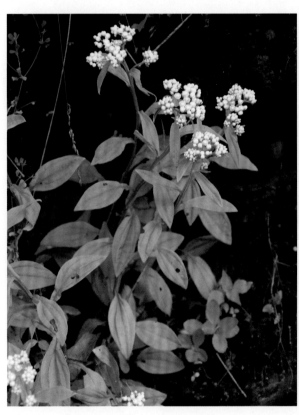 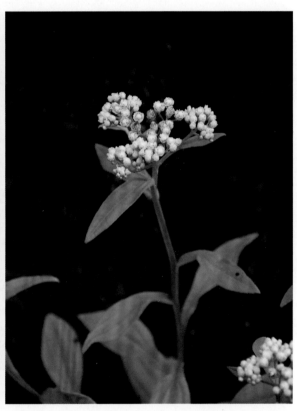

| 4b | **车前叶黄腺香青**（变种）**Anaphalis aureopunctata var. plantaginifolia** F. H. Chen |

多年生草本。茎粗壮，被蛛丝状毛，下部常脱毛。下部及中部叶宽椭圆形，急狭成长柄，两表面初被蛛丝状毛和具柄腺毛，后叶下表面被沿脉毛，具长达顶端的五出脉及侧脉；上部叶小，椭圆形至线状披针形，具三出脉或单脉。花期7~9月，果期9~10月。

分布于神农架各地，生于山坡林下。常见。

叶（黄腺香青叶）用于感冒咳嗽、慢性支气管炎。

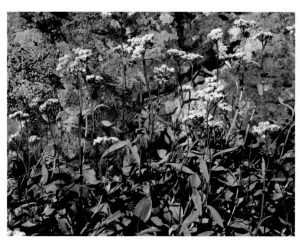
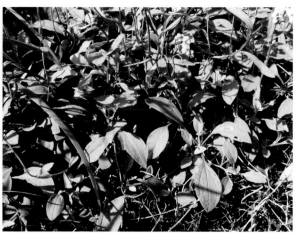

## 4c 绒毛黄腺香青（变种）Anaphalis aureopunctata var. tomentosa Handel-Mazzetti

多年生草本。茎粗壮，被蛛丝状毛。下部及中部叶宽椭圆形、匙状至披针状椭圆形，下部急狭成宽翅，长 5~9cm，宽 2~4cm，叶上表面被蛛丝状毛及具柄头状腺毛，叶下表面被白色或灰白色密绵毛及沿脉的锈色毛，具长达叶端的三出脉。总苞基部浅褐色。花期 7~9 月，果期 9~10 月。

分布于神农架各地，生于山坡林下。常见。

叶（黄腺香青叶）用于感冒咳嗽、慢性支气管炎。

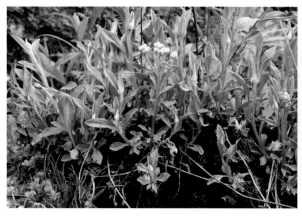
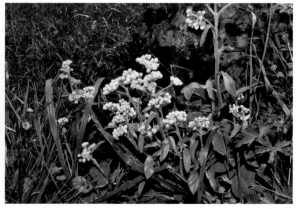

## （五十九）拟鼠曲草属 Pseudognaphalium Kirpicznikov

一年生草本。茎被白色绵毛或绒毛。叶互生，全缘。头状花序小，排成聚伞花序或开展的圆锥状伞房花序，顶生或腋生，异型，盘状，外围雌花多数，中央两性花少数，全部结实；总苞卵形或钟形，总苞片 2~4 层，覆瓦状排列，背面被绵毛；花冠黄色或淡黄色，雌花花冠丝状，顶端 3~4 齿裂，两性花花冠管状，檐部稍扩大，5 浅裂；花药基部箭头形，具尾部；两性花花柱分枝近圆柱形，具乳头状突起；冠毛 1 层。

近 90 种；我国 6 种；湖北 4 种；神农架 4 种，均可供药用。

■ **分种检索表**

1. 总苞片为黄白色或亮褐色。
　2. 小草本；叶仅具中脉 ·················3. 丝棉草 **P. luteoalbum**
　2. 草本高达 1m；叶具明显脉 3 条 ·················4. 宽叶拟鼠曲草 **P. adnatum**
1. 总苞片为金黄色或黄色至黄白色。
　3. 叶匙状倒披针形或倒卵状匙形，基部渐狭成柄 ·················1. 拟鼠曲草 **P. affine**
　3. 叶线形，基部无柄，抱茎 ·················2. 秋拟鼠曲草 **P. hypoleucum**

---

## 1　拟鼠曲草 Pseudognaphalium affine (D. Don) Anderberg

　　粗壮草本。茎直立。基生叶在花期凋落；中部及下部叶倒披针状长圆形或倒卵状长圆形；上部花序枝的叶小，线形，两表面密被白色绵毛。头状花序，在茎上部排成大的伞房花序；总苞近球形，总苞片 3~4 层，淡黄色或黄白色；雌花多数，两性花较少。瘦果圆柱形，具乳头状突起；冠毛白色。花期 1~4 月，果期 8~11 月。

　　分布于神农架各地，生于林缘草丛中。常见。

　　全草（鼠曲草）化痰，止咳，祛风寒。

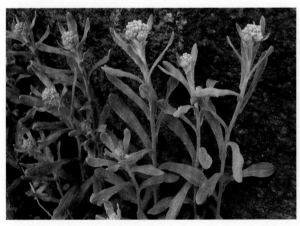 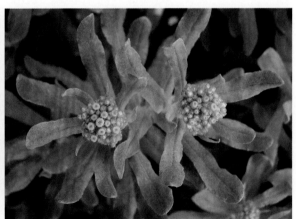

---

## 2　秋拟鼠曲草 Pseudognaphalium hypoleucum (Candolle) Hilliard & B. L. Burtt

　　一年生草本。茎直立，基部通常木质，上部具斜升的分枝，具沟纹。下部叶线形，无柄，上表面被腺毛，下表面厚被白色绵毛。头状花序，在枝端密集排成伞房花序；花黄色；总苞球形，总苞片 4 层，全部金黄色或黄色；雌花多且顶端 3 裂；两性花少且檐部 5 浅裂。瘦果卵形或卵圆柱形，冠毛绢毛状。花、果期 8~12 月。

分布于神农架各地，生于山坡草丛、溪边、田边荒地。少见。

全草祛风止咳，清热利湿。

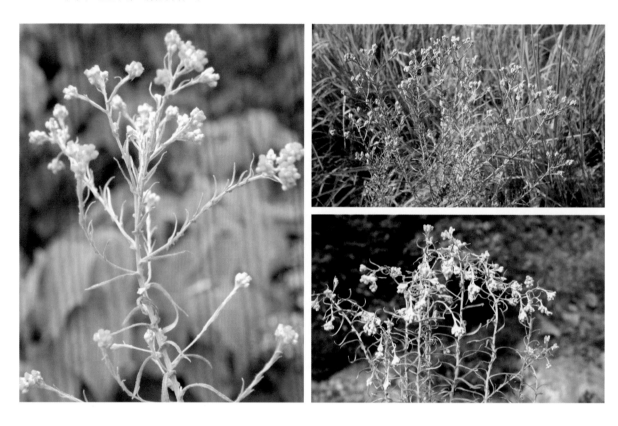

## 3 丝棉草 Pseudognaphalium luteoalbum (Linnaeus) Hilliard & B. L. Burtt

一年生草本。茎直立或基部倾斜，高 10~40cm 或更高，不分枝或基部罕有少数分枝。头状花序较多或较少，花淡黄色。瘦果圆柱形或倒卵状圆柱形，具乳头状突起；冠毛粗糙，污白色。花、果期 5~9 月。

分布于神农架各地，生于林缘草丛中。常见。

全草可代拟鼠曲草入药。

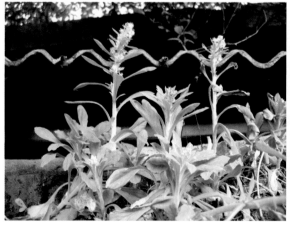
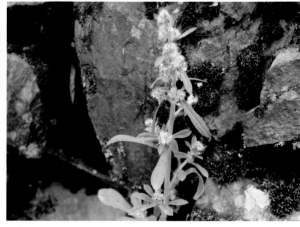

## 4 宽叶拟鼠曲草 **Pseudognaphalium adnatum** (Candolle) Y. S. Chen

多年生草本。茎高大直立，密被紧贴的白色绵毛。基生叶在花期凋落；中部及下部叶倒披针状长圆形或倒卵状长圆形，叶柄下延抱茎，两表面密被白色绵毛；上部花序枝的叶小，线形。头状花序在茎上部排成大的伞房花序；总苞近球形，总苞片 3~4 层，干膜质，淡黄色或黄白色。瘦果圆柱形，冠毛白色。花、果期 8~10 月。

分布于神农架木鱼，生于山坡林缘。少见。

叶消炎，散肿，止血。

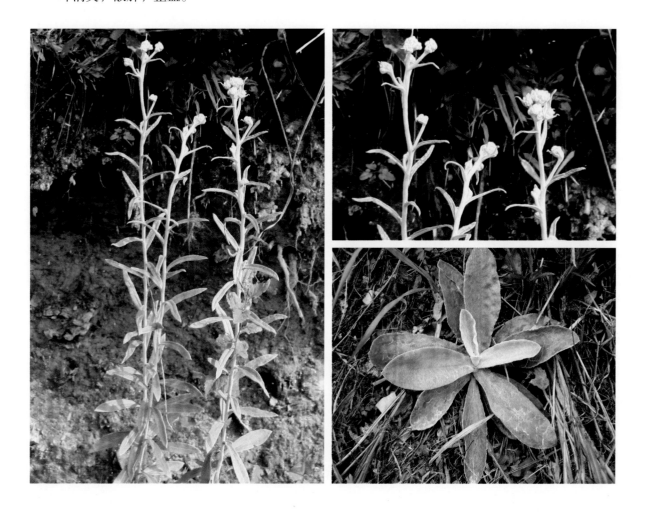

## （六十）金盏花属 **Calendula** Linnaeus

叶互生，全缘或具波状齿，单叶。头状花序顶生；总苞阔钟状或半球形，总苞片 1~2 层，披针形至线状披针形，顶端渐尖，边缘干膜质；花序具异型小花；外围的花雌性，舌状，结实；中央的小花两性，不育，花冠管状，檐部 5 浅裂。瘦果异型，外层的瘦果形状和结构与中央和内层的不同，秃净，无冠毛。

20 余种；我国 1 种；湖北 1 种；神农架 1 种，可供药用。

# 金盏花 **Calendula officinalis** Linnaeus

一年生或多年生草本。茎被腺状柔毛。叶互生，全缘或具波状齿。头状花序顶生；总苞钟状或半球形，总苞片 1~2 层，披针形至线状披针形，顶端渐尖；花序托平或凸起，无毛；外围的花雌性，舌状，2~3 层，舌片顶端具 3 齿裂；花柱线形 2 裂；花药基部箭形，球形。瘦果 2~3 层，异形，向内卷曲。花期 4~9 月，果期 6~10 月。

原产于欧洲，神农架各地均有栽培。

花凉血，止血。根（金盏菊根）行气活血。

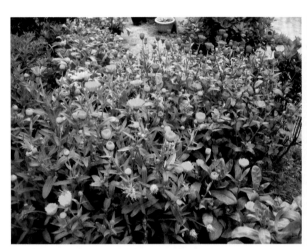 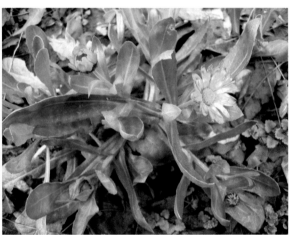

# （六十一）天名精属 **Carpesium** Linnaeus

多年生草本。茎直立，多具分枝。叶互生。头状花序顶生或腋生，通常下垂；苞片 3~4 层，干膜质或外层的草质，呈叶状；花黄色，异型；外围的雌性，结实，花冠筒状，顶端 3~5 齿裂；盘花两性，花冠筒状或上部扩大呈漏斗状，通常较大，5 齿裂。瘦果细长，具纵条纹，先端收缩成喙状，顶端具软骨质环状物，无冠毛。

约 20 种；我国 16 种；湖北 10 种；神农架 10 种，均可供药用。

**■ 分种检索表**

1. 外层总苞片草质或叶状，比内层苞片长或近等长，常与苞叶无明显区别。
  2. 头状花序盘状或半球形，较大。
    3. 花冠无毛。
      4. 头状花序直径 2.5~3.5cm ·············· 8. 大花金挖耳 C. macrocephalum
      4. 头状花序直径 1~2 cm ·············· 1. 烟管头草 C. cernuum
    3. 花冠被毛 ·············· 10. 绵毛尼泊尔天名精 C. nepalense var. lanatum
  2. 头状花序钟状，较小 ·············· 2. 暗花金挖耳 C. triste

1. 外层总苞片短，向内层逐渐增长，常与苞叶有明显区别。

　5. 花冠被稀疏的柔毛················································9. 金挖耳 C. divaricatum

　5. 花冠无毛。

　　6. 头状花序较小，钟状，直径 3~6mm，花序梗纤细。

　　　7. 下部茎叶椭圆形或椭圆状披针形；头状花序具长梗············6. 小花金挖耳 C. minus

　　　7. 下部茎叶卵圆形或卵状披针形；头状花序无梗或具短梗········7. 中日金挖耳 C. faberi

　　6. 头状花序较大，卵球形或扁球形，直径 6~8mm；花序梗较粗。

　　　8. 下部茎叶基部心形或截形；外层苞片先端草质，锐尖···3. 四川天名精 C. szechuanense

　　　8. 下部茎叶广椭圆形至披针形，基部渐狭；外层苞片干膜质，先端钝。

　　　　9. 下部茎叶长圆状披针形至披针形，近于无毛·············4. 长叶天名精 C. longifolium

　　　　9. 下部茎叶广椭圆形至长椭圆形，密被短柔毛·············5. 天名精 C. abrotanoides

## 1 | 烟管头草 Carpesium cernuum Linnaeus

多年生草本。茎下部密被白色长柔毛及卷曲的短柔毛。基部叶于开花前凋萎；茎下部叶较大，具长柄，叶片长椭圆形或匙状长椭圆形；中部叶椭圆形至长椭圆形；上部叶渐小，椭圆形至椭圆状披针形，近全缘。头状花序单生于茎端及枝端，开花时下垂；总苞壳斗状，苞片4层，外苞片叶状披针形。瘦果。花期 8~9 月，果期 9~10 月。

分布于神农架各地，生于山谷、林缘及路边。常见。

根（烟管头草根）、全草（烟管头草）清热解毒，消肿。

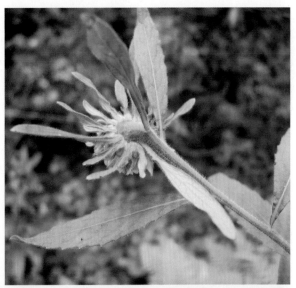

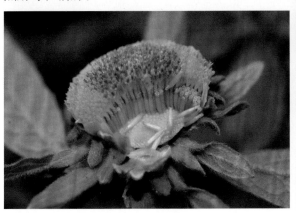

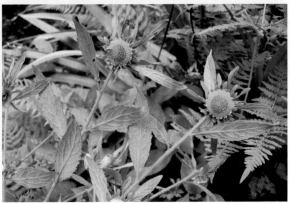

## 2 暗花金挖耳 Carpesium triste Maximowicz

多年生草本。茎被开展的疏长柔毛，近基部及叶腋较稠密。基部叶宿存或于开花前枯萎，具长柄，叶柄与叶片等长或更长。头状花序生于茎、枝端及上部叶腋；总苞钟状，苞片约4层，近等长；花冠筒部被疏柔毛。花期7~8月，果期9~10月。

分布于神农架各地，生于山坡上部林下、溪边及山谷路边。常见。

全草用于疮疖肿毒、乳腺炎等。

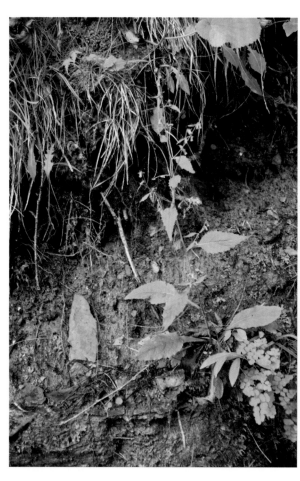
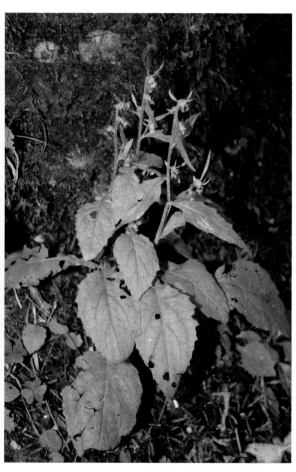

## 3 四川天名精 Carpesium szechuanense F. H. Chen & C. M. Hu

多年生草本。根茎粗短。茎直立，圆柱形，具不明显的纵条纹。基部叶于开花前枯萎；茎下部及中部叶广卵形，基部心形或截形；茎上部叶椭圆形或椭圆状披针形，近全缘，具短柄或近无柄。头状花序排成穗状花序，生于茎、枝端者具苞叶，苞叶2~4枚，大小不等；总苞半球形，苞片4层；雌花狭筒状；两性花筒状。花期8~9月，果期9~10月。

分布于神农架大九湖、木鱼、下谷、阳日，生于山坡林缘及草丛中。常见。

全草（川天名精）用于黄疸型肝炎、肠胃炎、痔疮。

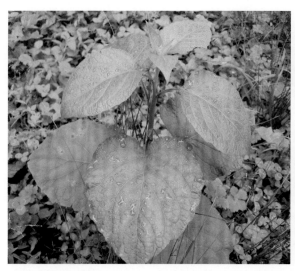
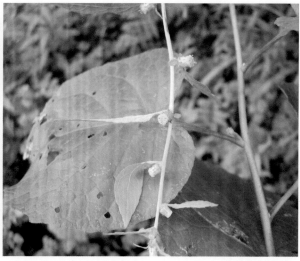

## 4 | 长叶天名精 *Carpesium longifolium* F. H. Chen & C. M. Hu

多年生草本。茎直立，圆柱形，基部木质，具明显纵条纹。基部叶于开花前枯萎；茎下部及中部叶椭圆形或椭圆状披针形；上部叶披针形至狭披针形，近全缘，具短柄或近无柄。头状花序排成穗状花序，腋生者通常无苞叶，着生于茎、枝端者具苞叶，苞叶 2~4 枚；总苞半球形，苞片 4 层。花期 8~9 月，果期 9~10 月。

分布于神农架宋洛，生于山地林下、灌丛。少见。

全草（马蹄草）清热解毒。

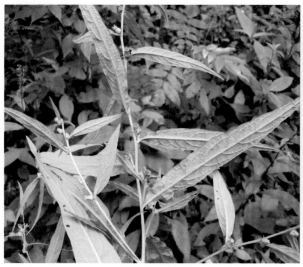
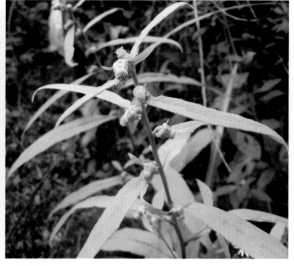

## 5 | 天名精 **Carpesium abrotanoides** Linnaeus

多年生草本。茎圆柱形，下部木质，具明显的纵条纹。茎下部叶广椭圆形或长椭圆形，先端钝或锐尖，密被短柔毛，边缘具不规整的钝齿。头状花序多数，生于茎端及沿茎、枝生于叶腋，排成穗状花序，着生于茎、枝端者具椭圆形或披针形的苞叶 2~4 枚；总苞钟状球形，苞片 3 层；雌花狭筒状；两性花筒状。花期 10~11 月，果期 11~12 月。

分布于神农架各地，生于山地草丛及村边荒地。常见。

果实（南鹤虱）清热解毒，祛痰止血。

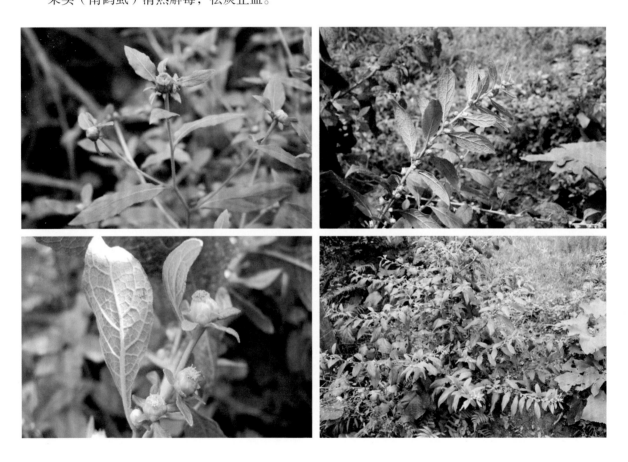

## 6 | 小花金挖耳 **Carpesium minus** Hemsley

多年生草本。茎下部叶椭圆形或椭圆状披针形，先端锐尖或钝，基部渐狭，上表面深绿色，下表面淡绿色，边缘中上部具不明显的疏锯齿；茎上部叶较小，披针形或条状披针形，近全缘，具短柄或无柄。头状花序单生于茎枝顶端，具长梗，直立或下垂；苞叶 2~4 枚，2 枚较大，条状披针形；苞片 3~4 层，外层较短，卵形至卵状披针形，内层条状披针形。花期 6~8 月，果期 9 月。

分布于神农架红坪（阴峪河），生于溪边阴湿的灌丛下。少见。

全草（毛天名精）用于蛇伤。

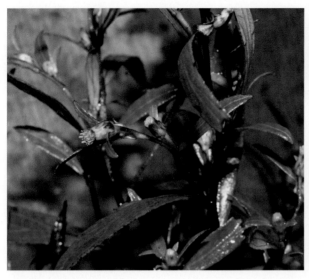
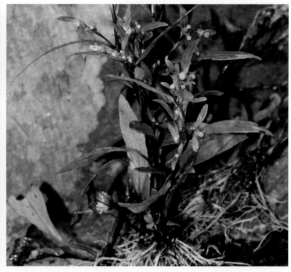

## 7　中日金挖耳 *Carpesium faberi* C. Winkler

　　多年生草本。基生叶于开花前枯萎；茎下部叶卵形至卵状披针形，先端渐尖，基部阔楔形或近圆形，稍下延，边缘具疏齿，两表面被柔毛，上部由于叶基下延而具狭翅；茎中部叶披针形；茎上部叶渐变小，披针形至条状披针形，近全缘。头状花序多数，生于茎、枝端及生于下部枝条的叶腋，几无梗；苞片2~3枚，椭圆形至椭圆状披针形；总苞钟状。花期6~7月，果期8~9月。

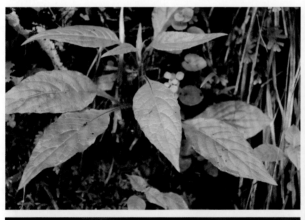
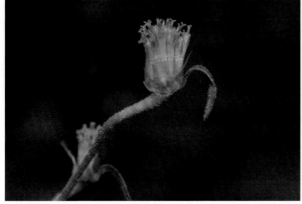
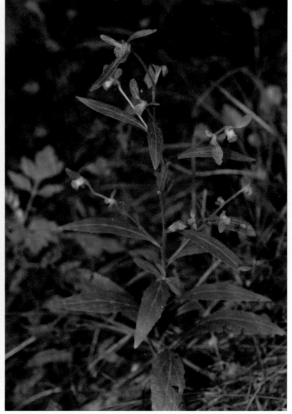

分布于神农架红坪、松柏、下谷、新华，生于溪边旷地及林缘湿地。常见。

全草活血，散瘀，杀虫。

## 8 | 大花金挖耳 **Carpesium macrocephalum** Franchet & Savatier

多年生草本。茎被卷曲短柔毛。茎叶于开花前枯萎；茎下部叶大，叶柄具狭翅，叶片广卵形至椭圆形；茎中部叶椭圆形至倒卵状椭圆形，先端锐尖，中部以下收缩渐狭，无柄，基部略呈耳状，半抱茎；茎上部叶长圆状披针形，两端渐狭。头状花序单生于茎端及枝端，开花时下垂；苞叶多枚，椭圆形至披针形，叶状，边缘具锯齿；总苞盘状；两性花筒状，白色。花期7~9月，果期9~10月。

分布于神农架红坪（刘家屋场），生于路边。少见。

全草（大烟锅草）凉血，散瘀，止血。

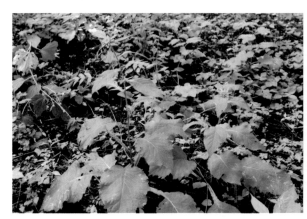 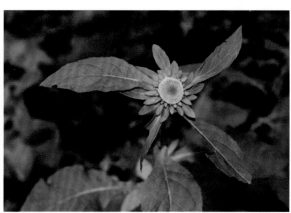

## 9 | 金挖耳 **Carpesium divaricatum** Siebold & Zuccarini

多年生草本。叶互生；茎下部叶大，卵状长圆形，边缘具不整齐锯齿；茎上部叶小，愈上则愈小，披针形，几乎全缘。头状花序，单生于茎端或分枝的顶端，下垂；总苞扁球形；外层苞片长披针形，内层苞片膜质，椭圆状披针形；全部管状花，黄色，外围数层为雌性花，中央为两性花。瘦果细长，无冠毛。花、果期秋季。

分布于神农架各地，生于山坡林下及旷地。常见。

根、全草（金挖耳）祛痰，清热，破血，止血，杀虫。

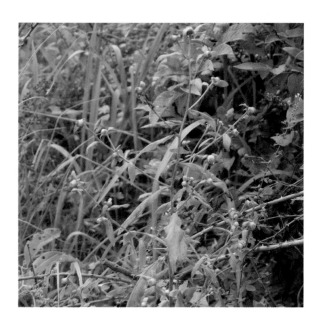

## 10 | 棉毛尼泊尔天名精 *Carpesium nepalense* var. **lanatum** (J. D. Hooker & Thomson ex C. B. Clarke) Kitamura

多年生草本。基生叶于开花前凋萎或有时宿存；茎下部叶较大，叶片椭圆形或匙状椭圆形；中部叶椭圆形至椭圆状披针形；上部及枝上叶小，披针形。头状花序单生于茎、枝端或腋生而具较长的花序梗，开花时下垂；苞叶 5~7 枚，披针形；总苞盘状，苞片 4 层，外层与苞叶相似，披针形，中层干膜质，最内层条状披针形；花筒部被白色柔毛。花期 9~10 月，果期 11~12 月。

分布于神农架九湖（坪阡至东溪公路一带），生于路边草丛中。少见。

全草（挖耳子草）清热解毒，祛痰，截疟。

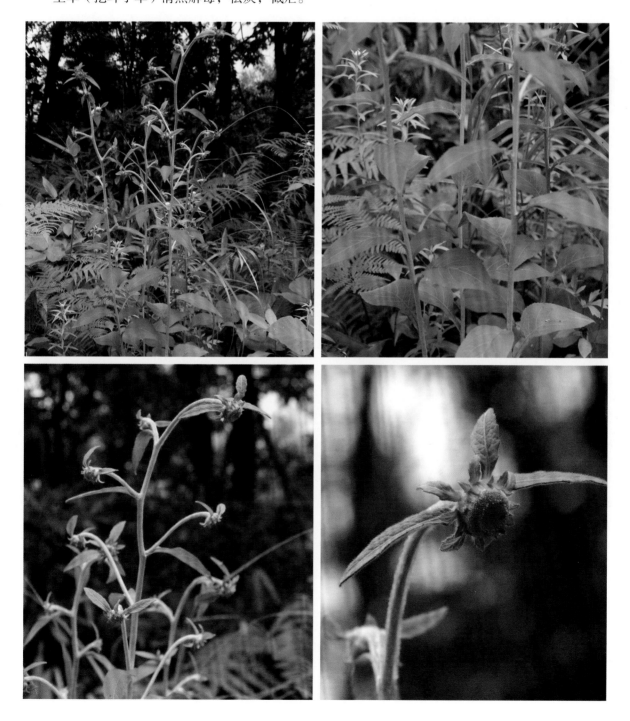

## （六十二）旋覆花属 Inula Linnaeus

多年生草本。叶互生或仅生于茎基部。头状花序多数，雌雄同株；中央多数为两性花；总苞片多层，覆瓦状排列，内层常狭窄，干膜质，最外层有时较长宽，叶质；花托平或稍凸起，具蜂窝状孔或浅窝孔，无托片；花药上端圆形或稍尖，具细长渐尖的尾部；冠毛1~2层，稀较多层。瘦果近圆柱形，具4~5条稍显明的棱或更多的纵肋或细沟。

约100种；我国14种；湖北5种；神农架4种，均可供药用。

### ■ 分种检索表

1. 头状花序小，直径小于4cm；外层总苞片线状披针形。
  2. 叶下表面仅脉上具短柔毛；瘦果无毛···················································2. 湖北旋覆花 I. hupehensis
  2. 叶下表面被毛；瘦果被毛。
    3. 叶基部常有圆形抱茎的小耳···················································1. 旋覆花 I. japonica
    3. 叶基部渐狭，无抱茎的小耳···················································3. 线叶旋覆花 I. linariifolia
1. 头状花序大，直径5~8cm；外层总苞片卵形···················································4. 总状土木香 I. racemosa

## 1 旋覆花 Inula japonica Thunberg

多年生草本。根茎短。茎直立，单生或2~3个簇生。基部叶长椭圆形或披针形；中部叶长椭圆形，中脉和侧脉被较密的长柔毛；上部叶渐小。头状花序1~5个，生于茎端或枝端；总苞半球形，总苞片4~5层，外层线状披针形，基部稍宽；舌状花舌片线形，黄色；冠毛1层，白色。瘦果圆柱形。花期7~9月，果期9~10月。

分布于神农架各地，生于低海拔的耕地旁、路旁。少见。

全草、花序降气消痰，行水止呕。

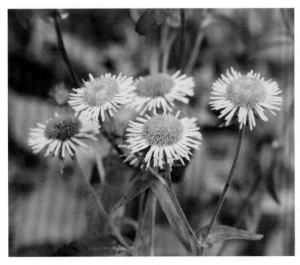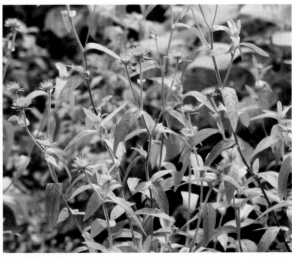

## 2 | 湖北旋覆花 Inula hupehensis (Y. Ling) Y. Ling

多年生草本。叶较大，倒卵圆状椭圆形至匙形，下部渐狭成具翅的叶柄，在头状花序下具小形的苞叶。头状花序直径 2~3cm，常无花序梗；总苞半球形，总苞片多层，线状长圆形，顶端紫色；舌状花黄色。瘦果长圆形，具 10~12 条纵肋，无毛；冠毛红褐色。花期 7~9 月，果期 9~10 月。

分布于神农架大九湖，生于湿地草丛中。常见。

花序（朝阳花）降逆止呕，消痰。全草（金沸草）清肝明目。

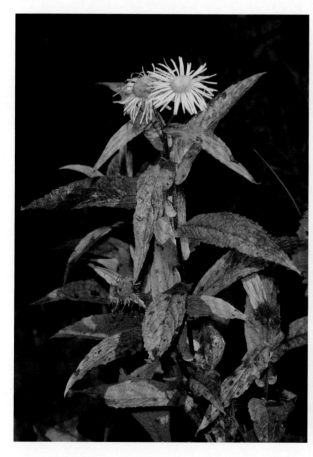
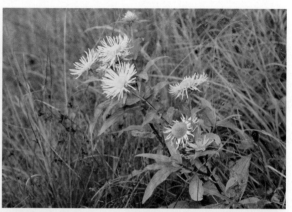
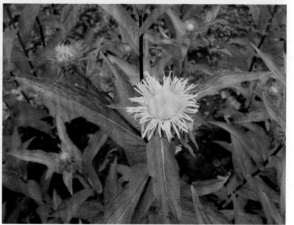

## 3 | 线叶旋覆花 Inula linariifolia Turczaninow

多年生草本。叶稍密生，基生叶及茎下部叶线状披针形，基部渐狭成柄，半抱茎；茎中部叶线状披针形或线形；茎上部叶向上渐小，无柄，锐尖。头状花序小，多数排成伞房状聚伞花序；总苞半球形，总苞片 4 层，覆瓦状排列，直立，有时反卷，外层较短，中、内层近等长，线状披针形。瘦果圆筒形，具 10 条纵肋。花期 7~8 月，果期 8~9 月。

分布于神农架红坪，生于山坡荒地中。常见。

根健脾和胃，调气解郁，止痛安胎。

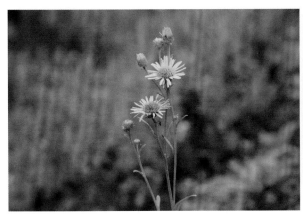
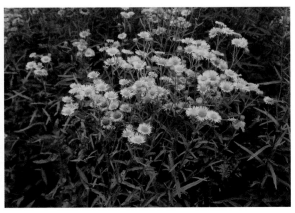

## 4 总状土木香 *Inula racemosa* J. D. Hooker

多年生草本，全株被毛。茎直立，具纵沟纹。基生叶丛生，具长柄，边缘具锯齿，上表面粗糙，下表面密被绒毛；茎生叶较小，近无柄，叶片长圆形；上部叶基部抱茎。头状花序排成总状；总苞片4~5层；边缘为舌状花，黄色；中央为管状花。冠毛浅黄色，呈放射状。花期7~9月，果期9~10月。

原产于新疆天山阿尔泰山一带，神农架也有栽培。

根健脾和胃，调气解郁，止痛安胎。

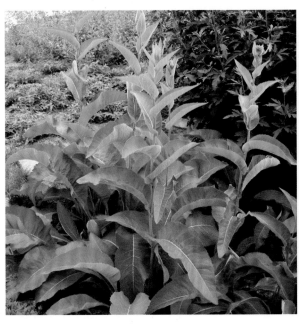
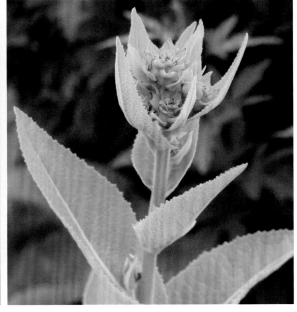

## （六十三）万寿菊属 **Tagetes** Linnaeus

一年生草本。叶通常对生，少有互生，羽状分裂，具油腺点。头状花序通常单生，少有排成花序；总苞片1层，几乎全部连合成管状或杯状；舌状花1层，雌性，金黄色、橙黄色或褐色；管状花两性，金黄色、橙黄色或褐色；两型花全部结实。瘦果线形或线状长圆形，基部缩小，具棱；冠毛鳞片状，具 3~10 个不等长的鳞片或刚毛。

约 40 种；我国 2 种；湖北 1 种；神农架 1 种，可供药用。

---

# 万寿菊 <sub>孔雀草</sub> **Tagetes erecta** Linnaeus

---

一年生草本。茎直立，粗壮，具纵细条棱。叶羽状分裂，裂片长椭圆形或披针形，边缘具锐锯齿，上部叶裂片的齿端具长细芒。头状花序单生；花序梗顶端棍棒状膨大；总苞片杯状，顶端具齿尖；舌状花黄色或暗橙色；舌片倒卵形，基部收缩成长爪，顶端微弯缺；管状花花冠黄色。瘦果线形，黑色或褐色。花期 7~9 月，果期 10~11 月。

原产于墨西哥，神农架多有栽培。

花序（万寿菊）清热，祛风，化痰。叶用于痈疮、疖疔、无名肿毒。

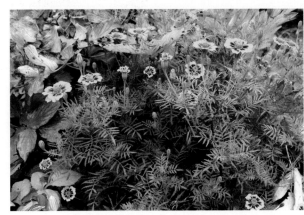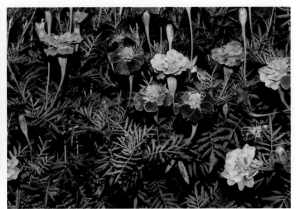

---

# （六十四）秋英属 Cosmos Cavanilles

一年生或多年生草本。茎直立。叶对生，全缘，二回羽状分裂。头状花序较大，单生或排成疏伞房状，都具多数异型的小花，外围有 1 层无性的舌状花，中央有多数结实的两性花；总苞近半球形，总苞片 2 层，基部连合，顶端尖，膜质或近草质；舌状花舌片大，全缘或近顶端齿裂。瘦果狭长，有 4~5 条棱，背面稍平，具长喙，顶端有 2~4 枚具倒刺毛的芒刺。

约 25 种；我国 2 种；湖北 1 种；神农架 1 种，可供药用。

---

# 秋英 Cosmos bipinnatus Cavanilles

---

一年生或多年生草本。根纺锤形，多须根。茎无毛或稍被柔毛。叶二回羽状深裂，裂片线形或丝状线形。头状花序单生；总苞片外层披针形或线状披针形，近革质，淡绿色，具深紫色条纹；舌状花紫红色、粉红色或白色；舌片椭圆状倒卵形；管状花黄色。瘦果黑紫色，无毛，上端具长喙，

有 2~3 枚尖刺。花期 6~8 月，果期 9~10 月。

原产于墨西哥，神农架多有栽培。

花序、种子、全草清热解毒，明目化湿。

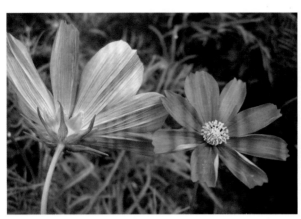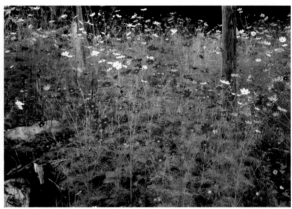

## （六十五）大丽花属 Dahlia Cavanilles

多年生草本，具块根。叶对生，一至三回羽状复叶。头状花序异型，放射状，具长柄；总苞片 2 列，盘花两性而结实，黄色；缘花舌状，中性或雌性，红色、紫色或白色。瘦果压扁，冠毛缺或具不明显的小齿。

约 15 种；我国 1 种；湖北 1 种；神农架 1 种，可供药用。

## 大丽花 芍药 Dahlia pinnata Cavanilles

多年生草本。茎直立，粗壮。叶互生，一至三回羽状分裂。头状花序大，有长花序梗，外围具无性或雌性小花，中央具多数两性花；总苞半球形，总苞片 2 层；花托平，半抱雌花；无性花或雌花舌状，舌片全缘或先端具 3 齿；两性花管状。瘦果长圆形或披针形。花期 6~12 月，果期 9~10 月。

原产于墨西哥，神农架也有栽培。

根活血散瘀。

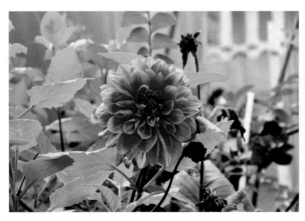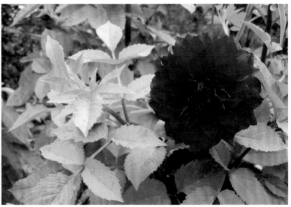

# （六十六）鬼针草属 Bidens Linnaeus

一年生或多年生草本。茎通常具纵条纹。叶对生，有时在茎上部互生。总苞钟状或近半球形，苞片通常 1~2 层，基部常合生，外层草质短或伸长为叶状，内层通常膜质，近扁平，干膜质。花杂性；盘花筒状，两性，可育，冠筒壶状，整齐，4~5 裂；花柱分枝扁，被细毛。瘦果扁平或具 4 条棱，具芒刺 2~4 枚，其上具倒刺状刚毛，果体褐色或黑色，光滑或被刚毛。

230 余种；我国 10 种；湖北 6 种；神农架 6 种，均可供药用。

## ■ 分种检索表

1. 瘦果较宽，楔形或倒卵状楔形，顶端截形。
  2. 茎中部叶为羽状复叶；盘花花冠 5 裂·······················1. 大狼杷草 B. frondosa
  2. 茎中部叶基部深裂成 1 对小裂片；盘花花冠 4 裂·······················2. 狼杷草 B. tripartita
1. 瘦果条形，先端渐狭。
  3. 瘦果顶端芒刺 2 枚；盘花花冠 4 裂·······················4. 小花鬼针草 B. parviflora
  3. 瘦果顶端芒刺 3~4 枚；盘花花冠 5 裂。
    4. 总苞外层苞片匙形；叶通常为三出复叶；舌状花白色或无舌状花·······3. 鬼针草 B. pilosa
    4. 总苞外层苞片披针形；叶二至三回羽状分裂，两面被柔毛；舌状花黄色。
      5. 顶生裂片卵形，先端短渐尖，边缘具密而均匀的锯齿·······5. 金盏银盘 B. biternata
      5. 顶生裂片狭窄，先端渐尖，边缘具不整齐的稀疏锯齿·······6. 婆婆针 B. bipinnata

## 1 大狼杷草 Bidens frondosa Linnaeus

一年生草本。茎直立，分枝，被疏毛或无毛，常带紫色。叶对生，具柄，为一回羽状复叶，披针形，边缘具粗锯齿，下表面常被稀疏短柔毛。头状花序单生于茎端和枝端；总苞钟状或半球形，外层苞片披针形或匙状倒披针形，内层苞片长圆形。瘦果扁平，狭楔形，顶端具芒刺 2 枚，有倒刺毛。花期 7~9 月，果期 9~10 月。

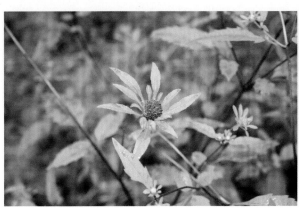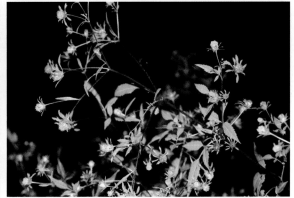

分布于神农架各地，生于低海拔地区的田间或水沟边湿润处。常见。

全草（大狼杷草）补虚清热；用于体虚乏力、盗汗、咯血、小儿疳积、痢疾。

## 2 狼杷草 Bidens tripartita Linnaeus

一年生草本。茎圆柱状或具钝棱而稍呈四方形，绿色或带紫色。基生叶对生，不分裂，边缘具锯齿；中部叶具柄，有狭翅；上部叶较小，披针形，3 裂或不分裂。头状花序单生于茎端及枝端，具较长花序梗；总苞盘状，外层苞片条形或匙状倒披针形，内层苞片长椭圆形或卵状披针形。瘦果扁，楔形或倒卵状楔形。花期 7~9 月，果期 10~11 月。

分布于神农架各地，生于田路边、荒野及水边湿地。常见。

全草（狼杷草）用于气管炎、肺结核、咽喉炎、扁桃体炎、痢疾、丹毒、癣疮。根（狼杷草根）用于痢疾、盗汗、丹毒。

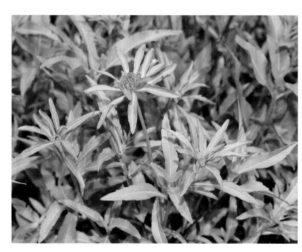 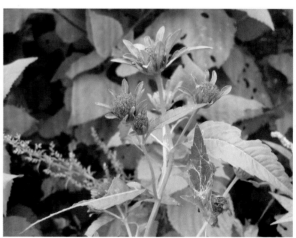

## 3 鬼针草 Bidens pilosa Linnaeus

一年生草本。茎直立，钝四棱形，无毛或上部被极稀疏的柔毛。茎下部叶 3 裂或不分裂；茎中部叶具无翅的柄，小叶 3 枚，稀为具 5（~7）枚小叶的羽状复叶，两侧小叶椭圆形或卵状椭圆形；总苞基部被短柔毛，苞片 7~8 枚，条状匙形，边缘疏被短柔毛或无毛；无舌状花；盘花筒状，冠檐 5 齿裂。瘦果黑色，具倒刺毛。花、果期几乎全年。

分布于神农架各地，生于低海拔地区的山坡荒地及村边。常见。

全草清热解毒，祛风除湿。

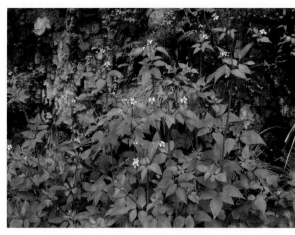
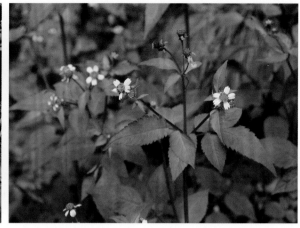

## 4 | 小花鬼针草 **Bidens parviflora** Willdenow

一年生草本。叶对生，具长柄，叶片为二至三回羽状全裂，裂片条形或条状披针形，具齿或全缘，疏生细毛或无毛。头状花序，具细长梗；总苞片 2~3 层，黄褐色，外层绿色短小，内层膜质较长；花黄色，筒状，先端 4 裂。瘦果条形，具 4 条棱，先端具刺状刚毛 2 个。花期 7~9 月，果期 9~10 月。

分布于神农架各地，生于低海拔地区的路边湿润处。常见。

全草（鹿角草）清热解毒，活血祛瘀。

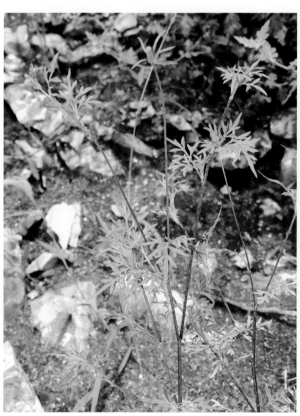
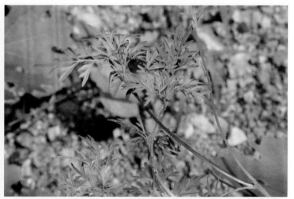
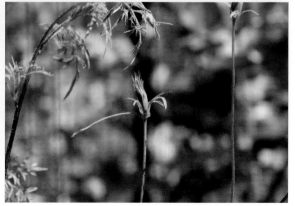

## 5 金盏银盘 Bidens biternata (Loureiro) Merrill & Sherff

一年生草本。茎直立，略具4条棱，无毛或被稀疏卷曲的短柔毛。叶为一回羽状复叶，顶生小叶卵形至长圆状卵形或卵状披针形，边缘具稍密且近于均匀的锯齿。总苞基部被短柔毛，外层苞片8~10枚，条形，内层苞片长椭圆形或长圆状披针形；舌状花通常3~5朵，舌片淡黄色。瘦果条形，黑色，4条棱，具倒刺毛。花期7~9月，果期9~10月。

分布于神农架各地，生于山坡荒草地、村边。常见。

全草疏表清热，解毒，散瘀。

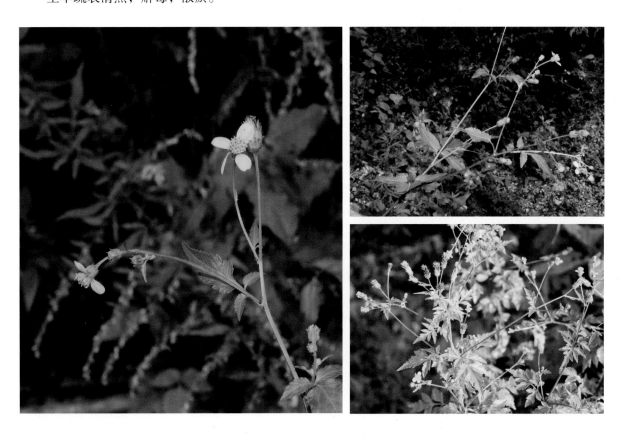

## 6 婆婆针 Bidens bipinnata Linnaeus

一年生草本植物。茎下部叶通常在开花前枯萎；茎中部叶三出，小叶3枚，很少为具5（~7）枚小叶的羽状复叶，两侧小叶椭圆形或卵状椭圆形；茎上部叶小，3裂或不分裂，条状披针形。头状花序；总苞苞片7~8枚，外层苞片披针形，干膜质，背面褐色，具黄色边缘，内层较狭，条状披针形；无舌状花；盘花筒状。瘦果黑色，条形，略扁，具棱，上部具稀疏瘤状突起及刚毛，顶端具芒刺3~4枚。花期7~9月，果期9~10月。

分布于神农架各地，生于低海拔地区的山坡荒地及村边。常见。

全草清热解毒，祛风除湿。

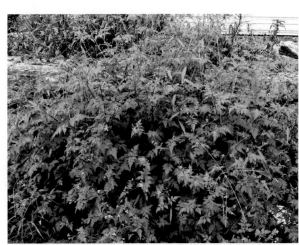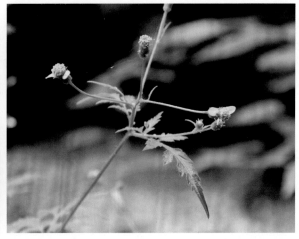

## （六十七）金鸡菊属　Coreopsis Linnaeus

一年生或多年生草本。叶对生或上部叶互生，全缘或一回羽状分裂。头状花序较大，具长花序梗，各具多数异型的小花，外围有 1 层无性或雌性结实的舌状花，中央有多数结实的两性管状花；总苞半球形，总苞片 2 层；舌状花的舌片黄色，无性；盘花两性，结实。瘦果扁，边缘具翅或无翅，顶端截形，有时有 2 枚尖齿或 2 枚小鳞片或芒。

约 35 种；我国 3 种；湖北 1 种；神农架 1 种，可供药用。

## 剑叶金鸡菊　**Coreopsis lanceolata** Linnaeus

多年生草本，具纺锤形根。茎基部叶匙形或线状倒披针形；茎上部叶少数，全缘或 3 深裂，裂片长圆形或线状披针形，顶裂片较大。头状花序在茎端单生；总苞片内外层近等长，披针形；舌状花黄色，舌片倒卵形或楔形；管状花狭钟形。瘦果圆形或椭圆形，边缘具宽翅，顶端有 2 枚短鳞片。花期 5~9 月，果期 10 月。

原产于北美，神农架 G209 国道两旁有栽培。

全草清热解毒。

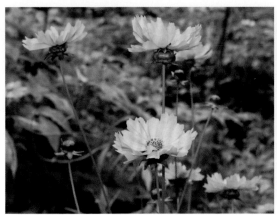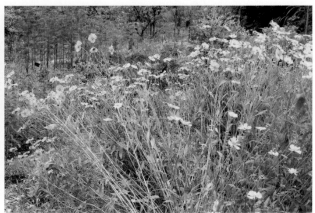

## （六十八）百日菊属 Zinnia Linnaeus

一年生或多年生草本。叶对生，全缘，无柄。头状花序小或大，单生于茎顶或为二歧花序生于枝端，头状花序辐射状，外围有 1 层雌花，中央有多数两性花；总苞钟状或狭钟状，总苞片 3 至多层，覆瓦状，宽大；雌花舌状，舌片开展；两性花管状，顶端 5 浅裂；花柱分枝顶端尖或近截形。雌花瘦果扁三棱形，雄花瘦果扁平或外层的三棱形，冠毛具 1~3 个芒或无冠毛。

约 25 种；我国栽培 4 种；湖北栽培 1 种；神农架栽培 1 种，可供药用。

## 百日菊 Zinnia elegans Jacquin

一年生草本。茎直立，被糙毛或长硬毛。叶宽卵圆形或长圆状椭圆形，两表面粗糙，下表面密被短糙毛，基出脉 3 条。头状花序单生于枝端；总苞宽钟状，总苞片多层，宽卵形或卵状椭圆形；舌状花深红色、玫瑰色、紫堇色或白色，舌片倒卵圆形，先端 2~3 齿裂或全缘；管状花黄色或橙色，上面被黄褐色密茸毛。花期 6~9 月，果期 7~10 月。

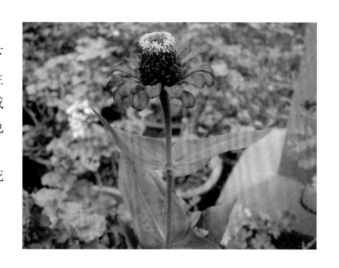

原产于墨西哥，神农架也有栽培。

全草（百日菊）清热利尿。

## （六十九）牛膝菊属 Galinsoga Ruiz & Pavon

一年生草本。叶对生。头状花序小，具柄，近顶生和腋生，异型，放射状；舌状花少数，雌性，1 层，舌片白色；盘花两性，管状，5 裂；总苞片少数，1~2 层；花序托圆锥状或伸长，有托片。瘦果具角，顶冠全缘或具睫毛状的鳞片。

15~33 种；我国 2 种；湖北 1 种；神农架 1 种，可供药用。

## 牛膝菊 Galinsoga parviflora Cavanilles

一年生草本。叶对生，全缘或具锯齿。头状花序小，放射状，顶生或腋生，多数头状花序在茎枝顶端排成疏松的伞房花序；雌花 1 层，舌状，白色；盘花两性，黄色；总苞宽钟状或半球形，内层总苞片卵形或卵圆形；花托圆锥状或伸长；舌状花冠毛毛状，脱落，管状花冠毛膜片状。花、果期 7~10 月。

原产于南美，神农架有逸生，生于荒地及路边。常见。

全草（辣子草）止血，消炎。

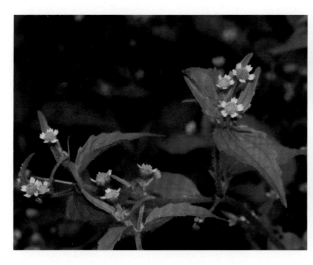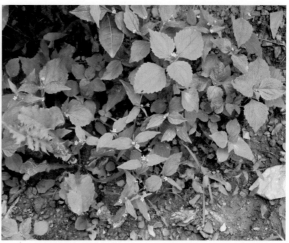

## （七十）豨莶属 Sigesbeckia Linnaeus

一年生草本。叶对生，边缘具锯齿。头状花序小，排成疏散的圆锥花序，具多数异型小花，外围有1~2层雌性舌状花，中央具多数两性管状花，全结实或有时中央的两性花不育；总苞片2层，背面被头状具柄的腺毛；雌花花冠舌状，舌片顶端3浅裂；两性花花冠管状，顶端5裂。瘦果倒卵状四棱形或长圆状四棱形，顶端截形，黑褐色，无冠毛，外层瘦果通常内弯。

约4种；我国3种；湖北3种；神农架3种，均可供药用。

### ■ 分种检索表

1. 花梗和枝上部无紫褐色头状具柄的腺毛和长柔毛。
  2. 花梗和枝上部密生短柔毛；叶边缘具不规则的浅裂或粗齿·······························1. 豨莶 S. orientalis
  2. 花梗和枝上部疏生短柔毛；叶边缘具规则的齿·······························2. 毛梗豨莶 S. glabrescens
1. 花梗和分枝的上部被紫褐色头状具柄的密腺毛和长柔毛·······························3. 腺梗豨莶 S. pubescens

---

## 1 ｜ 豨莶 Sigesbeckia orientalis Linnaeus

一年生草本。茎直立，上部分枝常呈复二歧状，全部分枝被灰白色短柔毛。中部叶三角状卵圆形或卵状披针形，基部阔楔形，边缘具不规则的浅裂或粗齿；上部叶卵状长圆形，边缘浅波状或全缘。头状花序多聚生于枝端；总苞阔钟状，总苞片2层。瘦果倒卵圆形，具4条棱，顶端具灰褐色环状突出。花期4~9月，果期6~11月。

分布于神农架各地，生于荒地、田野及林下。常见。

全草祛风湿，利筋骨，降血压。

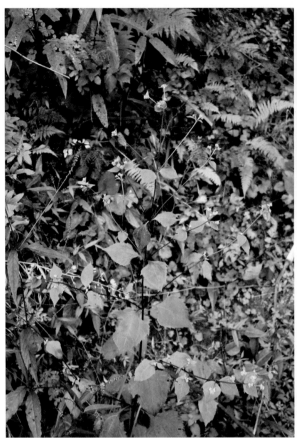

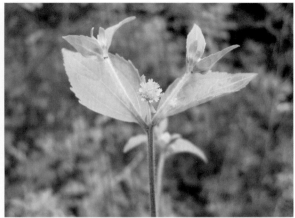

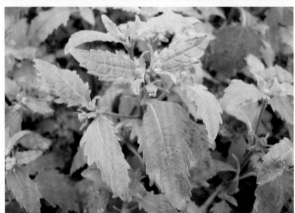

## 2 | **毛梗豨莶** Sigesbeckia glabrescens (Makino) Makino

一年生草本。茎直立，较细弱，被平伏短柔毛。基部叶在花期枯萎；中部叶卵圆形、三角状卵圆形或卵状披针形，基部阔楔形或钝圆形，边缘具规则的齿；上部叶卵状披针形，边缘具疏齿或全缘。总苞钟状，总苞片2层，背面密被紫褐色头状具柄的腺毛。瘦果倒卵圆形，具4条棱。花期4~9月，果期6~11月。

分布于神农架各地，生于荒地、田野及林下。常见。

全草用于风湿关节疼痛、肝痛、头痛、咽喉肿痛。

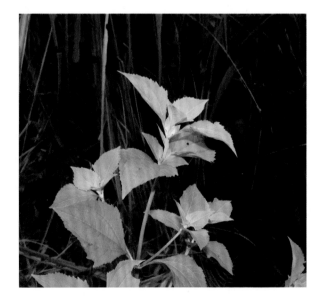

## 3 | 腺梗豨莶 **Sigesbeckia pubescens** (Makino) Makino

　　一年生草本。茎直立，粗壮，被开展的灰白色长柔毛和糙毛。基部叶卵状披针形，在花期枯萎；中部叶卵圆形或卵形，开展，基部阔楔形，边缘具头状规则或不规则的齿；上部叶披针形或卵状披针形；全部叶上表面深绿色，下表面淡绿色，沿脉被长柔毛。总苞宽钟状，总苞片2层，外层线状匙形或宽线形。瘦果倒卵圆形。花期5~8月，果期6~10月。

　　分布于神农架各地，生于山坡草丛、疏林及旷野。常见。

　　全草用于风湿顽痹、头风、带下、烫伤。

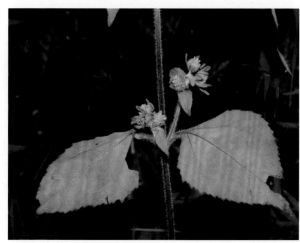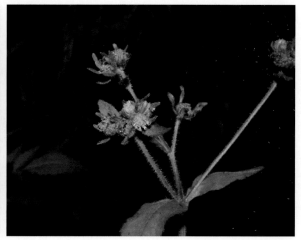

## （七十一）鳢肠属 **Eclipta** Linnaeus

　　茎匍匐状，被粗毛。叶对生，全缘或稍具齿缺。头状花序小，异型，放射状，腋生和顶生，具柄；缘花舌状，白色，雌性，2层；盘花管状，两性，极多数；总苞钟形，有苞片数枚。瘦果压扁，顶部全缘或有2枚芒刺，无冠毛。

　　4种；我国1种；湖北1种；神农架1种，可供药用。

## 鳢肠 | 锅烟菜 **Eclipta prostrata** (Linnaeus) Linnaeus

　　一年生草本。叶对生，全缘或具齿。头状花序小，常生于枝端或叶腋，放射状；总苞钟状，总苞片2层；花托凸起，披针形或线形；外围的雌花2层，花冠舌状白色，开展，舌片短而狭，全缘或2齿裂；中央的两性花多数，顶端具4齿裂；花药基部具极短2浅裂；花柱分枝扁。瘦果三角形或扁四角形。花期6~9月，果期10月。

　　分布于神农架各地，生于田边、路边阴湿地。常见。

　　全草收敛，止血，补肝肾。

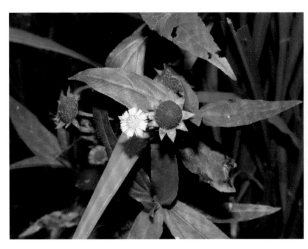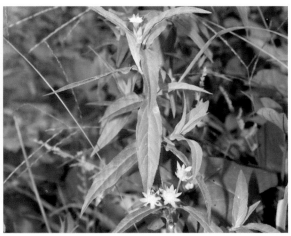

# （七十二）孪花菊属 Wollastonia Candolle ex Decaisne

叶对生，具齿，稀全缘。头状花序辐射状，腋生或顶生，异型，黄色；边缘花舌状，1层，雌性，舌片长开展，顶端2~3齿裂；中央两性花管状，顶端5浅裂；总苞2层，覆瓦状，外层叶质；花序托平或凸，托片折叠，包裹两性小花；花药基部戟形；两性花花柱分枝具多数乳头状突起。瘦果倒卵形或楔状长扁形，压扁；舌状花瘦果三棱形；无冠毛或退化为具齿或无齿的冠毛环。

2种；我国2种；湖北1种；神农架1种，可供药用。

## 山蟛蜞菊 Wollastonia montana (Blume) Candolle

多年生草本。叶片卵形或卵状披针形，近基出脉3条，上部叶小，披针形。头状花序通常单生于叶腋和茎顶；总苞钟形，总苞片2层，外层绿色，叶质，长圆形，内层长圆形至披针形；舌状花1层，黄色，舌片长圆形；管状花向上端渐扩大。瘦果倒卵状三棱形，红褐色，具白色疣状突起；冠毛短刺芒状，生于冠毛环上。花期4月，果期6月。

分布于神农架下谷，生于溪边湿地灌丛中。少见。

全草止血，补肝肾。

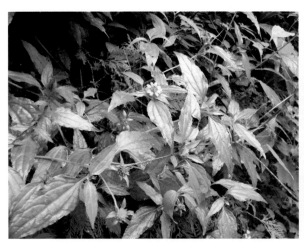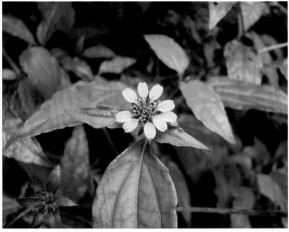

## （七十三）金光菊属 Rudbeckia Linnaeus

二年生或多年生草本。叶互生，稀对生，全缘或羽状分裂。头状花序大或较大，有多数异型小花，周围具1层不结实的舌状花，中央具多数结实的两性花；总苞碟形或半球形，总苞片2层，叶质，覆瓦状排列；舌状花的舌片开展，全缘或顶端具2~3枚短齿；管状花管部短，上部圆柱形，顶端具裂片5枚。瘦果具4条棱或近圆柱形，冠毛短冠状或无冠毛。

约17种；我国栽培2种；湖北栽培2种；神农架栽培2种，可供药用的1种。

## 金光菊 Rudbeckia laciniata Linnaeus

二年生或多年生草本。叶互生，稀对生，全缘或羽状分裂。头状花序大或较大，周围具1层不结实的舌状花；总苞碟形或半球形，总苞片2层，覆瓦状排列；花托凸起，圆柱形或圆锥形；舌状花黄色、橙色或红色，舌片开展；管状花黄棕色或紫褐色，管部短，顶端具裂片5枚。瘦果具4条棱或近圆柱形，冠毛短冠状或无冠毛。花期7~10月，不结实。

原产于加拿大及美国，神农架也有栽培。

叶清热解毒。

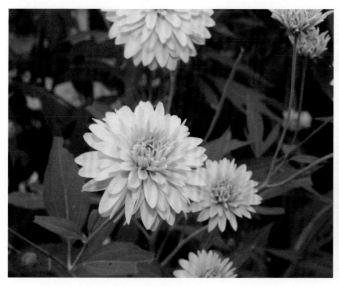
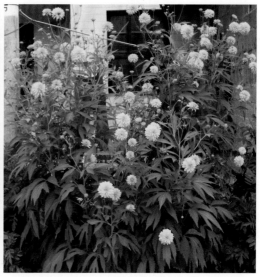

## （七十四）向日葵属 Helianthus Linnaeus

一年生或多年生草本，通常高大，被短糙毛或白色硬毛。叶对生，有时上部叶互生，具柄，常有离基三出脉。头状花序大，各具多数异型的小花，外围具1层无性的舌状花；花托平或稍凸起，托片折叠，包围两性花；舌状花的舌片开展，黄色；管状花的管部短，上部钟状，具5枚裂片。瘦果稍扁或具4条厚棱；冠毛膜片状，具2枚芒，有时附有2~4枚较短的芒刺，脱落。

约52种；我国栽培3种；湖北2种；神农架2种，均可供药用。

■ **分种检索表**

1. 一年生草本；花序极大，管状花棕色或紫色·······················1. **向日葵 H. annuus**
1. 多年生草本，具块状地下茎；头状花序较小，管状花黄色·················2. **菊芋 H. tuberosus**

---

## 1 向日葵 Helianthus annuus Linnaeus

　　一年生高大草本。茎直立，粗壮，被白色粗硬毛。叶互生，心状卵圆形或卵圆形，顶端急尖或渐尖，具基出脉3条，边缘具粗锯齿，两表面被短糙毛。头状花序极大，单生于茎端或枝端，常下倾；总苞片多层，卵形至卵状披针形；舌状花黄色，舌片开展，长圆状卵形或长圆形。瘦果倒卵形或卵状长圆形。花期7~9月，果期8~9月。

　　原产于南美洲，神农架广为栽培。

　　种子（葵花子）、根（向日葵根）、茎髓（向日葵茎髓）、叶（向日葵叶）健胃。花（向日葵花）祛风，明目。花托（葵花盘）用于头痛、目昏牙痛、胃腹痛、月经痛、疮肿。果壳（葵花子壳）用于耳鸣。

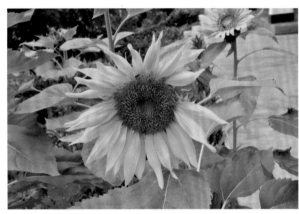 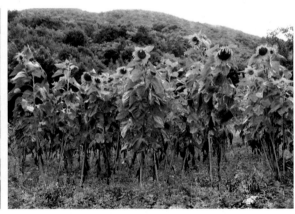

---

## 2 菊芋 Helianthus tuberosus Linnaeus

　　多年生直立草本。茎直立，被白色短糙毛或刚毛。叶通常对生，具叶柄，但上部叶互生；下部叶卵圆形或卵状椭圆形，基部宽楔形或圆形，边缘具粗锯齿；上部叶长椭圆形至阔披针形，基部渐狭。头状花序较大，单生于枝端；总苞片多层，披针形；舌状花舌片黄色，开展，长椭圆形；管状花花冠黄色。瘦果小，楔形。花期8~9月，果期9~10月。

　　原产于北美洲，神农架多有栽培。

　　块根（洋姜）清热凉血，活血消肿。

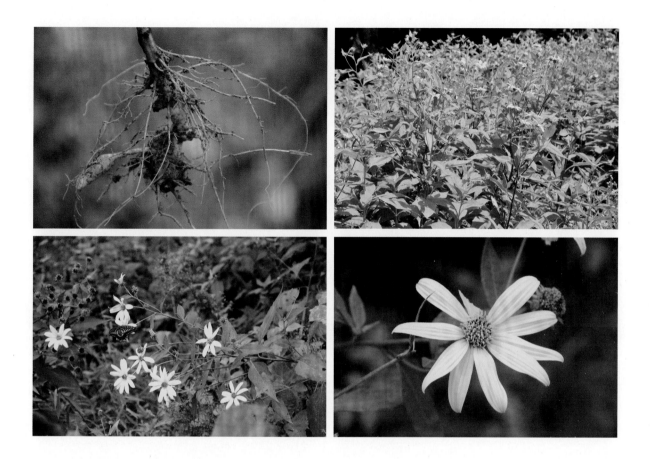

## （七十五）苍耳属　Xanthium Linnaeus

一年生草本。根纺锤状或分枝。茎直立，有时具刺。叶互生，全缘或多少分裂。头状花序单性，雌雄同株，在叶腋单生或密集成穗状，有时成束聚生于茎枝的顶端；雄性头状花序着生于茎枝的上端，球形；总苞宽半球形，总苞片1~2层，分离，椭圆状披针形；花托柱状，托片披针形；雌花无花冠，裂片线形，伸出总苞的喙。瘦果2枚，倒卵形，藏于总苞内，无冠毛。

2~3种；我国栽培2种；湖北2种；神农架1种，可供药用。

## 苍耳　Xanthium strumarium Linnaeus

一年生草本。叶三角状卵形或心形，近全缘，或具不明显浅裂3~5枚，顶端尖或钝，基部稍心形或截形。雄性头状花序球形，雌性头状花序椭圆形；外层总苞片小，披针形，内层总苞片连合成囊状，宽卵形或椭圆形，绿色，在瘦果成熟时变坚硬，外面疏生具钩状的刺；喙坚硬，锥形，上端略呈镰刀状。瘦果2枚，倒卵形。花期7~8月，果期9~10月。

分布于神农架各地，生于荒地、屋边及田间。常见。

根（苍耳根）用于疔疮、痈疽、缠喉风、丹毒、高血压、痢疾。茎、叶（苍耳）祛风散热，解毒杀虫。花序（苍耳花）用于白癜顽癣、白痢。果实（苍耳子）散风湿，通鼻窍，止痛杀虫。

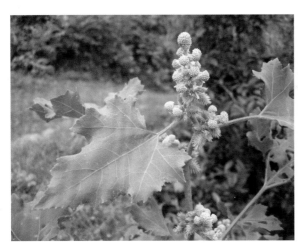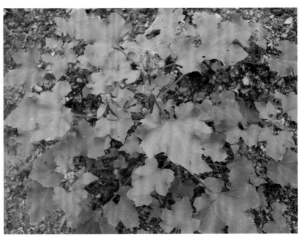

## （七十六）下田菊属 **Adenostemma** J. R. Forster & G. Forster

一年生草本。叶对生，三出脉，边缘具锯齿。头状花序多数或少数在假轴分枝的顶端排成伞房状或伞房状圆锥花序；总苞钟状或半球形，总苞片草质，2层；全部为结实的两性花；花冠白色，管状，辐射对称，管部短，檐部钟状，顶端具裂齿5枚。瘦果顶端钝圆，通常有3~5条棱，具腺点或乳突；冠毛毛状，3~5个，坚硬，棒锤状，果期分叉，基部连合成短环状。

约26种；我国1种；湖北1种；神农架1种，可供药用。

## 下田菊 **Adenostemma lavenia** (Linnaeus) Kuntze

一年生草本。叶对生，三出脉，边缘具锯齿。头状花序排成伞房状或伞房状圆锥花序；总苞钟状或半球形，总苞片2层，近等长，外层苞片大部分合生；全部为结实的两性花，花冠白色，管状，辐射对称。瘦果顶端钝圆，具3~5条棱；冠毛毛状，3~5个，坚硬，果期分叉，基部连合成短环状。花、果期8~10月。

分布于神农架各地，生于水沟边和林缘阴湿地。少见。

全草清热利湿，解毒消肿。

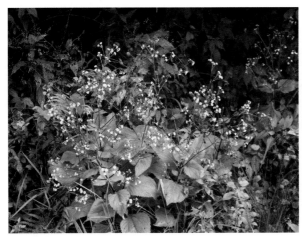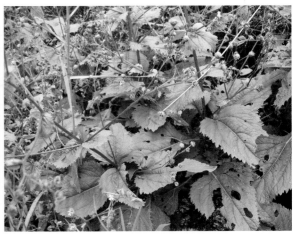

# （七十七）藿香蓟属 **Ageratum** Linnaeus

一年生或多年生草本。叶对生或上部叶互生。头状花序小，同型，具多数小花，在茎枝顶端排成紧密的伞房状花序；总苞钟状，总苞片 2~3 层，线形，草质，不等长；花全部管状，檐部顶端具 5 齿裂。瘦果有 5 条纵棱；冠毛膜片状或鳞片状，5 个，急尖或长芒状渐尖，分离或连合成短冠状。

30 余种；我国 2 种；湖北 1 种；神农架 1 种，可供药用。

## 藿香蓟 **Ageratum conyzoides** Linnaeus

一年生或多年生草本。叶对生或上部叶互生。头状花序小，同型，具多数小花，在茎枝顶端排成紧密伞房状花序，稀排成疏散圆锥花序的；总苞钟状，总苞片 2~3 层，线形，草质，不等长；花全部管状，顶端具 5 齿裂。瘦果有 5 条纵棱；冠毛膜片状或鳞片状，5 个，分离或连合成短冠状。花、果期几乎全年。

原产于南美，逸生于神农架荒地中。常见。

全草（胜红蓟）祛风清热，止痛，止血，排石。

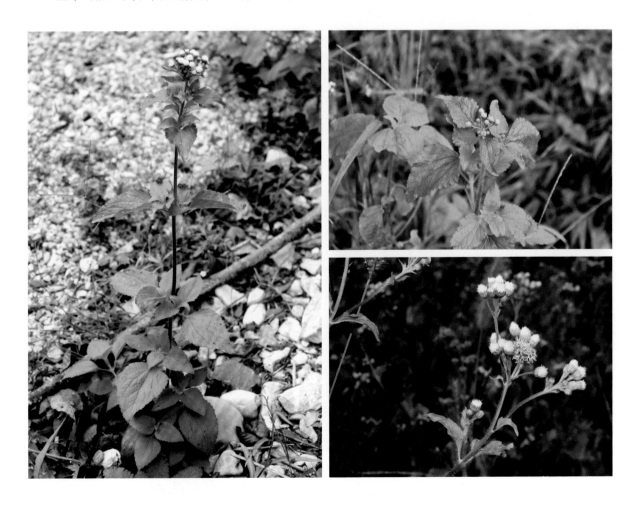

# （七十八）泽兰属 Eupatorium Linnaeus

多年生草本。叶对生，稀互生，具锯齿或3裂。头状花序在茎枝顶端排成复伞房花序或单生于长花序梗上；花两性，管状，结实，花多数，稀1~4朵；总苞长圆形、卵形、钟形或半球形，总苞片多层或1~2层，覆瓦状排列，外层渐小或全部苞片近等长；花紫红色或白色；花冠钟状，顶端5裂或具5枚齿。瘦果有5条棱，顶端截形；冠毛多数，刚毛状，1层。

约45种；我国14种；湖北6种；神农架6种，均可供药用。

## ■ 分种检索表

1. 叶两表面无毛，无腺点；瘦果无毛，无腺点 ·············································· 1. 佩兰 **E. fortunei**

1. 叶两表面被稀疏或稠密的柔毛或绒毛，两表面或至少叶下表面具腺点；瘦果被毛或无毛而具腺点。

  2. 总苞片顶端急尖 ·································································· 2. 林泽兰 **E. lindleyanum**

  2. 总苞片顶端钝或圆形。

    3. 瘦果被白色稀疏的毛，无腺点 ·············································· 3. 南川泽兰 **E. nanchuanense**

    3. 瘦果无毛，无腺点或仅有稀疏的腺点。

      4. 叶不分裂，基部圆形，无柄或具极短的柄 ·································· 4. 多须公 **E. chinense**

      4. 叶分裂，基部楔形，叶柄长1~2cm。

        5. 叶边缘具缺刻状圆钝齿 ·················································· 5. 异叶泽兰 **E. heterophyllum**

        5. 叶边缘具重粗锯齿 ·························································· 6. 白头婆 **E. japonicum**

---

## 1 | 佩兰 **Eupatorium fortunei** Turczaninow

多年生草本。根茎横走，淡红褐色。茎直立，绿色或红紫色，分枝少或仅在茎顶有伞房状花序分枝。全部茎叶两表面光滑，边缘具粗齿或不规则的细齿。头状花序多数在茎顶及枝端排成复伞房花序；总苞钟状，总苞片2~3层，覆瓦状排列，长椭圆形；花白色或带微红色。瘦果黑褐色。花、果期7~11月。

分布于神农架松柏、新华、阳日，生于山坡林下或草丛。常见。

全草（佩兰）芳香化湿，醒脾开胃，发表解暑。

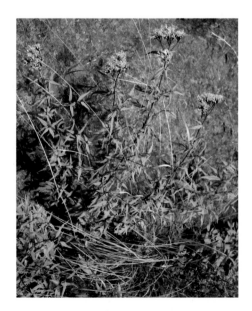

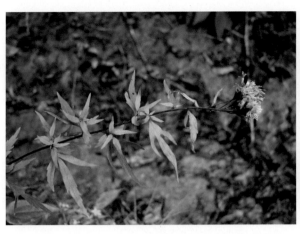
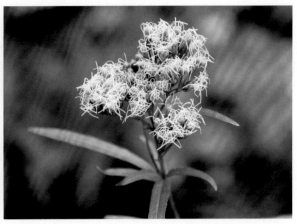

| 2 | 林泽兰 **Eupatorium lindleyanum** Candolle |

多年生草本。茎直立，下部及中部红色或淡紫红色，全部茎枝被稠密的白色长或短的柔毛。茎叶基出脉 3 条，边缘具深或浅犬齿，无柄或几乎无柄。头状花序多数在茎顶或枝端排成紧密的伞房花序，紫色；总苞钟状，含 5 朵小花，苞片绿色或紫红色；花白色、粉红色或淡紫红色，外面散生黄色腺点。花、果期 5~12 月。

分布于神农架新华、阳日，生于山谷阴处湿地或林下湿地。常见。

枝叶（野马追）化痰，止咳，平喘；用于痰多、咳嗽、气喘。

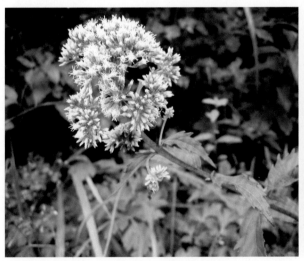
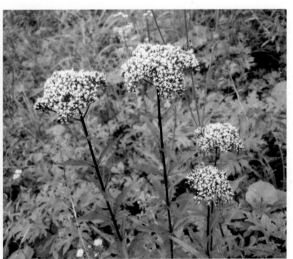

| 3 | 南川泽兰 **Eupatorium nanchuanense** Y. Ling & C. Shih |

多年生草本。根茎横走。地上茎直立，茎枝被皱波状白色短柔毛。叶不规则对生，叶腋处常具发育的叶芽，叶上表面深绿色，下表面色淡，两表面具稀疏的白色短毛和黄色腺点。头状花序，在

茎枝顶端排成复伞房花序；总苞片 3 层，全部苞片顶端圆形，染紫红色；花白色或带红色，外被稀疏黄色小腺点。花、果期 6~7 月。

分布于神农架木鱼，生于山坡悬崖上。少见。

根用于阴虚潮热、小儿疳积。

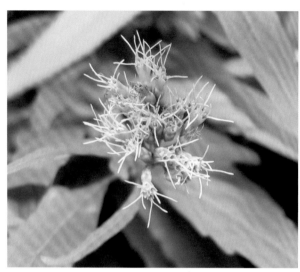
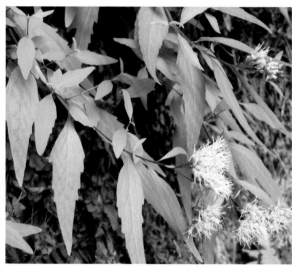

## 4 多须公 *Eupatorium chinense* Linnaeus

多年生草本。茎草质，基部、下部或中部以下茎木质，全部茎枝被污白色短柔毛。叶对生，无柄或几无柄，中部茎叶卵形、宽卵形，羽状脉 3~7 对，被白色短柔毛及黄色腺点，茎叶边缘具规则的圆锯齿。头状花序在茎顶及枝端排成大型疏散的复伞房花序；花白色、粉色或红色，外被稀疏黄色腺点。瘦果淡黑褐色。花、果期 9~11 月。

分布于神农架各地，生于山坡草丛、疏林及村庄田边。常见。

全草、根（广东土牛膝）祛风消肿，清热解毒。

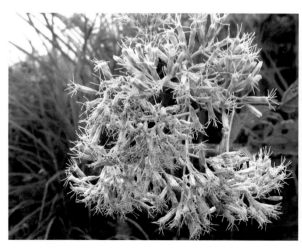
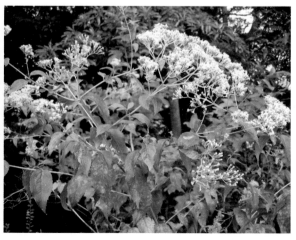

## 5 异叶泽兰 **Eupatorium heterophyllum** Candolle

多年生草本。茎中下部木质。茎枝直立，被白色或污白色短柔毛。叶表两面被稠密的黄色腺点，羽状脉 3~7 对，在叶下表面稍突起，边缘具深缺刻状圆钝齿。花序分枝及花梗上的毛较密；总苞钟状，全部苞片紫红色或淡紫红色；花白色或微带红色。瘦果黑褐色，长椭圆形。花、果期 4~10 月。

分布于神农架各地，生于山坡常绿阔叶混交林下。常见。

全草（红升麻）活血祛瘀，除湿止痛。根（红升麻根）解表退热。

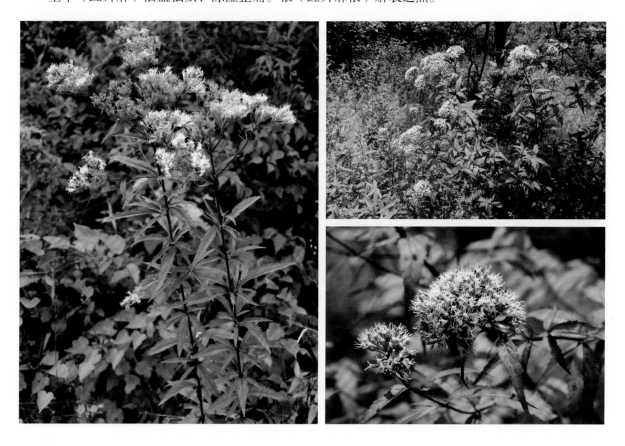

## 6 白头婆 **Eupatorium japonicum** Thunberg

多年生草本。根茎短。茎直立，通常不分枝，全部茎枝被白色皱波状柔毛。叶对生，具叶柄，全部茎叶两表面粗涩，边缘具粗或重粗锯齿。头状花序在茎顶或枝端排成紧密的伞房花序；苞片绿色或带紫红色，顶端钝或圆形；花白色或带红紫色或粉红色，外面具较稠密的黄色腺点。冠毛白色。花、果期 6~11 月。

分布于神农架各地，生于山坡草丛、疏林下。常见。

全草、根（秤杆草）发表散寒，透疹，化湿。

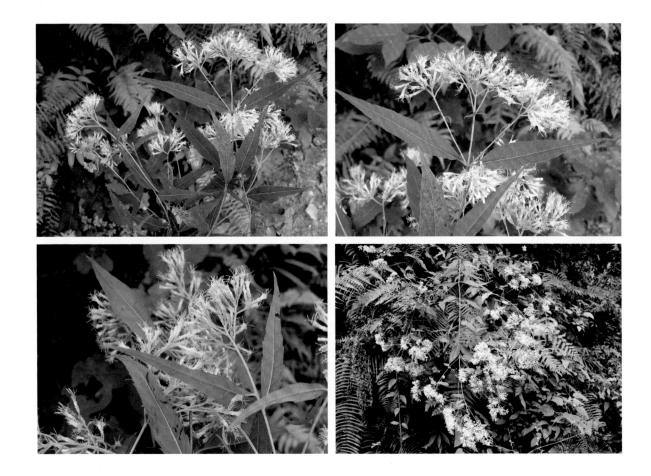

# 禾本科 Poaceae

植物体木本或草本。根多数为须根。有或无地下茎；地上茎多通称秆，秆单生、散生或丛生，通常中空，具节。单叶互生，无柄或具短柄，平行脉，具叶鞘、叶舌和叶耳。花序由小穗组成，排成穗状、总状或圆锥状，小穗由2行苞片和苞片腋内的小花组成，具颖片、外稃、内稃、浆片；小花单性或两性；雄蕊3枚；子房1室，花柱2个，柱头羽毛状或刷状。颖果，稀囊果。

700属，11000种；我国226属，1795种；湖北101属，285种；神农架85属，156种，可供药用的45属，70种。

## ■ 分族检索表

1. 植物体木质化，叶二型，有茎生叶（秆箨）与营养叶两类型（竹亚科 Bambusoidae）··········
·······························································································簕竹族 **Bambuseae**
1. 植物体多为草质，叶单型（禾亚科 Agrostidoideae）。
  2. 小穗具花2朵，背腹扁或为圆筒形，稀可两侧压扁，脱节于颖之下。
    3. 第二外稃多少呈软骨质而无芒，质较硬，厚于第一外稃及颖片。
      4. 小穗脱节于颖之上，若为颖之下，则仅具小花1朵·····················柳叶箬族 **Isachneae**
      4. 小穗脱节于颖之下，通常具小花2朵·····································黍族 **Paniceae**
    3. 第二外稃透明膜质或坚纸质，具芒·································高粱族 **Andropogoneae**
  2. 小穗含多朵花乃至1朵花，两侧压扁，通常脱节于颖之上。
    5. 小穗的2片颖或其1片通常明显。
      6. 成熟花的外稃具5条至多条脉，叶舌通常无纤毛。
        7. 花序穗状·····························································小麦族 **Triticeae**
        7. 花序圆锥状。
          8. 外稃具1~3条脉·················································早熟禾族 **Poeae**
          8. 外稃具3至多条脉。
            9. 第二颖等长或较长于第一小花，芒膝曲而扭转·················燕麦族 **Aveneae**
            9. 第二颖通常短于或等长于第一小花，芒劲直而不扭转。
              10. 外稃仅具3~5条脉，叶鞘边缘不闭合·················早熟禾族 **Poeae**
              10. 外稃仅具5~9条脉，叶鞘全部或下部闭合。
                11. 内稃沿脊具硬纤毛，子房先端具糙毛·············雀麦族 **Bromeae**
                11. 内稃沿脊无毛或具短柔毛，子房先端通常无毛··········臭草族 **Meliceae**
      6. 成熟花的外稃具1~3条脉，叶舌通常具纤毛或为一圈毛所代替。
        12. 小穗含2朵至数朵两性小花·····························画眉草族 **Eragrostideae**
        12. 小穗含1朵两性小花·································显子草族 **Phaenospermateae**
    5. 小穗的2片颖退化或仅在小穗的顶端留有痕迹。

13. 小穗仅 1 朵小花可结实，颖较短小或极退化 ···················· **稻族 Oryzeae**

13. 小穗结实小花为 1 至多朵，颖 2 或 1 片，通常明显。

14. 叶片广披针形或卵形，具显著的小横脉 ·················· **假淡竹叶族 Centotheceae**

14. 叶片通常呈狭长带形，小横脉不明显。

15. 小穗体型圆或稍作两侧压扁，小穗轴常被短柔毛 ·············· **芦竹族 Arundineae**

15. 小穗两侧压扁，小穗轴一般无毛 ·························· **虎尾草族 Cynodonteae**

# 箣竹族 Bambuseae

地下茎合轴型。竿单丛，直立或罕见攀缘，节间圆筒形，仅在近分枝一侧的最下部略扁平，竿每节分多枝，主枝较显著。叶片的小横脉多不明显。小穗（位于假小穗上端）含 1 朵至多朵小花，小穗轴有关节，易于逐节断落；鳞被和柱头两者的数目有变化；雄蕊 6 枚，稀为 3 枚，花丝互相分离；子房的上部生短毛，下部呈柄状而无毛。果实多为颖果。

## ■ 分属检索表

1. 地下茎为合轴型。

2. 地下茎具由秆柄延伸所成的假鞭 ···························· **2. 箭竹属 Fargesia**

2. 地下茎因秆柄不甚为延伸，故无明显的假鞭 ···················· **1. 箣竹属 Bambusa**

1. 地下茎为单轴或复轴型。

3. 竿每节仅具 1~4 个分枝，与主竿同粗 ························ **3. 箬竹属 Indocalamus**

3. 竿每节分 2 枝或更多枝，粗度远小于主竿 ······················ **4. 刚竹属 Phyllostachys**

# （一）箣竹属 Bambusa Schreber

灌木或乔木状竹类。地下茎合轴型。竿丛生，竿每节分枝为数枝，竿下部分枝上所生的小枝或可缩短为硬刺或软刺，箨鞘常具箨耳 2 枚。小穗含 2 至多朵小花。颖果通常圆柱状，顶部被毛。笋期夏、秋两季。

100 余种；我国 80 种；湖北 7 种；神农架 2 种，可供药用的 1 种。

## 慈竹 **Bambusa emeiensis** L. C. Chia & H. L. Fung

乔木型丛生竹。竿高 5~10m，节间圆筒形，表面贴生灰白色或褐色疣基小刺毛，竿环平坦，竿每节有 20 个以上的分枝，半轮生状簇生。箨环显著，箨鞘革质，箨舌流苏状，箨片两面被毛，具多条脉。叶鞘无毛，具纵肋；叶舌截形，棕黑色；叶片披针形。笋期 6~9 月，花期 7~9 月。

分布于神农架各地，生于低海拔地区的村庄周围，常栽培。常见。

慈竹花止血。竹芯、竹叶清热除烦。竹笋清热解渴。竹根通乳。

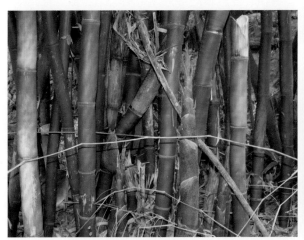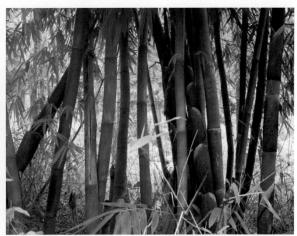

## （二）箭竹属 **Fargesia** Franchet

灌木状。地下茎合轴型。竿柄假鞭粗短，节间实心，通常无通气道，鳞片（假鞭之箨）正三角形；竿直立，节间中空或实心，竿环平坦，竿每节分数枝。箨鞘革质或厚纸质，箨舌圆拱形或截形，箨片三角状披针形或带状。末级小枝具数枚叶。花序呈圆锥状或总状，着生于具叶小枝的顶端，花序下方托以由叶鞘扩大而成的或大或小的一组佛焰苞。颖果细长。

90 余种；我国 78 余种；湖北 5 种；神农架 4 种，可供药用的 1 种。

## 箭竹 **Fargesia spathacea** Franchet

竿丛生或近散生，直立，幼时无白粉，无毛，箨环隆起，竿环平坦或隆起。箨鞘宿存，革质，长圆状三角形，背面被棕色刺毛，箨耳无，鞘口通常无缝毛；箨舌截形。小枝具 2~3（~6）叶。叶鞘长 2~3（~4）cm；叶耳微小，紫色；叶舌略呈圆拱形或截形，无毛。笋期 5 月，花期 4 月，果期 10 月。

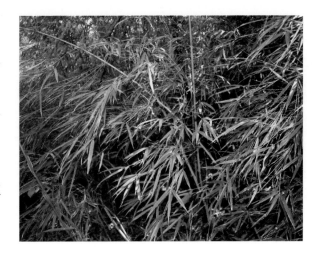

分布于神农架各地，生于高海拔的山顶疏林下，成片生长。常见。

叶（拐棍竹叶）清热除烦，解渴利尿。

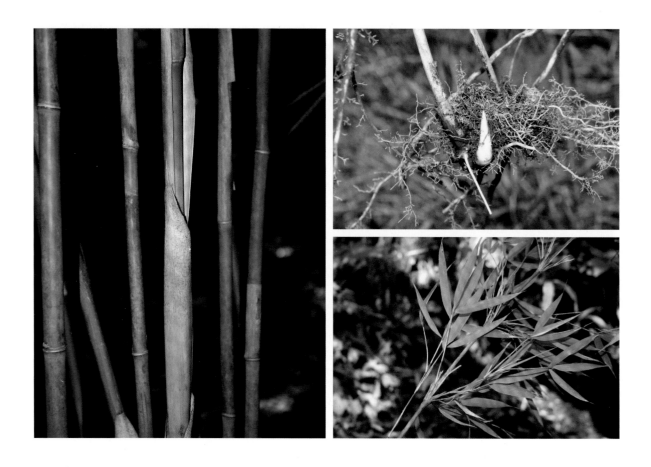

## （三）箬竹属 Indocalamus Nakai

灌木或小灌木状竹类。地下茎复轴型。竿混生，圆筒形，每节有1~4个分枝，与主竿同粗。箨鞘宿存。叶片大型，具多条次脉和小横脉。花序呈总状或圆锥状。

23种；我国22种；湖北6种；神农架4种，可供药用的3种。

### ■ 分种检索表

1. 竿中部箨上的箨片为三角形至卵状披针形 ·························1. 箬叶竹 **I. longiauritus**
1. 竿中部箨上的箨片为窄披针形。
　　2. 叶下表面中脉的一侧密生一纵行毛茸 ·····················2. 箬竹 **I. tessellatus**
　　2. 叶下表面中脉的两侧均无茸毛 ·····················3. 阔叶箬竹 **I. latifolius**

---

| 1 | 箬叶竹 **Indocalamus longiauritus** Handel-Mazzetti |

竿高0.8~1.2cm，直径2mm，中部节间长3.5cm。箨鞘宿存；箨耳显著；箨舌截形，边缘具缝毛。叶鞘重叠包裹，无毛或幼时背部贴生棕色小刺毛；叶舌截平；叶耳显著；叶片大型。圆锥花序

细长。花期 7 月，果期 4~5 月。

分布于神农架下谷、新华，生于海拔 400~700m 的山坡林下。常见。

叶清热止血，解毒消肿。

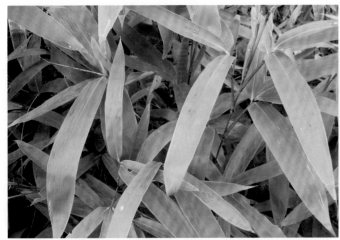
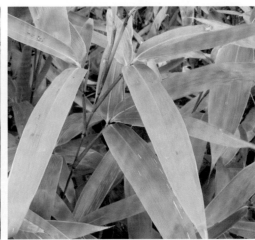

## 2 | 箬竹 **Indocalamus tessellatus** (Munro) P. C. Keng

竿高 0.75~2m，直径 4~7.5cm，节间长约 25cm，圆筒形，竿环较箨环略隆起，节下方有红棕色贴竿的毛环。箨鞘长于节间，无毛，密被紫褐色伏贴疣基刺毛；箨耳无；箨舌厚膜质，截形，背部有棕色伏贴微毛。叶鞘紧密抱竿，背面无毛或被微毛；无叶耳；叶舌截形；叶片宽披针形或长圆状披针形，下表面灰绿色，密被贴伏的短柔毛。圆锥花序。笋期 4~5 月，花期 6~7 月。

分布于神农架各地，生于海拔 500~1000m 的山坡林缘或疏林下。常见。

叶（箬竹）清热解毒，止血，消肿。

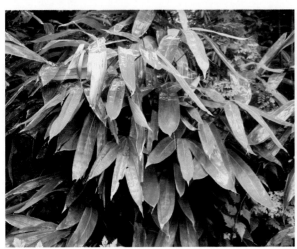
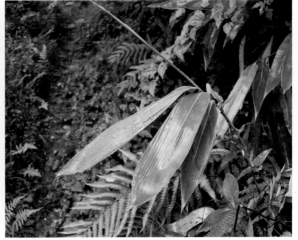

## 3 阔叶箬竹 **Indocalamus latifolius** (Keng) McClure

竿高达 2m，直径 0.5~1.5cm，节间长 5~22cm，被微毛，竿环略高，箨环平。箨鞘硬纸质或纸质，背部常具棕色疣基小刺毛；箨耳无；箨舌截形，先端无毛或有时具短缝毛而呈流苏状；箨片直立，呈狭披针形。叶鞘无毛，先端稀具极小微毛，质厚，坚硬，叶舌截形；叶耳无；叶片长圆状披针形。圆锥花序。笋期 4~5 月。

分布于神农架各地，生于海拔 500~1000m 的山坡或山顶疏林下。常见。

叶清热解毒，止血。

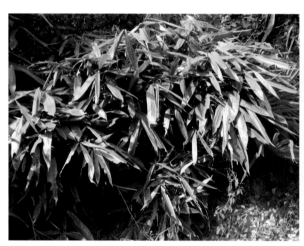 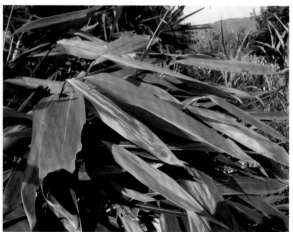

## （四）刚竹属 **Phyllostachys** Siebold & Zuccarini

乔木或灌木状竹类。地下茎为单轴散生。竿圆筒形，在分枝的一侧扁平或具浅纵沟，髓呈薄膜质封闭的囊状，易与竿的内壁相剥离，竿环多少明显隆起，竿每节分 2 枝，一粗一细。竿箨早落；箨片狭长三角形或带状，平直、波状或皱缩，直立至外翻。末级小枝具（1~）2~4（~7）枚叶，通常为 2 或 3 枚叶，叶片披针形至带状披针形，小横脉明显。

50 余种；我国 50 余种；湖北 29 种；神农架 7 种，可供药用的 5 种。

### ■ 分种检索表

1. 箨鞘背部具斑点。
  2. 箨耳小或不明显，具长缝毛⋯⋯⋯⋯⋯⋯⋯⋯⋯⋯⋯⋯⋯1. 毛竹 **P. edulis**
  2. 箨耳较长，镰形，缝毛较短。
    3. 新竿箨环有毛，老竿呈黑色⋯⋯⋯⋯⋯⋯⋯⋯⋯⋯⋯2. 紫竹 **P. nigra**
    3. 新竿箨环无毛⋯⋯⋯⋯⋯⋯⋯⋯⋯⋯⋯⋯⋯⋯⋯3. 桂竹 **P. reticulata**
1. 箨鞘背部无斑点
  4. 箨耳宽大，三角形⋯⋯⋯⋯⋯⋯⋯⋯⋯⋯⋯⋯⋯⋯4. 篌竹 **P. nidularia**
  4. 箨耳小形⋯⋯⋯⋯⋯⋯⋯⋯⋯⋯⋯⋯⋯⋯⋯⋯5. 水竹 **P. heteroclada**

## 1 | 毛竹 **Phyllostachys edulis** (Carrière) J. Houzeau

竿高达 20m，幼竿密被细柔毛及厚白粉，箨环有毛，中部节间长达 40cm 或更长，壁厚约 1cm，竿环不明显。箨鞘背面黄褐色或紫褐色；箨耳微小，繸毛发达；箨舌宽短；箨片长三角形至披针形，绿色。叶耳不明显，叶舌隆起，叶片披针形。花枝穗状，顶生。颖果长椭圆形。笋期 4 月，花期 5~8 月。

分布于神农架各地，生于低海拔地区的混交林中或成纯林中。少见。

竹笋、竹茹、竹叶、竹沥、竹根、竹实清热化痰，解毒透疹，健脾益气，消食化气。

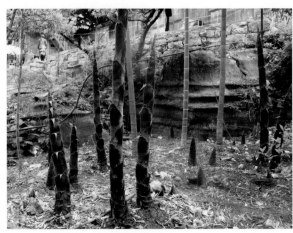 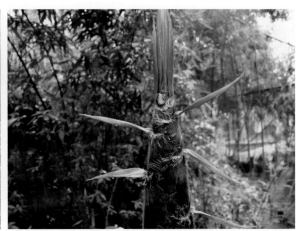

## 2 | 紫竹 **Phyllostachys nigra** (Loddiges ex Lindley) Munro

### ■ 分变种检索表

1. 竿变紫黑色 ······················································ **2a. 紫竹 P. nigra** var. **nigra**

1. 竿绿色至灰绿色 ·················································· **2b. 毛金竹 P. nigra** var. **henonis**

## 2a | 紫竹（原变种）**Phyllostachys nigra** var. **nigra**

竿高 4~8m，直径可达 5cm，幼竿绿色，老时黑色，中部节间长 25~30cm，壁厚约 3mm，竿环与箨环均隆起。箨鞘背面红褐色或带绿色，被微量白粉及较密的淡褐色刺毛；箨耳长圆形至镰形，紫黑色；箨舌拱形至尖拱形，紫色，边缘生有长纤毛；箨片三角形至三角状披针形，绿色。叶耳不存在。小穗披针形。笋期 4 月下旬。

原产于我国，神农架有栽培。

根（紫竹根）、叶（紫竹叶）用于咳嗽、狂犬咬伤。

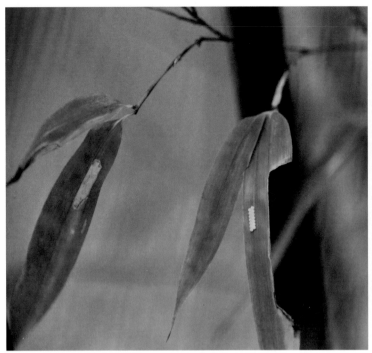
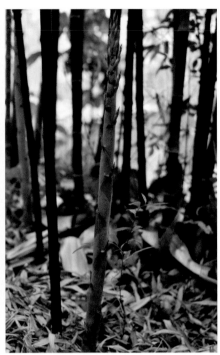

## 2b 毛金竹（变种）Phyllostachys nigra var. henonis (Mitford) Stapf ex Rendle

　　本变种与紫竹（原变种）的区别为竿不为紫黑色，较高大，可达 7~18m，竿壁厚，可达 5mm。箨鞘顶端极少有深褐色微小斑点。

　　分布于神农架各地，多栽培于村边。常见。

　　茎秆的中间层（竹茹）清热，除烦，止呕。叶（金竹叶）清热除烦，生津止咳。

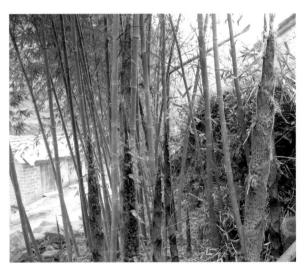
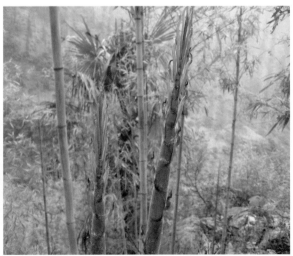

## 3 | 桂竹 **Phyllostachys reticulata** (Ruprecht) K. Koch

　　竿高达20m，直径达15cm，幼竿无毛，无白粉，节间长达40cm，壁厚约5mm，竿环稍高于箨环。箨鞘革质，背面黄褐色；箨耳小型或大型而呈镰状，紫褐色；箨舌拱形，淡褐色或带绿色，边缘生较长或较短的纤毛；箨片带状，外翻。花枝穗状。佛焰苞6~8片，叶耳小形或近无，有繸毛，每片佛焰苞腋内具1~3枚的假小穗。笋期5月下旬。

　　分布于神农架各地，生于村寨边。常见。

　　根、果实（刚竹）祛风热，通经络，止血。

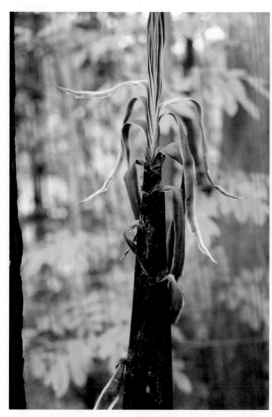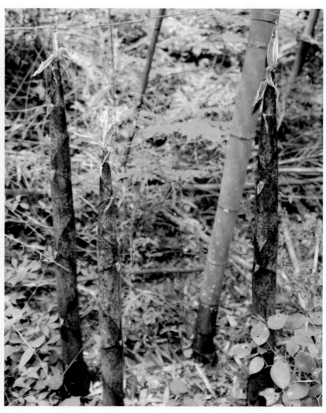

## 4 | 篌竹 **Phyllostachys nidularia** Munro

　　竿高达10m，直径4cm，幼竿被白粉，竿环同高或略高于箨环，箨环最初有棕色刺毛。箨鞘薄革质，背面新鲜时绿色，无斑点；箨耳大；箨舌宽，紫褐色，边缘密生白色微纤毛；箨片三角形、舟形直立，绿紫色。花枝头状；佛焰苞1~6片；假小穗的苞片狭窄，膜质，具5~7条脉；小穗具小花2~5朵；颖1片，有时多至3片。笋期4~5月，花期4~8月。

　　分布于神农架各地，生于海拔400~1200m的山坡成纯林或阔叶林下。常见。

　　叶（篌竹叶）清心热血。花（篌竹花）清热，利尿。

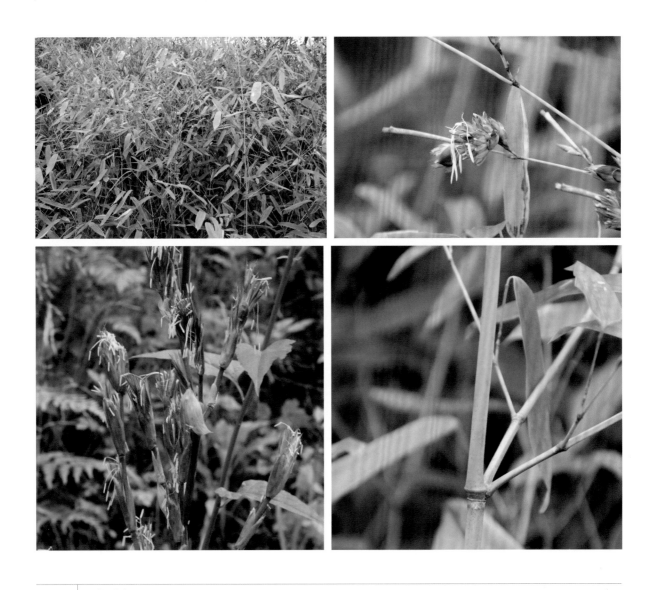

## 5 水竹 *Phyllostachys heteroclada* Oliver

竿可高 6m,直径达 3cm,幼竿具白粉并疏生短柔毛,节间长达 30cm,壁厚 3.5mm,节内长约 5mm,分枝角度大。箨鞘背面深绿色带紫色,无斑点,被白粉,边缘生白色或淡褐色纤毛;箨耳小,淡紫色;箨舌低;箨片直立,三角形至狭长三角形,绿色、绿紫色或紫色。叶片披针形或线状披针形。花枝头状,颖 0~3 片。笋期 5 月,花期 4~8 月。

分布于神农架各地,生于海拔 500~1200m 的河流两岸及山谷中,村边亦有栽培。常见。

茎秆的中间层(竹茹)清热凉血,化痰止呕。

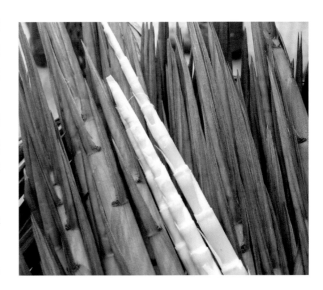

# 稻族 Oryzeae

叶片扁平而宽大，叶舌膜质。圆锥花序开展或紧缩；小穗两性，稀为单性，两侧压扁，含1（~3）朵成熟小花，或有2枚不孕外稃，具小穗柄；颖片退化或呈半月形之痕迹；外稃背部具脊，有芒或无芒；内稃与外稃同质，具3条脉；雄蕊6枚或3枚；子房无毛，花柱2个，柱头羽状。颖果种脐线形。

## ■ 分属检索表

1. 小穗两性，外稃两侧压扁，颖片退化或呈两个半月形残留于小穗柄顶端。
　2. 成熟花之下有2枚极小的退化外稃，雄蕊6枚 ·················5. 稻属 **Oryza**
　2. 成熟花之下的外稃及颖片完全退化，雄蕊6或3枚 ·················6. 假稻属 **Leersia**
1. 小穗单性，雌雄同株，雌小穗的外稃呈圆筒形 ·················7. 菰属 **Zizania**

# （五）稻属 **Oryza** Linnaeus

一年生或多年生草本。秆直立，丛生。叶鞘无毛；叶舌长，膜质或具叶耳；叶片线形，扁平而宽大。顶生圆锥花序疏松开展，常下垂；小穗含1朵两性小花，其下附有2枚退化外稃，两侧甚压扁；颖退化；内稃与外稃同质，具3条脉，鳞被2枚；雄蕊6枚；柱头2个，帚刷状，自小穗两侧伸出。颖果长圆形，平滑，胚小。

24种；我国5种；湖北1种；神农架1种，可供药用。

# 稻 **Oryza sativa** Linnaeus

一年生水生草本。秆直立，高0.5~1.5m。叶鞘松弛，无毛；叶舌披针形，两侧基部延长成叶鞘边缘，具2枚镰形抱茎的叶耳；叶片线状披针形，无毛，粗糙。圆锥花序大型，疏松开展，分枝多，棱粗糙；两侧孕性花外稃质厚，具5条脉，厚纸质，有芒或无芒；内稃厚质，具3条脉。

原产于我国，神农架各地均有栽培。

颖果补脾胃，养气血。

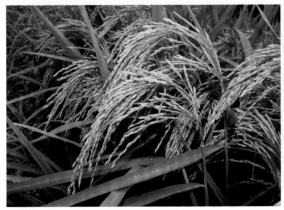
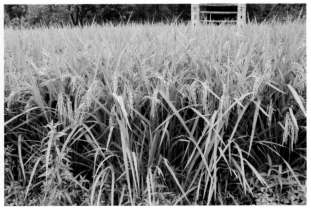

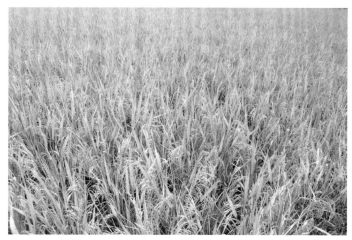
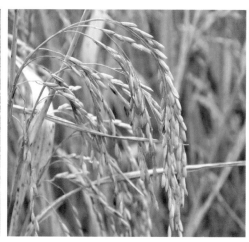

## （六）假稻属 Leersia Solander ex Swartz

本属和稻属 Oryza 相近，主要区别为颖及不育小花的外稃完全退化，外稃较薄，边有棱而具睫毛，雄蕊 6 枚或更少。

20 种；我国 4 种；湖北 2 种；神农架 2 种，均可供药用。

### ■ 分种检索表

1. 雄蕊 6 枚，圆锥花序的分枝不具小枝，自分枝基部着生小穗··················1. 假稻 L. japonica
1. 雄蕊 3 枚，圆锥花序的分枝多具小枝，下部常裸露··················2. 秕壳草 L. sayanuka

## 1 假稻 Leersia japonica (Makino ex Honda) Honda

多年生草本。秆下部伏卧地面，节生须根，高 60~80cm，节密生倒毛。叶鞘短于节间，微粗糙；叶舌长 1~3mm，与叶鞘连合；叶片粗糙或下表面平滑。圆锥花序分枝平滑，直立或斜升，有角棱，稍压扁；小穗紫色，外稃具 5 条脉；内稃具 3 条脉。花、果期夏秋两季。

分布于神农架大九湖，生于海拔 1800m 的湿地草丛中。少见。

全草除湿，利水。

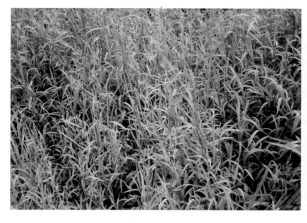
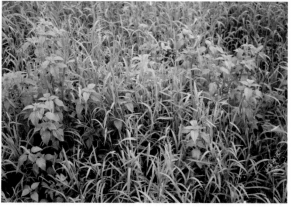

## 2 | 秕壳草 **Leersia sayanuka** Ohwi

多年生草本，具根茎。秆直立丛生，基部倾斜上升，具被有鳞片的芽体。叶鞘呈小刺状粗糙；叶舌质硬，基部两侧下延与叶鞘边缘相结合。圆锥花序疏松开展，基部常为顶生叶鞘所包。颖果长圆形，种脐线形。花、果期秋季。

分布于神农架大九湖，生于海拔 1800m 的湿地草丛中。少见。

全草（秕壳草）清热，解表。

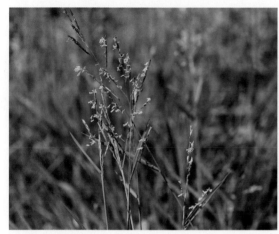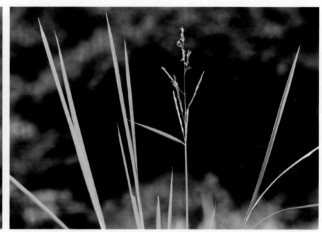

## （七）菰属 **Zizania** Linnaeus

水生草本，有时具长匍匐根茎。秆直立，节生柔毛。叶舌长，膜质；叶片扁平而宽大。顶生圆锥花序大型，雌雄同株；小穗单性，含 1 朵小花；雄小穗两侧压扁，颖退化，外稃膜质，紧抱其同质之内稃，雄蕊 6 枚；雌小穗圆柱形，位于花序上部的分枝上，颖退化，外稃厚纸质，中脉顶端延伸成直芒，内稃狭披针形，鳞被 20 枚。颖果圆柱形，为内外稃所包裹。

4 种；我国 1 种；湖北 1 种；神农架 1 种，可供药用。

## 菰 **Zizania latifolia** (Grisebach) Turczaninow ex Stapf

多年生草本，具匍匐根茎。须根粗壮。秆高大直立，高 1~2m，直径约 1cm，基部节上生不定根，秆中部常与真菌共生，形成肉质变态秆节。叶鞘长于其节间，肥厚，有小横脉；叶舌膜质，顶端尖；叶片扁平而宽大。圆锥花序，分枝多数簇生，上升，果期开展；外稃具 5 条脉，内稃具 3 条脉。颖果圆柱形。

分布于神农架各地，生于池塘浅水中。常见。

根茎（菰根）清热利尿。果实（菰米）止渴，解烦热。

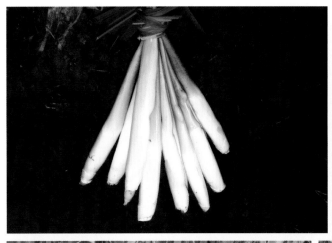
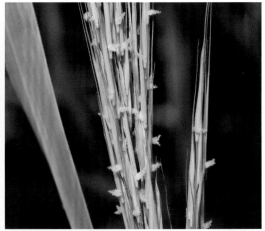
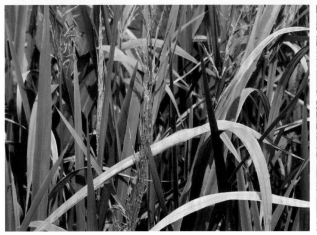
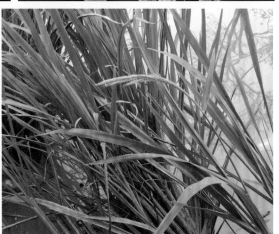

## 显子草族 Phaenospermateae

多年生草本。根较稀疏而硬。秆单生或少数丛生，光滑无毛，直立，坚硬，具4~5节。叶鞘光滑；叶舌质硬，两侧下延；叶片宽线形。圆锥花序，小穗背腹压扁。颖果倒卵球形，黑褐色，表面具皱纹，成熟后露出稃外。

本族仅显子草属1个属。

## （八）显子草属 Phaenosperma Munro ex Bentham

本属特征同显子草族。

1种，神农架有分布，可供药用。

## 显子草 Phaenosperma globosa Munro ex Bentham

本种特征同显子草族。花、果期5~9月。

分布于神农架各地，生于低海拔山坡林下、山谷溪旁及路边草丛。常见。

全草（显子草）健脾，活血，调经。

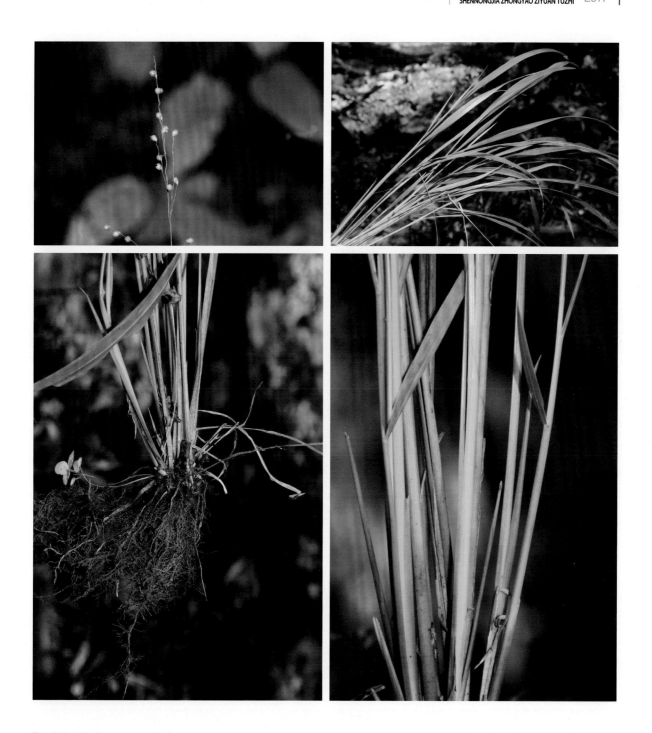

# 臭草族 Meliceae

　　多年生草本。秆直立，单一。叶鞘闭合，叶片扁平或纵卷。花序顶生，圆锥状或总状；小穗含2朵至数朵小花，小穗轴无毛，通常脱节于颖之上，少数属种小穗柄有时细长，且弯曲具关节，小穗自关节处脱落；颖具（1~）3~5条脉；外稃背部圆形，具（5~）7~9（~13）条脉，无芒或顶端2裂，并在裂齿下具一直芒。

## （九）臭草属 Melica Linnaeus

多年生草本。叶鞘几乎全部闭合。顶生圆锥花序紧密，呈穗状；小穗柄细长，上部弯曲且被短柔毛，自弯转处折断，与小穗一同脱落；小穗含孕性小花 1 朵至数朵，上部 1~3 朵小花退化，仅具外稃，2~3 朵者相互紧包成球形或棒状，脱节于颖之上；颖膜质或纸质，常有膜质的顶端和边缘；外稃顶端膜质，全缘，齿裂或 2 裂，无芒；内稃短于外稃，或上部者与外稃等长。

90 种；我国 23 种；湖北 4 种；神农架 3 种，均可供药用。

### ■ 分种检索表

1. 小穗顶端不育外稃仅 1 枚。

  2. 圆锥花序开展，秆光滑·····················1. *广序臭草* **M. onoei**

  2. 圆锥花序狭窄，秆向上粗糙·····················2. *甘肃臭草* **M. przewalskyi**

1. 小穗顶端不育外稃多数聚集成棒状或小球状·····················3. *臭草* **M. scabrosa**

---

### 1 | 广序臭草 Melica onoei Franchet & Savatier

多年生草本。须根细弱。秆少数丛生。叶鞘闭合几达鞘口；叶舌质硬；叶片质地较厚，扁平或干时卷折，两面均粗糙。圆锥花序开展，呈金字塔形，极开展；小穗柄细弱，小穗绿色，线状披针形；雄蕊 3 枚；花药长 1~1.5mm。颖果纺锤形。花、果期 7~10 月。

分布于神农架各地，生于海拔 400~1400m 的山坡林缘。常见。

全草利水通淋，清热。

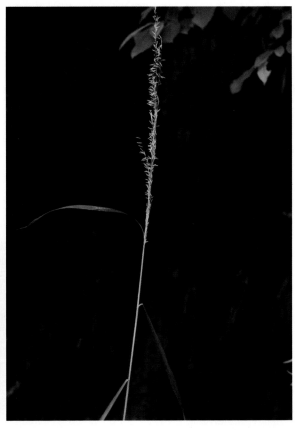

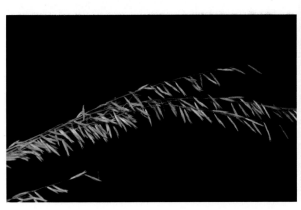

## 2 ｜ 甘肃臭草　**Melica przewalskyi** Roshevitz

多年生草本，疏丛，具细弱根茎。秆细弱，直立，具多数节。叶片长线形，扁平或疏松纵卷。圆锥花序狭窄；小穗带紫色，线状披针形；颖薄草质，边缘与顶端膜质；外稃硬纸质，顶端钝；花药带紫色。花期 6~8 月。

分布于神农架各地，生于海拔 400~1400m 的山坡林缘。少见。

全草利水通淋，清热。

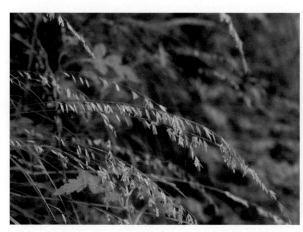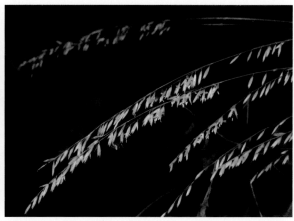

## 3 ｜ 臭草　**Melica scabrosa** Trinius

多年生草本。须根较稠密细弱。秆丛生。叶舌透明膜质；叶片薄，扁平。圆锥花序狭窄，分枝直立或斜向上升，小花数枚。颖果褐色，纺锤形。花、果期 5~8 月。

分布于神农架各地，生于海拔 400~1500m 的山坡林缘。常见。

全草（金丝草）利水通淋，清热。

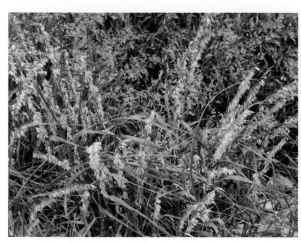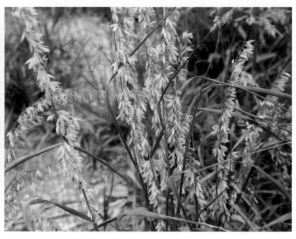

## 早熟禾族 Poeae

一年生或多年生草本。叶鞘大多开放,常无叶耳;叶片线形,扁平或内卷狭窄。圆锥花序开展或收缩;小穗两侧压扁,含(1~)2~8朵小花,或数朵小花;颖大都短于其下部小花,具1~3(~7)条脉;外稃草质、膜质或纸质,无芒或有芒,具3~5条脉,背部成脊或呈圆形,无毛或具绵毛;鳞被2枚;雄蕊3枚;子房无毛,柱头羽状。颖果与稃体分离,平滑。

## (十)早熟禾属 Poa Linnaeus

多年生草本。叶鞘开放,叶舌膜质,叶片扁平。圆锥花序,小穗含2~8朵小花,上部小花不育或退化;小穗轴脱节于颖之上及诸花之间;两颖不等或近相等,均短于其外稃;外稃纸质或较厚,无芒,边缘多少膜质,具5条脉,中脉成脊,背部大多无毛,脊与边脉下部具柔毛;内稃等长或稍短于外稃,两脊微粗糙,稀具丝状纤毛。

约500余种;我国81种;湖北5种;神农架4种,可供药用的1种。

## 早熟禾 **Poa annua** Linnaeus

一年生或越冬型禾草,全体平滑无毛。秆直立,质软,高6~25cm。叶鞘稍压扁;叶舌圆头;叶片扁平或对折,质地柔软,有横脉纹。圆锥花序宽卵形,开展,分枝1~3个着生于各节,平滑;

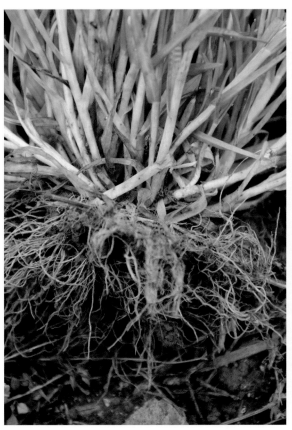
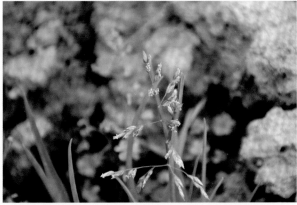
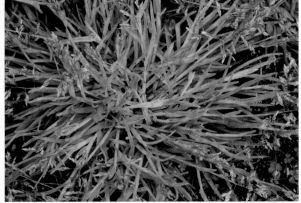

小穗卵形，绿色；颖质薄，具宽膜质边缘，顶端钝，第一颖披针形，具 1 条脉，第二颖具 3 条脉；外稃卵圆形，具 5 条脉；内稃与外稃近等长。花期 4~5 月，果期 6~7 月。

分布于神农架各地，生于路旁草地、田野水沟或阴蔽荒坡湿地。常见。

全草降血糖。

## 燕麦族 Aveneae

一年生或多年生草本。叶片窄，解剖为狐茅型。矽细胞长圆形。叶舌发育，膜质。圆锥花序开展或紧缩；小穗含 2~7 朵小花，多少两侧压扁，两性花或顶花不育，小穗轴断落于颖上及各花之间；颖宿存，与小穗或第一外稃等长；外稃纸质，成熟时质地变硬，具 5 至数条脉，边缘膜质；芒自稃体背部或两齿间伸出，稀无芒，常膝曲，扭转。颖果被稃体紧包。

### ■ 分属检索表

1. 小穗通常含 1 朵小花，外稃具 5 条脉。
  2. 圆锥花序极紧密，呈圆柱状·············17. 看麦娘属 Alopecurus
  2. 圆锥花序开展或紧缩，但不呈圆柱状。
    3. 小穗无柄，几成圆形·············16. 茵草属 Beckmannia
    3. 小穗多少具柄，长形。
      4. 小穗脱节于颖之上。
        5. 外稃的基盘有较长的柔毛·············14. 拂子茅属 Calamagrostis
        5. 外稃的基盘无毛或仅有微毛·············13. 剪股颖属 Agrostis
      4. 小穗脱节于颖之下·············15. 棒头草属 Polypogon
1. 小穗通常含 2 至数朵小花，如为 1 朵花时则外稃有 5 条以上的脉。
  6. 小穗含 3 朵小花，位于 2 朵不孕花的上方·············12. 虉草属 Phalaris
  6. 小穗两性小花 1 朵或更多，位于 2 朵不孕花的下方·············11. 燕麦属 Avena

## （十一）燕麦属 Avena Linnaeus

一年生草本。须根多。秆直立或基部稍倾斜，常光滑无毛。圆锥花序顶生，常开展；小穗含 2 至数朵小花，其柄常弯曲；颖草质，具 7~11 条脉，长于下部小花；外稃质地多坚硬，顶端软纸质，齿裂，裂片有时呈芒状，具 5~9 条脉，常具芒，少数无芒；芒常自稃体中部伸出，膝曲而具扭转的芒柱；雄蕊 3 枚；子房具毛。

25 种；我国 5 种；湖北 4 种；神农架 4 种，可供药用的 2 种。

■ **分种检索表**

1. 小穗含 2~3 朵小花, 小穗轴易脱落 ·································· 1. 野燕麦 A. fatua

1. 小穗含 1~2 朵小花, 小穗轴不易脱落 ·························· 2. 燕麦 A. sativa

## 1 野燕麦 **Avena fatua** Linnaeus

■ **分变种检索表**

1. 外稃被疏密不等的硬毛 ····································· 1a. 野燕麦 A. fatua var. fatua

1. 外稃光滑无毛 ······································· 1b. 光稃野燕麦 A. fatua var. glabrata

## 1a 野燕麦 (原变种) **Avena fatua** var. **fatua**

一年生草本。秆直立, 丛生, 高 60~90cm, 通常具 2~4 节。叶鞘松弛, 基生者长于节间, 常被微毛, 鞘缘透明膜质; 叶舌透明膜质; 叶片扁平, 质软, 微粗糙。圆锥花序疏松开展; 小穗含 1~2 朵小花; 小穗轴近于无毛或疏生短毛, 不易断落; 第一外稃背部无毛, 基盘仅具少数短毛或近于无毛, 无芒, 或仅背部有一较直的芒, 第二外稃无毛, 通常无芒。

分布于神农架各地, 生于低海拔地区, 栽培或野生于田间。常见。

茎叶 (燕麦草) 补虚。果实 (野燕麦) 温补止汗。

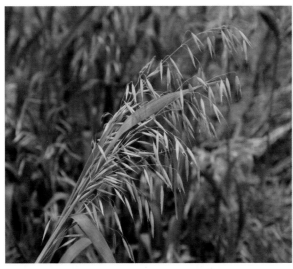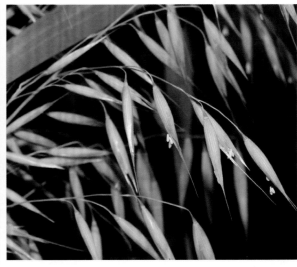

1b | **光稃野燕麦**（变种）**Avena fatua** var. **glabrata** Petermann

本变种与野燕麦（原变种）相近，唯一区别为外稃光滑无毛。

分布于神农架木鱼至兴山一带，栽培或野生于田间。常见。

果实（野卡麦）补虚，止汗。

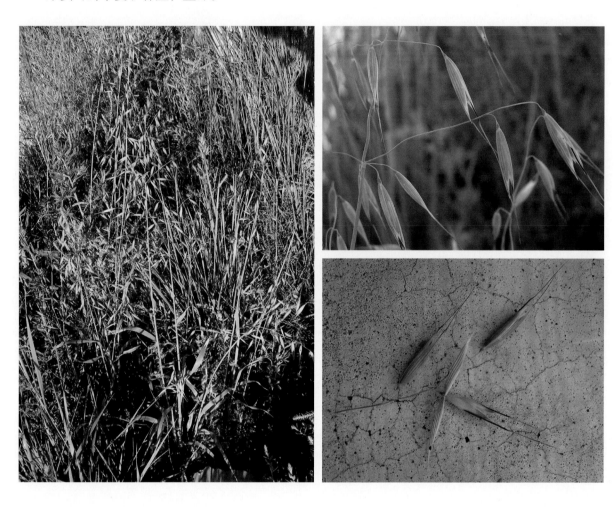

2 | **燕麦** **Avena sativa** Linnaeus

一年生草本。叶鞘光滑或背有微毛；叶舌大，无叶耳；叶片扁平。圆锥花序的穗轴直立或下垂，向四周开展；小穗柄弯曲下垂；颖宽大草质；外稃坚硬无毛，有或无芒。颖果腹面具有纵沟，被有稀疏茸毛，成熟时内外稃紧抱子粒，不容易分离。

原产于欧洲，神农架偶有栽培。

果实（燕麦）降血压，降低胆固醇；用于防治大肠癌、心脏疾病。

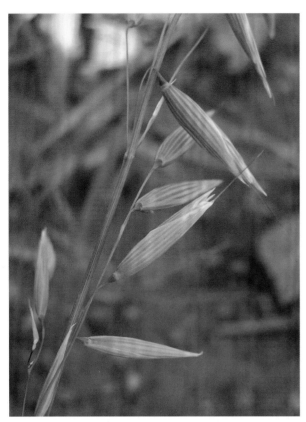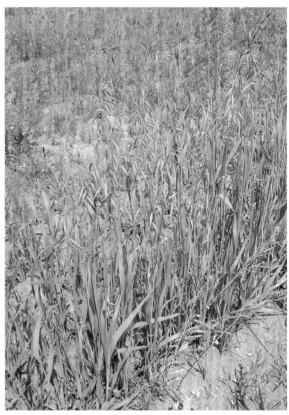

# （十二）虉草属 Phalaris Linnaeus

一年生或多年生草本。圆锥花序紧缩成穗状；小穗两侧压扁，含 1 朵两性小花及附于其下的 2 枚（有时为 1）退化为线形或鳞片状外稃，小穗轴脱节于颖之上，通常不延伸或很少延伸于内稃之后；颖草质，等长，披针形，具 3 条脉，主脉成脊，脊常有翼；可育花的外稃短于颖，有 5 条不明显的脉，内稃与外稃同质；鳞被 2 枚；子房光滑，花柱 2 个；雄蕊 3 枚。颖果紧包于稃内。

18 种；我国 5 种；湖北 1 种；神农架 1 种，可供药用。

## 虉草 Phalaris arundinacea Linnaeus

多年生草本。叶鞘无毛，下部者长于节间，而上部者短于节间；叶舌薄膜质。圆锥花序紧密而狭窄，密生小穗；小穗含 1 朵两性小花及附于其下的 2 枚（有时为 1 枚）退化成线形或鳞片状外稃；孕花外稃宽披针形，无芒。颖果包紧于稃内。花、果期 6~8 月。

分布于神农架各地，生于低海拔的水洼地。少见。

全草调经止带。

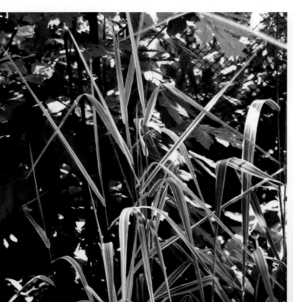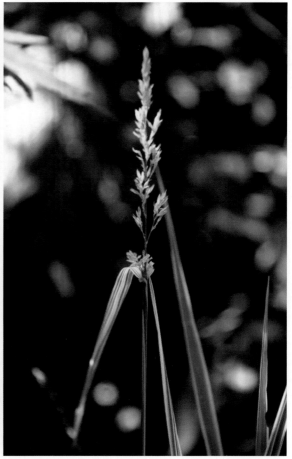

## （十三）剪股颖属 **Agrostis** Linnaeus

一年生或多年生草本。小穗含 1 朵小花，脱节于颖之上，为开展或紧缩的圆锥花序，小枝毛状；颖近相等，约与外稃相等或更长；外稃钝头，质地较颖为薄，无芒或背部有芒；内稃短于外稃或缺。果离生，但为外稃所包藏。

200 种；我国 25 种；湖北 5 种；神农架 4 种，可供药用的 1 种。

## 华北剪股颖 **Agrostis clavata** Trinius

多年生草本。秆丛生，直立或基部微膝曲。叶鞘无毛，一般短于节间；叶舌膜质，先端钝或撕裂。圆锥花序疏松开展，分枝纤细；小穗黄绿色或带紫色；两颖近等长，无芒，脉不明显；内稃先端平截，明显具齿。颖果扁平，纺锤形。花、果期夏秋两季。

分布于神农架各地，生于低海拔的山坡溪边。常见。

全草（剪股颖）用于咳嗽、上呼吸道感染。

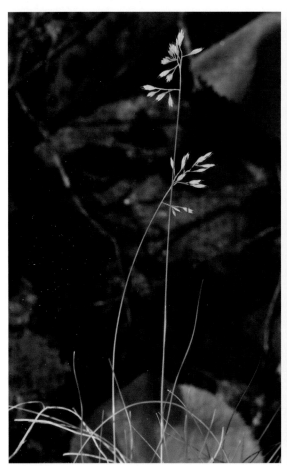 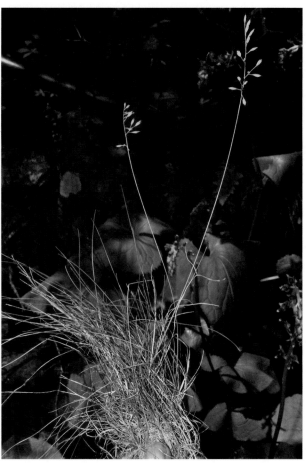

## （十四）拂子茅属 Calamagrostis Adanson

多年生粗壮草本。叶片线形，先端长渐尖。圆锥花序紧缩或开展；小穗线形，常含 1 朵小花，小穗轴脱节于颖之上，通常不延伸于内稃之后，或稍有极短的延伸；两颖近于等长，有时第一颖稍长，锥状狭披针形，先端长渐尖，具 1 条脉，或第二颖具 3 条脉；外稃透明膜质，短于颖片，先端有微齿或 2 裂，内稃细小而短于外稃。

20 种；我国 6 种；湖北 4 种；神农架 2 种，可供药用的 1 种。

## 拂子茅 Calamagrostis epigeios (Linnaeus) Roth

多年生草本。秆直立，平滑无毛或花序下稍粗糙。叶鞘平滑或稍粗糙，短于节间或基部者长于节间；叶舌膜质，长圆形，先端易破裂；叶片上表面及边缘粗糙，下表面较平滑。圆锥花序紧密，圆筒形，劲直，具间断；小穗淡绿色或带淡紫色；颖先端渐尖；外稃透明膜质；芒自稃体背中部附近伸出，细直。花、果期 5~9 月。

分布于神农架宋洛、新华、阳日，生于海拔 1000~2200m 的山坡疏林。常见。

全草催产助生。

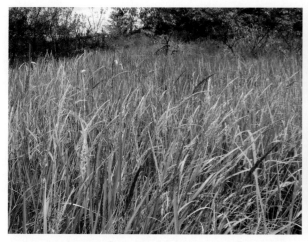
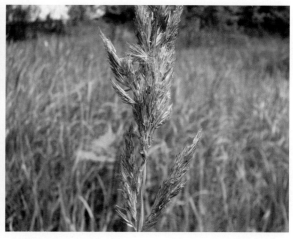

# （十五）棒头草属 **Polypogon** Desfontaines

一年生草本，株高 15~75cm。叶鞘光滑无毛，大都短于节间或下部长于节间；叶舌膜质，长圆形，常 2 裂或顶端呈不整齐的齿裂；叶片扁平，微粗糙或背部光滑。圆锥花序穗状，长圆形或兼卵形，较疏松，具缺刻或有间断；小穗灰绿色或部分带紫色；颖几乎相等，长圆形，全部粗糙，先端 2 浅裂；芒从裂口伸出，细直，微粗糙。颖果椭圆形。

25 种；我国 3 种；湖北 2 种；神农架 2 种，可供药用的 1 种。

# 棒头草 **Polypogon fugax** Nees ex Steudel

一年生草本。秆丛生，基部膝曲，大都光滑。叶鞘光滑无毛，大都短于节间或下部者长于节间；叶舌膜质，长圆形，常 2 裂或顶端具不整齐的裂齿；叶片扁平，微粗糙或下表面光滑。圆锥花序穗状，长圆形或卵形，较疏松，具缺刻或有间断；小穗灰绿色或部分带紫色；颖之芒从裂口处伸出，细直；外稃中脉延伸成长芒。颖果椭圆形。花、果期 4~9 月。

分布于神农架各地，生于海拔 400~700m 的水沟、荒田边，为农田常见杂草。常见。

全草用于关节痛。

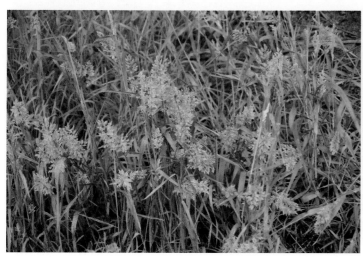
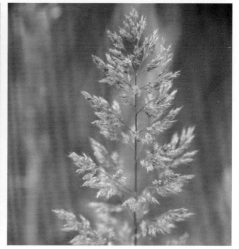

## （十六）菵草属 Beckmannia Host

一年生草本。圆锥花序顶生，长而狭；小穗近无柄，排列于近三角形的穗轴两侧，两侧压扁，具1~2朵小花；颖膜质，钝或凸尖；外稃膜质，内稃透明，与外稃近等长；雄蕊3枚。

2种；我国1种；湖北1种；神农架1种，可供药用。

## 菵草 Beckmannia syzigachne (Steudel) Fernald

一年生草本。秆直立，具2~4节。叶鞘无毛，多长于节间；叶舌透明膜质。圆锥花序分枝稀疏，直立或斜升；小穗扁平，圆形，灰绿色，常含1朵小花；颖草质，边缘质薄，白色，背部灰绿色，具淡色的横纹；外稃披针形，具5条脉，常具伸出颖外的短尖头；花药黄色。颖果黄褐色，长圆形，先端具丛生短毛。花、果期4~10月。

分布于神农架各地，生于海拔600~1200m的各种湿地上，为水洼地早春的恶性杂草。常见。

全草清热，利胃肠，益气。

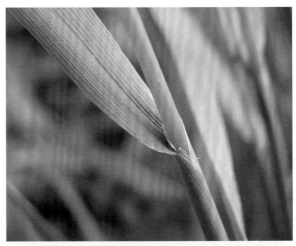

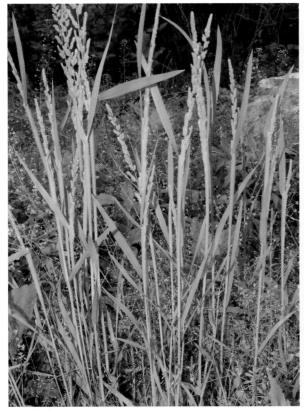

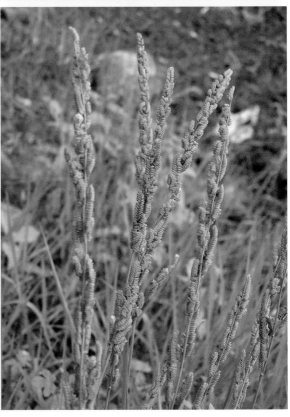

## （十七）看麦娘属 Alopecurus Linnaeus

一年生或多年生草本。小穗两侧压扁，含小花1朵，密聚，排成穗状花序式的圆锥花序；颖相等，无芒，基部连结，脊被毛；外稃具5条脉，钝头，中部以下有芒，其边缘于基部连合，内稃缺。40~50种；我国8种；湖北2种；神农架2种，均可供药用。

### ■ 分种检索表

1. 芒长6~12mm，显著外露……………………………………………………2. 日本看麦娘 A. japonicus

1. 芒长2~3mm，隐藏或稍外露…………………………………………………1. 看麦娘 A. aequalis

## 1 | 看麦娘 Alopecurus aequalis Sobolewski

一年生草本。秆少数丛生，细瘦，光滑，节处常膝曲，高15~40cm。叶鞘光滑，短于节间；叶舌膜质，长2~5mm；叶片扁平，长3~10cm，宽2~6mm。圆锥花序圆柱状，灰绿色，长2~7cm，宽3~6mm；小穗椭圆形或卵状长圆形，长2~3mm；颖膜质，基部互相连结，具3条脉，脊上有细纤毛，侧脉下部有短毛；外稃膜质，先端钝，等大或稍长于颖，下部边缘互相连合；芒长1.5~3.5mm，约于稃体下部1/4处伸出，隐藏或稍外露；花药橙黄色，长0.5~0.8mm。颖果长约1mm。花、果期4~8月。

分布于神农架各地，生于海拔400~1200m的荒芜稻田中。常见。

全草利湿消肿，清热解毒。

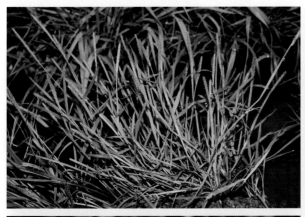
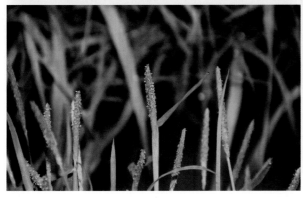
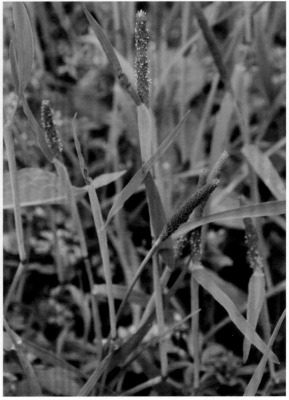

## 2 │ 日本看麦娘 Alopecurus japonicus Steudel

　　一年生草本。秆少数丛生，直立或基部膝曲，具 3~4 节，高 20~50cm。叶鞘松弛；叶舌膜质；叶片上表面粗糙，下表面光滑。圆锥花序圆柱状；小穗长圆状卵形；颖仅基部互相连合，具 3 条脉；外稃略长于颖，厚膜质。颖果半椭圆形。花、果期 2~5 月。

　　分布于神农架各地，生于海拔 400~1200m 的田边及湿地。常见。

　　全草利湿消肿，清热解毒。

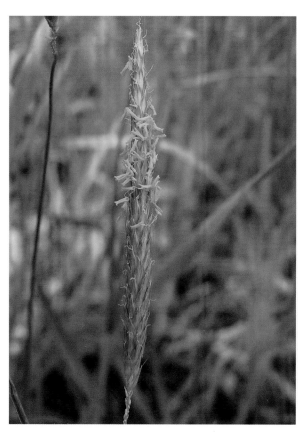 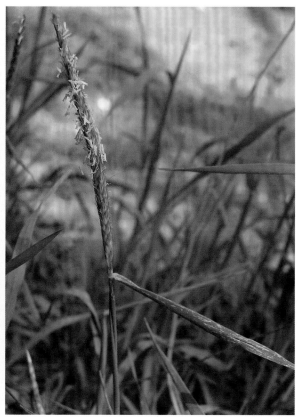

## 雀麦族 Bromeae

　　叶表皮无双细胞微毛。圆锥花序；小穗两侧压扁，含数至多数两性小花，顶生小花常不发育；颖常短于第一小花；外稃草质至近革质，具 5~13 条脉，顶端常 2 裂，有芒或罕无芒；鳞被 2 枚；子房先端簇生毛茸。颖果狭椭圆形。

## （十八）雀麦属 Bromus Linnaeus

　　草本。叶鞘闭合，叶片扁平。圆锥花序开展或紧缩，有时为总状花序；小穗含数朵花，上部小花常发育不全，小穗轴脱节于颖之上及小花之间；颖不等长或近于等长，较短于或等长于第一花，先端尖或渐尖至成芒状；外稃背部圆形或具脊，芒顶生或由外稃先端稍凹下处伸出；内稃窄，短于外稃；雄蕊3枚。颖果线状长圆形，成熟后贴于内、外稃。

150种；我国55种；湖北2种；神农架2种，可供药用的1种。

# 雀麦 **Bromus japonicus** Thunberg

一年生草本。叶鞘闭合，被柔毛；叶舌先端近圆形，两面生柔毛。圆锥花序疏松开展，向下弯垂；小穗黄绿色；颖近等长，脊粗糙，边缘膜质；外稃椭圆形，边缘膜质，芒自先端下部伸出，成熟后外弯；内稃两脊疏生细纤毛。花、果期5~7月。

分布于神农架各地，生于海拔800~1800m的山坡或荒地。常见。

全草止汗，催产。

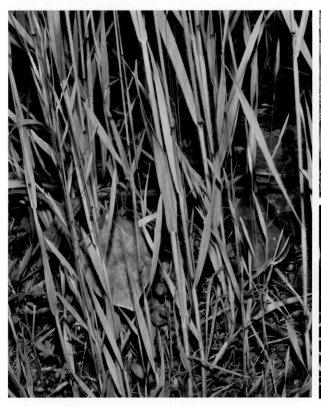
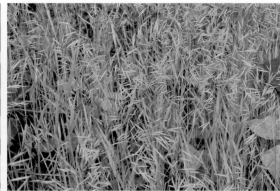
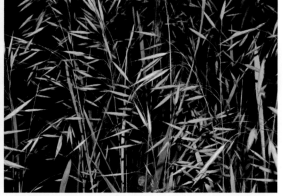

# 小麦族 Triticeae

一年生或多年生草本植物。叶鞘口部常具小的叶耳；叶片的解剖为狐茅型，矽细胞长圆形或椭圆形，无双细胞毛。花序穗状；小穗轴断落或延续不断，小穗含1至数朵花，通常两性（大麦属侧生小穗可为雄性），单生或2~6个簇生于穗轴每节，常无柄或两侧生小穗具短柄并不同程度退化；颖草质，脉明显，有时退化为锥刺状；外稃具5至数条脉，无芒或有芒，直或弯曲。颖果黏合或与稃体分离。

■ **分属检索表**

# （十九）大麦属 Hordeum Linnaeus

一年生或多年生草本。小穗含花 1 朵，3 个聚生于有节总轴的每一节上，其中 1 个小穗或全部小穗结实，侧生的有时不孕或退化为芒；倘全部小穗结实时，则麦穗 6 列，倘全部小穗结实而侧面 2 个小穗与相对的小穗复叠时，则麦穗 4 列，倘只中央的小穗结实时，则麦穗 2 列；颖极狭，极似一总苞承托着 3 个小穗；外稃有芒；果紧包于稃内。

30~40 种；我国 10 种；湖北栽培 1 种；神农架栽培 1 种，可供药用。

## 大麦 Hordeum vulgare Linnaeus

一年生草本。秆粗壮，光滑无毛，直立，高 50~100cm。叶鞘松弛抱茎；叶舌膜质，扁平。穗状花序；小穗稠密，每节着生 3 个发育的小穗，小穗均无柄；颖线状披针形，外被短柔毛；外稃具 5 条脉，先端延伸成芒；内稃与外稃几等长。颖果熟时黏着于稃内，不脱出。

原产于欧洲，神农架有栽培。

枯黄茎秆（大麦秸）、发芽的颖果（麦芽）、幼苗（大麦苗）和胃，宽肠，利水。

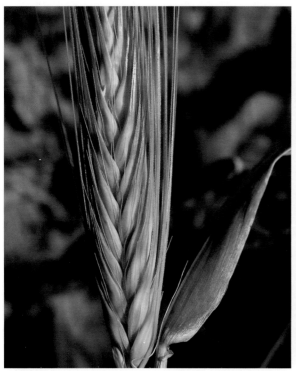 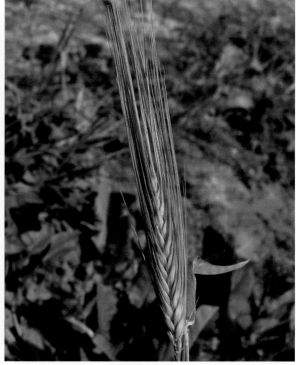

## （二十）披碱草属 Elymus Linnaeus

多年生丛生草本。叶扁平或内卷。穗状花序顶生，直立或下垂；小穗常 2~4（6）枚同生于穗轴的每节，或在上、下两端每节可有单生者，含 3~7 朵小花；颖锥形、线形至披针形，先端尖，形成长芒，具 3~5（7）条脉，脉上粗糙；外稃先端延伸成长芒、短芒或无芒，芒多少反曲。

170 种；我国 88 种；湖北 7 种；神农架 7 种，可供药用的 1 种。

## 柯孟披碱草 Elymus kamoji (Ohwi) S. L. Chen

秆直立或基部倾斜，高 30~100cm。叶鞘外侧边缘常具纤毛，叶片扁平。穗状花序弯曲；小穗含 3~10 朵小花；颖卵状披针形至长圆状披针形，边缘为宽膜质；外稃披针形，具膜质边缘，具 5 条脉；内稃约与外稃等长，先端钝头，脊显著具翼，翼缘具细小纤毛。

分布于神农架各地，生于海拔 400~2000m 的山坡、湿润草地。常见。

全草（鹅观草）清热，凉血，镇痛。

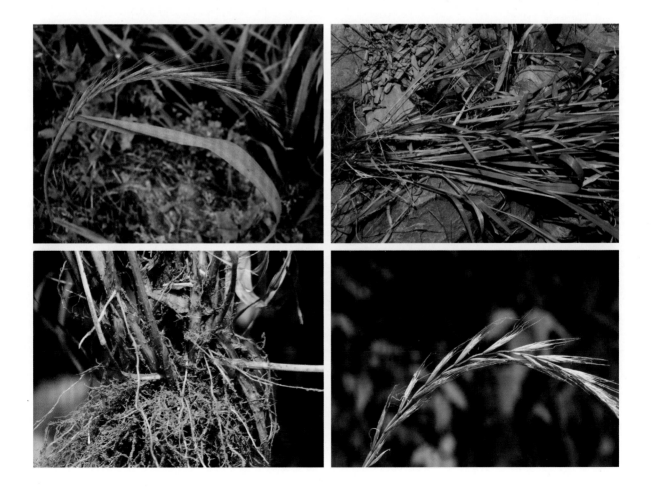

# （二十一）小麦属 Triticum Linnaeus

一年生或越年生草本。穗状花序直立，顶生小穗发育或退化；小穗通常单生于穗轴各节，含（2）3~9（11）朵小花；颖革质或草质，卵形至长圆形或披针形，具 3~7（9）条脉，先端具 1~2 枚锐齿，或其中 1 枚钝圆而至 2 枚齿均变钝圆，亦有延伸为芒状者；外稃背部扁圆或多少具脊，顶端 2 裂齿或无裂齿；内稃边缘内折。颖果卵圆形或长圆形，顶端具毛，栽培种与稃体分离易于脱落，野生者紧密包裹于稃体，不易脱落。

25 种；我国 4 种；湖北 1 种；神农架 1 种，可供药用。

## 小麦 Triticum aestivum Linnaeus

秆直立，丛生，具 6~7 节，高 60~100cm，直径 5~7mm。叶鞘松弛包茎，叶舌膜质，叶片长披针形。穗状花序直立；小穗含 3~9 朵小花；颖卵圆形；外稃长圆状披针形，顶端具芒或无芒；内稃与外稃几等长。

原产于欧洲，神农架有栽培。

未成熟的颖果（浮小麦）除骨蒸劳热，止汗。果实（小麦）养心，益肾，除热，止渴。种皮（小麦皮）用于虚汗、盗汗、泄痢、糖尿病、口腔炎、热疮、风湿痹痛、脚气。

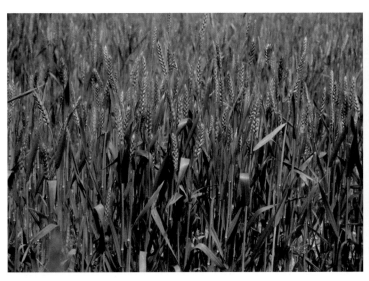 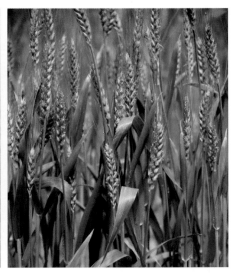

## 假淡竹叶族 Centotheceae

通常多年生。叶片常呈广披针形或卵形，具显著的小横脉；叶舌膜质，极矮。花序圆锥状或总状；小穗含 1 至数朵小花，小穗轴整个脱落或于各小花间逐节脱落；颖通常宿存，具 3~7 条脉，较短于外稃；外稃具 5~9 条脉，无毛或具疣基硬毛，顶端无芒或有尖头与短芒；内稃具 2 条脊；雄蕊 2 或 3 枚。颖果与稃体分离。

## （二十二）淡竹叶属 Lophatherum Brongniart

多年生草本。须根中下部膨大，呈纺锤形。叶鞘长于节间，边缘生纤毛；叶舌短小，质硬；叶片披针形，具明显小横脉。圆锥花序由数枚穗状花序所组成；小穗圆柱形，含数朵小花，第一朵小花两性，其他均为中性小花，小穗轴脱节于颖之下；两颖不相等，均短于第一朵小花，具5~7条脉，顶端钝；第一外稃硬纸质，具7~9条脉，不育外稃数枚互相紧密包卷，内稃窄小或不存在；雄蕊2枚。颖果与内、外稃分离。

2种；我国2种；湖北1种，神农架1种，可供药用。

## 淡竹叶 Lophatherum gracile Brongniart

多年生草本，具木质根头。须根中部膨大，呈纺锤形小块根。秆直立，疏丛生，具5~6节。叶鞘平滑或外侧边缘具纤毛；叶舌质硬，褐色，背有糙毛；叶片披针形，具横脉。圆锥花序，分枝斜升或开展；小穗线状披针形，极短柄；颖顶端钝，具5条脉；第一外稃具7条脉，内稃较短，不育外稃；雄蕊2枚。颖果长椭圆形。

分布于神农架各地，生于海拔400~1800m的山坡林下。常见。

带根全草清热除烦，利尿通淋。

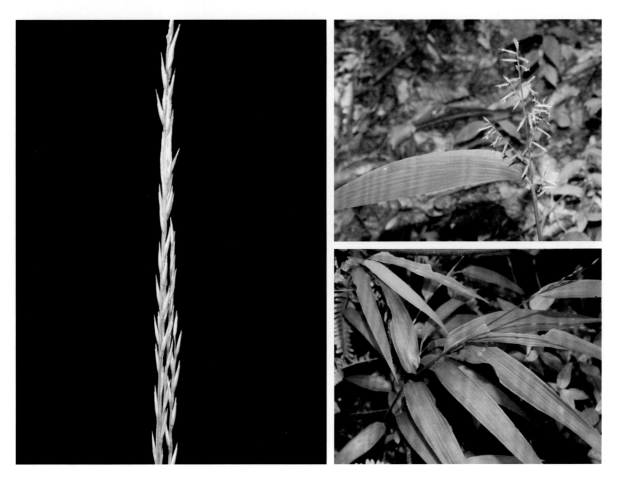

# 芦竹族 Arundineae

多年生草本。叶片宽大,基部圆形或心形;叶舌常为纤毛状。圆锥花序大型,具稠密小穗;小穗两性,稀为单性,含 2~10 朵小花,两侧压扁,脱节在颖之上与诸小花间,有时小穗具长柔毛;颖片膜质,宿存;内稃膜质,具 2 条脉。

## ■ 分属检索表

1. 外稃有毛,基盘有短的丝状柔毛······················23. 芦竹属 Arundo
1. 外稃无毛,基盘有长的丝状柔毛······················24. 芦苇属 Phragmites

# (二十三)芦竹属 Arundo Linnaeus

多年生草本,具长匍匐根茎。秆直立。叶鞘平滑无毛;叶舌纸质;叶片宽大,线状披针形。圆锥花序大型,分枝密生,具多数小穗;小穗含 2~7 朵花,小穗轴脱节于孕性花之下;两颖近相等,约与小穗等长或稍短,披针形,具 3~5 条脉;外稃宽披针形,厚纸质,背部近圆形,通常具 3 条主脉,中部以下密生白色长柔毛,顶端具尖头或短芒;内稃短,长为其外稃的 1/2;雄蕊 3 枚,花药长 2~3mm。颖果较小,纺锤形。

2 种;我国均有;湖北 1 种;神农架 1 种,可供药用。

# 芦竹 **Arundo donax** Linnaeus

多年生草本。秆高 3~6m,坚韧,多节,常生分枝。叶鞘长于节间,无毛或颈部具长柔毛;叶舌平截,先端具纤毛;叶片扁平,上表面与边缘微粗糙,基部白色,抱茎。圆锥花序长,分枝稠密,斜升;小穗具 2~4 朵小花;外稃中脉延伸成长芒,背面中部以下密生长柔毛,基盘两侧上部具柔毛。颖果细小,黑色。花、果期 9~12 月。

分布于神农架新华,生于海拔 500~700m 的溪边湿地上。少见。

根茎(芦竹根)清热利尿,养阴止渴。嫩苗(芦竹笋)清热泻火。

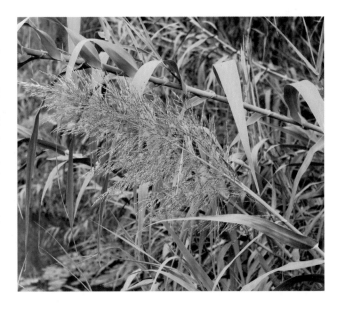

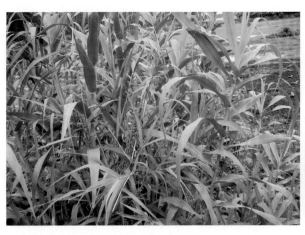
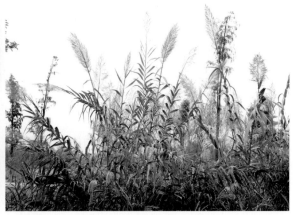

# （二十四）芦苇属 **Phragmites** Adanson

多年生，具发达根茎的苇状沼生草本。茎直立，具多数节。叶鞘常无毛；叶舌厚膜质，边缘具毛；叶片宽大，披针形。圆锥花序大型，密集；小穗含 3~7 朵小花，小穗轴节间短而无毛，脱节于第一外稃与成熟花之间；颖不等长，具 3~5 条脉，均短于其小花；第一外稃通常不孕，含雄蕊或中性，小花外稃向上逐渐变小，具 3 条脉，顶端渐尖或呈芒状，无毛，外稃基盘延长具丝状柔毛；内稃狭小，甚短于外稃；鳞被 2 枚；雄蕊 3 枚。

4~5 种；我国 3 种；湖北 2 种；神农架 1 种，可供药用。

## 芦苇 **Phragmites australis** (Cavanilles) Trinius ex Steudel

多年生草本。根茎十分发达。秆直立，高 1~3（~6）m，直径 1~4cm，节下被蜡粉。叶舌边缘密生短纤毛，易脱落；叶片披针状线形，无毛。圆锥花序大型，分枝多数，着生稠密下垂的小穗；

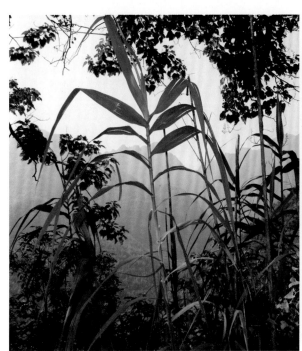
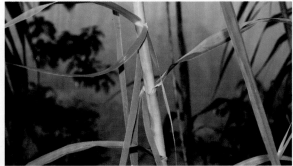
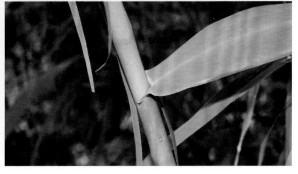

第一不孕外稃雄性，第二外稃具 3 条脉；内稃两脊粗糙；雄蕊 3 枚，黄色。颖果。

分布于神农架各地，生于海拔 400~700m 的溪边灌丛地带。少见。

根茎清胃火，除肺热，健胃，镇呕，利尿。芦叶用于霍乱呕逆、痈疽。

# 画眉草族 Eragrostideae

小穗常极两侧压扁，含 2 至数朵两性小花，脱节于颖之上及诸小花之间，但亦有延续而不节断者；颖宿存或脱落，具 1~3 条脉，常短于外稃；外稃常具 3 条脉，先端完整无芒或具小尖头至有芒，背部圆形或两侧压扁而具脊，无毛或在其脉上或边缘生柔毛；基盘短而钝圆，无毛或生有短柔毛；内稃近透明膜质，具 2 条脉，或 2 条脉呈脊，脊外可有翅，或在翅缘具纤毛。

## ■ 分属检索表

1. 小穗具（2~）3 朵至数朵结实小花。
　2. 小穗无柄，穗状花序指状排列于秆顶 ·············································26. 穇属 Eleusine
　2. 小穗具柄，圆锥花序指状、总状或单生于主轴上 ····················25. 画眉草属 Eragrostis
1. 小穗具 1~2 朵结实小花 ·············································27. 鼠尾粟属 Sporobolus

# （二十五）画眉草属 Eragrostis Wolf

一年生或多年生草本。叶片线形。圆锥花序开展或紧缩；小穗两侧压扁，有数朵至多数小花，小花常疏松或紧密地呈覆瓦状排列；小穗轴常作"之"字形曲折，逐渐断落或延续而不折断；颖不等长，通常短于第一小花，具 1 条脉，宿存或个别脱落；外稃无芒，具 3 条明显的脉，或侧脉不明显；内稃具 2 条脊，常弓形弯曲，宿存或与外稃同落。

350 种；我国 32 种；湖北 7 种；神农架 4 种，可供药用的 3 种。

## ■ 分种检索表

1. 植物体具腺体。
　2. 叶舌退化为一圈短毛 ·············································1. 知风草 E. ferruginea
　2. 叶舌退化为一圈长柔毛 ·············································2. 小画眉草 E. minor
1. 植物体无腺体 ·············································3. 画眉草 E. pilosa

## 1 知风草 Eragrostis ferruginea (Thunberg) P. Beauvois

多年生草本。秆高 25~75cm。叶鞘强压扁；叶舌退化成短毛；叶片条形，宽 4~6mm。圆锥花序开展，长 20~30cm；小穗紫黑色，长 5~10mm，含 7~12 朵小花；外稃具 3 脉，长 3mm，自下而上脱落。

分布于神农架各地，生于海拔 500~1700m 的路边、荒地中。常见。

根（知风草根）舒筋，散瘀。

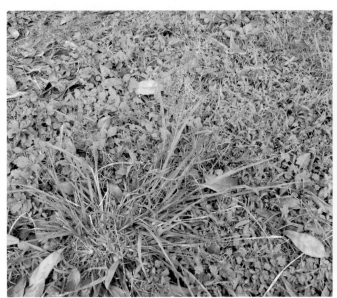
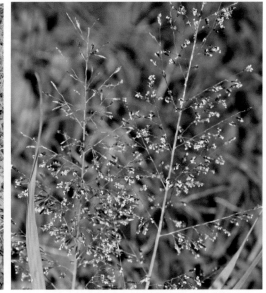

## 2　小画眉草　**Eragrostis minor** Host

一年生草本。秆纤细，丛生，膝曲上升，具 3~4 节，节下具一圈腺体。叶鞘较节间短，松裹茎，叶鞘脉上有腺体，鞘口有长毛；叶舌退化为一圈长柔毛；叶片下表面光滑，上表面粗糙并疏生柔毛，主脉及边缘都有腺体。圆锥花序疏松开展，花序轴、小枝以及柄上都有腺体；小穗绿色或深绿色。颖果红褐色，近球形。花、果期 6~9 月。

分布于神农架各地，生于海拔 1200~2200m 的山坡草丛。常见。

全草疏风清热，凉血，利尿。

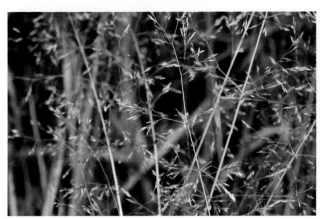
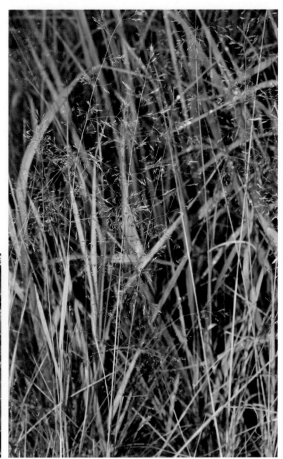

## 3 画眉草 **Eragrostis pilosa** (Linnaeus) P. Beauvois

一年生草本。秆丛生，通常具 4 节，光滑。叶鞘松裹茎，长于或短于节间，扁压，鞘缘近膜质，鞘口有长柔毛；叶舌退化为一圈纤毛；叶片线形，扁平或卷缩，无毛。圆锥花序开展或紧缩，分枝单生、簇生或轮生，多直立向上，腋间有长柔毛，小穗具柄；颖为膜质，披针形，先端渐尖。颖果长圆形。花、果期 8~11 月。

分布于神农架各地，生于海拔 700~1700m 的山坡或路边草丛。少见。

全草利尿通淋，清热活血。

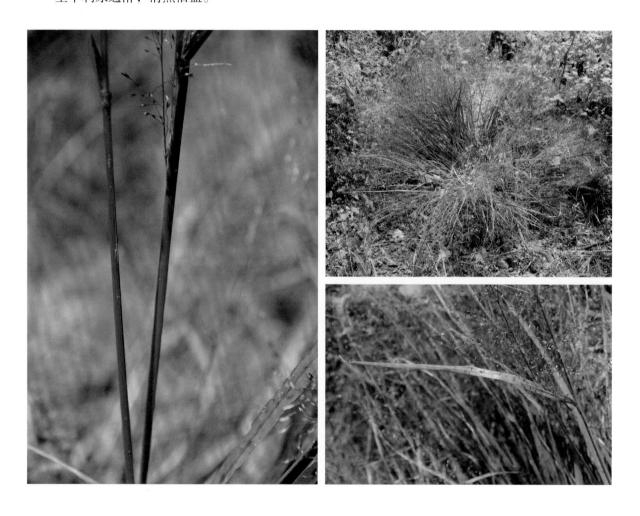

## （二十六）穆属 **Eleusine** Gaertner

一年生或多年生草本。秆硬。叶片平展或卷折。穗状花序，小穗轴含数小花，雄蕊 3 枚。种子黑褐色，成熟时具有波状花纹，疏松地包裹于质薄的果皮内。

9 种；我国 2 种；湖北 1 种；神农架 1 种，可供药用。

# 牛筋草 **Eleusine indica** (Linnaeus) Gaertner

一年生草本。根系极发达。秆丛生，基部倾斜。叶鞘两侧压扁而具脊，松弛，无毛或疏生疣毛；叶片平展，线形，无毛或上表面被疣基柔毛。穗状花序生于秆顶，很少单生；颖披针形，具脊，脊粗糙；鳞被 2 枚，折叠，具 5 条脉。囊果卵形，基部下凹，具明显的波状皱纹。花、果期 6~10 月。

分布于神农架各地，生于海拔 400~1500m 的路边、荒地中。常见。

全草（牛筋草）清热，祛风湿，散瘀止血。

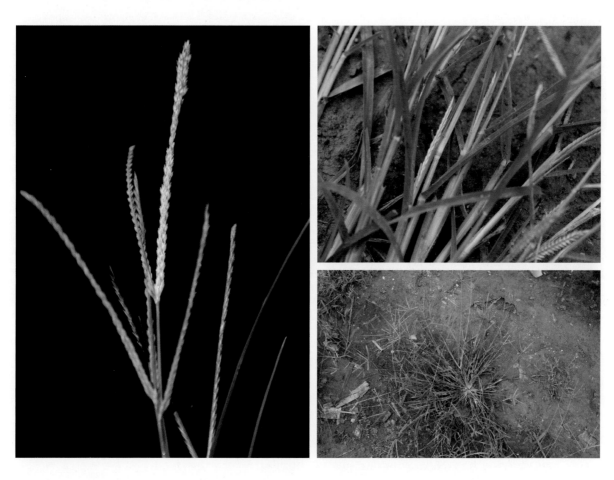

# （二十七）鼠尾粟属 **Sporobolus** R. Brown

草本。叶舌常极短，纤毛状；叶片狭披针形或线形。圆锥花序紧缩或开展；小穗含 1 朵小花，两性，近圆柱形或两侧压扁，脱节于颖之上；颖透明膜质，具 1 条脉或第一颖无脉，常比外稃短，稀等长；外稃膜质，具 1~3 条脉，无芒，与小穗等长；内稃透明膜质，与外稃等长，较宽，具 2 条脉；鳞被 2 枚，宽楔形；雄蕊 2~3 枚；花柱短，2 裂，柱头羽毛状。囊果成熟后裸露，易从稃体间脱落；果皮与种子分离，质薄，成熟后遇水易破裂。

160 种；我国 8 种；湖北 1 种；神农架 1 种，可供药用。

# 鼠尾粟 **Sporobolus fertilis** (Steudel) Clayton

多年生草本。秆直立，丛生，质较坚硬，平滑无毛。叶鞘疏松裹茎，基部者较宽，平滑无毛或其边缘稀具极短的纤毛，下部者长于节间，而上部者短于节间；叶舌极短，纤毛状；叶片质较硬，平滑无毛；圆锥花序；小穗灰绿色且带紫色；颖膜质；花药黄色。囊果成熟后红褐色，明显短于外稃和内稃，长圆状倒卵形或倒卵状椭圆形，顶端截平。花、果期 3~12 月。

分布于神农架各地，生于海拔 400~1400m 的路边或荒地中。常见。

根（鼠尾粟根）通经。

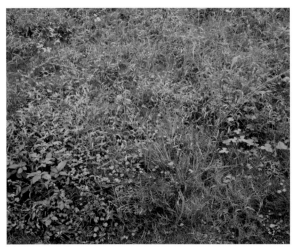 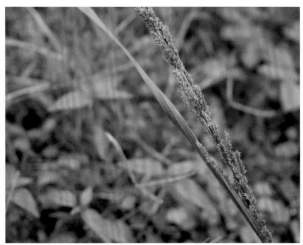

## 虎尾草族 Cynodonteae

小穗含 1 至数朵小花，但常仅 1 朵小花，两性，不育小花存在或不存在，位于两性小花之上或其下，两侧压扁，少数背腹压扁，无柄或近无柄，1~2 行排列于穗轴的一侧。幼苗第一真叶宽而平展。

## （二十八）狗牙根属 Cynodon Richard

多年生草本，常具根茎及匍匐枝。秆常纤细。叶鞘近似对生，叶舌短或仅具一轮纤毛，叶片较短而平展。穗状花序 2 至数朵指状着生，覆瓦状排列于穗轴一侧，无芒，含 1~2 朵小花；颖狭窄，近等长，均为 1 条脉或第二颖具 3 条脉；小穗轴脱节于颖之上，并延伸至小花之后呈芒针状或其上端具退化小花；第一小花外稃舟形，纸质兼膜质，具 3 条脉，侧脉靠近边缘；内稃膜质，具 2 条脉，与外稃等长；鳞被甚小；花药黄色或紫色；子房无毛，柱头红紫色。颖果长圆柱形或稍两侧压扁，外果皮潮湿后易剥离。

10 种；我国 2 种；湖北 1 种；神农架 1 种，可供药用。

# 狗牙根 **Cynodon dactylon** (Linnaeus) Persoon

低矮草本，具根茎。秆细而坚韧，下部匍匐地面蔓延甚长，节上常生不定根，光滑无毛。叶鞘微具脊，无毛或有疏柔毛，鞘口常具有柔毛；叶舌仅为一轮纤毛；叶片线形，通常两面无毛。穗状花序；小穗灰绿色或带紫色；外稃舟形；内稃与外稃近等长；鳞被上缘截平；花药淡紫色；子房无毛，柱头紫红色。颖果长圆柱形。花、果期 5~10 月。

分布于神农架各地，生于海拔 400~2000m 的村庄附近、路旁河岸、荒地山坡。常见。

全草（铁线草）、根茎（铁线草根）散瘀止血，舒筋活络，清热利尿。

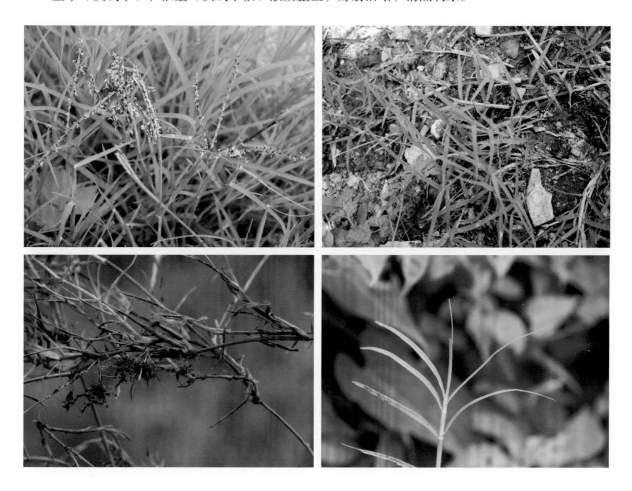

# 黍族 Paniceae

一年生或多年生草本，很少木本。叶片线形或披针形，通常扁平；叶片解剖为黍型，表皮组织的硅质体为结节形、哑铃形或"十"字形。小穗脱节于颖之下，含 2 朵小花；第一小花常为雄性或中性，第二小花通常两性；两稃片质地常较硬；鳞被 2 枚；雄蕊 3 枚。

## ■ 分属检索表

1. 花序中具刚毛状不育小枝，或其穗轴延伸至顶生小穗而成一尖头或一刚毛。
    2. 小穗脱落时，附于其下的刚毛仍宿存在花序上·················33. 狗尾草属 Setaria
    2. 小穗脱落时，附于其下的刚毛一起脱落·················35. 狼尾草属 Pennisetum
1. 花序中无不育小枝，其穗轴亦不延伸至顶生小穗的后方。
    3. 小穗排列为开展或紧缩的圆锥花序·················29. 黍属 Panicum
    3. 小穗排列于穗轴的一侧而为穗状花序或穗形总状花序。
        4. 第二外稃在果实成熟时为骨质或革质。
            5. 颖或第一外稃先端有芒·················30. 稗属 Echinochloa
            5. 颖或第一外稃均无芒。
                6. 小穗基部具一环状或珠状基盘·················31. 野黍属 Eriochloa
                6. 小穗基部无基盘·················32. 雀稗属 Paspalum
        4. 第二外稃在果实成熟时为软骨质或膜质·················34. 马唐属 Digitaria

# （二十九）黍属 Panicum Linnaeus

    一年生或多年生草本，可具根茎。二叶片线形至卵状披针形，叶舌膜质或顶端具毛。圆锥花序顶生；小穗具柄，成熟时脱节于颖下或第一颖先落，含 2 朵小花；第一小花雄性或中性，第二小花两性；颖草质或纸质，第一颖通常较小穗短而小，有的种基部包裹着小穗，第二颖等长，且常同形；第一内稃存在或退化，甚至缺，第二外稃硬纸质或革质，边缘包着同质内稃；鳞被 2 枚；雄蕊 3 枚；花柱 2 个，分离。

    500 种；我国 21 种；湖北 2 种；神农架 2 种，可供药用的 1 种。

## 稷 Panicum miliaceum Linnaeus

    一年生草本。秆直立，基部膝曲。叶片线形至卵状披针形，通常扁平；叶舌膜质或顶端具毛。圆锥花序顶生，分枝常开展；小穗具柄，成熟时脱节于颖下或第一颖先落，背腹压扁，含 2 朵小花；雄蕊 3 枚；花柱 2 个，分离，柱头帚状。

    原产于我国，神农架红坪有栽培。

    果实益气补中。根（黍根）用于妊娠尿血。茎（黍茎）利水消肿。

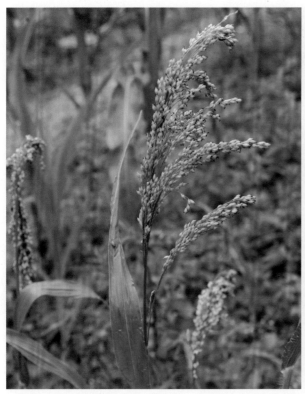
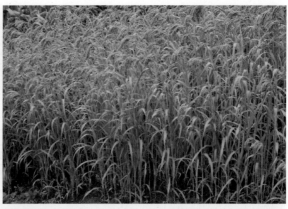
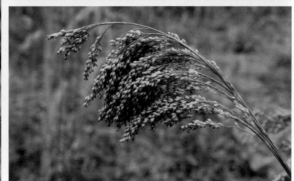

## （三十）稗属 Echinochloa P. Beauvois

一年生或多年生草本。叶片扁平，线形。圆锥花序由穗形总状花序组成；小穗含1~2朵小花，背腹压扁，呈一面扁平，一面凸起，单生或2~3个不规则地聚集于穗轴的一侧，近无柄；颖草质，第一颖小，三角形，第二颖与小穗等长或稍短；第一小花，其外稃革质，内稃膜质，罕或缺，第二小花两性，其外稃成熟时变硬，顶端具极小尖头，平滑，光亮。

约35种；我国8种；湖北2种；神农架2种，均可供药用。

### ■ 分种检索表

1. 小穗长不超过3mm，圆锥花序狭窄 ·············· 1. 光头稗 E. colona

1. 小穗长超过3mm，圆锥花序开展 ·············· 2. 稗 E. crusgalli

## 1　光头稗 Echinochloa colona (Linnaeus) Link

一年生草本。秆直立，高10~60cm。叶片扁平，线形，长3~20cm，宽3~7mm，边缘稍粗糙，无毛；叶鞘压扁，背部具脊，无毛；无叶舌。圆锥花序狭窄，长5~10cm。

分布于神农架各地，生于海拔400~1400m的旱地或荒田中。常见。

根（光头稗根）利尿，止血。

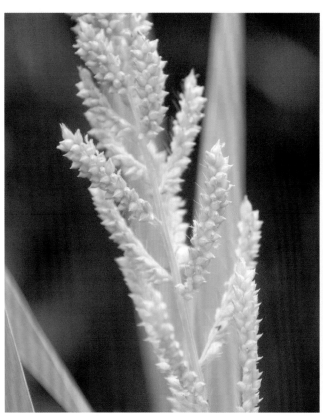
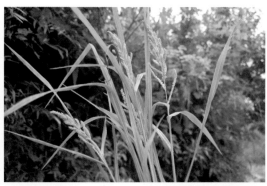
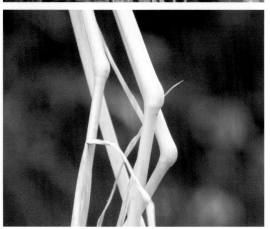

## 2 稗 **Echinochloa crusgalli** (Linnaeus) P. Beauvois

　　一年生草本。秆光滑无毛。叶鞘平滑无毛；下叶舌缺；叶片扁平，线形，无毛，边缘粗糙。圆锥花序主轴具棱；小穗卵形，具短柄或近无柄；第一颖三角形，具 3~5 条脉，第二颖先端渐尖或具小尖头，具 5 条脉；第一小花通常中性，其外稃草质，具 7 条脉，脉上具疣基刺毛，顶端延伸成一粗壮的芒，内稃薄膜质，第二外稃椭圆形，平滑，光亮。花、果期夏秋二季。

　　分布于神农架各地，生于沼泽地、沟边及水稻田中。常见。

　　根及苗叶（稗根苗）用于金疮及跌打损伤出血。

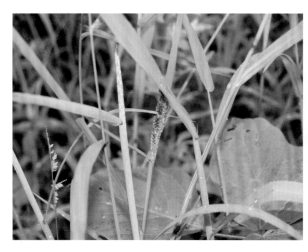
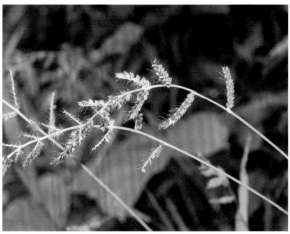

## （三十一）野黍属 Eriochloa Kunth

一年生草本。秆分枝。叶片平展或卷合。圆锥花序顶生而狭窄，由数个总状花序组成；小穗背腹压扁，单生或孪生，呈 2 行覆瓦状排列于穗轴的一侧，具小花 2 朵；第一颖极退化而与第二颖下之穗轴愈合，膨大成环状或珠状的小穗基盘；第二颖与第一外稃等长于小穗，均近膜质；第一小花中性或雄性，外稃包藏一膜质内稃或有时内稃缺；第二小花两性，背着穗轴而生，第二外稃革质，边缘稍内卷，包着同质而钝头的内稃；鳞被 2 枚，具 5~7 条脉。

30 种；我国 2 种；湖北 1 种；神农架 1 种，可供药用。

## 野黍　Eriochloa villosa (Thunberg) Kunth

一年生草本。叶鞘无毛；叶舌具纤毛；叶片上表面具微毛，下表面光滑，边缘粗糙。圆锥花序由 4~8 个总状花序组成，总状花序密生柔毛；小穗卵状椭圆形，小穗柄极短，密生长柔毛；第一颖微小，第二颖与第一外稃皆为膜质，等长于小穗，均被细毛，前者具 5~7 条脉，后者具 5 条脉；第二外稃革质，具细点状皱纹。颖果卵圆形。花、果期 7~10 月。

分布于神农架各地，生于海拔 500~1800m 的山坡和潮湿地区。常见。

全草（野黍）用于结膜炎、视力模糊。

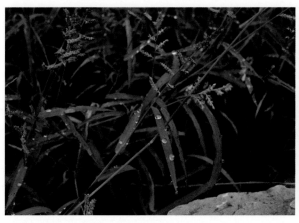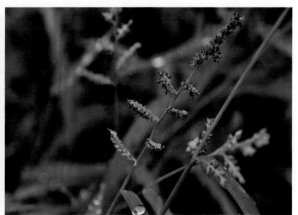

## （三十二）雀稗属 Paspalum Linnaeus

草本。秆丛生，直立。叶舌短，膜质；叶片线形或狭披针形。穗形总状花序 2 至多个呈指状或总状排列；穗轴扁平，具翼，小穗含一成熟小花在上，几无柄或具短柄，2~4 行互生于穗轴的一侧；第一颖通常缺，第二颖与第一外稃相似，膜质或厚纸质，具 3~7 条脉，等长于小穗，有时第二颖较短或不存在；第一小花中性，内稃缺，第二外稃背部隆起，内稃背部外露甚多；鳞被 2 枚；雄蕊 3 枚；柱头帚刷状；胚大，长为颖果的 1/2。

330 种；我国 16 种；湖北 3 种；神农架 3 种，可供药用的 1 种。

# 圆果雀稗（变种）**Paspalum scrobiculatum var. orbiculare** (G. Forster) Hackel

　　多年生草本。节被长柔毛。叶鞘被柔毛；叶舌膜质；叶片线形，两面被柔毛。总状花序 3~6 个；小穗椭圆状倒卵形，散生微柔毛，顶端圆或微凸；第二颖与第一外稃相等，膜质，具 3 条脉，边缘有明显微柔毛；第二外稃等长于小穗，革质，具光泽。花、果期 5~10 月。

　　分布于神农架各地，生于低海拔的荒野湿地中。常见。

　　全草清热利尿。

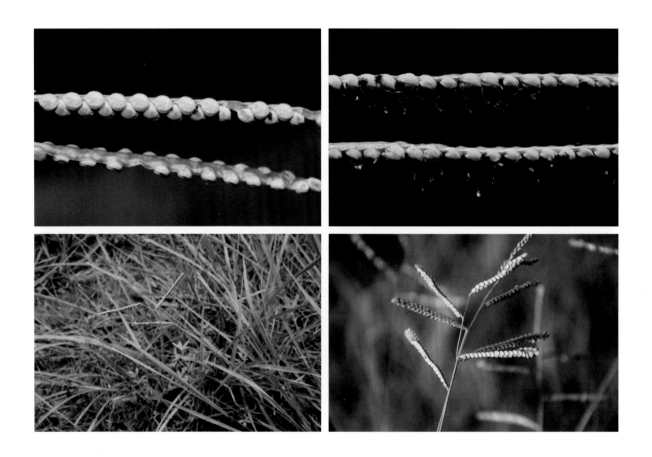

# （三十三）狗尾草属 Setaria P. Beauvois

　　一年生或多年生草本，有或无根茎。秆直立或基部膝曲。叶片线形、披针形或长披针形，扁平或具折皱，基部钝圆或窄狭成柄状。圆锥花序通常呈穗状或总状圆柱形，少数疏散而开展至塔状；小穗含 1~2 朵小花，椭圆形或披针形，全部或部分小穗下托以 1 至数枚由不发育小枝变化而成的芒状刚毛，脱节于极短且呈杯状的小穗柄上，并与宿存的刚毛分离。

　　130 种；我国 14 种；湖北 9 种；神农架 8 种，可供药用的 6 种。

### ■ 分种检索表

1. 圆锥花序狭窄，分枝疏松而较开展，小穗下具刚毛1枚。
  2. 叶片宽 1~2.5cm；谷粒皱纹明显·····················5. 皱叶狗尾草 **S. plicata**
  2. 叶片宽 2~6cm；谷粒皱纹不显著·····················4. 棕叶狗尾草 **S. palmifolia**
1. 圆锥花序紧密，呈圆柱状，小穗下具刚毛多枚。
  3. 野生植物；谷粒连同颖与第一外稃一起脱落。
    4. 花序主轴上每簇分枝通常有3至数个发育小穗。
      5. 花序直立或微弯曲，小穗成熟后稍肿胀·····················6. 狗尾草 **S. viridis**
      5. 花序通常下垂，小穗成熟后甚肿胀·····················1. 大狗尾草 **S. faberi**
    4. 花序主轴上每簇分枝通常有1个发育小穗·····················3. 金色狗尾草 **S. pumila**
  3. 栽培植物；谷粒连同颖与第一外稃分离后脱落·····················2. 粱 **S. italica**

---

## 1   大狗尾草 **Setaria faberi** R. A. W. Herrmann

    一年生草本。秆光滑无毛。叶鞘边缘具细纤毛；叶舌具纤毛；叶片线状披针形，边缘具细锯齿。圆锥花序主轴具较密长柔毛；小穗椭圆形；第一颖宽卵形，具3条脉，第二颖具5~7条脉；第一外稃具5条脉，其内稃膜质，披针形，第二外稃具细横皱纹；鳞被楔形；花柱基部分离。颖果椭圆形。花、果期7~10月。

    分布于神农架各地，生于海拔400~1400m的山坡路旁、水溪沟边。常见。

    全草（大狗尾草）清热消疳，杀虫止痒。

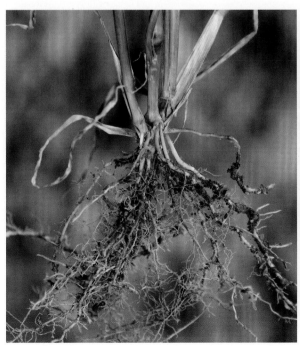
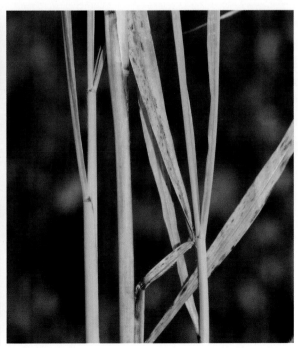

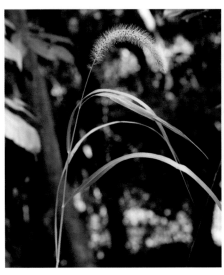
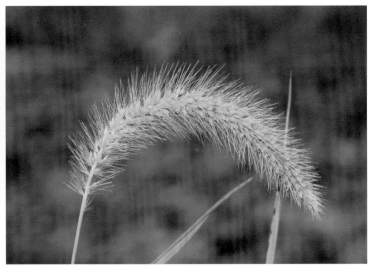

## 2 粱 *Setaria italica* (Linnaeus) P. Beauvois

一年生草本。植物体细弱矮小。圆锥花序呈圆柱形，紧密，长 6~12cm，宽 5~10mm；小穗卵形或卵状披针形，长 2~2.5mm，黄色，刚毛长为小穗的 1~3 倍，小枝不延伸。

原产于我国，神农架多有栽培。

种子益气，和中，止泄。

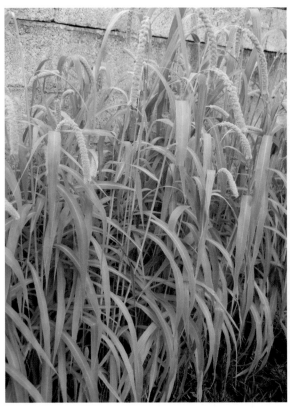
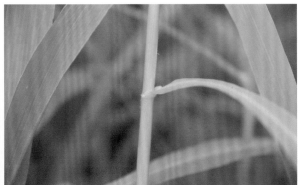
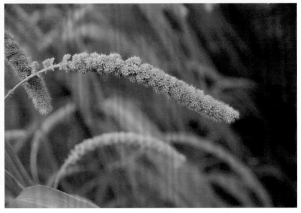

### 3 金色狗尾草 **Setaria pumila** (Poiret) Roemer & Schultes

一年生草本。秆光滑无毛。叶鞘光滑无毛，边缘薄膜质；叶舌具纤毛；叶片线状披针形或狭披针形，上表面粗糙，下表面光滑，近基部疏生长柔毛。圆锥花序紧密，呈圆柱状或狭圆锥状，主轴具短细柔毛；刚毛金黄色或稍带褐色，粗糙；第一颖宽卵形或卵形，具 3 条脉。花、果期 6~10 月。

分布于神农架各地，生于海拔 400~1800m 的林边、山坡、路旁和荒芜的园地、荒野。常见。

全草（金色狗尾草）除热，祛湿，消肿。

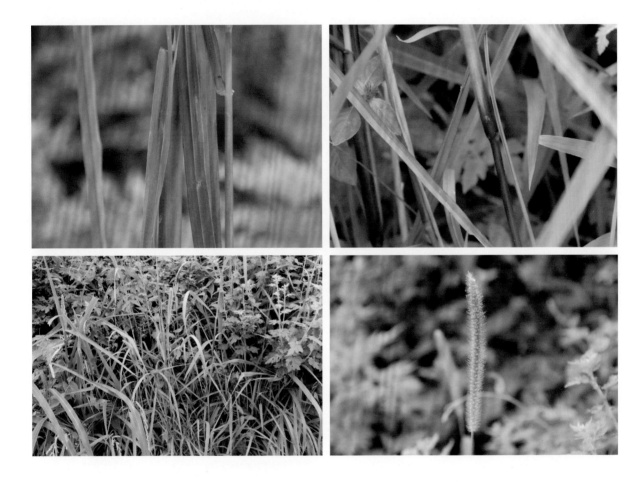

### 4 棕叶狗尾草 **Setaria palmifolia** (J. König) Stapf

多年生草本。叶鞘具密或疏疣毛；叶舌具纤毛；叶片纺锤状宽披针形，两面均具疣毛或无毛。圆锥花序主轴具棱角，甚粗糙；小穗卵状披针形；第一颖三角状卵形，具 3~5 条脉，第二颖具 5~7 条脉；第一外稃具 5 条脉，内稃膜质；第二小花两性；第二外稃具不甚明显的横皱纹。颖果卵状披针形，具不甚明显的横皱纹。花、果期 8~12 月。

分布于神农架各地，生于海拔 400~1000m 的山坡或谷地林下阴湿处。常见。

根用于脱肛、子宫脱垂、发育不良。嫩芽祛湿强健。茎叶用于关节炎。地下茎用于食欲不振。

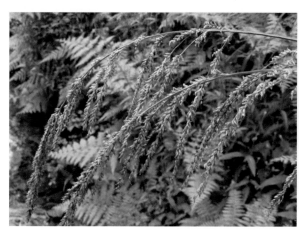 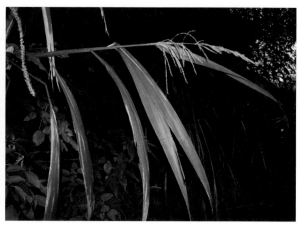

## 5 | 皱叶狗尾草 **Setaria plicata** (Lamarck) T. Cooke

　　多年生草本。节、叶鞘与叶片交接处，常具白色短毛。叶鞘背脉常呈脊，密或疏生短毛，毛易脱落，边缘常密生纤毛或基部叶鞘边缘无毛而近膜质；叶舌边缘密生纤毛；叶片质薄，椭圆状披针形或线状披针形，先端渐尖，基部渐狭而呈柄状，具较浅的纵向皱褶，两面或一面具疏疣毛，或具极短毛而粗糙，或光滑无毛，边缘无毛。花、果期 6~10 月。

　　分布于神农架各地，生于海拔 400~1200m 的山坡林下、沟谷地阴湿处或路边杂草地上。常见。须根用于胎盘不下。全草止血。

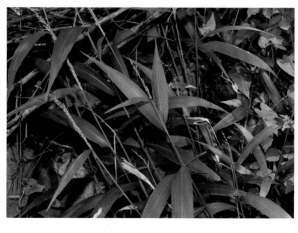 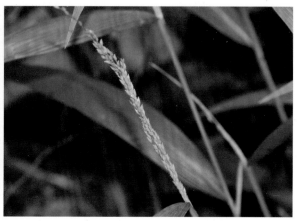

## 6 | 狗尾草 **Setaria viridis** (Linnaeus) P. Beauvois

　　一年生草本。叶鞘边缘具较长的密绵毛状纤毛；叶舌边缘具纤毛；叶片长三角状狭披针形，边缘粗糙。圆锥花序主轴被较长柔毛；小穗 2~5 个簇生于主轴上或更多的小穗着生于短小枝上；第一颖卵形、宽卵形，具 3 条脉，第二颖椭圆形，具 5~7 条脉；第一外稃具 5~7 条脉，第二外稃椭圆形，具细点状皱纹；鳞被楔形；花柱基分离。花、果期 5~10 月。

分布于神农架各地，生于海拔 400~2000m 的荒野、道旁，为常见杂草。常见。

全草（狗尾草）除湿，祛湿，消肿。

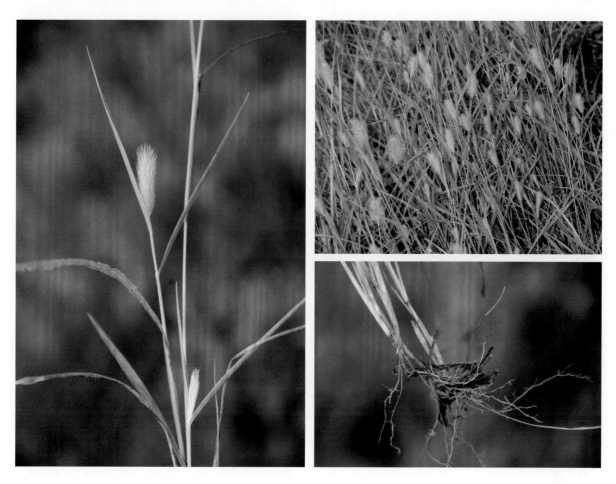

# （三十四）马唐属 Digitaria Haller

一年生或多年生草本。秆直立或基部横卧地面，节上生根。叶片线状披针形至线形，质地大多柔软扁平。总状花序纤细，2 至多个呈指状排列于茎顶或着生于短缩的主轴上；小穗含 1 朵两性花，背腹压扁，椭圆形至披针形，顶端尖，2 或 3~4 枚着生于穗轴的各节，互生或呈 4 行排列于穗轴的一侧；第一外稃与小穗等长或稍短，具 3~9 条脉。

250 余种；我国 22 种；湖北 5 种；神农架 5 种，可供药用的 3 种。

## ■ 分种检索表

1. 小穗 3 个簇生，卵圆形，穗轴三棱形，具窄翼··················2. **止血马唐 D. ischaemum**

1. 小穗孪生，披针形，穗轴扁平，具翼。

　2. 第一外稃的侧脉上部具锯齿状粗糙··················3. **马唐 D. sanguinalis**

　2. 第一外稃的侧脉平滑··················1. **毛马唐 D. ciliaris** var. **chrysoblephara**

## 1 | 毛马唐（变种）**Digitaria ciliaris** var. **chrysoblephara** (Figari & De Notaris) R. R. Stewart

　　一年生草本。秆基部倾卧，着土后节易生根。叶鞘多短于节间，常具柔毛；叶舌膜质；叶片线状披针形，两面多少生柔毛，边缘微粗糙。总状花序呈指状排列于秆顶；穗轴中肋白色，两侧的绿色翼缘具细刺状粗糙，小穗孪生于穗轴一侧。

　　分布于神农架各地，生于海拔 600~2000m 的荒地中。少见。

　　全草用于子宫出血、痔疮出血。

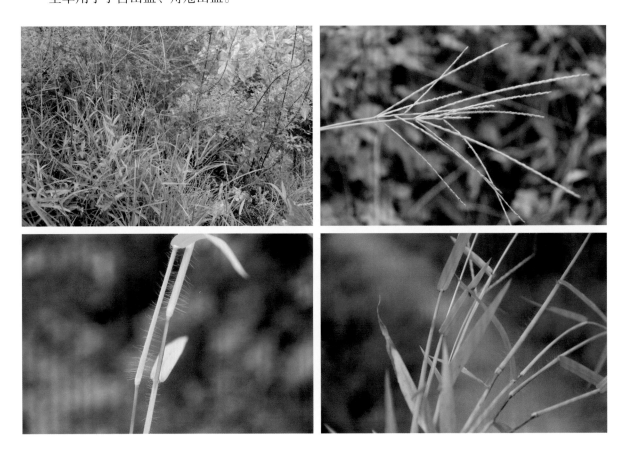

## 2 | 止血马唐 **Digitaria ischaemum** (Schreber) Muhlenberg

　　一年生草本。秆具多数节，节生髯毛。叶鞘疏生柔毛或无毛，鞘节生硬毛；叶舌长 1~2.5mm；叶片线状披针形。总状花序第一颖微小，无脉，第二颖宽卵形，顶端钝圆，边缘膜质，长约为小穗的 1/3，具 3 条脉，大多无毛；第一外稃具 7 条脉，表面无毛，第二外稃顶端渐尖成粗硬小尖头。花、果期 6~10 月。

　　分布于神农架各地，生于海拔 400~2100m 的路旁、田野。少见。

　　全草凉血止血。

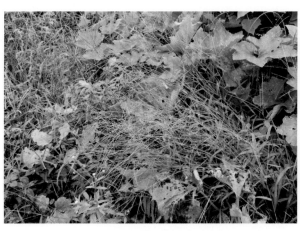 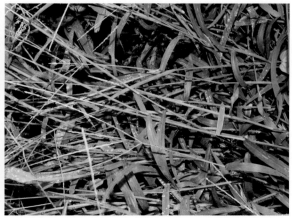

## 3 马唐 **Digitaria sanguinalis** (Linnaeus) Scopoli

一年生草本。秆无毛或节生柔毛。叶鞘无毛或散生疣基柔毛；叶舌、叶片线状披针形，具柔毛或无毛。总状花序；小穗椭圆状披针形；第一颖小，短三角形，无脉，第二颖具 3 条脉，披针形；第一外稃具 7 条脉，无毛，第二外稃近革质，灰绿色。花、果期 6~9 月。

分布于神农架各地，生于海拔 600~2400m 的路旁、田野。常见。

全草明目，润肺。

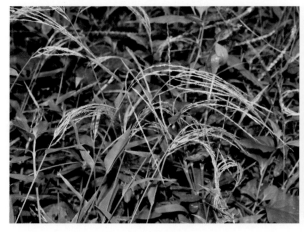 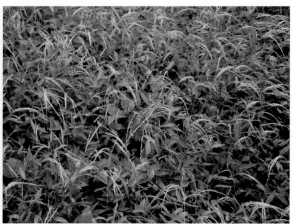

## （三十五）狼尾草属 **Pennisetum** Richard

叶片扁平，线形。圆锥花序状；小穗具短柄或无柄，单生或 2~3 个簇生，每簇下围有总苞状刚毛，与小穗一起脱落，具 2 朵小花；第一颖短于小穗，有时微小或缺，第二颖通常短于小穗；第二外稃纸质，边缘薄，平坦。

80 种；我国 11 种；湖北 3 种；神农架 3 种，可供药用的 2 种。

■ **分种检索表**

1. 圆锥花序粗壮，宽 1.5~2cm，主轴密被柔毛·····················1. 狼尾草 **P. alopecuroides**

1. 圆锥花序细弱，宽 0.5~1cm，主轴无毛或被微柔毛·····················2. 白草 **P. flaccidum**

---

## 1 狼尾草 **Pennisetum alopecuroides** (Linnaeus) Sprengel

多年生草本。叶鞘光滑，叶舌具纤毛，叶片线形。圆锥花序，主轴密生柔毛，刚毛粗糙，淡绿色或紫色；小穗线状披针形；第一颖微小或缺，膜质，脉不明显或具 1 条脉，第二颖卵状披针形，具 3~5 条脉；第一小花中性；第一外稃具 7~11 条脉，第二外稃披针形，具 5~7 条脉，边缘包着同质的内稃；鳞被 2 枚，楔形；雄蕊 3 枚；花柱基部连合。颖果长圆形。花、果期夏秋二季。

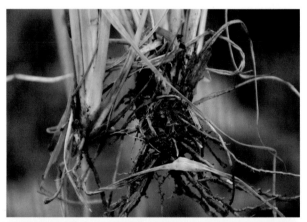

分布于神农架各地，生于海拔 400~2500m 的田岸、荒地、道旁及小山坡上。常见。

全草（狼尾草）明目，散血。根用于痢疾、盗汗、丹毒。

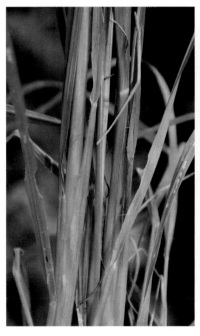
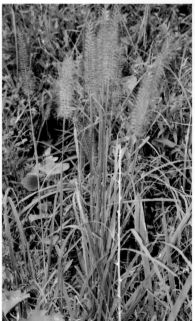
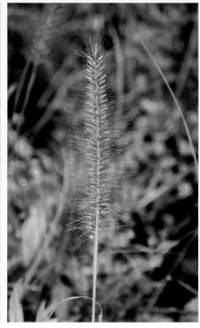

## 2 | 白草 Pennisetum flaccidum Grisebach

多年生草本，具横走根茎。叶鞘疏松抱茎，近无毛，基部者密集而近跨生，上部短于节间；叶舌短，具纤毛；叶片狭线形，两面无毛。圆锥花序紧密，直立或稍弯曲；刚毛柔软，细弱，微粗糙，灰绿色或紫色；小穗通常单生，卵状披针形。颖果长圆形。花、果期 7~10 月。

分布于神农架木鱼（九冲），生于海拔 500~800m 的山坡或荒地中。少见。

根茎清热利尿，凉血止血。

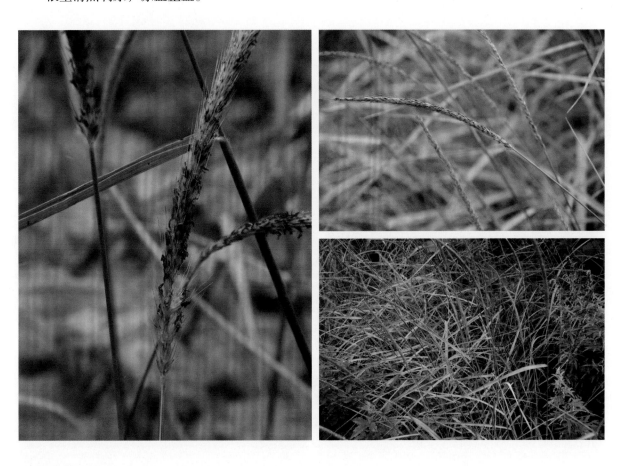

## 柳叶箬族 Isachneae

一年生或多年生草本。叶片常扁平，解剖上的叶肉细胞常为放射状排列，硅质体哑铃形、方形或"十"字形，微毛为单细胞或 2 至多个细胞。小穗含 1~2（~3）朵两性小花，无芒，小穗轴不在顶生小花之后延伸；两颖不等长至近等长，透明膜质至草质，具 1~9 条脉，很少无脉，短于或稍长于小穗；第一外稃膜质或革质，具 1~7 条脉，其内稃与之等长或无内稃；若有 2 朵小花，其第二外稃似第一外稃，或较小而质较硬，具 5~7 条脉；鳞被 2 枚，楔形，截平；雄蕊 2~3 枚。颖果不粘着稃片，脐点状或线形，胚长约为颖果的 1/3。淀粉粒常简单。

## （三十六）柳叶箬属 Isachne R. Brown

一年生或多年生草本。具扁平的叶片和疏散顶生的圆锥花序；小穗卵圆形或卵状球形，含 2 朵小花，均为两性，或第一小花为雄性，第二小花为雌性，无芒，两朵小花的节间甚短，常连同两朵小花一起脱落；两颖近等长，草质，小花的背部拱凸，腹面扁平；两小花的内、外稃均为革质，或第一小花的内、外稃为草质，第二小花为革质，无毛或被毛。

90 种；我国 18 种；湖北 3 种；神农架 2 种，可供药用的 1 种。

## 柳叶箬　Isachne globosa (Thunberg) Kuntze

多年生草本。节上无毛。叶鞘无毛；叶舌纤毛状；叶片披针形，两面均具微细毛而粗糙，边缘质地增厚，软骨质，全缘或微波状。圆锥花序卵圆形，分枝，每一分枝着生 1~3 个小穗，分枝和小穗柄均具黄色腺斑；小穗椭圆状球形，淡绿色，或成熟后带紫褐色；两颖近等长，坚纸质，具 6~8 条脉，无毛。颖果近球形。花、果期夏秋二季。

分布于神农架各地，生于海拔 400~1200m 的缓坡、平原草地或稻田中。常见。

全草利水消肿，止痛。

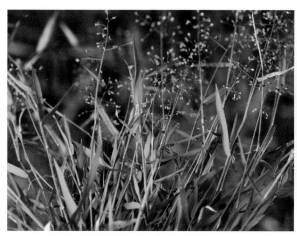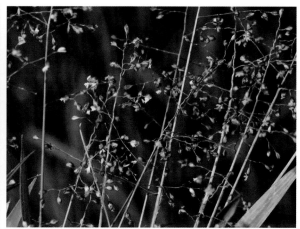

## 高粱族 Andropogoneae

叶片通常扁平；叶舌干膜质至膜质；叶片表皮的长细胞通常长圆形，细胞壁有深浅不等的波纹至近无波纹，其间短细胞常单生，罕成对。总状花序常逐节断落，很少不断落，组成大型圆锥花序或带叶的圆锥状花序，或有时单生、双生，或排成指状等；总状花序每节常具 2 个小穗，很少单生或每节具 3 个小穗，常 1 个无柄，1~2 个有柄。

■ **分属检索表**

1. 小穗两性，或成熟小穗与不孕小穗同时混生于穗轴上。
    2. 小穗多少两侧压扁，通常单生于穗轴各节（荩草亚族）…………42. 荩草属 Arthraxon
    2. 小穗大都背腹压扁，通常成对或很少3个生于穗轴各节。
        3. 成对小穗均可成熟，且大都同形、同性，如不同形、同性，则小穗近两侧压扁（甘蔗亚族）。
            4. 总状花序各节上的小穗均有柄，花序轴延续，不逐节脱落。
                5. 总状花序排成大型开展的圆锥花序；高大粗壮草本…………38. 芒属 Miscanthus
                5. 总状花序排成小而狭窄紧缩的圆锥花序；中等草本…………39. 白茅属 Imperata
            4. 总状花序各节上的小穗为1个具柄，1个无柄，花序轴延续逐节脱落。
                6. 总状花序单生或排列成指状…………40. 金发草属 Pogonatherum
                6. 总状花序单生或排列成圆锥状…………37. 甘蔗属 Saccharum
        3. 成对小穗异形且异性，小穗常背腹压扁。
            7. 总状花序排列成圆锥状，总状花序轴间无纵沟…………41. 高粱属 Sorghum
            7. 总状花序排列成指状，若为圆锥状则总状花序轴节间有半透明的纵沟…43. 菅属 Themeda
1. 小穗单性，雌小穗与雄小穗分别生于不同花序上或同一花序的不同部位。
    8. 雄小穗与雌小穗分别生于不同的花序上…………45. 玉蜀黍属 Zea
    8. 雄小穗与雌小穗分别生于同一花序上…………44. 薏苡属 Coix

# （三十七）甘蔗属 Saccharum Linnaeus

多年生草本。茎秆粗壮。圆锥花序广阔，多分枝，被丝毛；小穗小，含1朵小花，无芒，成对，一无柄，一有柄，孪生于易逐节断落的穗轴各节，均两性或上部的稀为雌性，下承托以长柔毛；颖稍硬；雄蕊3枚；花柱长而羽毛状。果离生。

35种；我国12种；湖北5种；神农架4种，可供药用的2种。

■ **分种检索表**

1. 花序的主轴及花序以下的秆均无毛…………1. 斑茅 S. arundinaceum
1. 花序的主轴及花序以下的秆均有毛…………2. 甘蔗 S. officinarum

## 1 斑茅 **Saccharum arundinaceum** Retzius

多年生草本。秆具多数节，无毛。叶鞘基部或上部边缘和鞘口具柔毛；叶舌膜质，长1~2mm；叶片线状披针形，无毛，边缘锯齿状粗糙。圆锥花序，主轴无毛，腋间被微毛；总状花序轴节间与小穗柄为细线形，被长丝状柔毛，顶端稍膨大；无柄与有柄小穗狭披针形，黄绿色或带紫色，基盘具短柔毛；两颖草质或稍厚。颖果长圆形。花、果期 8~12 月。

分布于神农架各地，生于海拔 400~1000m 的山坡和河岸、溪涧草地上。少见。

根通窍利水，破血通经。

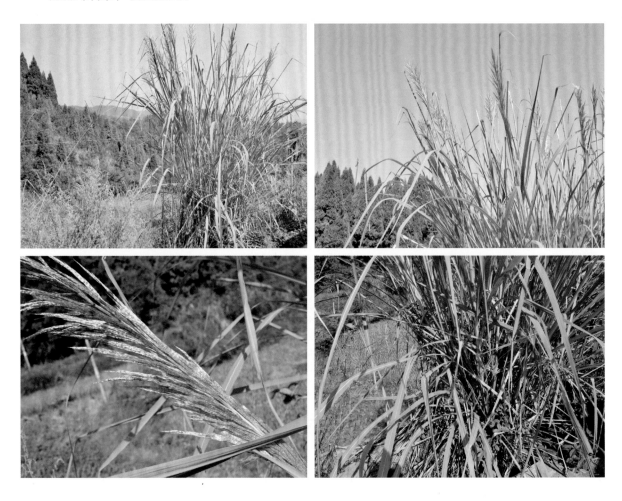

## 2　甘蔗　**Saccharum officinarum** Linnaeus

多年生草本。根茎粗壮发达。茎高大实心，被白粉。叶鞘长于其节间，除鞘口具柔毛外，其余无毛；叶舌极短，生纤毛；叶片中脉粗壮，白色，边缘具锯齿状粗糙。圆锥花序大型，总状花序多数轮生，稠密，总状花序轴节间与小穗柄无毛，小穗线状长圆形。

原产于印度，神农架有栽培。

茎秆消痰止渴，除烦热，解酒毒。

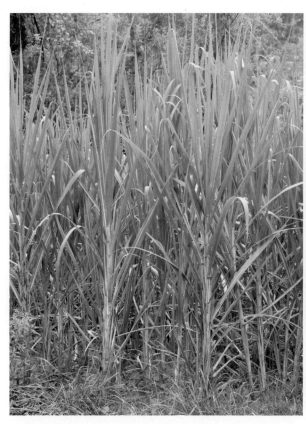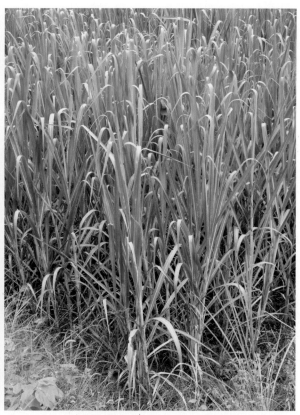

## （三十八）芒属 **Miscanthus** Andersson

多年生高大草本植物。秆粗壮，中空。叶片扁平宽大。顶生大型圆锥花序由多数总状花序沿一延伸的主轴排列而成；小穗含 1 朵两性花，具不等长的小穗柄，孪生于连续的总状花序轴的各节，基盘具长于其小穗的丝状柔毛。

14 种；我国 7 种；湖北 3 种；神农架 3 种，均可供药用。

### ■ 分种检索表

1. 小穗具芒。
 2. 圆锥花序的主轴伸达花序的 2/3 以上，长于其总状花序分枝·········1. **五节芒 M. floridulus**
 2. 圆锥花序的主轴伸达花序的中部以下，短于其总状花序分枝··············3. **芒 M. sinensis**
1. 小穗无芒·······················································2. **荻 M. sacchariflorus**

---

**1** | 五节芒 **Miscanthus floridulus** (Labillardiere) Warburg ex K. Schumann & Lauterbach

多年生草本，具发达根茎。秆无毛，节下具白粉。叶鞘无毛；叶舌顶端具纤毛；叶片披针状线形，两面无毛，边缘粗糙。圆锥花序主轴无毛，总状花序轴的节间无毛；小穗柄无毛，顶端稍膨大，小穗卵状披针形，黄色，基盘具较长于小穗的丝状柔毛；第一颖无毛，第二颖具 3 条脉，粗糙，边缘具短纤毛。花、果期 5~10 月。

分布于神农架各地，生于海拔 400~1500m 的拓荒地、丘陵潮湿谷地、山坡、草地。常见。

花序（芒针花）活血，通经。根茎（五节芒根）利尿，止渴。

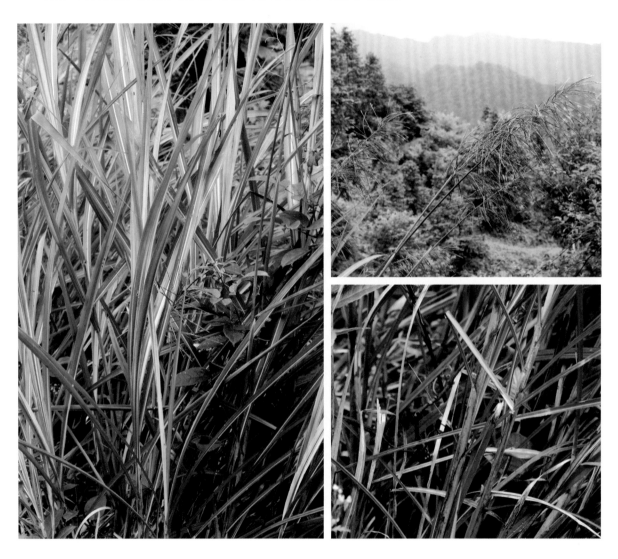

## 2 荻 **Miscanthus sacchariflorus** (Maximowicz) Hackel

多年生草本，具长匍匐根茎。秆节生柔毛。叶鞘无毛；叶舌具纤毛；叶片除上表面基部密生柔毛外，两面无毛，边缘锯齿状粗糙。圆锥花序疏展成伞房状；小穗第一颖边缘和背部具长柔毛，第二颖膜质，具纤毛，3 条脉；第一外稃具纤毛，第二外稃具小纤毛，无脉或具 1 条脉，第二内稃具纤毛；雄蕊 3 枚；柱头紫黑色。颖果长圆形。花、果期 8~10 月。

分布于神农架宋洛、新华，生于海拔 800~2500m 的山坡草地、平原岗地、河岸湿地。常见。

根茎清热活血。

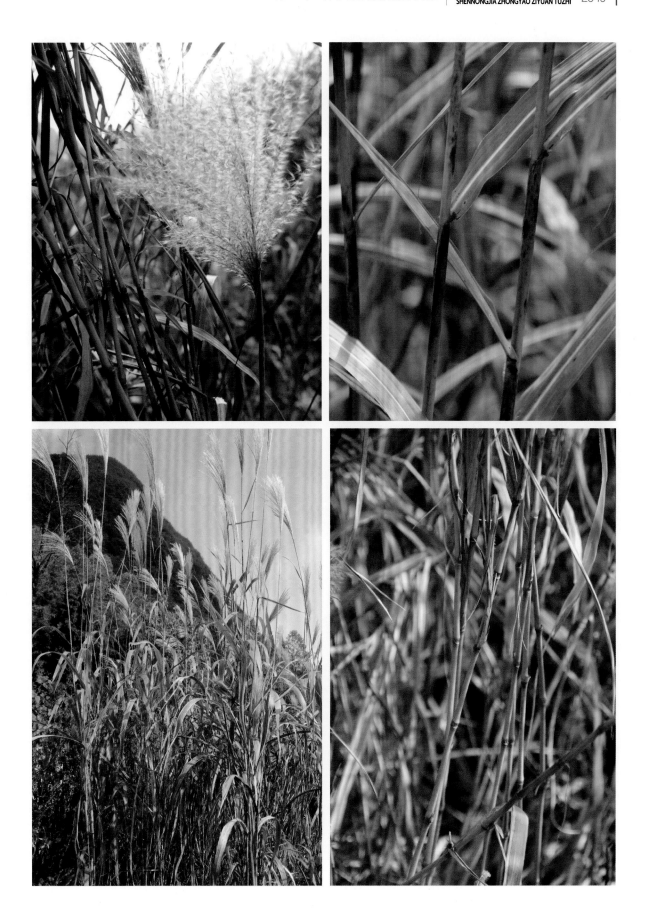

## 3 芒 **Miscanthus sinensis** Andersson

多年生草本。秆无毛或在花序以下疏生柔毛。叶鞘无毛；叶舌膜质；叶片线形，下表面疏生柔毛及被白粉，边缘粗糙。圆锥花序主轴无毛；小穗披针形，黄色且有光泽，基盘具白色或淡黄色的丝状毛；雄蕊 3 枚，花药紫褐色；柱头羽状，紫褐色。颖果长圆形，暗紫色。花、果期 7~12 月。

分布于神农架各地，生于海拔 400~1500m 的山地、丘陵和荒坡原野，常组成优势群落。常见。

茎（芒茎）利尿，解热，解毒。根茎（芒根）用于咳嗽、带下、小便不利。

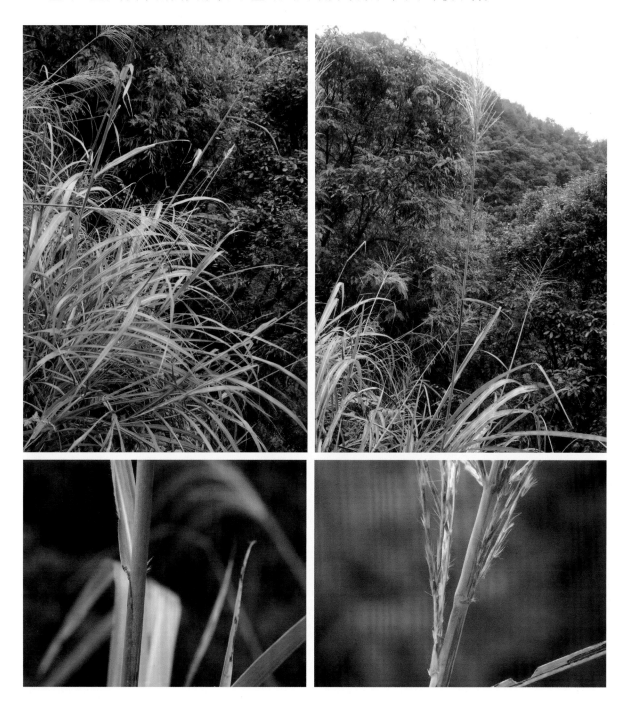

## （三十九）白茅属 Imperata Cirillo

多年生草本。根茎长。叶片扁平。圆锥花序紧缩，呈穗状，被白色丝状毛；小穗成对或有时单生，均具柄，含1~2朵小花，上部的小花两性，下部的不发育或缺如，成熟后不逐节脱落，小穗基部围以细长的丝状柔毛；颖无芒，被毛；外稃膜质，无脉，也无芒，第一外稃通常有齿，短于颖，第一内稃不存在，第二外稃较第一外稃稍短，第二内稃膜质；雄蕊1或2枚。

10种；我国3种；湖北1种；神农架1种，可供药用。

## 白茅 **Imperata cylindrica** (Linnaeus) Raeuschel

多年生草本。根茎长，横走，多节被鳞片。节具白柔毛。叶鞘无毛或上部及边缘具柔毛；叶舌干膜质；叶片线形或线状披针形，边缘粗糙，上表面被细柔毛。圆锥花序穗状；小穗柄顶端膨大成棒状，无毛或疏生丝状柔毛，披针形；雄蕊2枚，花药黄色；柱头2枚，紫黑色。颖果椭圆形。花、果期5~8月。

分布于神农架各地，生于海拔400~1500m的空旷地、果园、拓荒地、田埂、堤岸和路边。常见。

根止血利尿。

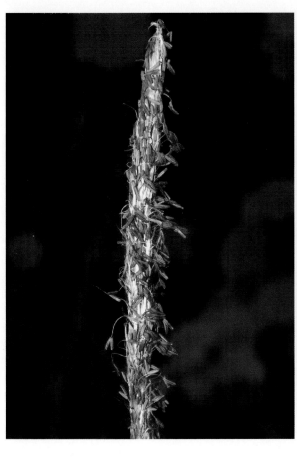 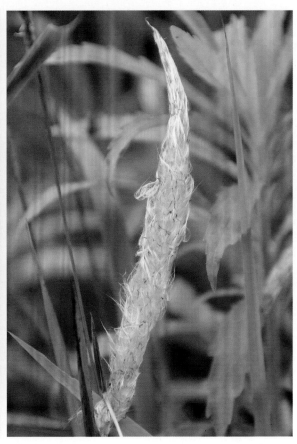

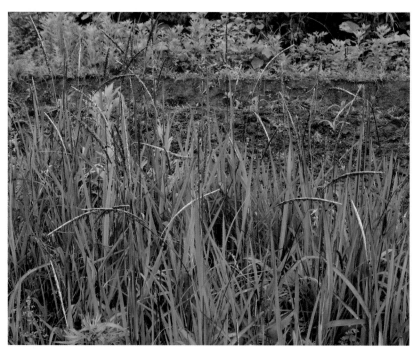 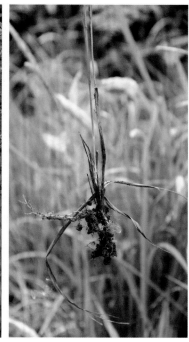

## （四十）金发草属 Pogonatherum P. Beauvois

多年生草本。秆细长而硬。叶片线形或线状披针形，近直立。穗形总状花序单生于秆顶；小穗孪生，一有柄，一无柄，呈覆瓦状排列于易逐节折断的总状花序轴的一侧，无柄小穗含 1~2 朵小花。颖果长圆形。

4 种；我国 3 种；湖北 2 种；神农架 2 种，均可供药用。

### ■ 分种检索表

1. 多年生小草，无柄小穗长约 2mm·······················1. 金丝草 **P. crinitum**
1. 植株较高大，无柄小穗长 2.5~3mm·······················2. 金发草 **P. paniceum**

---

## 1 金丝草 Pogonatherum crinitum (Thunberg) Kunth

多年生草本。秆丛生，密集，节上被白色髯毛。叶鞘短于或长于节间，向上部渐狭，除鞘口或边缘被细毛外，余均无毛；叶舌短，纤毛状；叶片线形，扁平。穗形总状花序单生于秆顶，细弱而微弯曲，乳黄色，总状花序轴节间与小穗柄均压扁；第二小花外稃先端 2 裂，裂齿间伸出细弱而弯曲的芒。颖果卵状长圆形。花、果期 5~9 月。

分布于神农架木鱼，生于海拔 400~1200m 的溪边流水石上。少见。

全草清热，解暑，利尿。

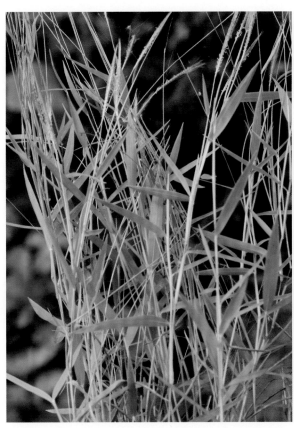

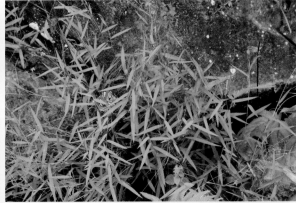

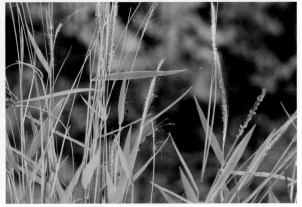

## 2　金发草　**Pogonatherum paniceum** (Lamarck) Hackel

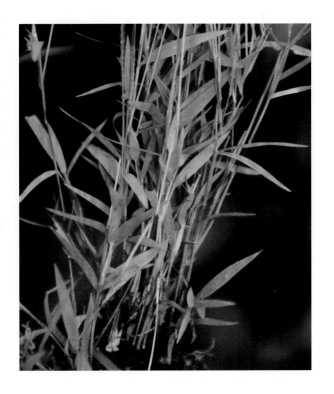

　　秆硬似小竹，基部具被密毛的鳞片，具3~8节。叶鞘边缘薄纸质；叶舌边缘具短纤毛；叶片线形，质较硬，两面均粗糙。总状花序乳黄色；小穗无柄；第一颖扁平，薄纸质，具3~5条脉，粗糙或被微毛，无芒，第二颖舟形具1条脉而延伸成芒；第一小花雄性，外稃长圆状披针形，透明膜质，具1条脉，内稃长圆形，透明膜质，具2条脉。花、果期4~10月。

　　分布于神农架木鱼、阳日，生于海拔500~800m的悬崖石壁上。少见。

　　全草清热，利湿，消积。

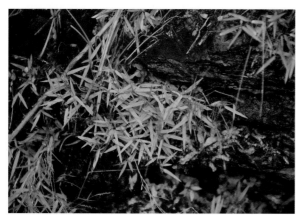
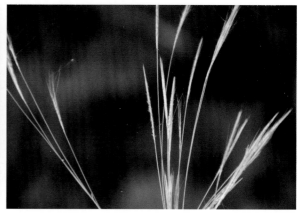

## （四十一）高粱属 Sorghum Moench

草本，具或不具根茎。圆锥花序直立，由多数含 1~5 节的总状花序组成；小穗孪生，一无柄，一有柄，总状花序轴节间与小穗柄线形，无柄小穗两性，有柄小穗雄性或中性；无柄小穗的第一颖革质，背部凸起或扁平，成熟时变硬而有光泽，具狭窄而内卷的边缘，向顶端则渐内折，第二颖舟形；第一外稃膜质，第二外稃长圆形或椭圆状披针形，全缘，无芒，或具 2 齿裂，裂齿间具一长或短的芒。

30 种；我国 5 种；湖北 3 种；神农架 2 种，可供药用的 1 种。

## 高粱 **Sorghum bicolor** (Linnaeus) Moench

一年生草本。秆粗壮。叶鞘无毛或稍有白粉；叶舌硬膜质；叶片线形至线状披针形，下表面淡绿色或有白粉，两面无毛。圆锥花序，主轴裸露，疏生细柔毛，分枝 3~7 个，轮生，粗糙或有细毛；无柄小穗倒卵形或倒卵状椭圆形；两颖均革质，具毛。颖果淡红色至红棕色。花、果期 6~9 月。

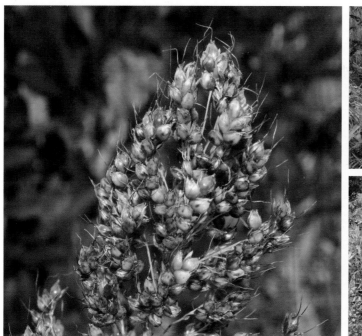
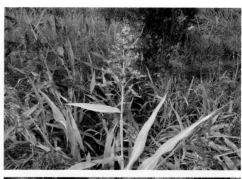
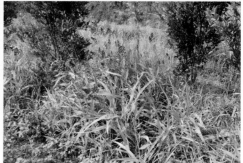

原产于非洲，神农架有栽培。

果实（高粱）涩肠胃，止霍乱。根（高粱根）平喘，利尿，止血。

## （四十二）荩草属 Arthraxon P. Beauvois

一年生或多年生草本。叶片扁平，呈阔心形。总状花序指状排列或紧接；小穗成对或单生，一无柄而结实，常有芒，与轴节一起脱落，有柄的偶存时中性，但常退化成一柄，着生于无柄小穗的基部；实性外稃膜质或基部稍硬，全缘或2齿裂，常有一背生的芒，芒由近基部发出。

26种；我国12种；湖北3种；神农架2种，可供药用的1种。

## 荩草　Arthraxon hispidus (Thunberg) Makino

一年生草本。秆无毛。叶舌膜质，边缘具纤毛；叶片卵状披针形，无毛。总状花序，花序轴节间无毛；第一颖草质，边缘膜质，具7~9条脉，第二颖近膜质，舟形，具3条脉，2条侧脉不明显；第一、二外稃透明膜质；雄蕊2枚，花药黄色或带紫色。颖果长圆形。花、果期9~11月。

分布于神农架各地，生于海拔400~2000m的山坡草地阴湿处。常见。

全草（荩草）止咳，定喘，杀虫。

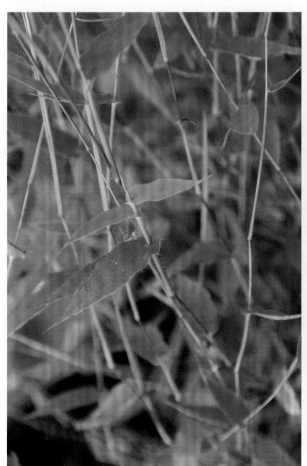
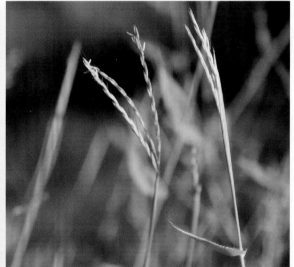
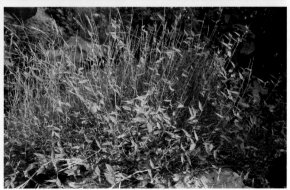

# （四十三）菅属 Themeda Forsskål

一年生或多年生草本。秆粗壮或纤细，近圆形，实心，坚硬，左右压扁或具棱。叶鞘具脊，近缘及鞘口常散生瘤基刚毛，边缘膜质，疏松或紧抱秆，上部的常短于节间；叶舌短，膜质，顶端密生纤毛或呈撕裂状；叶片线形，长而狭，边缘常粗糙。总状花序具长短不一的梗至几无梗，托以舟形佛焰苞。

27种；我国13种；湖北3种；神农架3种，可供药用的2种。

### ■■ 分种检索表

1. 总状花序由7枚以上小穗组成，总苞状小穗着生于不同水平面⋯⋯⋯⋯⋯⋯⋯1. 苞子草 **T. caudata**
1. 总状花序由7枚小穗组成，总苞状小穗着生于同一水平面⋯⋯⋯⋯⋯⋯⋯2. 黄背草 **T. triandra**

## 1 | 苞子草 **Themeda caudata** (Nees) A. Camus

多年生草本。秆粗壮，扁圆形或圆形而有棱，黄绿色或红褐色，光滑，有光泽。叶鞘在秆基套叠，平滑，具脊；叶舌圆截形，有睫毛；叶片线形，中脉明显，下表面疏生柔毛，基部近圆形，先端渐尖，边缘粗糙。大型伪圆锥花序，多回复出，由带佛焰苞的总状花序组成。颖果长圆形，坚硬。花、果期7~12月。

分布于神农架各地，生于海拔400~800m的溪边疏林地。少见。

根茎清热止咳。

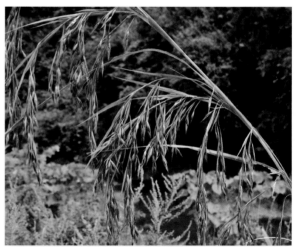

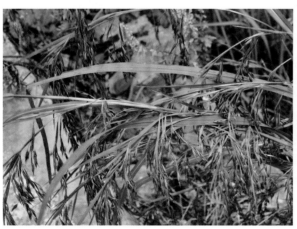

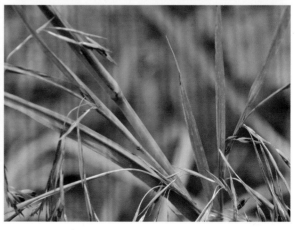

## 2 黄背草 **Themeda triandra** Forsskål

多年生草本。秆光滑无毛，具光泽，黄白色或褐色。叶鞘生硬毛；叶舌坚纸质；叶片两面无毛或疏被柔毛，下表面常粉白色。圆锥花序由具佛焰苞的总状花序组成；雄花无柄；第一颖背面上部常生瘤基毛；无柄小穗两性，1 枚，基盘被褐色髯毛，锐利；第一颖革质，被短刚毛，第二颖革质。花、果期 6~12 月。

分布于神农架木鱼、新华，生于海拔 400~800m 的干燥山坡、草地、路旁、林缘。常见。

全草（黄背草）活血调经，祛风除湿。

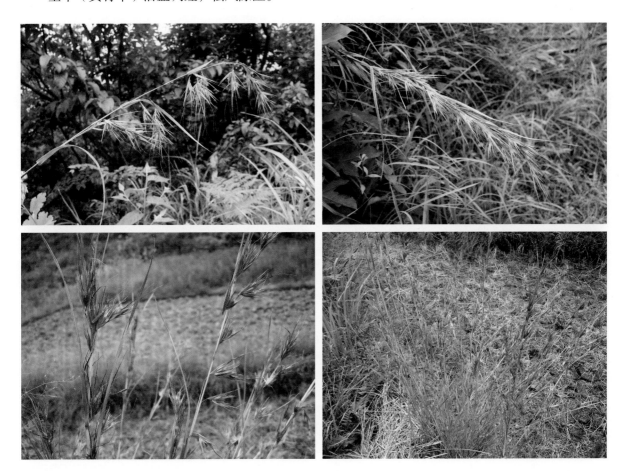

## （四十四）薏苡属 **Coix** Linnaeus

秆直立，常实心。叶片扁平宽大。总状花序腋生成束，通常具较长的总梗；小穗单性，雌雄小穗位于同一花序的不同部位，雄小穗含 2 朵小花，雌小穗 2~3 个生于一节，常仅 1 个发育；孕性小穗的第一颖宽，下部膜质，上部质厚渐尖，第二颖与第一外稃较窄，第二外稃及内稃膜质。颖果大，近圆球形。

4 种；我国 2 种；湖北 1 种；神农架 1 种，可供药用。

## 薏苡　**Coix lacryma-jobi** Linnaeus

　　一年生草本。叶鞘无毛；叶舌干膜质；叶片基部圆形或近心形，无毛。总状花序；雌小穗被总苞包被，第一颖卵圆形，包围第二颖及第一外稃，第二外稃短于颖，具 3 条脉，第二内稃小，雄蕊常退化，雌蕊具细长柱头；雄小穗 2~3 对，第一颖草质，第二颖膜质，第一及第二小花具雄蕊 3 枚，花药橘黄色。颖果含淀粉少，不饱满。花、果期 6~12 月。

　　分布于神农架各地，生于湿润的屋旁、池塘、河沟、山谷、溪涧。常见。

　　种仁利湿健脾，舒筋除痹，清热排脓。根清热，利湿，健脾，杀虫。

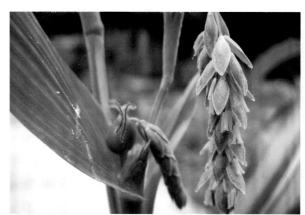 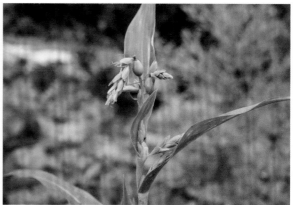

## （四十五）玉蜀黍属 **Zea** Linnaeus

　　一年生草本。秆高大，粗壮，直立，具多数节，实心，下部数节生有一圈支柱根。叶片阔线形，扁平。小穗单性，雌雄异序；雄花序由多数总状花序组成大型的顶生圆锥花序，雄小穗含 2 朵小花，雄蕊 3 枚；雌花序生于叶腋内，为多数鞘状苞片所包藏，雌小穗含 1 朵小花，极多数排成 10~30 纵行，紧密着生于圆柱状海绵质之序轴上，外稃透明膜质，雌蕊具细长之花柱，常呈丝状伸出于苞鞘之外。

　　5 种；我国栽培 1 种；湖北有栽培；神农架有栽培，可供药用。

## 玉蜀黍　**Zea mays** Linnaeus

　　一年生草本。秆基部各节具气生支柱根。叶鞘具横脉；叶舌膜质；叶片线状披针形，无毛。顶生雄性圆锥花序，主轴与总状花序轴及腋间均被细柔毛，两颖膜质，被纤毛，外稃、内稃透明膜质，花药橙黄色；雌花序被鞘状苞片包藏，两颖被毛，外稃、内稃透明膜质。颖果球形或扁球形。花、果期秋季。

　　原产于墨西哥，神农架广泛种植。

　　花柱和柱头（玉米须）利尿消肿，平肝利胆。

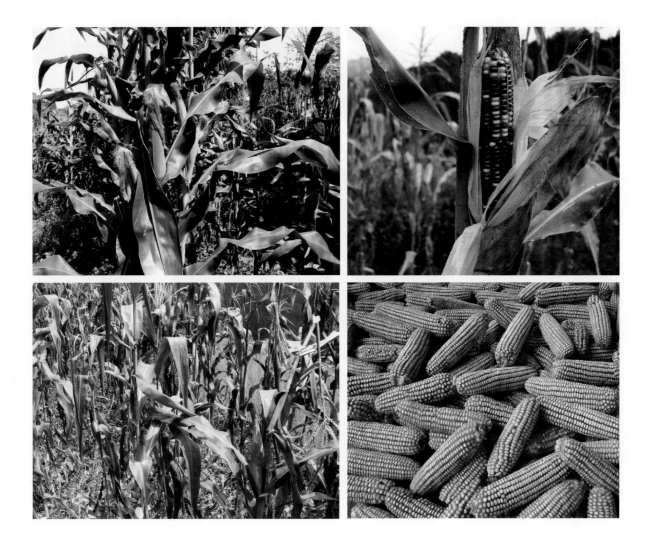

# 菖蒲科 Acoraceae

多年生常绿草本。根茎匍匐，肉质，分枝。叶2列，剑形，有叶鞘。佛焰苞与花序柄合生；花序生于叶腋，柄长，常为三棱形；肉穗花序密生，自下而上开放；花两性；花被片6片；雄蕊6枚；子房倒圆锥状长圆形，每室胚珠多数。浆果长圆形，红色，2~3室。种子长圆形。

1属，2种；我国1属，2种；湖北1属，2种；神农架1属，2种，均可供药用。

## 菖蒲属 Acorus Linnaeus

本属特征同菖蒲科。

2种；我国2种；湖北2种；神农架2种，均可供药用。

### 分种检索表

1. 叶有中脉，叶片剑状线形，长而宽，宽1~3cm·········································1. 菖蒲 **A. calamus**

1. 叶不具中脉，叶片线形，较短狭··························································2. 金钱蒲 **A. gramineus**

---

## 1 菖蒲 Acorus calamus Linnaeus

多年生草本。根茎横走，稍扁，分枝，外皮黄褐色，芳香，肉质根多数。叶基生，叶片剑状线形，草质，绿色，光亮，中肋在两面均明显隆起。花序柄三棱形；叶状佛焰苞剑状线形；肉穗花序斜向

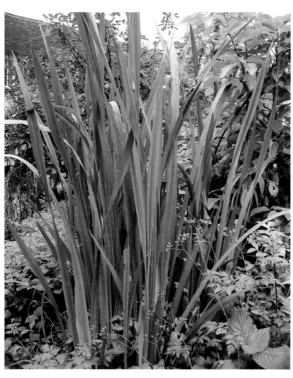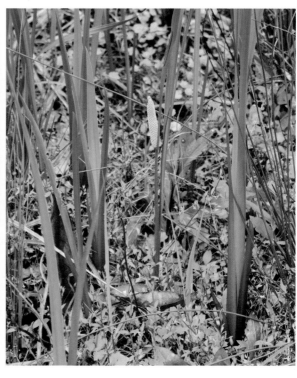

上或近直立，狭锥状圆柱形；花黄绿色；花被片长约 2.5 毫米。浆果长圆形，红色。花期（2）6~9 月。

分布于神农架各地，生于水塘边和沼泽湿地。常见。

根茎（水菖蒲）化痰，开窍，健脾，利湿。

---

## 2 金钱蒲 *Acorus gramineus* Solander ex Aiton

多年生草本。根肉质。根茎芳香，其上部分枝甚密，植株因而呈丛生状，分枝常被纤维状宿存叶基。叶无柄；叶鞘膜质，脱落；叶片暗绿色，线形。花序柄腋生，长 2.5~10mm，三棱形；叶状佛焰苞长 3~9cm；肉穗花序圆柱状；花黄绿色。成熟果序长 3~9.5cm，直径达 1cm。幼果绿色，成熟时黄绿色或黄白色。花、果期 4~7 月。

分布于神农架各地，生于海拔 400~1200m 的溪旁石上。常见。

根茎（石菖蒲）化湿开胃，开窍豁痰，醒神益智。

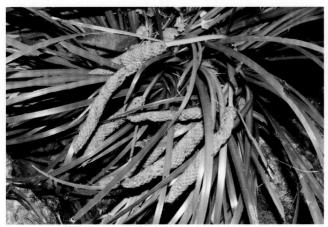
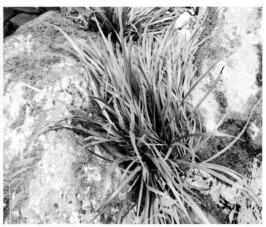

# 天南星科 Araceae

多年生草本。具块茎或伸长的根茎。叶单一或少数，常基生；叶片全缘时多分裂。花小或微小，常极臭，排列成肉穗花序，花序外面有佛焰苞包围；花两性或单性；雄蕊多数，分离或合生为雄蕊柱，假雄蕊常存在；子房上位或稀陷入肉穗花序轴内，1 至多室。果为浆果。种子 1 至多枚。

110 属，3500 种；我国 26 属，181 种；湖北 11 属，28 种；神农架 7 属，18 种，均可供药用。

## ■ 分属检索表

1. 花全部两性，肉穗花序上部无附属器·······························1. 雷公连属 Amydrium
1. 花全部单性，肉穗花序上部有或无附属器。
  2. 胚珠倒生，花、叶不同时存在·····································4. 蘑芋属 Amorphophallus
  2. 胚珠直立，开花时有叶。
    3. 雄蕊分离。
      4. 佛焰苞管喉部张开。
        5. 雌雄异株·····························································6. 天南星属 Arisaema
        5. 雌雄同株·····························································5. 斑龙芋属 Sauromatum
      4. 佛焰苞管喉部闭合，雌雄同株，子房分离·················7. 半夏属 Pinellia
    3. 雄蕊合生成一体。
      6. 子房不完全的 2 室，胚珠多数，侧膜胎座·················2. 芋属 Colocasia
      6. 子房 1 室，胚珠少数，基底胎座···························3. 海芋属 Alocasia

## （一）雷公连属 Amydrium Schott

攀缘藤本。叶常远离，叶片全缘，常具穿孔或羽状分裂。佛焰苞卵形，反折；肉穗花序具长梗或无梗；花两性，无花被；雄蕊 4~6 枚，花丝短，宽线形，花药卵形，与花丝等长或稍短，药室卵圆形，侧向纵裂；雌蕊倒金字塔形或倒圆锥形。浆果近球形。

6 种；我国 2 种；湖北 1 种；神农架 1 种，可供药用。

## 雷公连 Amydrium sinense (Engler) H. Li

常绿藤本。茎较细弱，附生。叶柄上面具槽，基部扩大；叶片革质，上表面亮绿色，下表面黄绿色。佛焰苞肉质，花蕾时绿色，盛花时呈黄绿色至黄色；肉穗花序；花两性。浆果绿色，成熟时黄色、红色。花期 6~7 月，果期 7~11 月。

分布于神农架下谷，附生于海拔 550m 的树干上或石崖上。少见。

茎叶祛风除湿。

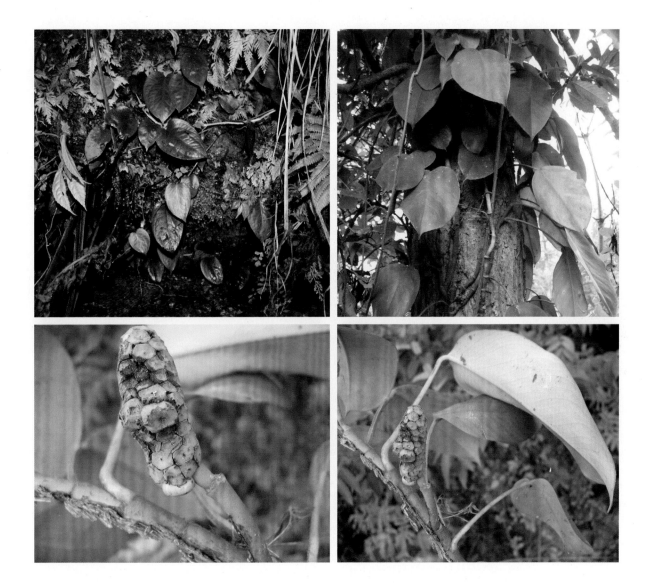

## （二）芋属 Colocasia Schott

多年生草本，具块茎、根茎或直立的茎。叶柄延长，叶片盾状着生。花序柄通常多数；佛焰苞管部短；肉穗花序短于佛焰苞；雌花序短；花单性，无花被；子房1室，胚珠多数或少数，珠孔朝向室腔中央或室顶。浆果绿色，1室。种子多数，长圆形。

约20种；我国6种；湖北3种；神农架2种，均可供药用。

### ■ 分种检索表

1. 附属器短，长约为雄花序（包括能育和不育的）的1/2 ························1. 芋 **C. esculenta**

1. 附属器延长，约与雄花序等长 ························2. 大野芋 **C. gigantea**

## 1 芋 Colocasia esculenta (Linnaeus) Schott

多年生草本。湿生，块茎通常卵形，常生多数小球茎，均富含淀粉。叶 2~3 枚或更多；叶柄长于叶片，绿色；叶片卵状。花序柄常单生，短于叶柄；佛焰苞长一般为 20cm 左右，淡黄色至绿白色；肉穗花序。本种在神农架地区的花期为 6~7 月，未见结果。

原产于我国南方和印度，神农架广为栽培或沿溪流逸生。常见。

茎、叶除烦止泻，宽胃肠，破宿血，去死肌，调中补虚，行气消胀，壮筋骨，益气。花升阳止脱，止血等。

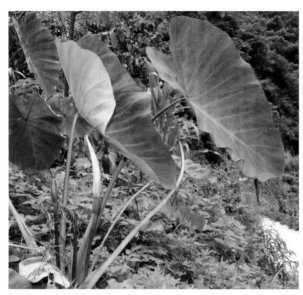
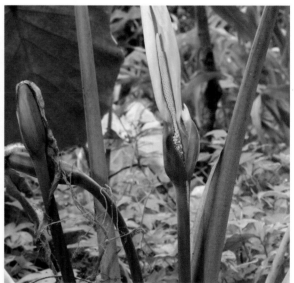

## 2 大野芋 Colocasia gigantea (Blume) J. D. Hooker

多年生草本。根茎倒圆锥形，直立。叶丛生；叶柄淡绿色，具白粉，闭合；叶片长圆状心形、卵状心形。花序柄近圆柱形；佛焰苞长 12~24cm；肉穗花序长 9~20cm；雌花序圆锥状，奶黄色，基部斜截形；不育雄花序长圆锥状。浆果圆柱形。花期 4~6 月，果熟期 9 月。

分布于神农架红坪（阴峪河），生于海拔 800m 的村边、溪边草丛中。少见。

根茎解毒消肿，祛痰镇痉。

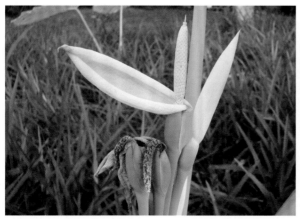
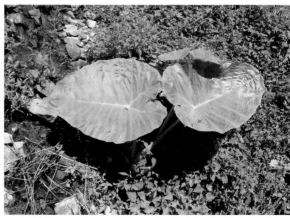

## （三）海芋属 Alocasia (Schott) G. Don

多年生热带草本。茎粗壮，大都为地下茎。叶具长柄。花序柄后叶抽出，常多数集成短缩，附属器圆锥形，有不规则的槽纹；花单性；子房卵形或长圆形。浆果大多红色，椭圆形、倒圆锥状椭圆形或近球形，冠以宿存柱头，1 室。种子少数或单一，近球形，直立，有不明显的种阜，表皮薄，种皮厚，光滑，内种皮薄，光滑，珠柄短；胚乳丰富，胚在种子顶端弯向子房室顶。

约 80 种；我国 8 种；湖北 1 种；神农架栽培 1 种，可供药用。

## 海芋 Alocasia odora (Roxburgh) K. Koch

大型常绿草本植物，具匍匐根茎，地上茎直立。叶多数，叶柄绿色或污紫色，螺状排列，粗壮；叶片亚革质，草绿色。花序柄 2~3 枚丛生，圆柱形；佛焰苞管部绿色，卵形或短椭圆形；檐部花蕾时绿色，花时黄绿色、绿白色；肉穗花序芳香，雌花序白色。浆果红色，卵状。

原产于我国热带地区，神农架亦有栽培。少见。

根茎解表散寒，止吐截疟等。

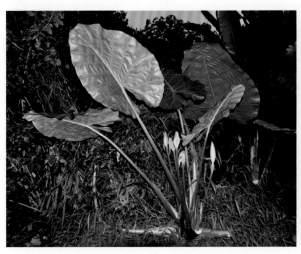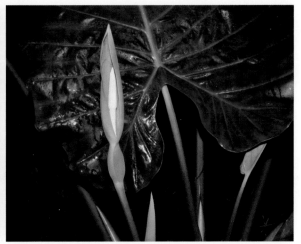

## （四）蘑芋属 Amorphophallus Blume ex Decaisne

草本。块茎多球形。叶为叉指状复叶，于花后抽出，阔大。花序高大，上部为雄花，下部为雌花，花开时发出一种奇臭；佛焰苞大；肉穗花序内藏或突出，其顶端有大的附属器；花单性，无花被；雄花有雄蕊 1~（3~6）枚；雌花子房 1~4 室，胚珠单生。浆果肉质。种子 1~4 枚。

约 200 种；我国 16 种；湖北 1 种；神农架 1 种，可供药用。

# 花蘑芋 **Amorphophallus konjac** K. Koch

多年生草本。块茎扁球形，暗红褐色，颈部周围生多数肉质根及纤维状须根。叶柄长45~150cm，黄绿色，光滑，有绿褐色或白色斑块。花序柄色泽同叶柄；佛焰苞漏斗形，苍绿色，杂以暗绿色斑块，边缘紫红色；肉穗花序长为佛焰苞的2倍，雌花序圆柱形，深紫色。浆果球形或扁球形，成熟时黄绿色。花期4~6月，果熟期8~9月。

分布于神农架各地，均为栽培，未见野生。常见。

块茎（魔芋）化痰散积，行瘀消肿。

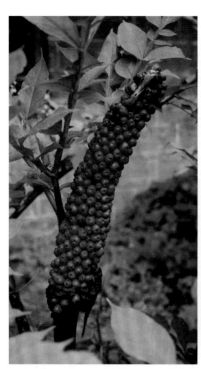 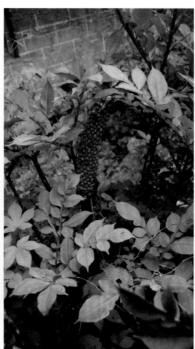 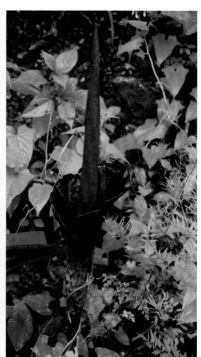

## （五）斑龙芋属 **Sauromatum** Schott

多年生草本。块茎常较大，呈近球形。叶柄圆柱形，多少具斑块；叶片鸟足状全裂或深裂。花序柄短；佛焰苞凋存，管部长圆形，檐部长披针形，内面深紫色，常具斑块；肉穗花序比佛焰苞短，下部为圆锥形雌花序，上部是近圆柱形的雄花序，雌雄花序之间存在一段长达4倍的间隔（中性花序），中性花序下部的1/2之处具稀疏的中性花；顶生附属器圆柱形，伸长，远长于整个具花的肉穗花序。浆果倒圆锥状。

8种；我国7种；湖北1种；神农架1种，可供药用。

# 独角莲 *Sauromatum giganteum* (Engler) Cusimano & Hetterscheid

　　多年生草本。块茎倒卵形，大小不等。通常 1~2 年生的仅 1 枚叶，3~4 年生的有 3~4 枚叶，叶与花序同时抽出，叶柄圆柱形，密生紫色斑点，中部以下具膜质叶鞘，叶片幼时内卷如角状，后即展开，箭形，先端渐尖，基部箭状。佛焰苞紫色。花期 5~8 月，果期 7~9 月。

　　分布于神农架各地，生于海拔 600~800m 的路边或耕地中。常见。

　　块茎逐寒湿，祛风痰，镇痉。

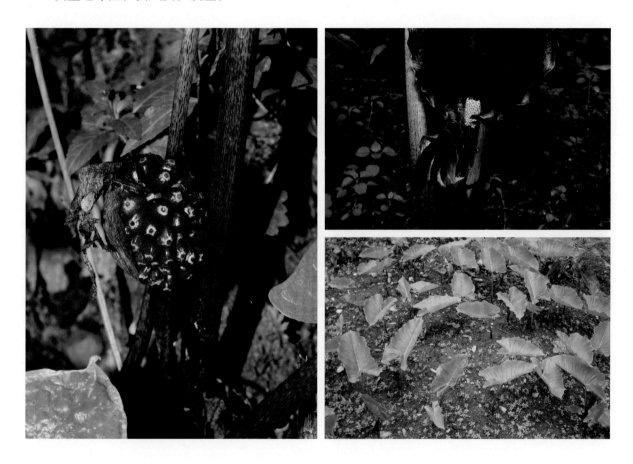

## （六）天南星属 *Arisaema* Martius

　　多年生草本，具块茎。叶柄多少具长鞘；叶片 3 浅裂至 3 深裂，卵形至披针形，全缘或有时啮齿状，无柄或具柄。佛焰苞管部席卷；肉穗花序单性或两性，雌花序花密，雄花序大都花疏；附属器仅达佛焰苞喉部；花单性；雌花密集，子房 1 室，胚珠 1~9 枚，直生。浆果倒卵圆形、倒圆锥形，1 室。种子球状卵圆形。

　　约 180 种；我国 78 种；湖北 13 种；神农架 9 种，均可供药用。

### ■ 分种检索表

1. 叶片掌状 3 裂。
  2. 叶柄和花序柄具疣突或弯刺⋯⋯⋯⋯⋯⋯⋯⋯**2. 刺柄南星 A. asparatum**
  2. 叶柄和花序柄光滑。
    3. 叶中裂片无柄⋯⋯⋯⋯⋯⋯⋯⋯⋯⋯⋯⋯⋯**1. 螃蟹七 A. fargesii**
    3. 叶中裂片具明显的柄⋯⋯⋯⋯⋯⋯⋯⋯⋯⋯**8. 花南星 A. lobatum**
1. 叶片鸟足状、掌状或辐射状 5 至多裂。
  4. 叶片鸟足状或掌状分裂。
    5. 佛焰苞喉部具耳⋯⋯⋯⋯⋯⋯⋯⋯⋯⋯⋯⋯**7. 长耳南星 A. auriculatum**
    5. 佛焰苞喉部无耳。
      6. 附属器上部延长，无柄，呈"之"字形上升⋯⋯**3. 天南星 A. heterophyllum**
      6. 附属器短而直。
        7. 附属器无柄，基部具中性花。
          8. 附属器先端膨大，呈棒头或圆锥体⋯⋯⋯**9. 棒头南星 A. clavatum**
          8. 附属器长圆柱形，先端不膨大⋯⋯⋯⋯**4. 云台南星 A. silvestrii**
        7. 附属器明显具柄，基部截形，无中性花⋯⋯⋯**5. 灯台莲 A. bockii**
  4. 叶放射状分裂⋯⋯⋯⋯⋯⋯⋯⋯⋯⋯⋯⋯⋯⋯⋯**6. 一把伞南星 A. erubescons**

---

## 1   螃蟹七 **Arisaema fargesii** Buchet

多年生草本。块茎扁球形，常具多数小球茎。鳞叶 3 枚，褐色。叶片 3 深裂至 3 全裂，裂片无柄，干时膜质，全缘，中裂片近菱形，卵状长圆形至卵形，凸尖或急尖，基部短楔形或与侧裂片连合。佛焰苞紫色。花期 5~6 月。

分布于神农架宋洛、阳日，生于海拔 650~800m 潮湿的悬崖或灌丛多石处。少见。

块茎温阳补肾，祛风除湿，活血祛瘀。

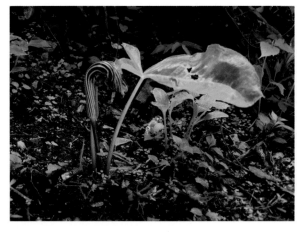
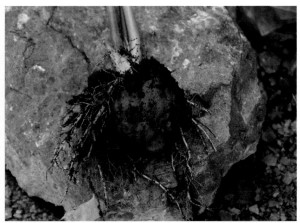

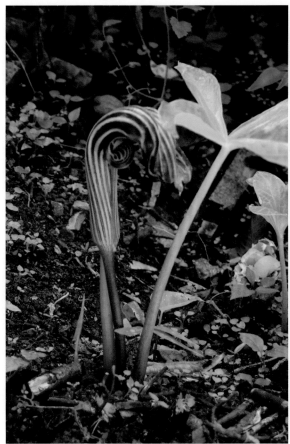
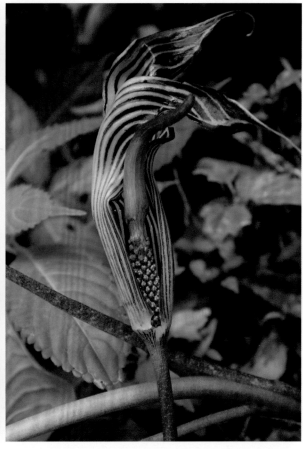

## 2 刺柄南星 **Arisaema asperatum** N. E. Brown

　　块茎扁球形。鳞叶宽线状披针形，带紫红色。叶1枚，叶片3全裂，裂片无柄，中裂片宽倒卵形，先端微凹，具细尖头，基部楔形。佛焰苞暗紫黑色，具绿色纵纹，管部圆柱形，檐部倒披针形或卵状披针形，渐尖，近直立；肉穗花序单性，黄色。花期5~6月。

　　分布于神农架各地，生于海拔1200~2800m的山坡草丛或灌丛中。常见。

　　块茎（刺柄南星）祛痰止咳，镇痛，消肿。

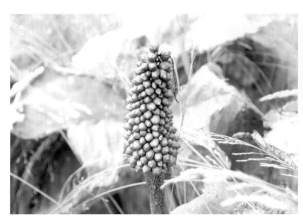
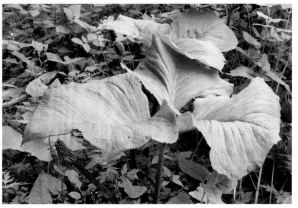

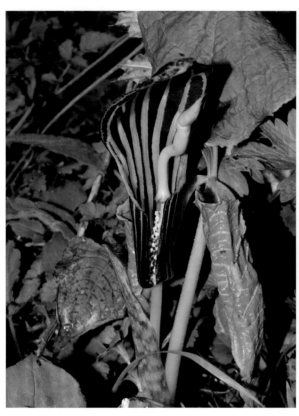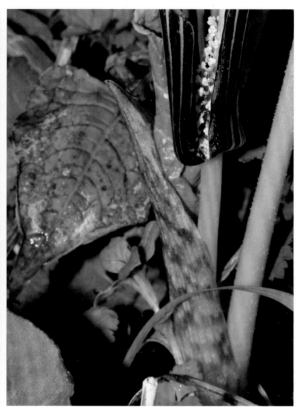

## 3 天南星 *Arisaema heterophyllum* Blume

　　多年生草本。块茎扁球形，顶部扁平，周围生根。鳞芽4~5个，膜质。叶常单一，叶片鸟足状分裂，裂片13~19枚。佛焰苞管部圆柱形，粉绿色，内面绿白色，喉部截形，外缘稍外卷，檐部卵形或卵状披针形；肉穗花序两性和雄花序单性。浆果黄红色、红色，圆柱形。花期4~5月，果期7~9月。

　　分布于神农架各地，生于海拔500~800m的沟谷林下或灌丛中。常见。

　　块茎燥湿化痰，祛风止痉，散结消肿。

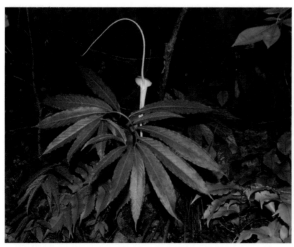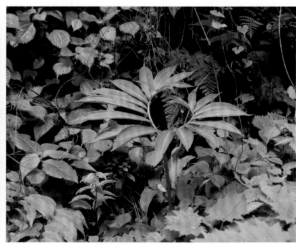

### 4 | 云台南星 Arisaema silvestrii Pampanini

多年生草本。块茎近球形。鳞叶3枚，下部管状，上部略分离，钝，膜质。叶2枚，叶片鸟足状分裂，裂片7~9枚，倒披针形或披针形，背面略呈粉绿色。佛焰苞淡白绿色，肉穗花序单性。花期4~5月。

分布于神农架阳日，生于海拔500~700m的沟谷密林下。少见。

块茎用于无名肿毒初起、面神经麻痹、毒蛇咬伤、神经性皮炎。

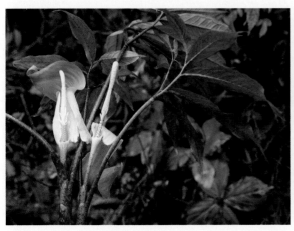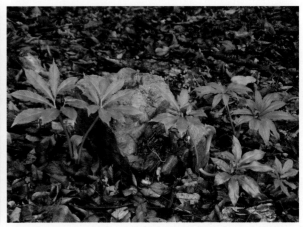

### 5 | 灯台莲 Arisaema bockii Engler

多年生草本。块茎扁球形。鳞叶2枚，内面的披针形，膜质。叶2枚，侧裂片与中裂片相距1~4cm，与中裂片近相等，具短柄或无柄。花序柄略短于叶柄或几与叶柄等长；佛焰苞淡绿色至暗紫色，具淡紫色条纹；肉穗花序单性。果序长5~6cm，圆锥状。花期5月，果熟期8~9月。

分布于神农架各地，生于海拔600~1500m的山坡林下或沟谷岩石上。少见。

块茎燥湿化痰，祛风止痉，散结消肿。

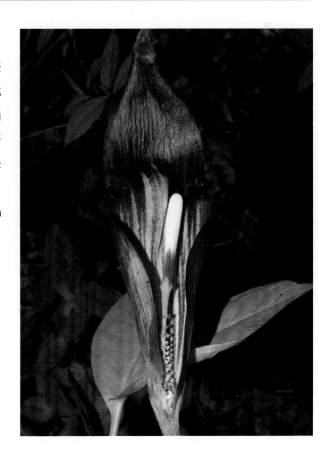

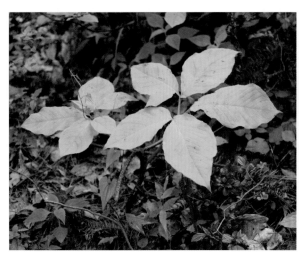 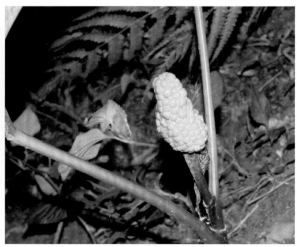

## 6 一把伞南星 **Arisaema erubescens** (Wallich) Schott

多年生草本。块茎扁球形。鳞叶绿白色、粉红色，且有紫褐色斑纹。叶 1 枚，极稀 2 枚，叶片放射状分裂。花序柄比叶柄短，直立，果时下弯或不下弯；佛焰苞绿色，背面有清晰的白色条纹，或呈淡紫色至深紫色而无条纹，管部圆筒形；肉穗花序单性。果序柄下弯或直立，浆果红色。花期 5~7 月，果熟期 9 月。

分布于神农架各地，生于海拔 500~2000m 的林下、灌丛、草坡、荒地。常见。

块茎代天南星入药。

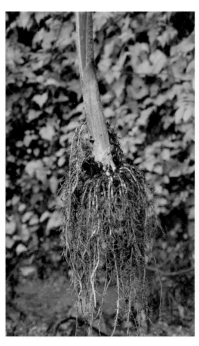 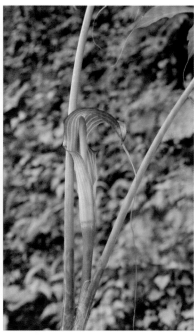 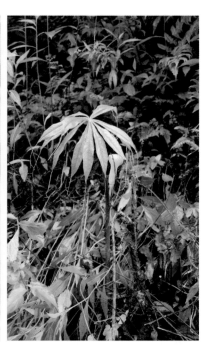

## 7 长耳南星 **Arisaema auriculatum** Buchet

多年生草本。块茎小，扁球形。鳞叶 2~3 枚，膜质。叶 1 枚，叶片鸟足状分裂，裂片无柄，倒披针形或长圆形，渐尖，基部楔形，全缘或啮齿状。佛焰苞暗灰色、紫色，杂以浅红色斑点，喉部有黑色斑点，檐部暗绿色且具浅红褐色条纹，管部圆筒形，喉部狭缩，两侧具分离的长耳，耳展开呈飞蛾状，椭圆形。花期 5 月。

分布于神农架下谷（板壁岩），生于海拔 2400m 的山坡冷杉林下。少见。

块茎燥湿化痰，祛风止痉，散结消肿。

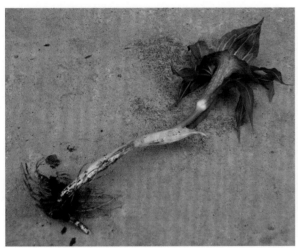
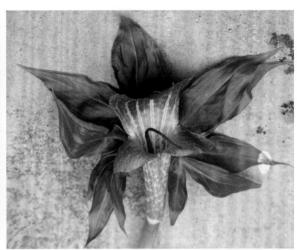

## 8 花南星 **Arisaema lobatum** Engler

多年生草本。块茎近球形。叶 1 或 2 枚，叶片 3 全裂，中裂片具长柄，长圆形或椭圆形，侧裂片无柄，极不对称，长圆形。佛焰苞外面淡紫色，檐部披针形，下弯或垂立；肉穗花序的附属器具细柄，向上增粗为棒状，先端钝圆。花期 4~7 月，果期 8~9 月。

分布于神农架各地，生于海拔 500~1600m 的山坡林下。常见。

块茎燥湿化痰，祛风止痉，散结消肿。民间草药医生常用于治疗眼镜蛇咬伤。

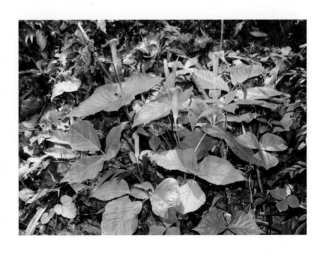

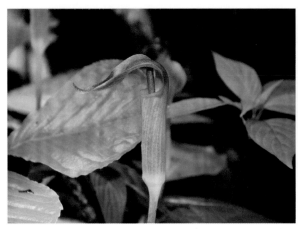
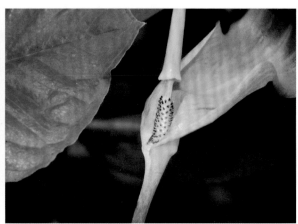

## 9 棒头南星 *Arisaema clavatum* Buchet

多年生草本。块茎近球形或卵球形。叶2枚，叶片鸟足状分裂，裂片无柄，中间5枚裂片近等大，其他侧裂片依次渐小。佛焰苞绿色，管部带紫色，檐部内面有5条苍白色条纹；肉穗花序的附属器向上渐狭，先端骤然扩大为棒头或圆锥体，棒头密生向上的肉质棒状突起。花期2~4月，果期4~6月。

分布于神农架各地，生于海拔700~1400m的山坡林下。少见。

块茎燥湿化痰，祛风止痉，散结消肿。

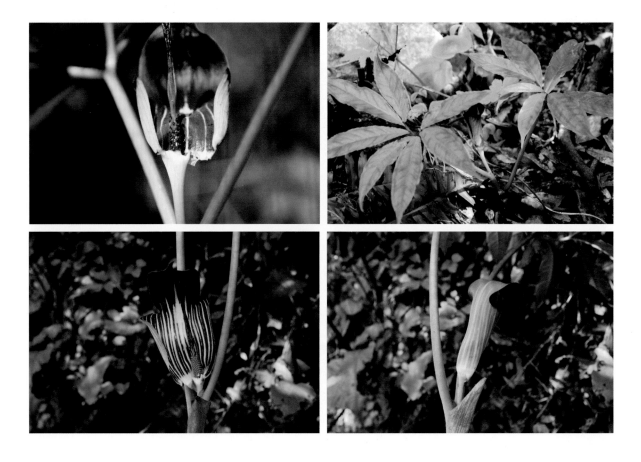

## （七）半夏属 Pinellia Tenore

多年生草本。具块茎。叶和花序同时抽出；叶片全缘，基部常有珠芽，3深裂、3全裂或鸟足状分裂。花序柄单生；佛焰苞宿存；肉穗花序下部雌花序内藏于佛焰苞管部，雄花序位于隔膜之上；花单性；雄蕊2枚，短；子房卵圆形，1室，胚珠1枚。浆果长圆状卵形。

9种；我国9种；湖北3种；神农架3种，均可供药用。

■ **分种检索表**

1. 叶片全缘，长三角形至戟形，下表面紫色，基部心形·······················1. 滴水珠 **P. cordata**
1. 叶片3裂或鸟足状分裂。
　2. 叶片全3裂·············································································2. 半夏 **P. ternata**
　2. 叶片鸟足状分裂···································································3. 虎掌 **P. pedatisecta**

## 1 滴水珠 Pinellia cordata N. E. Brown

多年生草本。块茎球形、卵球形至长圆形。叶1枚，下部及顶头各有珠芽1枚。叶片心形或心状戟形，上表面绿色、暗绿色，下表面淡绿色或红紫色。花序柄短于叶柄；佛焰苞绿色，淡黄色带紫色或青紫色；肉穗花序。花期3~6月，果熟期8~9月。

分布于神农架各地，生于海拔400~800m的岩隙中或岩壁上。少见。

块茎止痛，消炎，抗过敏。

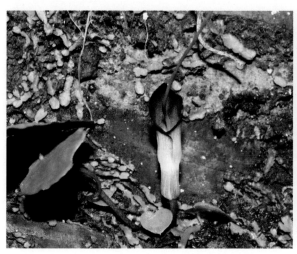
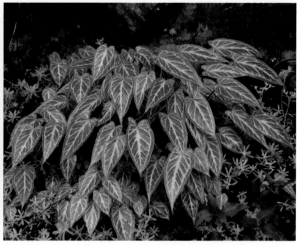

## 2 | 半夏 **Pinellia ternata** (Thunberg) Tenore ex Breitenbach

多年生草本。块茎圆球形。叶 2~5 枚，有时 1 枚；叶柄长 15~20cm，基部具鞘，鞘内、鞘部以上或叶片基部（叶柄顶头）有珠芽。花序柄长于叶柄，佛焰苞绿色或绿白色，肉穗花序。浆果卵圆形，黄绿色。花期 5~7 月，果熟期 8 月。

分布于神农架各地，生于海拔 400~2000m 的草坡、荒地、田边或疏林下。常见。

块茎燥湿化痰，降逆止呕，消痞散结。

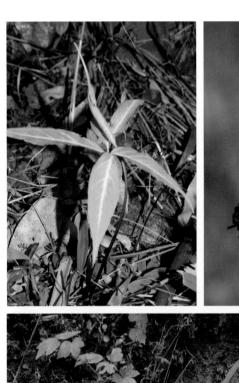
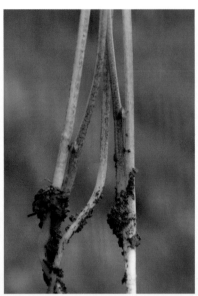
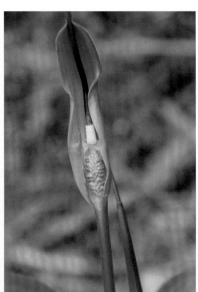
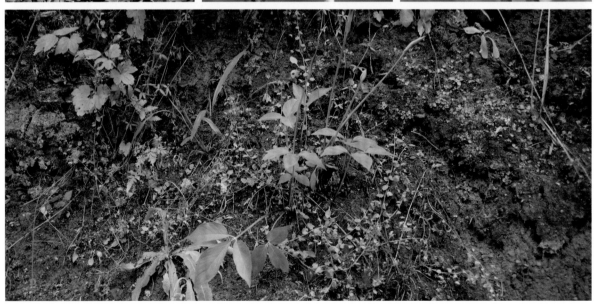

## 3 虎掌 **Pinellia pedatisecta** Schott

多年生草本。块茎近圆球形，肉质，块茎四周常生若干小球茎。叶柄淡绿色。花序柄长20~50cm，直立；佛焰苞淡绿色，管部长圆形；肉穗花序。浆果卵圆形，绿色至黄白色，小，藏于宿存的佛焰苞管部内。花期6~7月，果熟期9~11月。

分布于神农架各地，生于海拔400~1100m的荒地或屋角。常见。

块茎燥湿化痰，祛风止痉，散结消肿。

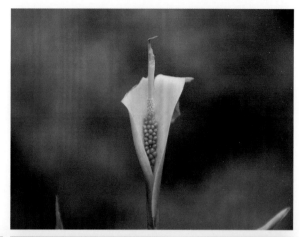

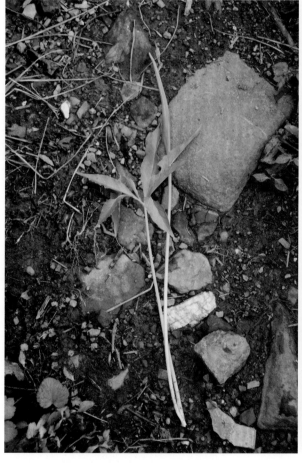

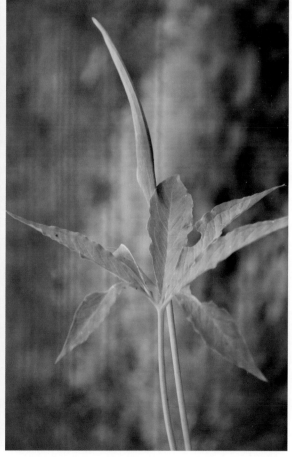

# 浮萍科 Lemnaceae

水生草本植物，无茎或叶。植株由小型的叶状体组成，叶状体漂浮于水面或沉入水中，有根或无根。通常以出芽生殖进行无性繁殖，偶而会开花进行有性生殖。花有 1 枚雌蕊，2 枚雄蕊。果实为胞果，囊状的果实内有种子和空气，空气使其可以漂浮在水上。

5 属，38 种；我国 4 属，8 种；湖北 3 属，5 种；神农架 3 属，3 种，均可供药用。

## ■ 分属检索表

1. 植物体有根，基部具 2 个囊。

  2. 植株体有 1 条根，叶状体下面绿色或有褪色条纹····················1. 浮萍属 Lemna

  2. 植株体有多条根，叶状体下面通常紫色························2. 紫萍属 Spirodela

1. 植物体无根，基部具 1 个囊··································3. 无根萍属 Wolffia

## （一）浮萍属 Lemna Linnaeus

飘浮或悬浮水生草本。叶状体扁平，上表面绿色，下表面绿色或紫色，具 1~5 条脉。根 1 条，无维管束。叶状体基部两侧具囊，囊内生营养芽和花芽。花单性，雌雄同株；佛焰苞膜质；每花序有雄花 2 朵，雌花 1 朵；雄蕊花丝细，花药 2 室；子房 1 室，胚珠 1~6 枚，直立或弯生。果实卵形。种子 1 枚，具肋突。

13 种；我国 5 种；湖北 3 种；神农架 1 种，可供药用。

## 浮萍 Lemna minor Linnaeus

飘浮植物。叶状体对称，上表面绿色，下表面常紫色，近圆形，全缘；上表面稍凸起或沿中线隆起，具 3 条脉，不明显，叶状体下表面一侧具囊，垂生丝状根 1 条。根白色，根冠钝头，根鞘无翅。雌花具弯生胚珠 1 枚。果实无翅，近陀螺状。

分布于神农架各地，生于海拔 500~1500m 的水田、池沼或其他静水水域。常见。

全草（浮萍）发汗，祛风，行水，清热，解毒。

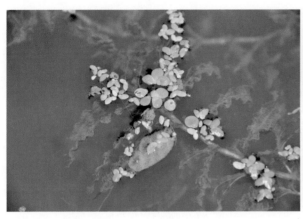
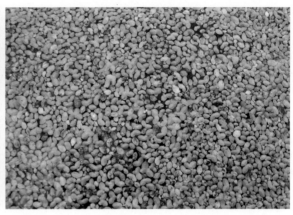

## （二）紫萍属 **Spirodela** Schleiden

水生飘浮草本。叶状体盘状，具3~12条脉。叶状体下表面的根多数，束生，具薄根冠和1个维管束。花序藏于叶状体的侧囊内；佛焰苞袋状，含2朵雄花和1朵雌花；花药2室；子房1室，胚珠2枚，倒生。果实球形，边缘具翅。

2种；我国1种；湖北1种；神农架1种，可供药用。

## 紫萍 **Spirodela polyrhiza** (Linnaeus) Schleiden

水生飘浮草本。叶状体倒卵状圆形，长4~11mm，单生或2~5个簇生，扁平，上表面深绿色，下表面紫色，具掌状脉5~11条，下表面着生5~11条细根。花单性，雌花1朵与雄花2朵同生于袋状的佛焰苞内；花药2室；子房1室，具2枚直立胚珠。果实圆形，有翅缘。花期6~7月。

分布于神农架各地，生于海拔400~1000m的水田、池沼或其他静水水域。常见。

全草发汗，祛风，利尿，消肿。

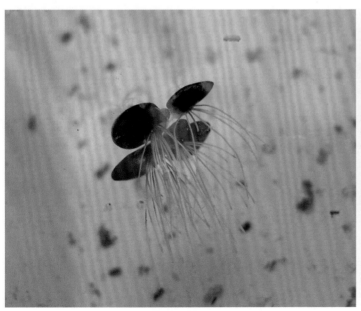
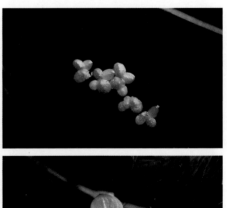
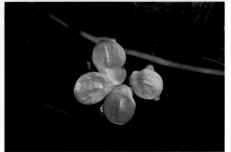

## （三）无根萍属 Wolffia Horkel ex Schleiden

飘浮草本。植物体细小如沙。叶状体单一或 2 个相连，具 1 个侧囊，从中孕育新的叶状体，通常下表面强烈凸起。花生长于叶状体上面的囊内，无佛焰苞；花序含 1 个雄花和 1 个雌花；花药无柄，1 室；花柱短，子房具 1 枚直立胚珠。果实圆球形，光滑。

11 种；我国 1 种；湖北 1 种；神农架 1 种，可供药用。

---

## 无根萍 Wolffia globosa (Roxburgh) Hartog & Plas

---

飘浮水面或悬浮，细小如沙，为世界上最小的种子植物。叶状体卵状半球形，单一或 2 个连在一起，直径 0.5~1.5mm，上表面绿色，扁平，具多数气孔，下表面明显凸起，淡绿色，表皮细胞五至六边形。无叶脉及根。

分布于神农架各地，生于海拔 400~2000m 的水田、池沼或其他静水水域。常见。

全草用于毒蛇咬伤。

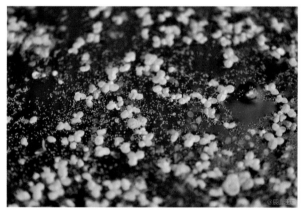 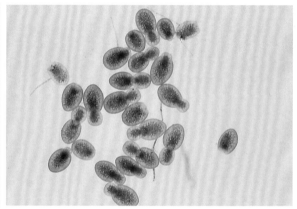

# 泽泻科 Alismataceae

多年生沼生或水生草本。具根茎、匍匐茎、球茎及珠芽。叶基生，直立，挺水、浮水或沉水；叶片条形、披针形、卵形、椭圆形、箭形等，全缘，叶脉平行；叶柄长短随水位深浅有明显变化，基部具鞘。花序总状、圆锥状或呈圆锥状聚伞花序，稀 1~3 朵花单生或散生；花被片 6 片，外轮花被片宿存，内轮花被片易枯萎凋落。瘦果两侧压扁。

13 属，约 100 种；我国 6 属，18 种；湖北 2 属，5 种；神农架 2 属，4 种，可供药用的 2 属，3 种。

### ■ 分属检索表

1. 花序不为大型圆锥花序，仅下部 1~2（~3）轮具分枝···················1. 慈姑属 Sagittaria
1. 花序为大型圆锥状聚伞花序，分枝达上部，并可再次分枝···················2. 泽泻属 Alisma

## （一）慈姑属 Sagittaria Linnaeus

多年生草本。具根茎、匍匐茎及球茎。叶沉水、浮水、挺水，叶片条形至箭形。花序总状、圆锥状；花基部具 3 枚苞片，分离或基部合生；花两性或单性；雄花生于上部，花梗细长；雌花位于下部，花梗短粗或无；雌、雄花被片近似，通常花被片 6 片，外轮 3 片绿色，反折或包果，内轮花被片花瓣状，白色。瘦果两侧压扁，通常具翅。

30 种；我国 7 种；湖北 4 种；神农架 2 种，均可供药用。

### ■ 分种检索表

1. 植株高大，粗壮；叶片箭形或深心形···················1. 野慈姑 S. trifolia
1. 植株矮小；叶片如有箭形叶，则箭形和披针形叶同在···················2. 矮慈姑 S. pygmaea

## 1 野慈姑 Sagittaria trifolia Linnaeus

### ■ 分亚种检索表

1. 叶片较小，顶端裂片披针形···················1a. 野慈姑 S. trifolia subsp. trifolia
1. 叶片较大，顶端裂片广卵形···················1b. 华夏慈姑 S. trifolia subsp. leucopetala

---

### 1a **野慈姑**（原亚种） Sagittaria trifolia subsp. trifolia

多年生水生或沼泽草本。根茎横走，较粗壮。叶箭形，挺水。花葶直立，挺水；花序总状或圆锥状；花单性；花被片反折，外轮花被片椭圆形或广卵形，内轮花被片白色或淡黄色。瘦果两侧压扁，倒卵形，具翅，果喙短。种子褐色。花、果期 5~10 月。

分布于神农架各地，生于海拔 400~1500m 的池塘及水田中。常见。

全草解毒疗疮，清热利胆。

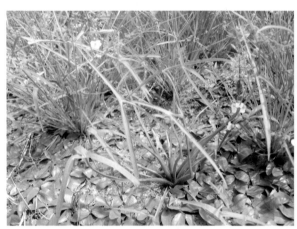 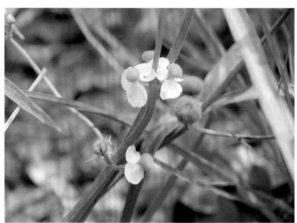

---

### 1b **华夏慈姑**（亚种） Sagittaria trifolia subsp. **leucopetala** (Miquel) Q. F. Wang

本亚种与野慈姑（原亚种）的区别为植株粗壮；叶片宽大，顶裂片先端钝圆，卵形至宽卵形。

分布于神农架阳日，生于海拔 650m 的路边池塘中。常见。

全草解毒疗疮，清热利胆。

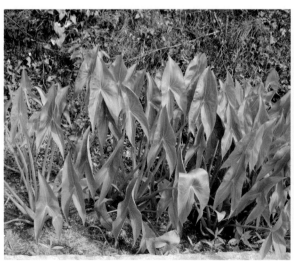 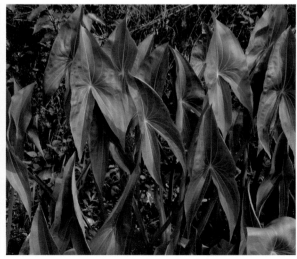

## 2 矮慈姑 Sagittaria pygmaea Miquel

一年生沼生或沉水草本，稀多年生。有时具短根茎；匍匐茎短细，根状。叶条形。花葶直立，通常挺水；花序总状；花单性；外轮花被片绿色，内轮花被片白色。瘦果两侧压扁，具翅，近倒卵形，果喙自腹侧伸出。花、果期5~11月。

分布于神农架各地，生于海拔400~1200m沼泽、水田、沟溪浅水处。常见。

全草清热解毒，利尿等。

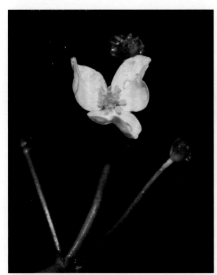
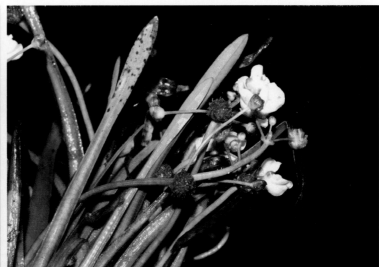
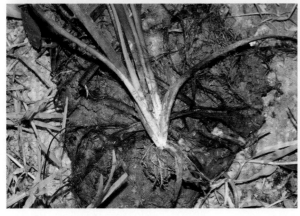
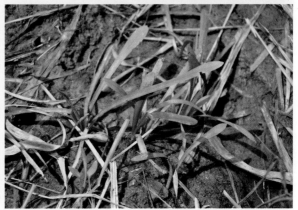

## （二）泽泻属 Alisma Linnaeus

多年生水生或沼生草本，花期前具乳汁或无，具块茎或无。叶基生，全缘；挺水叶具白色小鳞片，叶脉3~7条，近平行，具横脉。花葶直立，高7~120cm；花序分枝轮生，通常（1~）2至多轮，每个分枝再作1~3次分枝，组成大型圆锥状复伞形花序，稀呈伞形花序；分枝基部具苞片及小苞片；花两性或单性，辐射对称；花被片6片，排成2轮，外轮花被片萼片状，边缘膜质，具5~7条脉，绿色，宿存，内轮花被片花瓣状，比外轮大1~2倍，花后脱落；雄蕊6枚，着生于内轮花被片基部两侧，花药 2 室，纵裂，花丝基部宽，向上渐窄或骤然狭窄；心皮多数，分离，轮生于花托上，排列整齐或不整齐，花柱直立，顶生或侧生。

11 种；我国 6 种；湖北 2 种；神农架 1 种，可供药用。

---

# 窄叶泽泻 **Alisma canaliculatum** A. Braun & C. D. Bouché

多年生水生或沼生草本。沉水叶条形，叶柄状；挺水叶披针形，稍呈镰状弯曲。花序具 3~6 轮分枝；花两性；外轮花被片长圆形，内轮花被片白色，近圆形。瘦果倒卵形或近三角形，果喙自顶部伸出。种子深紫色，矩圆形。花、果期 5~10 月。

分布于神农架松柏，生于海拔 800m 的山坡水湿地。常见。

全草（大箭）清热解毒。

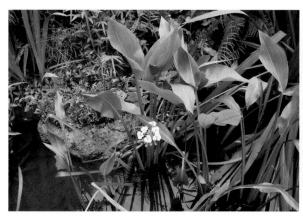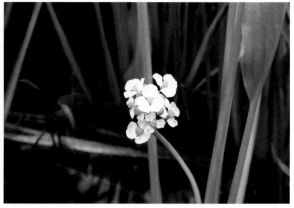

# 水鳖科 Hydrocharitaceae

一年生或多年生淡水或咸水草本，沉水或漂浮水面。根扎于泥里或浮于水中。茎短缩，直立，少有匍匐。叶基生或茎生，基生叶多密集，茎生叶对生、互生或轮生。佛焰苞合生，稀离生，无梗或有梗，常具肋或翅，先端多为2裂，其内含1至数朵花；花单性，稀两性；花被片离生，3片或6片，有或无花萼、花瓣之分。果实肉果状。

17属，120种；我国11属，34种；湖北4属，15种；神农架3属，4种；可供药用的2属，2种。

## ■ 分属检索表

1. 叶基生··················································································1. 水鳖属 Hydrocharis
1. 叶茎生··················································································2. 黑藻属 Hydrilla

## （一）水鳖属 Hydrocharis Linnaeus

浮水草本。叶片卵形、圆形或肾形，先端圆或急尖，基部心形或肾形，全缘。花单性，雌雄同株；雄花序具梗；子房椭圆形，柱头扁平。果实椭圆形至圆形，在顶端呈不规则开裂。种子多数，椭圆形。

3种；我国1种；湖北1种；神农架1种，可供药用。

## 水鳖 Hydrocharis dubia (Blume) Backer

多年生水生飘浮草本或沉水草本，生淡水或咸水中，具须根，具匍匐茎。叶圆状心形或近肾形，全缘，上表面深绿色，下表面略带紫色，并具宽卵形的泡状贮气组织。雌雄同株；雄花序佛焰苞2枚，膜质，透明，具红紫色条纹，花瓣3片，黄色；雌花序佛焰苞小，苞内雌花1朵，花瓣3片，白色，基部黄色，较雄花花瓣大。果实浆果状，球形至倒卵形。花、果期8~10月。

分布于神农架各地，生于海拔400~1000m的沼池或水沟中。常见。

全草清热利湿。

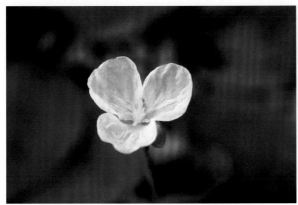 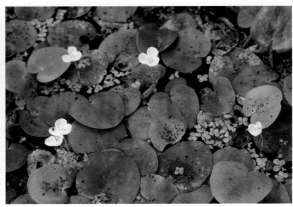

## （二）黑藻属 **Hydrilla** Richard

多年生沉水草本。休眠芽长卵圆形。叶 3~8 枚轮生，线形或长条形，先端锐尖，边缘锯齿明显，无柄，主脉 1 条，明显。花单性；雄佛焰苞近球形，绿色，表面具明显的纵棱纹，顶端具刺凸；雄花萼片 3 枚，白色，花瓣 3 片，白色或粉红色。果实圆柱形，表面常有 2~9 个刺状凸起。

1 种，神农架有分布，可供药用。

## 黑藻 **Hydrilla verticillata** (Linnaeus f.) Royle

本种特征同黑藻属。花、果期 5~10 月。

分布于神农架各地，生于海拔 400~1500m 的沼池、河流或水沟中。常见。

全草用于尿道结石、胃痛、扁桃体炎、关节炎、癌症。

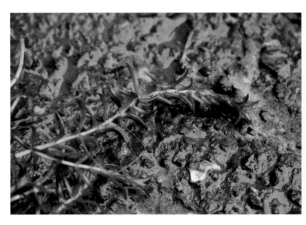
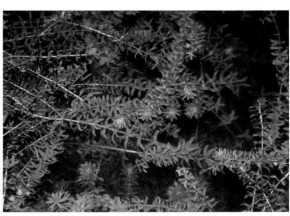

# 眼子菜科 Potamogetonaceae

沉没或漂浮于淡水中的多年生草本，常具匍匐茎或根茎，单轴或合轴型，以不定根着生于泥土中，分枝于水中直立上升。叶带状，互生，基部具鞘，鞘内有小鳞片。穗状花序顶生，具花轴；花两性，整齐；花被片4片，分离，圆形，具短爪；雄蕊4枚，心皮4个，子房上位，各有1枚弯生胚珠。果实为1~4个的小核果或瘦果。

3属，85种；我国2属，24种；湖北3属，9种；神农架3属，8种，可供药用的2属，4种。

## ■ 分属检索表

1. 叶有飘浮叶和沉水叶，托叶不为鞘状，风媒传粉·····················1. 眼子菜属 Potamogeton
1. 叶全部为沉水叶，托叶鞘状，水表面传粉·····················2. 篦齿眼子菜属 Stuckenia

## （一）眼子菜属 Potamogeton Linnaeus

一年生或多年生水生草本。具根茎或匍匐茎，节上生须根和直立茎，稀无根茎。叶沉水、浮水或挺水，或两型，兼具沉水叶与浮水叶，互生或基生，稀对生或轮生，叶片形态各异。花序顶生或腋生，多呈简单的穗状或聚伞花序，开花时花序挺出水面；花小或极简化；花被有或无。果实多为小核果状或小坚果状，顶端具喙。

75种；我国20种；湖北8种；神农架6种，可供药用的3种。

## ■ 分种检索表

1. 叶单型，全为沉水叶·····························1. 小眼子菜 P. pusillus
1. 叶两型，有浮水叶和沉水叶之分。
  2. 沉水叶较宽，披针形或线状披针形·····················2. 眼子菜 P. distinctus
  2. 沉水叶较细，叶柄状（粗丝状）·····················3. 浮叶眼子菜 P. natans

## 1 | 小眼子菜 Potamogeton pusillus Linnaeus

多年生沉水草本。无根茎。茎椭圆柱形或近圆柱形，纤细。叶线形，无柄，宽约1mm，叶脉1或3条，中脉明显，侧脉不出现或不明显；托叶膜质，与叶离生，合生成套管状而抱茎；休眠芽腋生，呈纤细的纺锤状。穗状花序顶生，间断排列，花被片4片，绿色。果实斜倒卵形，顶端具1个稍向后弯的短喙。

分布于神农架各地，生于海拔500~1000m的湖泊、池塘等静水水体中。少见。

全草清热消肿。

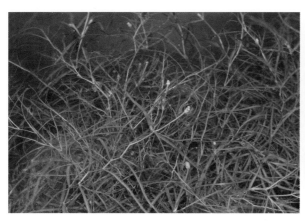
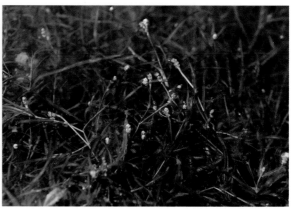

## 2 眼子菜 **Potamogeton distinctus** A. Bennett

多年生水生草本。根茎发达，白色，多分枝，常于顶端形成纺锤状休眠芽体。茎圆柱形，通常不分枝。浮水叶革质，披针形、宽披针形至卵状披针形；沉水叶披针形至狭披针形，草质，具柄；托叶膜质。穗状花序顶生，具花多轮。果实宽倒卵形，喙略下陷而斜伸。花、果期5~10月。

分布于神农架各地，生于海拔400~1400m的池塘、水田和水沟等静水中。常见。

全草（眼子菜）清热解毒，利尿通淋，止咳，祛痰。

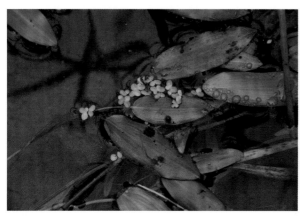
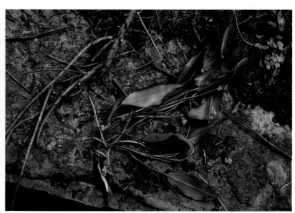

## 3 浮叶眼子菜 **Potamogeton natans** Linnaeus

多年生水生草本。根茎发达，白色，多分枝。浮水叶革质，卵形至矩圆状卵形，先端圆形或具钝尖头，基部心形至圆形；沉水叶质厚，叶柄状，呈半圆柱状的线形，常早落。穗状花序顶生，开花时伸出水面，花后弯曲而使穗沉没水中；花被片4片，绿色，肾形至近圆形。果实倒卵形，外果皮常为灰黄色。花、果期7~10月。

分布于神农架各地，生于海拔 400~1500m 的池塘、水田和水沟等静水中。少见。

全草（水案板）解热，利水，止血，补虚，健脾。

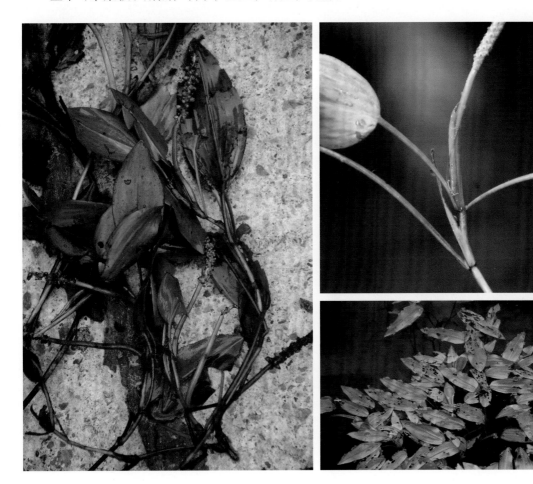

## （二）篦齿眼子菜属 Stuckenia Börner

沉水草本。根茎发达，白色，直径 1~2mm，具分枝。茎圆柱形，下部分枝稀疏，上部分枝稍密集。叶线形，长 2~10cm，宽 0.3~1mm，先端渐尖或急尖，基部与托叶贴生成长 1~4cm 的鞘，顶端具长 4~8mm 的无色膜质小舌片，叶脉 3 条。穗状花序顶生，具花 4~7 轮；花被片 4 片，圆形或宽卵形；雌蕊 4 枚，通常仅 1~2 枚可发育为成熟果实。果实倒卵形。花、果期 5~10 月。

7 种；我国 4 种；湖北 2 种；神农架 1 种，可供药用。

## 篦齿眼子菜 Stuckenia pectinata (Linnaeus) Börner

沉水草本。根茎发达，具分枝，常于根茎及其分枝的顶端形成小块茎状的卵形休眠芽体。茎纤细。叶线形。穗状花序顶生；花序梗细长；花被片 4 片，圆形或宽卵形；雌蕊 4 枚，通常仅 1~2 枚可发育为成熟果实。果实倒卵形，端斜具短喙，背部钝圆。花、果期 5~10 月。

分布于神农架各地，生于海拔 400~600m 的池塘、水沟等静水中。少见。

全草（红线儿蓝）清热解毒。

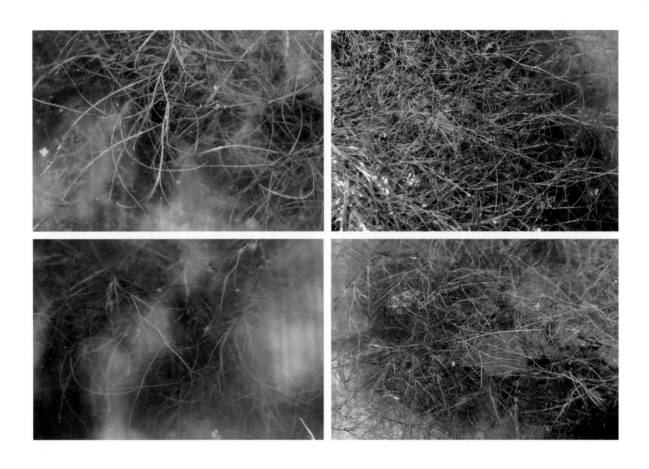

# 棕榈科 Palmae

　　灌木或乔木。茎通常不分枝，单生或丛生。叶互生，羽状或掌状分裂。花小，单性或两性；雌雄同株或异株；佛焰花序（或肉穗花序）分枝或不分枝；花萼和花瓣各 3 枚，离生或合生；雄蕊通常 6 枚，2 轮排列，退化雄蕊通常存在或稀缺；子房 1~3 室或 3 个心皮离生或于基部合生，每个心皮内有 1~2 枚胚珠。果实为核果或硬浆果。种子通常 1 个。

　　183 属，2450 种；我国 18 属，77 种；湖北 4 属，6 种；神农架 4 属，6 种，可供药用的 2 属，2 种。

## ■ 分属检索表

1. 叶的裂片单折；果实（种子）通常肾形 ························· 1. 棕榈属 Trachycarpus

1. 叶的裂片单折至数折；果实或种子非肾形 ························· 2. 棕竹属 Rhapis

## （一）棕榈属 Trachycarpus H. Wendland

　　乔木状或灌木状。叶片呈半圆形或近圆形，掌状分裂成许多具单折的裂片。花雌雄异株，偶为雌雄同株或杂性；雌雄花序相似；佛焰苞数个；雄花花萼 3 深裂或几分离，花冠大于花萼，雄蕊 6 枚，花丝分离，花药背着；雌花的花萼与花冠与雄花的相似，雄蕊 6 枚，花药不育，心皮 3 个，分离，有毛。果实阔肾形或长圆状椭圆形，外果皮膜质，中果皮稍肉质，内果皮壳质。种子形如果实。

　　8 种；我国 3 种；湖北 1 种；神农架 1 种，可供药用。

## 棕榈 Trachycarpus fortunei (Hooker) H. Wendland

　　常绿乔木状。树干圆柱形。叶片呈圆形或近圆形；叶柄长 75~80cm 或更长，两侧具细圆齿，顶端有明显的戟突。花序粗壮，多次分枝，从叶腋抽出，通常是雌雄异株。果实阔肾形，成熟时由黄色变为淡蓝色，具白粉，柱头残留在侧面附近。花期 4 月，果期 12 月。

　　分布于神农架各地，生于海拔 400~600m 的山坡林中，亦有栽培。常见。

　　棕皮及叶柄（棕板）煅炭止血。果实、叶、花、根等收敛止血。

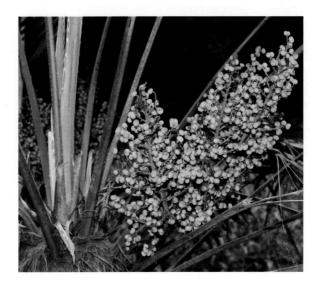

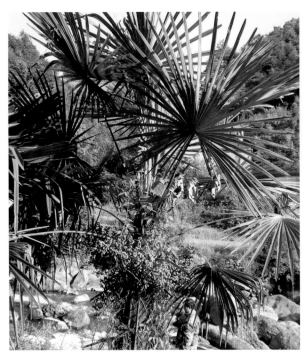 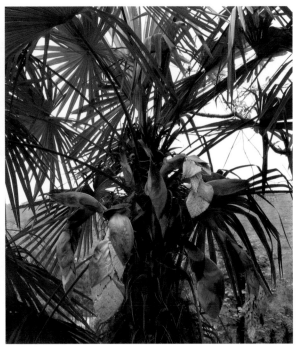

## （二）棕竹属　**Rhapis** Linnaeus f. ex Aiton

丛生灌木。叶聚生于茎顶，扇状或掌状深裂几达基部。花雌雄异株或杂性，雌雄花序相似，基部有 2~3 个完全的佛焰苞，花无梗；雄花花萼杯状，3 齿裂，花冠倒卵形，浅 3 裂，镊合状排列，雄蕊 6 枚，2 轮；雌花的花萼与花冠近似于雄花的，子房由完全分离的 3 个心皮组成，退化雄蕊 6 枚。果实通常由 1 个心皮发育而成，外果皮表膜质，中果皮肉质，内果皮薄。

12 种；我国 6 种；湖北 3 种；神农架栽培 3 种，可供药用的 1 种。

## 棕竹　**Rhapis excelsa** (Thunberg) A. Henry

常绿灌木。茎细如竹，多数聚生，具网状的叶鞘。叶掌状深裂几达基部，芽时内折。花常单性异株，生于短而分枝且有苞片的花束上，由叶丛中抽出；花萼和花冠 3 齿裂；雄蕊 6 枚，在雌花中雄蕊退化；心皮 3 个，离生。果为浆果。花期 10 月。

原产于华南，神农架各地均有栽培。

叶、根祛风除湿，收敛止血。

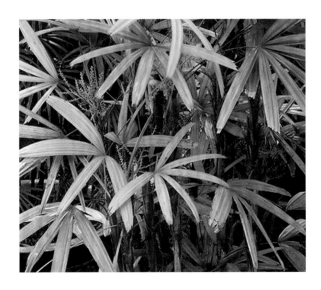

# 香蒲科 Typhaceae

多年生沼生草本，具伸长的根茎，上部出水。叶直立，长线形，常基出。花单性，呈狭长的肉穗花序，雄花集生上方，雌花集生下方；花被呈刚毛状；雄花具 2~5 枚雄蕊，花丝分离或合生；雌花具 1 枚雌蕊，子房由 1 个心皮所组成，1 室，有 1 枚下垂胚珠。果实为小坚果，被丝状毛或鳞片。

2 属，35 种；我国 2 属，23 种；湖北 2 属，6 种；神农架 2 属，3 种，均可供药用。

### ■ 分属检索表

1. 叶狭长线形，具蜡烛状穗状花序·····················2. 黑三棱属 Sparganium

1. 叶条状，扁三棱形，具球状穗状花序·····················1. 香蒲属 Typha

## （一）香蒲属 Typha Linnaeus

多年生沼生或水生。根茎横走。地上茎直立。叶 2 列，鞘状叶很短，条形叶直立。花单性，雌雄同株；花序穗状；雄花序生于上部至顶端，花期时比雌花序粗壮；雌性花序位于下部，与雄花序紧密相接或相互远离；苞片叶状，着生于雌雄花序基部，亦见于雄花序中。

16 种；我国 11 种；湖北 4 种；神农架 2 种，均可供药用。

### ■ 分种检索表

1. 雄花序与雌花序彼此连接·····················1. 东方香蒲 T. orientalis

1. 雄花序与雌花序彼此远离·····················2. 长苞香蒲 T. domingensis

## 1 | 东方香蒲 Typha orientalis C. Presl

多年生水生或沼生草本。根茎横走，乳白色。地上茎粗壮。叶 2 列，鞘状叶很短，基生，条形叶直立。花单性，雌雄同株；花序穗状，雄花序生于上部至顶端，雌性花序位于下部，与雄花序紧密相接；苞片叶状，着生于雌雄花序基部，亦见于雄花序中；无花被；雄花由 1~3 枚雄蕊组成；雌花子房柄基部至下部具白色丝状毛。花、果期 5~8 月。

分布于神农架各地，生于海拔 800~1600m 的池塘、沟渠、沼泽边。常见。

花粉（蒲黄）、果穗消炎止血，抑菌消肿。

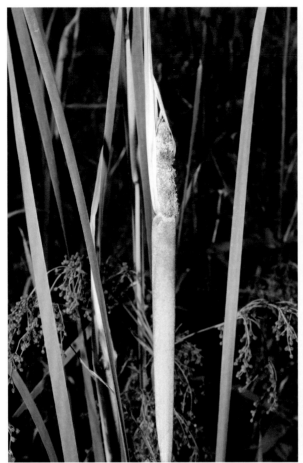
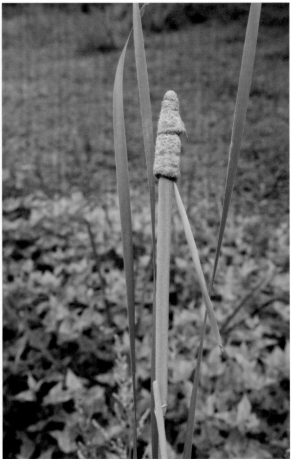
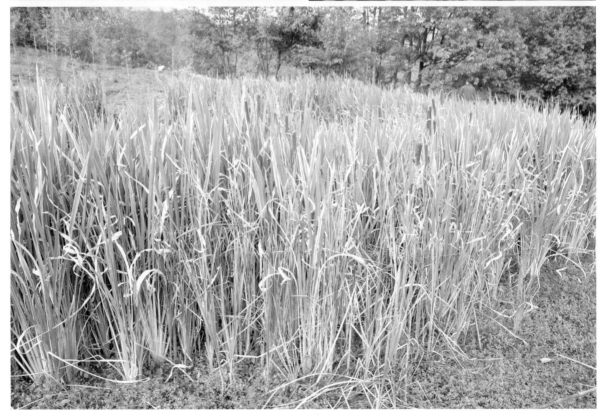

## 2 长苞香蒲 **Typha domingensis** Persoon

多年生水生或沼生草本。叶片上部扁平，中部以下下表面逐渐隆起，叶下部横切面呈半圆形，细胞间隙大，海绵状，叶鞘抱茎。雌雄花序远离；雌花具小苞片，白色丝状毛极多数，生于子房柄基部，或向上延伸，短于柱头。小坚果纺锤形。花、果期6~8月。

分布于神农架下谷，生于海拔800~1000m的山坡沼泽一带。少见。

全草（香蒲）利水通淋，通经下乳。花粉（蒲黄）凉血，止血，活血消瘀。果穗（蒲棒）止血消肿。

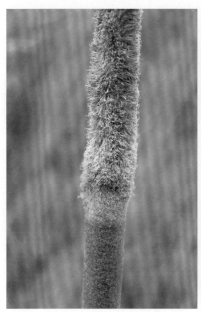 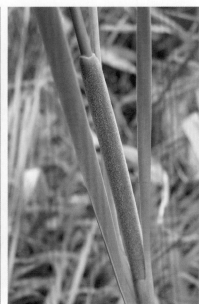 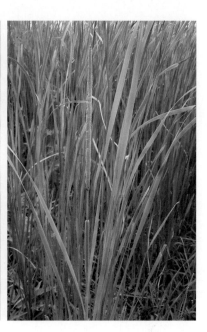

## （二）黑三棱属 **Sparganium** Linnaeus

多年生水生或沼生草本。茎直立或倾斜。叶条形，2列，互生。雌性头状花序位于下部；雄花被片膜质，雄蕊通常3枚或更多；雌花具小苞片，膜质，鳞片状，短于花被片，花被片4~6片宿存，花粉粒椭圆形；雌花序乳白色，佛焰苞数个，柱头单一或分叉，子房1室，稀2室，胚珠1枚，悬垂。果实具棱或无棱，外果皮厚海绵质，内果皮坚纸质。种子具薄膜质种皮。

19种；我国11种；湖北2种；神农架1种，可供药用。

## 黑三棱 **Sparganium stoloniferum** (Buchanan-Hamilton ex Graebner) Buchanan-Hamilton ex Juzepczuk

多年生水生或沼生草本。块茎膨大；根茎粗壮，挺水。叶具中脉，上部扁平，下部下表面呈龙骨状凸起或呈三棱形，基部鞘状。圆锥花序具3~7个侧枝，每个侧枝上着生7~11个雄性头状花序和1~2个雌性头状花序，主轴顶端着生雄性头状花序；花被片匙形。果实大，具棱。花、果期5~10月。

分布于神农架九湖（大九湖），生于海拔 1800m 的水塘边浅水处。少见。

块茎破瘀，行气，消积，止痛，通经，下乳等。

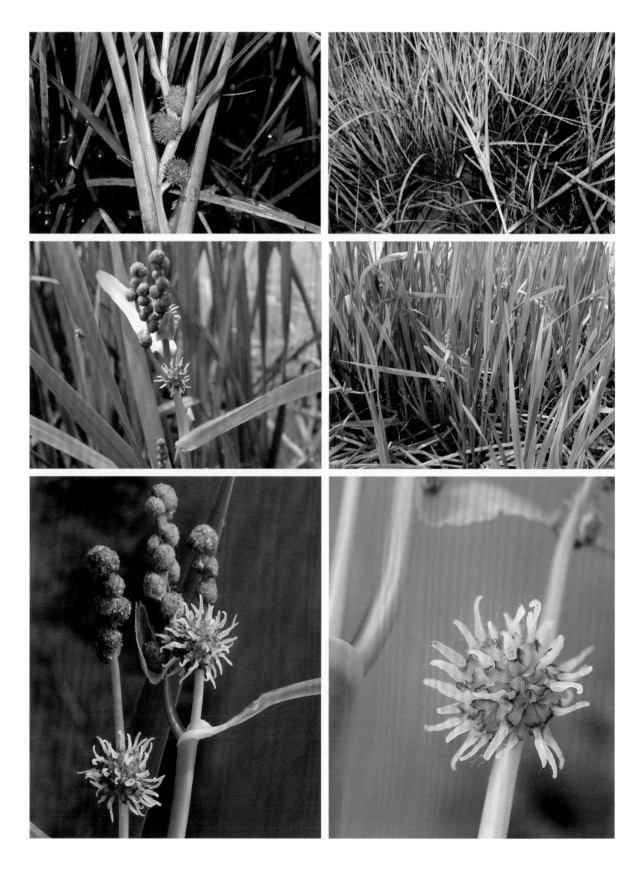

# 莎草科 Cyperaceae

多年生草本，较少为一年生。大多数具有三棱形的秆。叶基生和秆生，一般具闭合的叶鞘和狭长的叶片，或有时仅有鞘而无叶片。花序各样；小穗单生，簇生或排列成穗状或头状，具2至多数花，花两性或单性，同株，无花被或花被退化成下位鳞片或刚毛，有时雌花为先出叶所形成的果囊所包裹；雄蕊3枚；花柱单一，柱头2~3个。果实为小坚果。

106属，5400种；我国33属，865种；湖北13属，156种；神农架12属，85种，可供药用的10属，20种。

### ■ 分属检索表

1. 花两性或单性，而无先出叶所形成的果囊。
　2. 鳞片螺旋状排列；下位刚毛存在或因减退趋向缺如。
　　3. 花柱基部不膨大，其与小坚果连接处界限不分明。
　　　4. 下位刚毛不分生，一般6条，粗短，呈刚毛状。
　　　　5. 花序下有禾叶状苞片 ·················1. 蔍草属 **Scirpus**
　　　　5. 花序下无禾叶状苞片 ·················2. 水葱属 **Schoenoplectus**
　　　4. 下位刚毛分生，一般为极多数，细长，呈丝状 ·········3. 羊胡子草属 **Eriophorum**
　　3. 花柱基部膨大，花柱基和小坚果连接处一般界限分明。
　　　6. 小穗单一；下位刚毛3~8条，有时缺如；无叶 ·········4. 荸荠属 **Hleocharis**
　　　6. 小穗多数；下位刚毛缺如；叶一般存在。
　　　　7. 花柱基脱落 ·················5. 飘拂草属 **Fimbristylis**
　　　　7. 花柱基宿存 ·················6. 球柱草属 **Bulbostylis**
　2. 鳞片不为螺旋状而为2行排列；下位刚毛缺如（莎草族）。
　　8. 小穗轴连续，基部无关节。
　　　9. 柱头3个；小坚果三棱形 ·················7. 莎草属 **Cyperus**
　　　9. 柱头2个；小坚果双凸状、平凸或凹凸状 ·········8. 扁莎属 **Pycreus**
　　8. 小穗轴基部上面具关节 ·················9. 水蜈蚣属 **Kyllinga**
1. 每小穗仅具1朵花，单性，雌花有先出叶，合生成果囊 ·········10. 薹草属 **Carex**

## （一）蔍草属 Scirpus Linnaeus

多年生草本，丛生或散生，具根茎或无，有时具匍匐根茎或块茎。秆三棱形。叶扁平，很少为半圆柱状。聚散花序简单或复出，顶生圆锥花序；苞片叶状；小穗具少数至多数花；每鳞片内均具1朵两性花；下位刚毛，较小坚果长或短，常有倒刺，少数有顺刺，或有时只有上部有刺；雄蕊3~1个；花柱与子房速生，柱头2~3个。小坚果三棱形或双凸状。

35 种；我国 12 种；湖北 5 种；神农架 3 种，可供药用的 2 种。

■ **分种检索表**

1. 下位刚毛 6 条，长而弯曲·····················································1. 华东蔍草 S. karuisawensis
1. 下位刚毛 3 条，短而微弯曲·················································2. 百球蔍草 S. rosthornii

---

| 1 | 华东蔍草 **Scirpus karuisawensis** Makino |

多年生草本。秆粗壮，坚硬，呈不明显的三棱形，有 5~7 个节。具基生叶和秆生叶，少数基生叶仅具叶鞘而无叶片，鞘常红棕色，叶坚硬，一般短于秆。叶状苞片 1~4 枚，较花序长；小穗 5~10 个聚合成头状，着生于辐射枝顶端，长圆形或卵形；鳞片披针形或长圆状卵形，顶端急尖，膜质，红棕色。小坚果长圆形、倒卵形或扁三棱形。

分布于神农架各地，生于海拔 500~2000m 的山坡湿地或荒田中。常见。

全草清热解毒，凉血利尿。

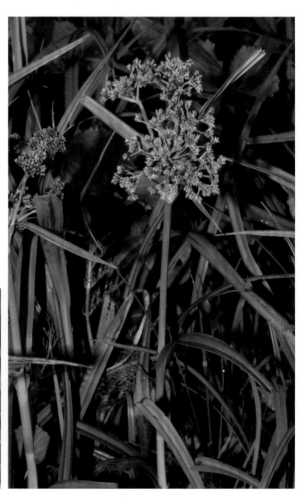

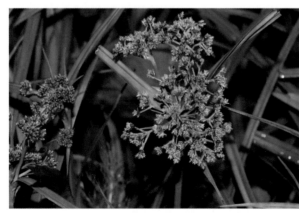

---

| 2 | 百球蔍草 **Scirpus rosthornii** Diels |

多年生草本。秆粗壮，坚硬，三棱形。具秆生叶，叶较坚挺，秆上部的叶高出花序。叶状苞片 3~5 枚，常长于花序；长侧枝聚伞花序大，顶生，小穗无柄，卵形或椭圆形；鳞片宽卵形，顶端纯，两侧脉间黄缘色，其余为麦秆黄色或棕色，后来变为深褐色。小坚果椭圆形或近于圆形，双凸状，

黄色。花、果期 5~9 月。

分布于神农架各地，生于海拔 500~2200m 的山坡湿地或荒田中。常见。

全草清热解毒，凉血利水。

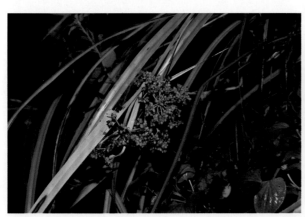 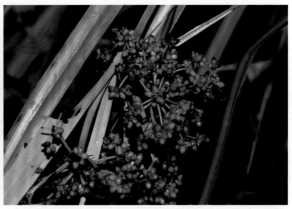

## （二）水葱属 Schoenoplectus (Reichenbach) Palla

多年生草本，丛生或散生，具根茎或无，有时具匍匐根茎或块茎。秆三棱形。叶扁平，很少为半圆柱状。聚散花序简单或复出，假侧生；苞片为秆的延伸；小穗具少数至多数花；每鳞片内均具 1 朵两性花；下位刚毛，较小坚果长或短，常有倒刺，少数有顺刺，或有时只有上部有刺；雄蕊 3~1 枚；花柱与子房速生，柱头 2~3 个。小坚果三棱形或双凸状。

77 种；我国 22 种；湖北 6 种；神农架 5 种，可供药用的 3 种。

### ■ 分种检索表

1. 鳞片顶端微凹；小坚果平滑；秆散生·····················2. 水葱 S. tabernaemontani
1. 鳞片顶端尖或钝，绝不凹陷；小坚果多少有皱纹；秆丛生。
  2. 秆锐三棱形·····················1. 水毛花 S. mucronatus subsp. robustus
  2. 秆圆柱形·····················3. 萤蔺 S. juncoides

## 1 水毛花（亚种）Schoenoplectus mucronatus subsp. robustus (Miquel) T. Koyama

多年生草本。根茎粗短，无匍匐根茎，具细长须根。秆丛生，锐三棱形，基部具 2 个叶鞘，鞘棕色，长 7~23cm，顶端呈斜截形，无叶片。苞片 1 枚，为秆的延长，直立或稍展开；小穗聚集成头状，假侧生；鳞片卵形或长圆状卵形，淡棕色，具红棕色短条纹，背面具 1 条脉；下位刚毛 6 条，有倒刺。小坚果倒卵形，成熟时暗棕色。花、果期 5~8 月。

分布于神农架各地，生于海拔 800~1500m 的水塘中。常见。

根（蒲草根）利尿通淋，清热安神。

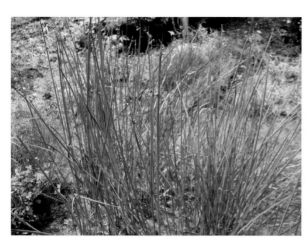
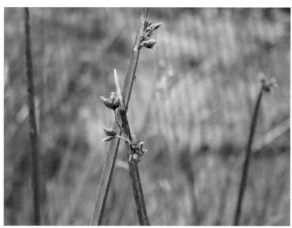

## 2 | 水葱 Schoenoplectus tabernaemontani (C. C. Gmelin) Palla

多年生草本。秆高大，圆柱状，基部具 3~4 个叶鞘，鞘管状，膜质，最上面一个叶鞘具叶片；叶片线形，苞片 1 枚，为秆的延长，直立，钻状，常短于花序。长侧枝聚伞花序简单或复出，假侧生；小穗单生或 2~3 个簇生于辐射枝顶端，卵形或长圆形；鳞片椭圆形或宽卵形，棕色或紫褐色。小坚果倒卵形或椭圆形，双凸状。花果期 6~9 月。

分布于神农架各地，生于海拔 800~1600m 的水塘中。常见。

全草利水消肿。

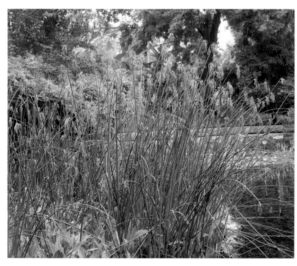
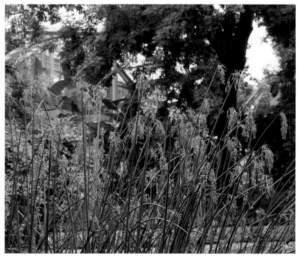

## 3 | 萤蔺 Schoenoplectus juncoides (Roxburgh) Palla

多年生草本。根茎短，具许多须根。秆丛生，稍坚挺，圆柱状，少数近于有棱角，平滑，基部无叶片。苞片 1 枚；小穗聚成头状，假侧生，卵形，棕色或淡棕色，具多数花；鳞片宽卵形或卵形，具 1 条中肋，两侧棕色或具深棕色条纹；下位刚毛 5~6 条，有倒刺；雄蕊 3；柱头 2，极少 3 个。小坚果宽倒卵形，成熟时黑褐色，具光泽。花、果期 8~11 月。

分布于神农架各地，生于海拔 400~1500m 的荒地潮湿处、水田或沼泽中。常见。

全草（野马蹄草）清热解毒，凉血利尿。

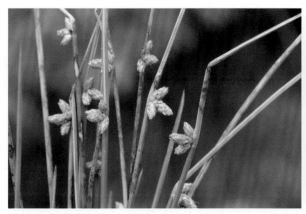
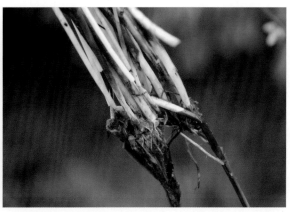

## （三）羊胡子草属 Eriophorum Linnaeus

多年生草本。基部老叶鞘褐色，基生叶三棱形，狭窄，上部的鞘膨大部分及鞘口部附近甚薄，膜质状，常带黑色，与鞘下半部质地不同，下部的鞘膜质部分不明显。苞片鳞片状，卵形，灰黑色，顶端渐尖；花序单一，生于秆的顶端，花期长圆形，灰褐色，果期近球形，长宽各 2.5~3.5cm；鳞片灰色或暗灰色，边缘苍白色，三角状披针形；下位刚毛多数，白色，花后伸长，长达 2.5cm；雄蕊 3 枚，花药线形，长 2~2.5mm。小坚果倒卵形，扁三棱状。

25 种；我国 7 种；湖北 1 种；神农架 1 种，可供药用。

## 丛毛羊胡子草 Eriophorum comosum (Wallich) Nees

多年生草本，具短而粗的根茎。秆密丛生，钝三棱形，少有圆筒状，无毛，基部有宿存的黑色或褐色的鞘。秆生叶不存在，具多数基生叶，叶片线形，边缘向内卷，具细锯齿，向上渐狭成刚毛状。叶状苞片长超过花序。花、果期 6~11 月。

分布于神农架各地，生于海拔 400~1100m 的山坡干旱岩壁上。常见。

全草祛风散寒，通经络，平喘咳。

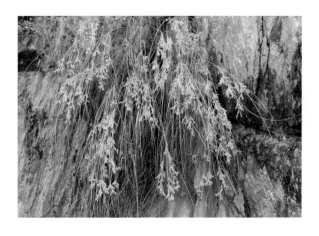

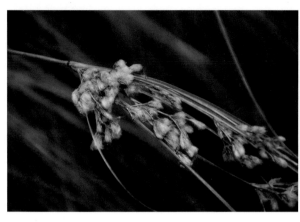 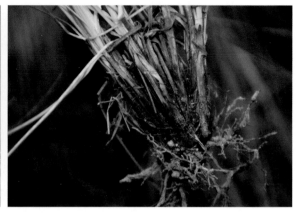

## （四）荸荠属 Eleocharis R. Brown

一年生或多年生草本。根茎不发育或很短，通常具匍匐根茎。秆丛生或单生，除基部外裸露。叶一般只有叶鞘而无叶片。苞片缺如；小穗 1 个，顶生，直立，通常有多数两性花或有时仅有少数两性花；下位刚毛一般存在，4~8 条；雄蕊 1~3 个；柱头 2~3 个，丝状。小坚果倒卵形。

250 种；我国 35 种；湖北 7 种；神农架 5 种，可供药用的 2 种。

### ■ 分种检索表

1. 小穗圆柱状，不比秆粗；秆粗壮 ·····················································1. 荸荠 **E. dulcis**

1. 小穗不为圆柱状，常比秆粗；秆细瘦如毛发 ································2. 牛毛毡 **E. yokoscensis**

---

### 1 荸荠 Eleocharis dulcis (N. L. Burman) Trinius ex Henschel

有细长的匍匐根茎。秆圆柱状，光滑无毛。叶缺如，只在秆的基部有 2~3 个膜质鞘，呈绿黄色、紫红色或褐色。小穗顶生，圆柱状，有多数花，在小穗基部有 2 片鳞片中空无花，其余鳞片全有花；下位刚毛 7 条，有倒刺；柱头 3 个。小坚果宽倒卵形，成熟时棕色，光滑。花、果期 5~10 月。

分布于神农架各地，生于海拔 400~1200m 的水田中，亦有栽培。常见。

球茎清热解毒，凉血生津，利尿通便，化湿祛痰，消食除胀。

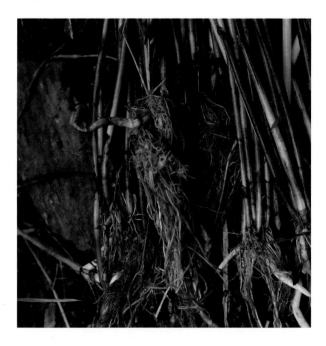

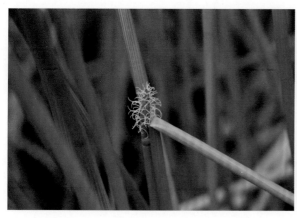
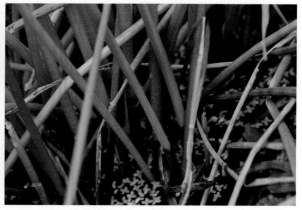

## 2 | 牛毛毡 **Eleocharis yokoscensis** (Franchet & Savatier) Tang & F. T. Wang

匍匐根茎非常细。秆多数。叶鳞片状，具膜质鞘。小穗卵形，淡紫色，只有几朵花，所有鳞片全有花，鳞片膜质；下位刚毛 1~4 条，有倒刺；柱头 3 个。小坚果狭长圆形。花、果期 4~11 月。

分布于神农架各地，生于海拔 400~1500m 的水田中、池塘边。常见。

全草发表散寒，祛痰平喘。

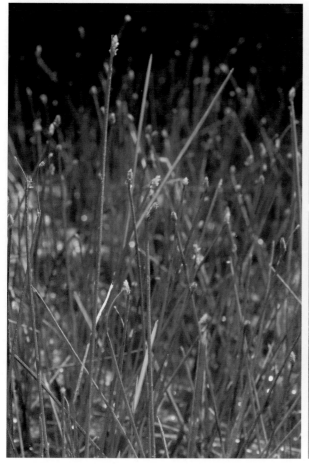
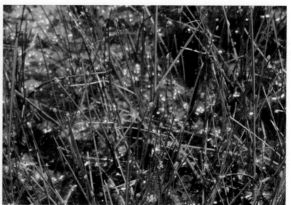
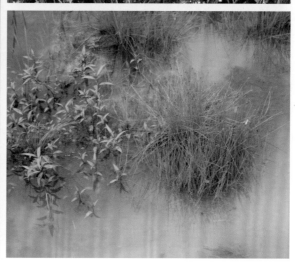

## （五）飘拂草属 Fimbristylis Vahl

花序顶生，为单生或复生的伞形花序或退化为一单生小穗；小穗有花多朵；鳞片螺旋排列于小穗轴的四周或下部的多少2列排列；下位刚毛缺；花柱基部收缩成一小球体，柱头2~3个。坚果平滑或有条纹。

200种；我国53种；湖北10种；神农架4种，可供药用的1种。

## 水虱草 **Fimbristylis littoralis** Gaudichaud

无根茎。秆丛生，扁四棱形，具纵棱，基部包着1~3个无叶片的鞘，鞘口斜裂，向上渐狭窄，有时成刚毛状。叶长于或短于秆，或与秆等长，侧扁，套褶，剑状，边上有稀疏细齿，向顶端渐狭成刚毛状，无叶舌。苞片2~4枚，刚毛状，基部宽，具锈色膜质的边。小坚果倒卵形、宽倒卵形或钝三棱形。

分布于神农架各地，生于海拔400~1000m的水田中。常见。

全草清热利尿，活血解毒。

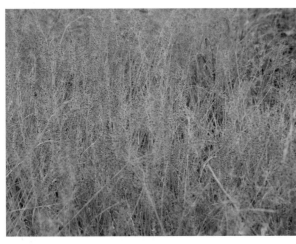

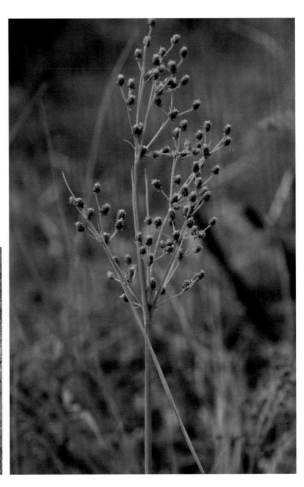

## （六）球柱草属 Bulbostylis Kunth

一年生或多年生草本。秆丛生。叶基生，叶鞘顶端有长柔毛或长丝状毛。长侧枝聚伞花序简单或复出或呈头状；苞片极细，叶状；小穗具多数花；花两性；鳞片覆瓦状排列，最下部的1~2片鳞片内无花；无下位刚毛；雄蕊1~3个；花柱细长，基部呈球茎状或盘状，常为小型，不脱落，柱头3个，细尖，有附属物。小坚果倒卵形、三棱形。

100种；我国3种；湖北2种；神农架1种，可供药用。

# 丝叶球柱草 **Bulbostylis densa** (Wallich) Handel-Mazzetti

一年生草本，无根茎。秆丛生，细，无毛。叶纸质，线形，细而多；叶鞘薄膜质，仅顶端具长柔毛。苞片 2~3 枚，线形，很细，基部膜质，顶端渐尖；长侧枝聚伞花序简单或近复出，具 1 个稀为 2~3 个散生小穗；顶生小穗无柄，长圆状卵形或卵形。小坚果倒卵形、三棱形，成熟时为灰紫色，表面具排列整齐的透明小突起。

分布神农架各地，生于海拔 400~800m 的水田中。常见。

全草清凉，解热。

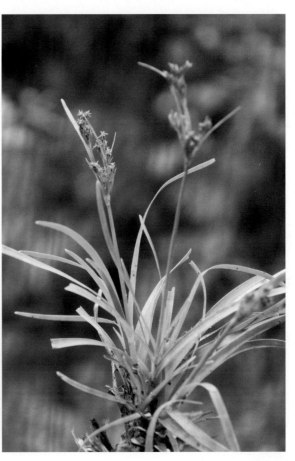

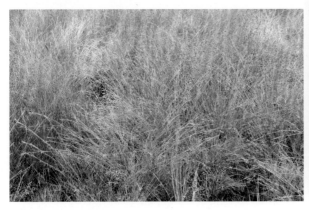

# （七）莎草属 **Cyperus** Linnaeus

一年生或多年生草本。仅基部生叶，叶具鞘。长侧枝聚伞花序简单或复出，或有时短缩成头状，基部具叶状苞片数枚，小穗几个至多数，呈穗状、指状、头状排列于辐射枝上端，小穗轴宿存，常具翅，最下面 1~2 枚鳞片为空的，其余均具 1 朵两性花；无下位刚毛；雄蕊 3 枚，少数 1~2 枚；花柱基部不增大，柱头 3 个，极少 2 个，成熟时脱落。小坚果三棱形。

600 种；我国 62 种；湖北 14 种；神农架 11 种，可供药用的 5 种。

---

■ **分种检索表**

1. 小穗有关节，后期小穗脱落；鳞片宿存·······························3. 砖子苗 **C. cyperoides**

1. 小穗无关节，后期小穗不脱落；鳞片从基部向顶端逐渐脱落。

　2. 小穗穗状排列于辐射枝顶端。

　　3. 小穗轴具翅·····················································1. 香附子 **C. rotundus**

　　3. 小穗轴无翅·················································5. 三轮草 **C. orthostachyus**

2. 小穗指状排列或簇生于极短缩的花序轴上。

　　4. 一年生草本；秆基部通常有叶·······················2. 异型莎草 **C. difformis**

　　4. 多年生草本；秆基部有少数叶或仅有叶鞘·············4. 哇畔莎草 **C. haspan**

## 1 | 香附子 **Cyperus rotundus** Linnaeus

　　匍匐根茎长，具椭圆形块茎。叶较多，鞘棕色。叶状苞片 2~3（~5）枚，常长于花序；穗状花序，具 3~10 个小穗；小穗具 8~28 朵花，小穗轴具较宽的白色透明的翅；鳞片膜质，两侧紫红色或红棕色，具 5~7 条脉；雄蕊 3 枚，花药长。小坚果长圆状倒卵形。花、果期 5~11 月。

　　分布于神农架松柏至房县至松柏一线，生于海拔 400~800m 的山坡荒地草丛中或水边潮湿处。少见。

　　根茎疏肝解郁，理气宽中，调经止痛。

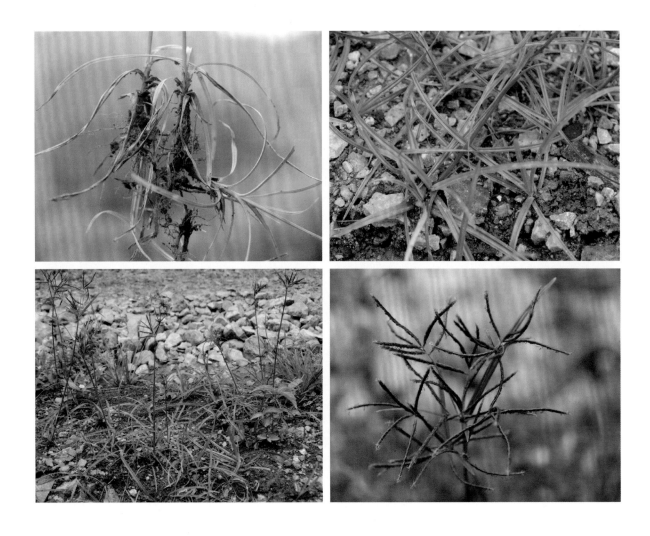

## 2 | 异型莎草 **Cyperus difformis** Linnaeus

一年生草本。秆丛生。叶鞘褐色。苞片2枚，少3枚，叶状，长侧枝聚伞花序简单，具3~9个辐射枝；头状花序球形，具多数小穗，小穗轴无翅；鳞片膜质；雄蕊2枚，有时1枚。小坚果倒卵状椭圆形，淡黄色。花、果期7~10月。

分布于神农架各地，生于海拔400~1200m的稻田中或水边潮湿处。常见。

全草活血，通淋，利小便。

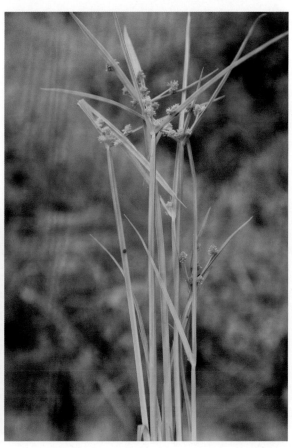

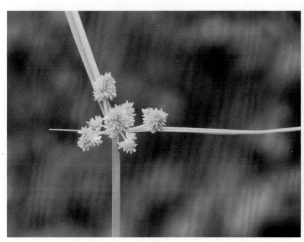

## 3 | 砖子苗 **Cyperus cyperoides** (Linnaeus) Kuntze

多年生草本。根茎短。秆疏丛生，锐三棱形，平滑，基部膨大。叶短于秆或与秆等长，下部常折合，向上渐成平展，叶鞘褐色或红棕色。叶状苞片5~8枚，通常长于花序，斜展；长侧枝聚伞花

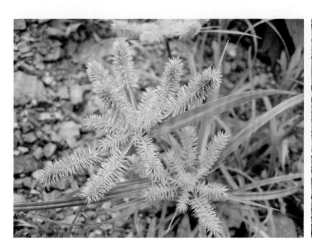

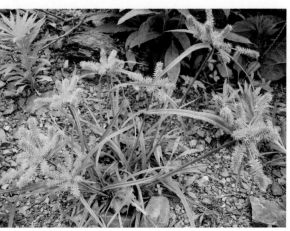

序简单，具6~12个或更多些辐射枝，辐射枝长短不等；小穗轴具宽翅，白色透明。小坚果狭长圆形、三棱形。花、果期4~10月。

分布于神农架各地，生于海拔400~1000m的路边或房屋边潮湿处。常见。

全草止咳化痰，宣肺解表。

## 4 畦畔莎草 Cyperus haspan Linnaeus

秆丛生或散生，三棱形。叶片线形，两边内卷。长侧枝聚伞花序简单或复出；小穗通常3~6个，于辐射枝顶呈指状排列。小坚果倒卵形，有3条棱，淡黄色。

分布于神农架各地，生于海拔400~1000m的稻田中或水边潮湿处。常见。

全草息风止痉。

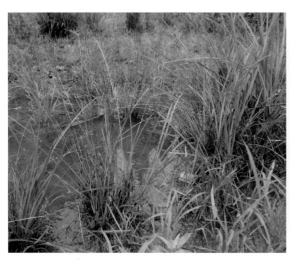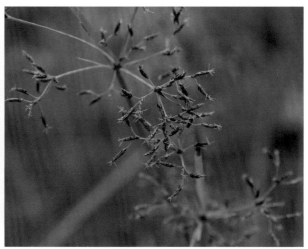

## 5 三轮草 Cyperus orthostachyus Franchet & Savatier

一年生草本。秆细弱。叶少，短于秆，边缘具密刺，粗糙。苞片多3枚，少4枚，下面1~2枚常长于花序；长侧枝聚伞花序简单，极少复出；小穗披针形或线形；鳞片排列稍疏，膜质，宽卵形或椭圆形，背面绿色，两侧紫红色，上端具白色透明的边。小坚果倒卵形，棕色，具密的小点。花、果期8~10月。

分布于神农架各地，生于海拔400~1000m的稻田中或水边潮湿处。常见。

全草清热泻火，消炎。

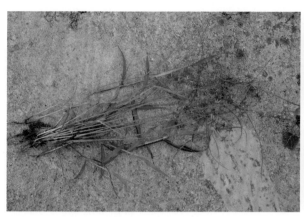 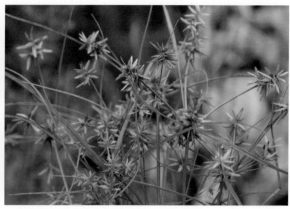

## （八）扁莎属 Pycreus P. Beauvois

草本。秆多丛生，基部具叶。苞片叶状；长侧枝聚伞花序简单或复出，疏展或密集成头状，辐射枝长短不等；小穗排列成穗状或头状，小穗轴延续；鳞片2列，逐渐向顶端脱落，最下面1~2枚鳞片内无花，其余均具1朵两性花；无下位刚毛或鳞片状花被；雄蕊1~3个药隔突出或不突出；花柱基部不膨大，脱落，柱头2个。小坚果两侧压扁。

70种；我国11种；湖北2种；神农架2种；可供药用的1种。

## 红鳞扁莎 Pycreus sanguinolentus (Vahl) Nees ex C. B. Clarke

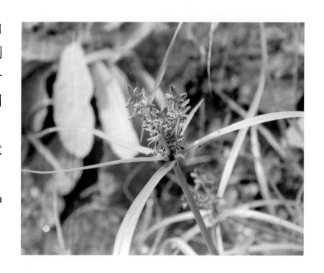

秆密丛生，扁三棱形，平滑。叶边缘具白色透明的细刺。苞片3~4枚，叶状；简单长侧枝聚伞花序具3~5个辐射枝，辐射枝由4~12个或更多的小穗密聚成短的穗状花序；小穗长圆形至长圆状披针形，具6~24朵花；雄蕊3枚，少2枚，柱头2个。小坚果圆倒卵形或长圆状倒卵形，成熟时黑色。花、果期7~12月。

分布于神农架各地，生于海拔400~1200m的山谷、田边、河旁潮湿处。常见。

根、全草清热解毒，除湿退黄。

## （九）水蜈蚣属 Kyllinga Rottboll

多年生草本。秆丛生或散生，直立。叶基生，线形，最下面1~2片通常退化，只有叶鞘。苞片叶状，开展；穗状花序1~3个，头状；小穗压扁，小穗轴近基部有关节，于下面2枚空鳞片上面脱落，并遗存1节在总轴上；花柱2个。小坚果双凸状。

75种；我国7种；湖北1种；神农架1种，可供药用。

## 1 短叶水蜈蚣 Kyllinga brevifolia Rottboll

**分变种检索表**

1. 小穗鳞片背面的龙骨状突起上具刺··················1a. 短叶水蜈蚣 K. brevifolia var. brevifolia
1. 小穗鳞片背面的龙骨状突起上无刺··················1b. 无刺鳞水蜈蚣 K. brevifolia var. leiolepis

## 1a 短叶水蜈蚣（原变种）Kyllinga brevifolia var. brevifolia

多年生草本。根茎长而匍匐，外被膜质褐色的鳞片，具多数节间，每一节长一秆。秆散生，扁三棱形，平滑，基部不膨大，具 4~5 个圆筒状叶鞘，鞘口斜截形，上面 2~3 个叶鞘顶端具叶片，叶短于或稍长于秆。叶状苞片 3 枚，极展开，后期常向下反折。花、果期 5~9 月。

分布于神农架各地，生于海拔 400~800m 的山坡荒地、路旁及田边草地。常见。

全草疏风解表，清热利湿，止咳化痰，祛瘀消肿。

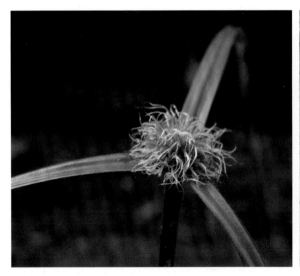
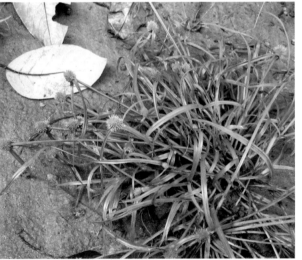

## 1b 无刺鳞水蜈蚣（变种）Kyllinga brevifolia var. leiolepis (Franchet & Savatier) H. Hara

本变种与原变种的区别在于小穗较宽，稍肿胀；鳞片背面的龙骨状突起上无刺，顶端无短小或直的短尖。花、果期 5~10 月。

分布于神农架各地，生于海拔 400~700m 的山坡荒地、路旁及田边草地。常见。

全草（光鳞水蜈蚣）清热解毒，活血祛痰，止咳。

## （十）薹草属 Carex Linnaeus

　　多年生草本，具地下根茎。秆丛生或散生，三棱形，基部常具无叶片的鞘。叶基生或兼具秆生，条形或线形，基部通常具鞘。苞片叶状；花单性；由1朵雌花或1朵雄花组成1个支小穗，雌性支小穗外面包以边缘完全合生的先出叶，即果囊，小穗由多数支小穗组成，单性或两性，两性小穗雄雌顺序或雌雄顺序，通常雌雄同株，小穗柄基部具枝先出叶或无；雌花具1个雌蕊，花柱稍细长，柱头2~3个。果囊具或长或短的喙，小坚果较紧或较松地包于果囊内。

　　2000多种；我国527种；湖北67种；神农架60种，可供药用的3种。

### ■ 分种检索表

1. 小穗多数，两性，无柄，多为圆锥状，少为总状或穗状；枝先出叶发育，囊状或鞘状。
　2. 果囊三棱形；柱头3个 ·········································· 2. 膨囊薹草 C. lehmannii
　2. 果囊平凸形或双凸形；柱头2个 ····················· 1. 大理薹草 C. rubrobrunnea var. taliensis
1. 小穗多数，两性，无柄，排列成穗状；枝先出叶不发育 ················· 3. 云雾薹草 C. nubigena

## 1　大理薹草（变种）Carex rubrobrunnea var. taliensis (Franchet) Kükenthal

　　根茎短。秆丛生，三棱形。基部具褐色呈网状分裂的老叶鞘。叶革质，边缘粗糙。苞片最下部的1~2枚叶状，上部的刚毛状，无鞘。小穗4~6个。果囊长3~4mm。柱头长约为果囊的2倍。花、果期3~5月。

　　分布于神农架大九湖，生于海拔1800m的山谷沟边。少见。

　　全草（大理苔草）清热利湿，消疮止痒。

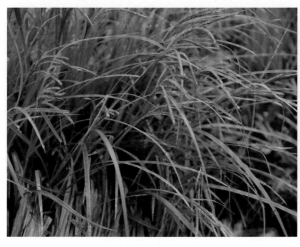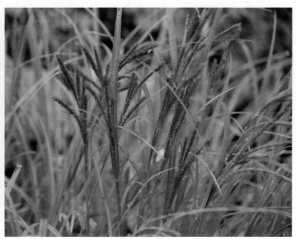

## 2 | 膨囊薹草 **Carex lehmannii** Drejer

根茎具匍匐茎。叶与秆近等长，柔。苞片叶状，长于花序；小穗3~5个，顶生1个雌雄顺序，长圆形，侧生小穗雌性，卵形或长圆形；雌花鳞片宽卵形，顶端钝或稍尖，暗紫色或中间淡绿色，两侧深棕色，有1~3条脉。果囊长于鳞片的1倍，倒卵形、倒卵状椭圆形或三棱形，膨胀，淡黄绿色，顶端具暗紫红色的短喙，喙口微凹或截形。花、果期7~8月。

分布于神农架各地，生于海拔1800~2800m的山坡草丛中。常见。

全草（膨囊苔草）清热解毒，祛湿。

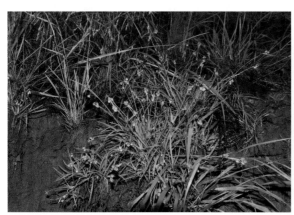

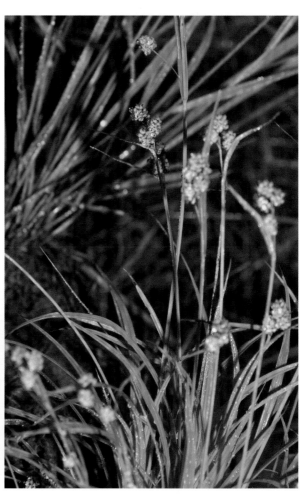

## 3 | 云雾薹草 **Carex nubigena** D. Don ex Tilloch & Taylor

根茎短，木质。秆丛生，基部具棕褐色无叶片的叶鞘。叶短于秆，线形。苞片下部的1~2枚叶状，绿色，显著长于花序，上部的刚毛状；小穗多数，卵形，雄雌顺序，雌花鳞片卵形，顶端锐尖，具短芒尖，白绿色，膜质，中间绿色，具1条脉。果囊长于鳞片，卵状披针形或长圆状椭圆形，喙平滑，喙口2齿裂。小坚果宽椭圆形或近圆形。花、果期7~8月。

分布于神农架各地，生于海拔1800~2500m的山坡草丛中。少见。

全草（云雾苔草）用于痛经、闭经。

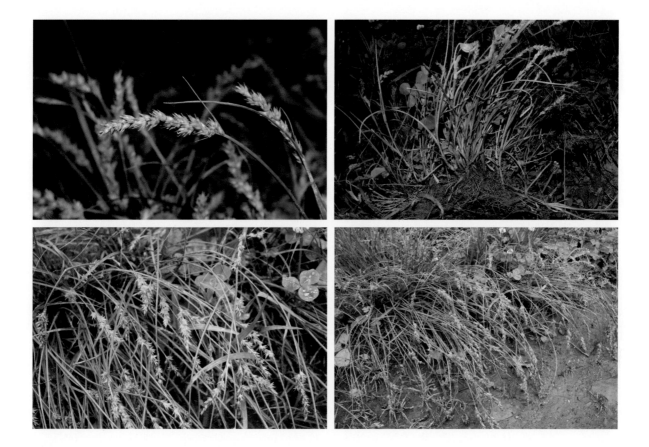

# 谷精草科 Eriocaulaceae

沼泽生或水生草本。叶狭，禾草状丛生。头状花序外有总苞包围，花序柄细长，不分枝，基部有鞘；花小，多数，单性，3或2基数；花被膜质或透明，花瓣顶端内侧常有棕黑色腺体；雄蕊常与花被同数；子房上位，常3室，少1~2室，每室有1枚从中轴悬垂的胚珠。蒴果，室背开裂。种子皮薄，角质，表面常有网格和白粉状的毛，胚小，胚乳丰富。花粉粒具螺旋萌发孔，圆球形，具小刺。

10属，1150种；我国1属，35种；湖北1属，5种；神农架1属，4种，可供药用的1属，2种。

## 谷精草属 Eriocaulon Linnaeus

沼泽生草本植物，稀水生，通常多年生。叶狭，基生。头状花序生于花茎之顶；花单性，同序，聚生为头状花序，有总苞，花着生在每一苞片的腋内，中央花为雄性，雌花边生；花被片2轮；雄花常有退化雌蕊；雌花具1个心皮，子房上位，2~3室，花柱顶生，柱头2~3裂，雌花少有退化雄蕊。蒴果。

400种；我国35种；湖北5种；神农架4种，可供药用的2种。

### ■ 分种检索表

1. 雌花萼片离生，2或3数 ·································· 2. 白药谷精草 E. cinereum
1. 雌花萼片合生成佛焰苞状，顶端3裂 ·················· 1. 谷精草 E. buergerianum

---

## 1 谷精草 Eriocaulon buergerianum Körnicke

一年生草本。须根细软稠密。叶基生，长披针状条形。头状花序呈半球形，底部有苞片层层紧密排列；苞片淡黄绿色，上部边缘密生白色短毛；花序顶部灰白色；花茎纤细，长短不一，淡黄绿色，有光泽，稍扭曲，有棱线数条。蒴果3裂。

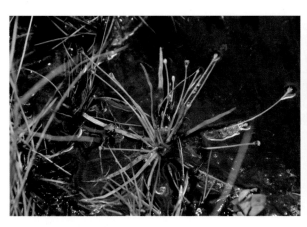
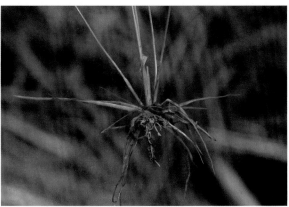

分布于神农架各地，生于海拔 400~1000m 的稻田和水湿地中。常见。

全草疏散风热，明目退翳。

## 2 | 白药谷精草 **Eriocaulon cinereum** R. Brown

一年生草本。叶丛生，狭线形，中部宽，无毛，半透明，具横格，脉 3(~5) 条。花葶 6~30 个，扭转；花序成熟时宽卵状至近球形，淡黄色至墨绿色；总苞片倒卵形至长椭圆形，淡黄绿色至灰黑色，不反折，膜质，无毛，总花托常有密毛，偶无毛，苞片长圆形至倒披针形。种子卵圆形。花期 6~8 月，果期 9~10 月。

分布于神农架各地，生于海拔 400~600m 的稻田和水湿地中。常见。

全草疏散风热，明目退翳。

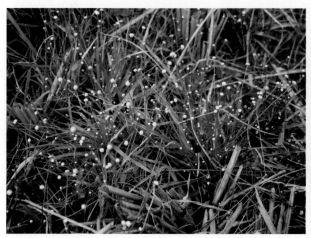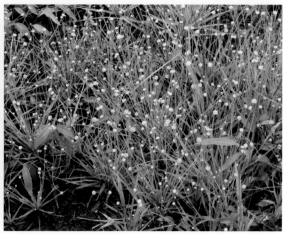

# 鸭跖草科 Commelinaceae

一年生或多年生草本。茎肉质，具明显的节和节间。叶互生，具叶鞘。花通常在蝎尾状聚伞花序上，聚伞花序单生或集成圆锥花序，两性；萼片3枚，常为舟状或龙骨状；花瓣3片，分离；雄蕊6枚；子房3室或退化为2室。果实多蒴果，稀为浆果状而不裂。

40属，650种；我国15属，59种；湖北8属，12种；神农架5属，8种，可供药用的5属，7种。

### ■ 分属检索表

1. 缠绕草本。
  2. 叶心形·····················································1. 竹叶子属 **Streptolirion**
  2. 叶椭圆形·················································5. 紫万年青属 **Tradescantia**
1. 直立或匍匐草本。
  3. 果浆果状，不裂·············································2. 杜若属 **Pollia**
  3. 果为开裂蒴果。
    4. 总苞片佛焰苞状·········································4. 鸭跖草属 **Commelina**
    4. 无总苞片···············································3. 水竹叶属 **Murdannia**

## （一）竹叶子属 Streptolirion Edgeworth

多年生攀缘草本。极少茎近于直立，茎常无毛。叶片心状圆形，上表面多少被柔毛。蝎尾状聚伞花序具花1至数朵，集成圆锥状；圆锥花序下面的总苞片叶状；花无梗；萼片顶端急尖；花瓣白色、淡紫色，后变白色，线形，略比萼长。蒴果顶端芒状突尖。种子褐灰色。

1种，神农架有分布，可供药用。

## 竹叶子 Streptolirion volubile Edgeworth

本种特征同竹叶子属。花期7~8月，果期9~10月。

分布于神农架各地，生于海拔400~1500m的山坡林缘或荒地。常见。

全草（竹叶子）用于跌打损伤、风湿骨痛、肺痨、带下。

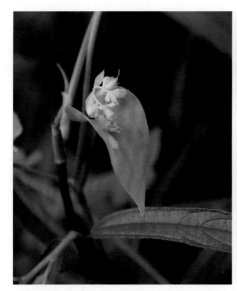 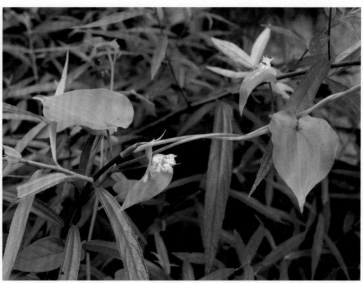

## （二）杜若属 Pollia Thunberg

多年生草本，具横走茎或根茎。茎近于直立，通常不分枝。圆锥花序顶生，粗大而坚挺，或披散成伞状，也有蝎尾状聚伞花序；下部的总苞片近叶状，上部的很小；萼片 3 枚，分离，椭圆形，中间凹入而稍呈舟状，常宿存；花瓣 3 枚，分离。果实不裂，浆果状，果皮黑色或蓝黑色。

17 种；我国 8 种；湖北 2 种；神农架 2 种，均可供药用。

### ■ 分种检索表

1. 叶无柄，叶片大·····························································1. 杜若 **P. japonica**

1. 叶有多少明显的叶柄，叶片小·····································2. 小杜若 **P. miranda**

## 1 杜若 Pollia japonica Thunberg

多年生草本。根茎长而横走。茎直立或上升，粗壮，不分枝，被短柔毛。叶无柄或叶基渐狭而延长成带翅的柄，叶片长椭圆形。蝎尾状聚伞花序，常多个排列成轮；花瓣白色，倒卵状匙形。果球状，果皮黑色。种子灰色，带紫色。花期 7~9 月，果期 9~10 月。

分布于神农架各地，生于海拔 450~1200m 的山谷林下。常见。

全草理气止痛，疏风消肿。

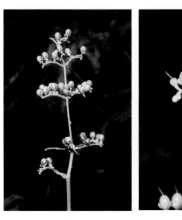
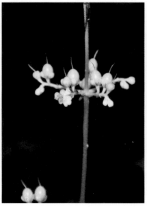
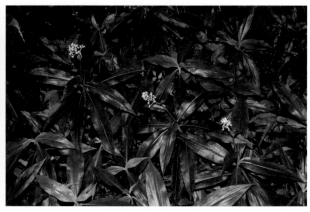

## 2 | 小杜若 **Pollia miranda** (H. Léveillé) H. Hara

多年生草本。根茎横走而细长，具膜质鞘。茎上升，细弱。叶椭圆形或卵状椭圆形，上表面被粒状糙毛，下表面疏生短硬毛或无毛，近无柄至有长 1.5cm 的叶柄。圆锥花序单个顶生；花序总梗、总轴及花序轴均被细硬毛；聚伞花序互生，短，具数朵花。果成熟时黑色，球状。花期 6~8 月，果期 8~9 月。

分布于神农架红坪（阴峪河），生于海拔 700m 溪边密林下。少见。

全草理气止痛，疏风消肿。

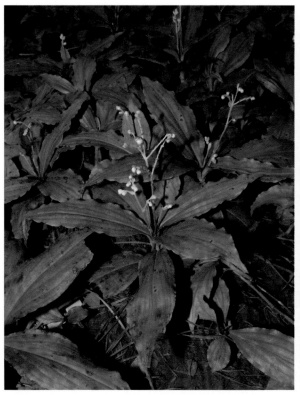
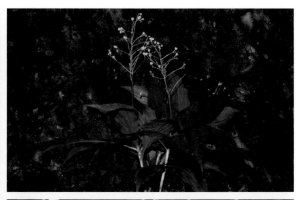
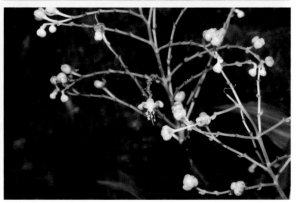

## （三）水竹叶属 **Murdannia** Royle

多年生草本。通常具狭长、带状的叶子。蝎尾状聚伞花序单生或复出而组成圆锥花序，有时缩短为头状或退化为单花；萼片3枚，浅舟状；花瓣3枚，分离，近于相等；能育雄蕊3枚，对萼，有时其中1枚（更稀2枚）败育，退化雄蕊3枚，稀仅2枚、1枚或无。蒴果3室。

50种；我国20种；湖北3种；神农架1种，可供药用。

## 水竹叶 **Murdannia triquetra** (Wallich ex C. B. Clarke) Brückner

多年生草本。具长而横走的根茎，根茎具叶鞘。茎肉质，下部匍匐，节上生根，上部上升，通常多分枝。叶无柄，叶片竹叶形。花序通常仅有单朵花，顶生并兼腋生；萼片绿色，长4~6mm，果期宿存；花瓣粉红色、紫红色或蓝紫色。蒴果卵圆状三棱形。花期9~10月，果期10~11月。

分布于神农架各地，生于海拔400~1600m的水稻田边或湿地上。常见。

全草清热解毒，利尿消肿。

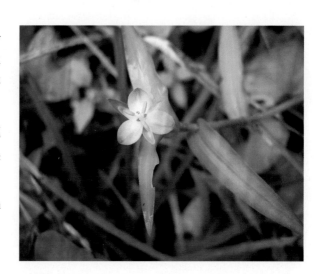

## （四）鸭跖草属 **Commelina** Linnaeus

一年生或多年生草本。茎上升或匍匐生根，通常具分枝。蝎尾状聚伞花序藏于佛焰苞状总苞片内；总苞片漏斗状或僧帽状；萼片3枚，膜质，内方2枚基部常合生；花瓣3片，蓝色，其中内方（前方）2片较大，明显具爪；能育雄蕊3枚；子房无柄，无毛，2或3室，背面1室含1枚胚珠。蒴果藏于总苞片内。

170种；我国8种；湖北2种；神农架2种，均可供药用。

### ■ 分种检索表

1. 佛焰苞边缘分离·······················································1. 鸭跖草 **C. communis**

1. 佛焰苞因下缘连合而呈漏斗状或风帽状·····················2. 饭包草 **C. benghalensis**

## 1 | 鸭跖草 **Commelina communis** Linnaeus

一年生披散草本。茎匍匐生根，多分枝。叶披针形至卵状披针形。总苞片佛焰苞状，与叶对生，折叠状，边缘常有硬毛；聚伞花序；花梗花期长仅3mm，果期弯曲，长不过6mm；萼片膜质；花瓣深蓝色。蒴果椭圆形。

分布于神农架各地，生于海拔400~1500m的路边或沟边湿地。常见。

全草清热解毒，利水消肿。

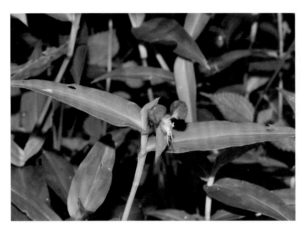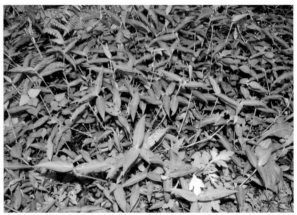

## 2 | 饭包草 **Commelina benghalensis** Linnaeus

多年生披散草本。茎大部分匍匐，节上生根。根先端具白色球形珠芽，上部及分枝上部上升。叶有明显的叶柄；叶片卵形，近无毛。总苞片漏斗状，与叶对生；花序下面一枝具细长梗，具1~3朵不孕的花，伸出佛焰苞，上面一枝有花数朵，结实，不伸出佛焰苞；萼片膜质；花瓣蓝色。蒴果椭圆状。花期夏秋季。

分布于神农架各地，生于海拔400~700m的荒地、房屋边及路边。常见。

全草清热解毒，消肿利尿。

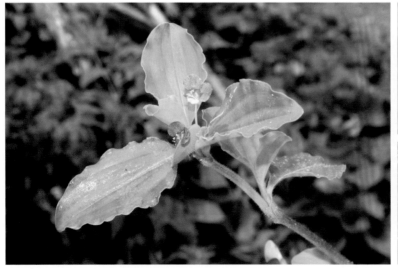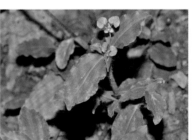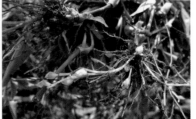

## （五）紫万年青属 Tradescantia Linnaeus

多年生草本。茎斜细而软，呈匍匐状，接触栽培基质的匍匐茎节可以生。叶狭卵圆形，锐尖或渐尖，有短柄。常伞形花序，稀单生；总花梗常单生或簇生，稀圆锥状；萼片 3 枚，离生，绿色或带其他颜色，宿存；花瓣 3 枚，离生，稍圆形，蓝色、蓝紫色或白色；雄蕊 6 枚，离生，下位，全部发育，花丝有毛或无毛；子房无柄，3 室，每室具 2 枚胚珠。

70 种；我国 2 种；湖北栽培 2 种；神农架 2 种，均可供药用。

## 吊竹梅 Tradescantia zebrina Bosse

多年生草木。茎柔弱，披散或悬垂。叶片椭圆形，基部鞘状抱茎，叶鞘被疏长毛，腹面紫绿色而杂以银白色，中部和边缘有紫色条纹，背面紫色，通常无毛，全缘。花聚生于 1 对不等大的顶生叶状苞内；花萼连合成 1 管，3 裂，苍白色；花瓣裂片 3 枚，玫瑰紫色。花期 6~8 月。

原产于南美洲，神农架各地均有栽培。

全草凉血止血，清热解毒，利尿。

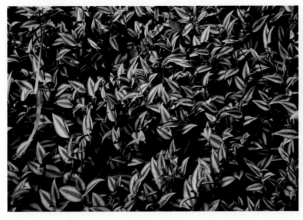 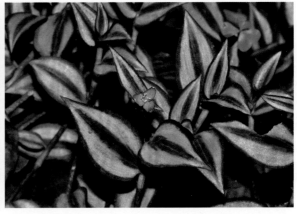

# 雨久花科 Pontederiaceae

一年生或多年生的水生或沼泽生草本。具根茎或匍匐茎，富于海绵质和通气组织。叶片卵形或宽心形，具平行脉，浮水、沉水或露出水面，叶柄充满通气组织，膨大成葫芦状。花序为顶生总状、穗状或聚伞圆锥花序，生于佛焰苞状叶鞘的腋部；花被片6片，排成2轮，花瓣状，蓝色、淡紫色。蒴果。

6属，40种；我国2属，5种；湖北2属，3种；神农架2属，2种，均可供药用。

### ■ 分属检索表

1. 花具梗，花被片辐射对称····································1. 雨久花属 Monochoria

1. 花无梗，花被片两侧对称····································2. 凤眼蓝属 Eichhornia

## （一）雨久花属 Monochoria C. Presl

叶基生，具长柄。总状花序短，有花数朵，排成总状花序，从最上部的叶鞘内抽出；花被片6片，离生，辐射对称；雄蕊6枚，其中1枚常较大；子房3室，每室有胚珠多枚。蒴果室背开裂为3果瓣。

8种；我国4种；湖北2种；神农架1种，可供药用。

## 鸭舌草 Monochoria vaginalis (N. L. Burman) C. Presl ex Kunth

多年生草本。根茎极短，具柔软须根。茎直立或斜上，全株光滑无毛。叶基生和茎生；叶柄长10~20cm，基部扩大成开裂的鞘。总状花序从叶柄中部抽出，该处叶柄扩大成鞘状；花序梗短；花序在花期直立，果期下弯；花通常3~5朵，稀具10余朵，蓝色。蒴果卵形至长圆形。花期8~9月，果期9~10月。

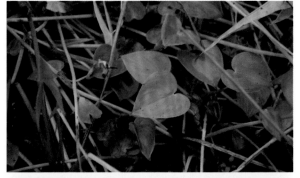

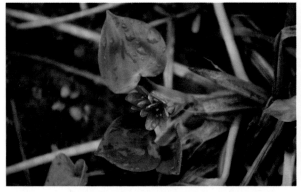
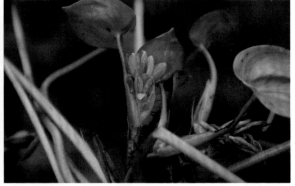

分布于神农架各地，生于海拔 400~1200m 的稻田、沟旁、浅水池塘等水湿处。常见。

全草（鸭舌草）清热解毒。

## （二）凤眼蓝属 **Eichhornia** Kunth

一年生或多年生浮水草本。叶基生，呈莲座状，或互生；叶片宽卵状菱形或线状披针形，通常具长柄；叶柄常膨大，基部具鞘。花序顶生；花两侧对称或近辐射对称；花被漏斗状，中、下部连合成或长或短的花被筒，裂片淡紫蓝色，有的裂片常具 1 个黄色斑点。蒴果卵形、长圆形至线形，包藏于凋存的花被筒内，室背开裂；果皮膜质。种子多数，卵形，有棱。

7 种；我国 1 种；湖北 1 种；神农架 1 种，可供药用。

## 凤眼蓝 **Eichhornia crassipes** (Martius) Solms

一年生或多年生浮水草本。须根发达，棕黑色。茎极短，具长匍匐枝。叶在基部丛生，莲座状排列；叶片圆形、宽卵形或宽菱形；叶柄长短不等，中部膨大成囊状或纺锤形。穗状花序，通常具 9~12 朵花；花被裂片 6 枚，花瓣状，卵形、长圆形或倒卵形，紫蓝色。蒴果卵形。花期 7~10 月，果期 8~11 月。

原产于巴西，神农架有栽培或逸生，生于水塘、沟渠及稻田中。

全草清热解暑，利尿消肿，祛风湿。

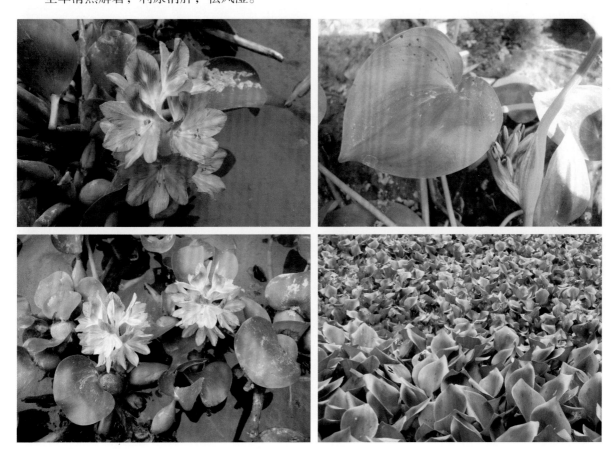

# 灯心草科 Juncaceae

多年生或稀为一年生草本。须根纤维状。茎多丛生，圆柱形或压扁，表面常具纵沟棱，内部具充满或间断的髓心或中空，常不分枝，绿色。叶全部基生成丛而无茎生叶，或具茎生叶数枚，常排成 3 列，叶片线形、圆筒形、披针形、扁平或稀为毛髮状，有时退化呈芒刺状或仅存叶鞘。花序圆锥状、聚伞状或头状，顶生、腋生或有时假侧生；花小型，两性。蒴果。

8 属，400 种；我国 2 属，92 种；湖北 2 属，15 种；神农架 2 属，13 种，可供药用的 2 属，8 种。

## ■ 分属检索表

1. 叶缘无毛，叶鞘开放⋯⋯⋯⋯⋯⋯⋯⋯⋯⋯⋯⋯⋯⋯⋯⋯⋯⋯⋯1. 灯心草属 Juncus

1. 叶缘具缘毛，叶鞘闭合⋯⋯⋯⋯⋯⋯⋯⋯⋯⋯⋯⋯⋯⋯⋯⋯⋯⋯2. 地杨梅属 Luzula

## （一）灯心草属 Juncus Linnaeus

多年生草本，稀为一年生草本。根茎横走或直伸。茎直立或斜上，圆柱形或压扁，具纵沟棱。叶基生和茎生，或仅具基生叶，有些种类具有低出叶；叶片扁平或圆柱形、披针形、线形或毛发状，有明显或不明显的横隔膜或无横隔，有时叶片退化为刺芒状而仅存叶鞘，叶鞘开放。复聚伞花序或由数至多朵小花集成头状花序。蒴果，顶端常有小尖头。

240 种；我国 76 种；湖北 13 种；神农架 13 种，可供药用的 5 种。

## ■ 分种检索表

1. 花单生，组成聚伞花序。

　2. 花被片线状披针形，外轮稍长于内轮⋯⋯⋯⋯⋯⋯⋯⋯⋯⋯5. 灯心草 J. effusus

　2. 花被片卵状披针形，外轮等长于内轮⋯⋯⋯⋯⋯⋯⋯⋯1. 野灯心草 J. setchuensis

1. 花 2 朵至数朵组成头状花序。

　3. 花有先出叶，头状花序再组成复聚伞花序。

　　4. 雄蕊 3 枚⋯⋯⋯⋯⋯⋯⋯⋯⋯⋯⋯⋯⋯⋯4. 星花灯心草 J. diastrophanthus

　　4. 雄蕊 6 枚⋯⋯⋯⋯⋯⋯⋯⋯⋯⋯⋯⋯⋯⋯⋯2. 翅茎灯心草 J. alatus

　3. 花无先出叶，头状花序单个顶生⋯⋯⋯⋯⋯⋯⋯⋯⋯3. 葱状灯心草 J. allioides

## 1 野灯心草 Juncus setchuensis Buchenau ex Diels

多年生草本。根茎短而横走，具黄褐色稍粗的须根。茎丛生，直立，圆柱形，具较深而明显的纵沟。叶全部为低出叶，呈鞘状或鳞片状，包围在茎的基部，叶片退化为刺芒状。聚伞花序假侧生；花多朵排列紧密或疏散；总苞片生于顶端，圆柱形；花淡绿色；花被片卵状披针形。蒴果通常卵形。花期 5~7 月，果期 6~9 月。

分布于神农架各地，生于海拔 400~2800m 的山沟、山顶浅水湿地处。常见。

茎髓及全草（野灯心草）清心火，利小便。

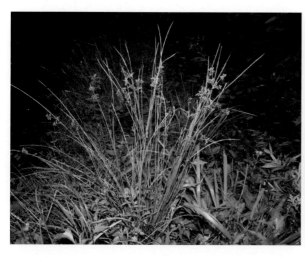
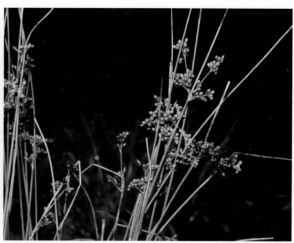

## 2 翅茎灯心草 **Juncus alatus** Franchet & Savatier

多年生草本。茎丛生，直立，扁平，两侧有狭翅。叶基生或茎生，前者多枚，后者 1~2 枚；叶片扁平，线形，顶端尖锐；叶鞘两侧压扁，边缘膜质，松弛抱茎，叶耳小。花序由（4~）7~27 个头状花序排列成聚伞状，花淡绿或黄褐色。蒴果三棱状圆柱形，顶端具短钝的突尖。花期 4~7 月，果期 5~10 月。

分布于神农架各地，生于海拔 400~1800m 的水边、田边、湿草地。少见。

茎髓（翅茎灯心草）清心降火，利尿通淋。

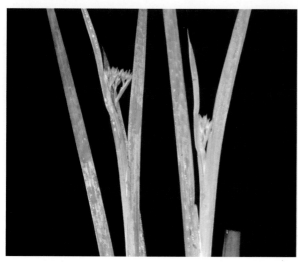
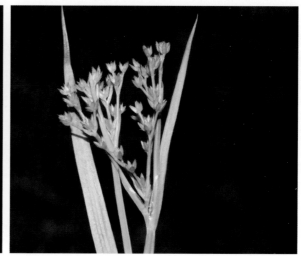

## 3 葱状灯心草 Juncus allioides Franchet

　　多年生草本。茎稀疏丛生，直立，圆柱形。叶基生和茎生，低出叶鳞片状，褐色；基生叶常 1 枚，叶片皆圆柱形，稍压扁，具明显横隔，叶鞘边缘膜质，叶耳显著。头状花序单一，顶生；花被片披针形，灰白色至淡黄色。蒴果长卵形。花期 6~8 月，果期 7~9 月。

　　分布于神农架各地，生于海拔 1800~2800m 的山坡密林下。常见。

　　全草（葱状灯心草）清热利尿，通淋。

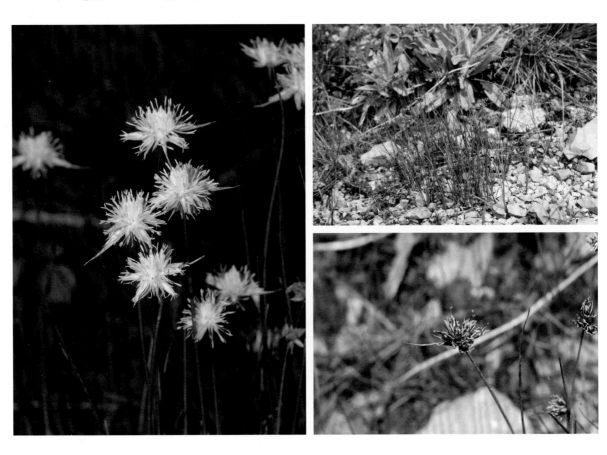

## 4 星花灯心草 Juncus diastrophanthus Buchenau

　　多年生草本。茎丛生，直立，微扁平，两侧略具狭翅，绿色。叶基生和茎生；低出叶鞘状，基部紫褐色；基生叶松弛抱茎，叶片较短，叶鞘边缘膜质；茎生叶 1~3 枚，叶片扁平，线形，具不明显的横隔。花序由多个头状花序组成，排列成顶生复聚伞状；叶状总苞片线形；花绿色。蒴果三棱状长圆柱形。花期 5~6 月，果期 6~7 月。

　　分布于神农架大九湖，生于海拔 1800m 的沟边湿地。常见。

　　全草清热利尿，消食。

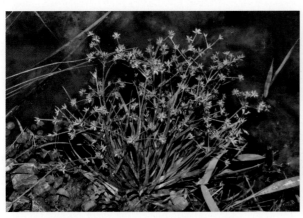
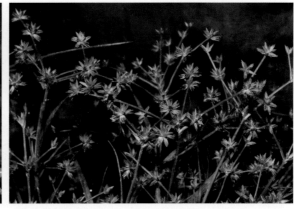

## 5 | 灯心草 **Juncus effusus** Linnaeus

本种与野灯心草极相似，区别仅为其植株略高大，花被片线状披针形，外轮稍长于内轮。花期 6~7 月，果期 7~10 月。

分布于神农架宋洛，生于海拔 1000m 的溪边湿地。少见。

茎髓及全草（野灯心草）清心火，利小便。

本种在野外与野灯心草 J. setchuensis 几不可区分，是否为同一种，有待深入研究。

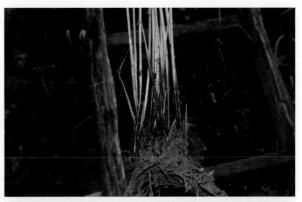

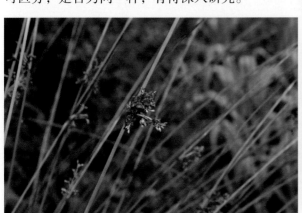
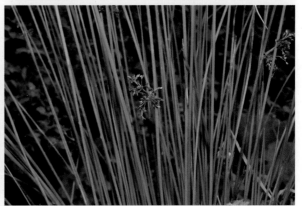

## （二）地杨梅属 **Luzula** de Candolle

多年生草本。茎直立，多丛生，通常圆柱形。叶基生和茎生，常具低出叶，最下面几枚常于花期干枯而宿存；茎生叶较少，常较短而窄，叶片边缘常具白色丝状缘毛，叶鞘闭合，常呈筒状包茎，鞘口部常密生丝状长毛，无叶耳。花序为复聚伞状；花单生或簇生于分枝顶端，花下具 2 枚小苞片；小苞片边缘常具缘毛或撕裂状。蒴果 1 室，3 瓣裂。

75 种；我国 16 种；湖北 3 种；神农架 3 种，均可供药用。

### ■ 分种检索表

1. 花单生，花梗纤细，组成疏散的圆锥花序。
　2. 花被片卵形，绿色·······································2. 散序地杨梅 L. effusa
　2. 花被片狭披针形，暗褐色·····························1. 羽毛地杨梅 L. plumosa
1. 花数朵聚为头状花序，无梗·····························3. 多花地杨梅 L. multiflora

---

## 1 ｜ 羽毛地杨梅 Luzula plumosa E. Meyer

多年生草本。根茎横走。须根纤细，褐色。茎直立，丛生，圆柱形。叶基生和茎生，禾草状；基生叶数枚，叶片线状披针形，扁平；叶鞘筒状紧包茎，鞘口部密生丝状长柔毛。花序顶生，2~3 朵花排列为简单的聚伞花序，再排列成伞形复聚伞状。蒴果三棱状宽卵形。花期 3~4 月，果期 5~6 月。

分布于神农架各地，生于海拔 1200~2800m 的山坡林缘、路旁、水边潮湿处。常见。

全草果实用于赤痢。

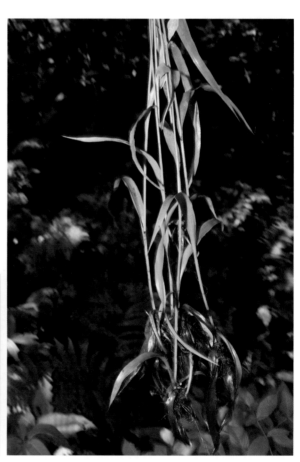

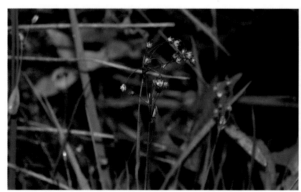

---

## 2 ｜ 散序地杨梅 Luzula effusa Buchenau

本种的形态与羽毛地杨梅 *L. plumosa* 极相似，区别仅为花被片卵形。花期 5~6 月，果期 6~8 月。

分布于神农架各地，生于海拔 1200~2800m 的山坡林缘、林下。常见。

种子（地杨梅子）消肿。

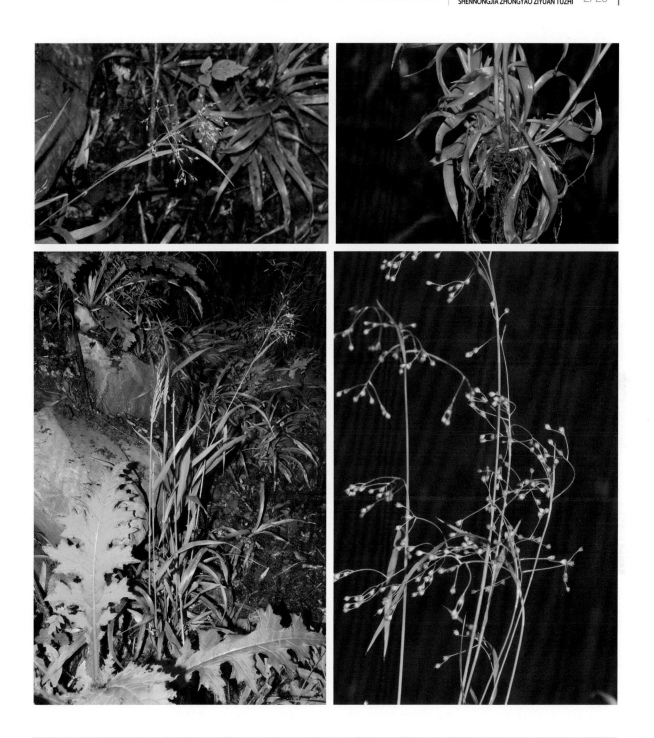

## 3 多花地杨梅 **Luzula multiflora** (Ehrhart) Lejeune

本种的形态与羽毛地杨梅 *L. plumosa* 相似，区别仅为花数朵聚为头状花序，小花无梗。花期5~7月，果期7~8月。

分布于神农架各地，生于海拔2000~3000m的山坡林缘、林下。常见。

全草（地杨梅）或果实（多花地杨梅子）止痢。

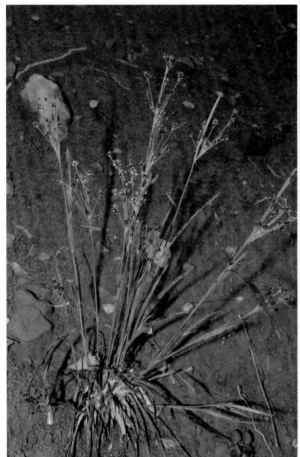
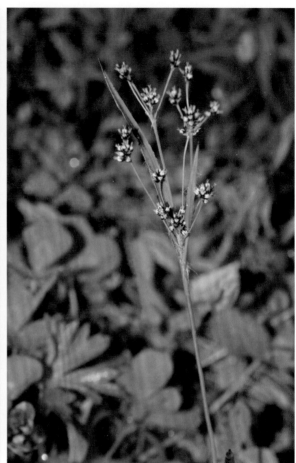

## 百部科 Stemonaceae

　　多年生直立、攀缘或缠绕草本，具根茎或具块根。叶互生、对生或轮生，具明显的基出脉和平行致密的横脉。花两性，辐射对称，腋生；花被片4片，花瓣状，大小近相等，排列为2轮；雄蕊4枚，花丝分离或基部稍合生，花药2室，内向纵裂，药隔通常延伸于药室之上成为一细长的附属物或无附属物；子房上位至半下位，1室。蒴果开裂为2瓣。

　　4属，约32种；我国2属，8种；湖北1属，3种；神农架1属，1种，可供药用。

## 百部属 **Stemona** Loureiro

　　茎攀缘或直立。叶通常每3~5枚轮生，较少对生或互生，主脉基出，横脉细密而平行。花两性，辐射对称，单朵或数朵排列成总状、聚伞状花序；花柄或花序柄常贴生于叶柄和叶片中脉上；花被片4片，近相等，披针形；雄蕊4枚；花柱不明显。果顶端具短喙。种子长圆形或卵形，一端丛生有膜质附属物。

　　27种；我国7种；湖北3种；神农架1种，可供药用。

## 大百部 **Stemona tuberosa** Loureiro

　　块根通常呈纺锤状。茎常具少数分枝，攀缘状，分枝表面具纵槽。叶对生或轮生，极少兼有互生，卵状披针形、卵形或宽卵形，纸质或薄革质。花单生或2~3朵排列成总状花序，生于叶腋或偶尔贴生于叶柄上。蒴果扁，呈倒卵形，顶端钝尖，表面光滑，具多数种子。花期4~7月，果期5~8月。

　　分布于神农架木鱼、宋洛、新华、阳日，生于海拔400~800的山坡丛林下、溪边石缝中。常见。

　　根止咳化痰，温润肺气，散热解表，杀虫灭虱。

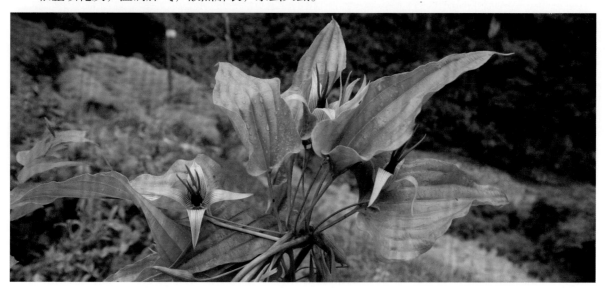

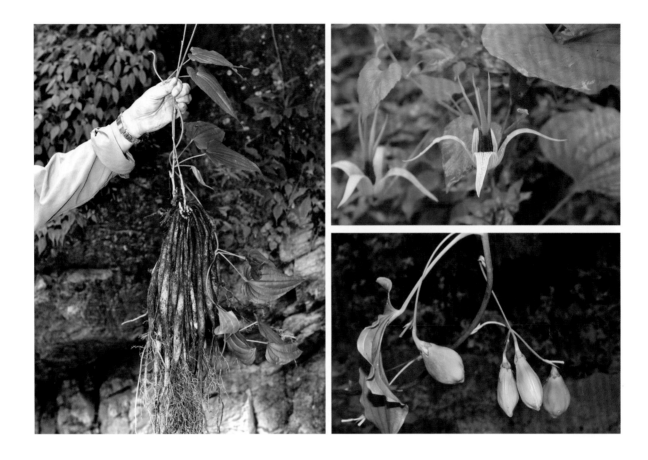

# 百合科 Liliaceae

多年生草本，稀亚灌木、灌木或乔木状。多具根茎、块茎或鳞茎。单叶，基生或互生，少对生或轮生，常具弧形平行脉，极少为网状脉。花常两性，通常辐射对称，呈总状花序、穗状花序或圆锥花序。花被片6枚，常为花瓣状，排成2轮，分离或连合，顶端6裂；雄蕊常与花被片同数，花丝分离；子房上位，极少半下位，一般由3个心皮合生成3室。蒴果，少为坚果。

约250属，3500种；我国57属，726种；湖北41属，176种；神农架36属，130种，可供药用的35属，125种。

## ■ 分属检索表

1. 植株具或长或短的根茎，绝不具鳞茎。
 2. 叶3~10余枚轮生于枝顶；花单生于枝顶，外轮花被片叶状，绿色。
  3. 叶3枚轮生于枝顶；内轮花被片卵状披针形······28. 延龄草属 Trillium
  3. 叶4~10余枚轮生于枝顶；内轮花被片条形至丝状······27. 重楼属 Paris
 2. 叶基生或茎生；花生于叶腋，内、外轮花被片相似。
  4. 叶退化为极不明显的鳞片状；茎具绿色扁平的叶状枝······29. 天门冬属 Asparagus
  4. 茎生叶为正常叶，茎上绝无绿色扁平的叶状枝。
   5. 叶具网状叶脉，叶柄具卷须；花单性。
    6. 花被片合生······34. 肖菝葜属 Heterosmilax
    6. 花被片离生······33. 菝葜属 Smilax
   5. 叶具平行叶脉，叶柄无卷须；花两性。
    7. 叶片先端卷曲······25. 黄精属 Polygonatum
    7. 叶片先端直，不卷曲。
     8. 叶两侧压扁，无上、下表面之分······1. 岩菖蒲属 Tofieldia
     8. 叶背腹压扁，有上、下表面之分。
      9. 果实在未成熟前，已不整齐开裂，露出幼嫩的种子，成熟种子为小核果状。
       10. 花近直立，子房上位······30. 山麦冬属 Liriope
       10. 花多少俯垂，子房半下位······31. 沿阶草属 Ophiopogon
      9. 浆果或蒴果，成熟前绝不开裂，成熟种子也不为小核果状。
       11. 茎极短，茎生叶不发达；叶多枚，基生或近基生。
        12. 花药马蹄状，基着，药室汇合成1室······35. 丫蕊花属 Ypsilandra
        12. 花药与药室不为上述情况。
         13. 花单朵，钟状或坛状，直接从根茎抽出······19. 蜘蛛抱蛋属 Aspidistra
         13. 花排成各种花序，通常从叶丛中抽出，高举于地面之上。

14. 植物具长根茎，匍匐于地面或浅土中…………16. **吉祥草属 Reineckiea**

14. 植物几不具根茎或只具很短的根茎。

  15. 叶带状或条形，有时为狭条状倒披针形，一般宽不到3cm，无明显的叶柄。

    16. 花被片多少贴生于子房，子房半下位，花序轴有毛…………………………

    ……………………………………………………32. **粉条儿菜属 Aletris**

    16. 花被片（或花被管）与子房分离，子房上位，花序轴通常无毛。

      17. 花大，花被近漏斗状，全长5cm以上……7. **萱草属 Hemerocallis**

      17. 花较小，不为上述形状，花被长不及3cm。

        18. 穗状花序，常多少带肉质，花被片合生成钟状；浆果。

          19. 花被裂片明显可见…………17. **开口箭属 Campylandra**

          19. 花被裂片很小，不明显…………18. **万年青属 Rohdea**

        18. 总状花序或圆锥花序，花被片离生；蒴果……………

        ………………………………5. **吊兰属 Chlorophytum**

  15. 叶椭圆形或卵状长圆形。

    20. 叶柄长于叶片；蒴果…………………6. **玉簪属 Hosta**

    20. 叶柄短于叶片；浆果或多少作蒴果开裂……20. **七筋姑属 Clintonia**

11. 茎直立；叶茎生，无基生叶。

 21. 花或花序腋生，绝无顶生。

  22. 总花梗有一部分与邻近的茎相愈合…………24. **扭柄花属 Streptopus**

  22. 总花梗不与茎相愈合。

    23. 茎常分枝；花被片离生，基部多少具囊或距…23. **万寿竹属 Disporum**

    23. 茎不分枝；花被片通常有不同程度的合生，基部绝无囊或距。

      24. 花被无副花冠，雄蕊贴生于花被筒上……25. **黄精属 Polygonatum**

      24. 花被具副花冠，雄蕊生于副花冠上………26. **竹根七属 Disporopsis**

 21. 花或花序顶生于茎或枝条末端，有时兼有顶生和腋生。

  25. 蒴果。

    26. 叶厚肉质，带状………………………………8. **芦荟属 Aloe**

    26. 叶草质，卵形至椭圆形…………………4. **油点草属 Tricyrtis**

  25. 浆果。

    27. 花被裂至1/3处或离生，裂片反卷或平展…………………

    …………………………………21. **舞鹤草属 Maianthemum**

    27. 花被浅裂，裂片直立…………22. **异黄精属 Heteropolygonatum**

1. 植株具鳞茎。

 28. 花序为伞形花序，未开放前为非绿色的膜质总苞所包；植物绝大多数具葱蒜味…………

 …………………………………………15. **葱属 Allium**

28. 花序通常非伞形，如为伞形花序则总苞叶状；植物一般无葱蒜味。

　　29. 花药肾形或心形，背着。

　　　　30. 高大草本，花被片基部无腺体·······················3. 藜芦属 Veratrum

　　　　30. 矮小草本，花被片基部具腺体·······················2. 棋盘花属 Zigadenus

　　29. 花药条形、矩圆形或其他形状，但不为肾形，基着或"丁"字状着生。

　　　　31. 叶卵状心形，具网状脉·····························13. 大百合属 Cardiocrinum

　　　　31. 叶不为心形，无网状脉。

　　　　　　32. 花几十朵或更多排成密集的总状花序或穗状花序············14. 绵枣儿属 Barnardia

　　　　　　32. 花1至数朵，至多十几朵，排成稀疏的总状花序、伞形花序或其他花序。

　　　　　　　　33. 鳞茎由白粉质的鳞片组成；花被片基部具蜜腺窝··········11. 贝母属 Fritillaria

　　　　　　　　33. 鳞茎通常不具白粉质鳞片；花被片基部无蜜腺窝。

　　　　　　　　　　34. 叶全部茎生，如兼具茎生与基生两种叶子，则两者外形相似···12. 百合属 Lilium

　　　　　　　　　　34. 叶兼具基生和茎生叶，茎生叶比基生叶小得多，并向上逐渐过渡为苞片。

　　　　　　　　　　　　35. 花被片枯萎，在果期不增大·····················10. 洼瓣花属 Lloydia

　　　　　　　　　　　　35. 花被片宿存，在果期增大变厚·····················9. 顶冰花属 Gagea

## （一）岩菖蒲属 Tofieldia Hudson

　　根茎短或稍长。叶基生或近基生，少数亦生于花葶下部，2列，两侧压扁，有几条纵脉，中脉并不特别明显。花葶较长，通常具总状花序；花较小，除在花梗基部具1枚苞片外，在近花被基部还有1枚杯状小苞片；花被片6枚，离生或基部合生；雄蕊6枚，生于花被片基部；子房由3个心皮组成。蒴果由于心皮有不同程度的离生，有时近蓇葖果状，不规则开裂，具多数种子。

　　20种；我国3种；湖北1种；神农架1种，可供药用。

## 岩菖蒲 Tofieldia thibetica Franchet

　　多年生草本。叶基生或近基生，少数亦生于花葶下，2列，两侧压扁。总状花序，花被片6枚，绿色或绿白色。蒴果不规则开裂，具多数种子。花期6~7月，果期7~9月。

　　分布于神农架红坪（神农谷）、大九湖（南天门）、木鱼（官门山）、下谷（猴子石、石柱河），生于海拔400~2800m的山坡岩缝中。少见。

　　全草解毒。

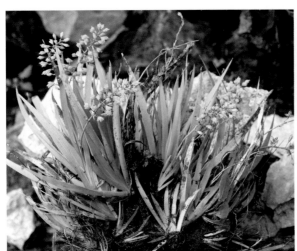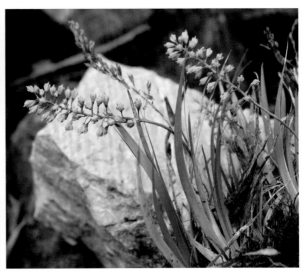

## （二）棋盘花属 Zigadenus Michaux

多年生草本。通常具鳞茎。叶基生或近基生，条形或狭带状。花葶直立，下部常生 1~2 枚较小的叶，顶端通常为总状花序，较少由于分枝而呈圆锥花序；花两性或杂性；花被片 6 枚，离生或基部稍连合成管状，宿存；雄蕊 6 枚，着生于花被片基部，较花被片为短；子房 3 室，顶端 3 裂，每室胚珠多数，花柱 3 个，延伸为柱头。蒴果直立，卵形或矩圆形，3 裂，室间开裂。种子矩圆形或近披针形，具狭翅。

约 10 种；我国 1 种；湖北 1 种；神农架 1 种，可供药用。

## 棋盘花 Zigadenus sibiricus (Linnaeus) A. Gray

多年生草本。鳞茎小葱头状，茎基部具珠芽。叶基生，条形，在花葶下部常具 1~2 枚短叶。总状花序或圆锥花序具疏松的花；花被片绿白色，内面基部上方具一顶端 2 裂的肉质腺体。蒴果圆锥形。种子近矩圆形，具狭翅。

分布于神农架木鱼（老君山）、下谷（猴子石），生于海拔 2800m 的山坡岩缝中。少见。

全草含棋盘花碱等多种化合物，成分与牯岭藜芦相似，具体药效有待进一步研究验证。

本种的茎基部具珠芽，但却未见植物志书有所记载。

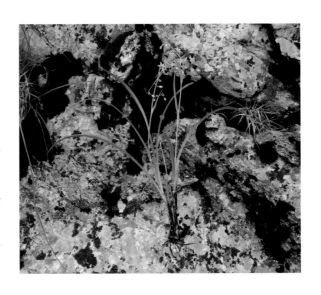

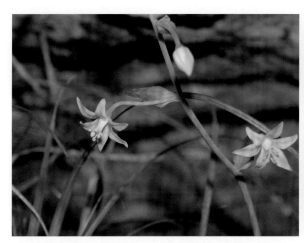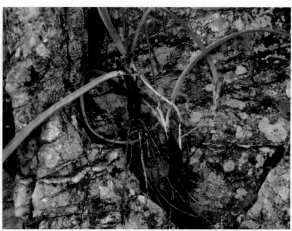

## （三）藜芦属 **Veratrum** Linnaeus

多年生草本。根茎短粗。叶基部常残存撕裂成纤维状的叶鞘；叶常宽阔，抱茎，脉粗显而具折。花绿白色或暗紫色，两性或杂性；大型圆锥花序顶生；花被片 6 枚，宿存；雄蕊 6 枚与花被片对生，花药心形；子房 3 室，花柱 3 个，宿存。蒴果 3 裂，种子多数。

40 种；我国约 13 种；湖北 6 种；神农架 4 种，均可供药用。

■ **分种检索表**

1. 包裹茎基部的叶鞘只具平行纵脉，无横脉……………………………………1. **毛叶藜芦 V. grandiflorum**
1. 包裹茎基部的叶鞘具纵脉与横脉。
　2. 基生叶无柄，仅茎上部的叶具短柄……………………………………………2. **藜芦 V. nigrum**
　2. 全部叶具柄。
　　3. 花被片紫色……………………………………………………………………3. **长梗藜芦 V. oblongum**
　　3. 花被片淡黄绿色或绿白色………………………………………………………4. **牯岭藜芦 V. schindleri**

## 1　毛叶藜芦 **Veratrum grandiflorum** (Maximowicz ex Baker) Loesener

多年生草本。茎基部具无网眼的纤维束。叶宽椭圆形至矩圆状披针形，下部的叶较大，先端钝圆至渐尖，无柄，基部抱茎，下表面密生褐色或淡灰色短柔毛。圆锥花序塔状，侧生总状花序直立或斜升；花大；花被片宽矩圆形或椭圆形，绿白色，先端钝，基部略具柄，边缘具啮蚀状牙齿；花梗较小苞片为短。花、果期 7~8 月。

分布于神农架各地，生于海拔 1700~2900m 的山坡荒地。常见。

根及根茎（毛叶藜芦）祛风痰，杀虫毒。

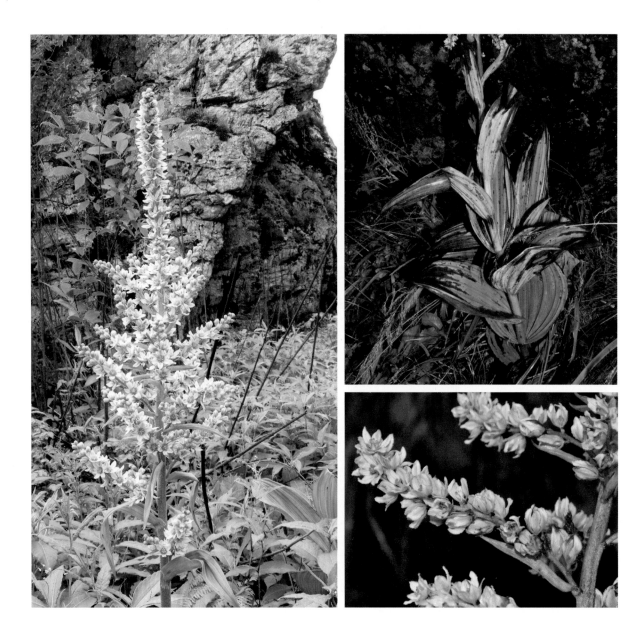

## 2 | 藜芦 **Veratrum nigrum** Linnaeus

多年生草本。茎粗壮，基部具有网眼的黑色纤维网。叶椭圆形或卵状披针形，先端锐尖或渐尖，基部无柄或生于茎上部的具短柄。圆锥花序密生黑紫色花，侧生总状花序近直立伸展，通常具雄花，顶生总状花序常较侧生花序长 2 倍以上，几乎全部着生两性花；花被片矩圆形，先端钝或浑圆，全缘。花、果期 7~9 月。

分布于神农架各地，生于海拔 900~1850m 的山坡或沟谷。常见。

根及根茎（藜芦）祛风痰，杀虫毒。

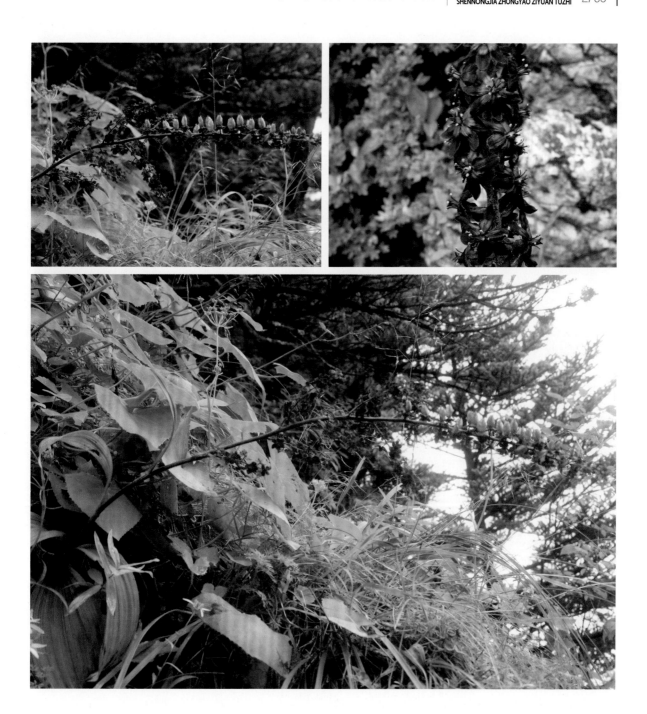

### 3　长梗藜芦 Veratrum oblongum Loesener

　　多年生草本。茎较细，基部稍粗，具带网眼的棕褐色纤维网。叶折扇状，长椭圆形或长矩圆状披针形，生于茎下部的较大，下表面脉上常具乳突状毛。圆锥花序，花序轴生绵状毛；花被片反折或开展，紫色，矩圆形，先端钝，基部无柄，全缘，外花被片背面基部稍被短柔毛。蒴果直立。花、果期8~9月。

　　分布于神农架红坪、木鱼、下谷，生于海拔1500~2400m的山坡或沟谷。少见。

　　根及根茎可代藜芦入药。

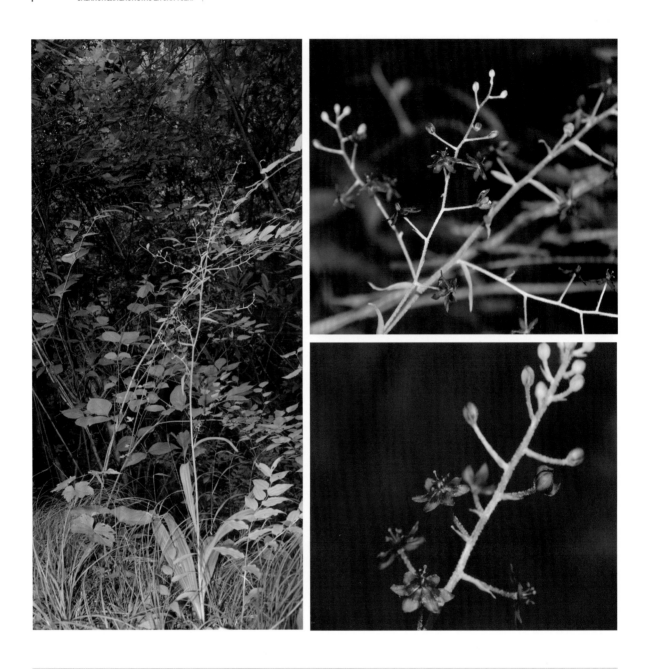

## 4 牯岭藜芦 **Veratrum schindleri** Loesener

多年生草本。茎基部具带网眼的棕褐色纤维网。茎下部的叶宽椭圆形，有时狭矩圆形，先端渐尖，基部收狭为柄。圆锥花序长而扩展，具多数近等长的侧生总状花序；花梗被灰白色绵毛；花被片伸展或反折，淡黄绿色或绿白色，近椭圆形或倒卵状椭圆形，先端钝，基部无柄，全缘，外花被片背面至少在基部被毛。蒴果直立。花、果期 6~10 月。

分布于神农架各地，生于海拔 1700~2900m 的山坡荒地。少见。

根及根茎祛风痰，杀虫毒。

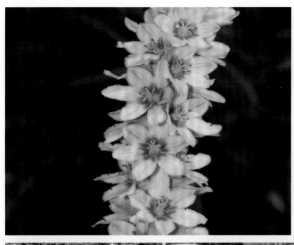 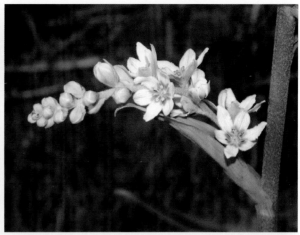

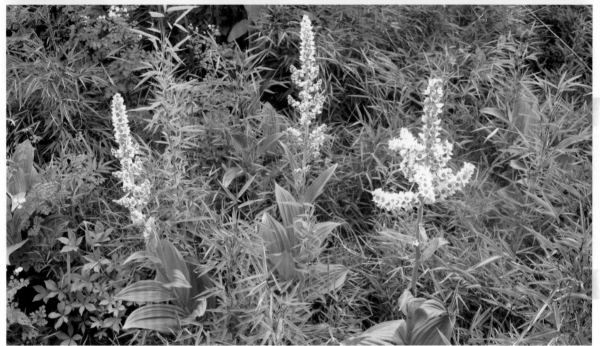

# （四）油点草属 Tricyrtis Wallich

多年生草本。叶卵形至椭圆形，近无柄，抱茎。花单生或簇生，顶生或生于上部叶腋；花被片6枚，离生，绿白色、黄绿色或淡紫色，开放前钟状，开放后花被片直立、斜展或反折，通常早落，外轮3枚在基部呈囊状或具短距；雄蕊6枚，花丝扁平，下部常多少靠合成筒；柱头3裂，向外弯垂，裂片上端又2深裂，密生腺毛；子房3室。蒴果狭矩圆形，具3条棱。

18种；我国9种；湖北3种；神农架2种，均可供药用。

■ **分种检索表**

1. 花完全开放后，花被片自中下部向下反折·······················1. 油点草 **T. macropoda**

1. 花完全开放后，花被片向上斜展或近水平伸展·················2. 黄花油点草 **T. pilosa**

## 1 | 油点草 **Tricyrtis macropoda** Miquel

多年生草本。茎上部疏生或密生短糙毛。叶卵状椭圆形至矩圆状披针形，先端渐尖或急尖，两面疏生短糙伏毛，基部心形抱茎或圆形而近无柄，边缘具短糙毛。二歧聚伞花序顶生或生于上部叶腋，花序轴和花梗生淡褐色短糙毛，并间生细腺毛；花被片绿白色或白色，内面具多数紫红色斑点，开放后自中下部向下反折。蒴果直立。花、果期 6~10 月。

分布于神农架大九湖，生于海拔 1800m 的林下或沟边。少见。

根茎（油点草根）补虚止咳。

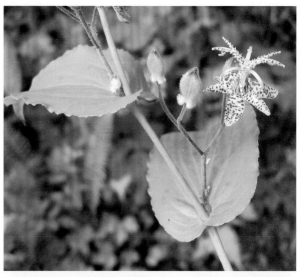

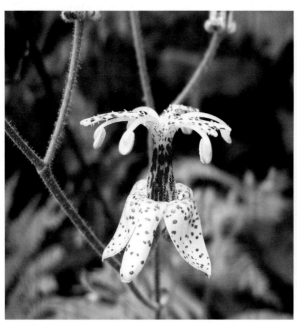

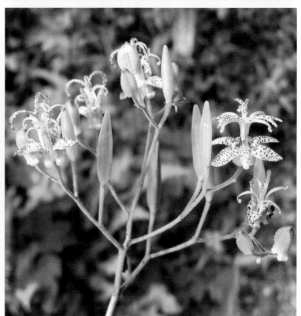

## 2 | 黄花油点草 **Tricyrtis pilosa** Wallich

多年生草本。植株的形态和花的结构与油点草极相似，但花通常黄绿色，花被片向上斜展或近水平伸展，但绝不向下反折。花、果期 7~9 月。

分布于神农架各地，生于海拔 600~2200m 的山坡或沟谷边。常见。

全草（黄花油点草）解毒，发表，止咳。

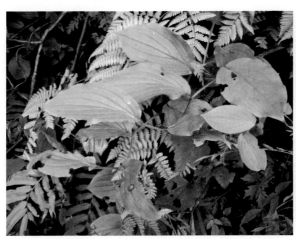 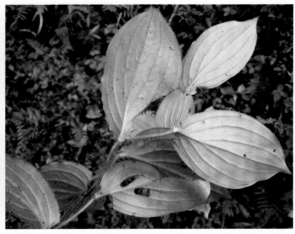

## （五）吊兰属 Chlorophytum Ker Gawler

根常稍肥厚或块状。根茎粗短或稍长。叶基生，通常长条形、条状披针形至披针形，较少更宽，无柄或有柄。花葶直立或弧曲；花常白色，单生或几朵簇生于 1 枚苞片内，排成总状花序或圆锥花序；花梗具关节；花被片 6 枚，离生，宿存，具 3~7 条脉；雄蕊 6 枚，花药近基着，内向纵裂，基部常 2 裂，花丝丝状，中部常多少变宽；子房顶端 3 浅裂，3 室，每室具 1 至数枚胚珠，花柱细长，柱头小。蒴果锐三棱形，室背开裂。种子扁平，具黑色种皮。

120~150 种；我国 4 种；湖北栽培 1 种；神农架栽培 1 种，可供药用。

## 吊兰 Chlorophytum comosum (Thunberg) Baker

多年生草本。根稍肥厚。根茎短。叶剑形，绿色或具黄色条纹，向两端稍变狭，基生。花葶比叶长，常变为匍枝而在近顶部具叶簇或幼小植株；花白色，排成疏散的总状花序或圆锥花序；花被片具 3 条脉。蒴果三棱状扁球形。花期 5 月，果期 8 月。

原产于非洲，神农架各地均有栽培。

全草（吊兰）清热，祛瘀，消肿，解毒。

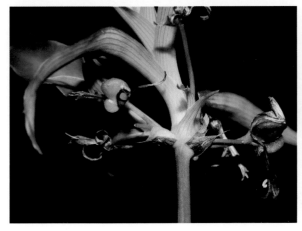 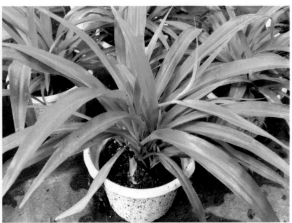

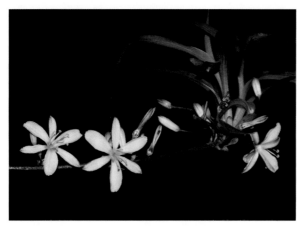
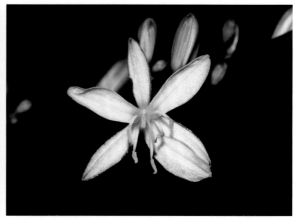

## （六）玉簪属 Hosta Trattinnick

多年生草本。具粗短的根茎，有时具走茎。叶基生，具弧形脉和纤细的横脉；叶柄长。花葶从叶丛中央抽出，常生有 1~3 枚苞片状叶，顶端具总状花序；花通常单生，极少 2~3 朵簇生，常平展，具苞片；花被近漏斗状，下半部窄管状，上半部近钟状，具 6 枚裂片；雄蕊 6 枚；子房 3 室。蒴果近圆柱状。种子多数，黑色，具扁平的翅。

45 种；我国 4 种；湖北 2 种；神农架 2 种，均可供药用。

■ **分种检索表**

1. 花白色······································1. 玉簪 **H. plantaginea**
1. 花淡紫色··································2. 紫萼 **H. ventricosa**

---

## 1 ｜ 玉簪 Hosta plantaginea (Lamarck) Ascherson

多年生草本。根茎粗厚。叶卵状心形、卵形或卵圆形，先端近渐尖，基部心形，具 6~10 对侧脉。花葶具几朵至十几朵花；花的外苞片卵形或披针形；花单生或簇生，白色，芳香；雄蕊与花被近等长或略短。蒴果圆柱状，具 3 条棱。花、果期 8~10 月。

分布于神农架各地，生于海拔 800~1500m 的沟谷，亦有栽培。常见。

花清热解毒，利小便。根消肿，解毒，止血。叶用于痈肿、疔疮、蛇虫咬伤。

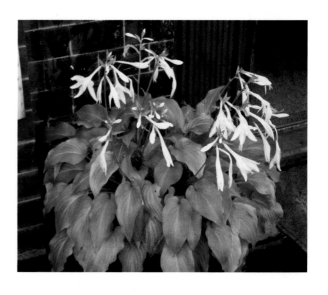

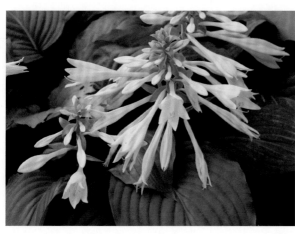
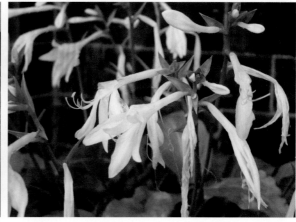

## 2 | 紫萼 **Hosta ventricosa** (Salisbury) Stearn

多年生草本。叶卵状心形、卵形至卵圆形，先端通常近短尾状骤尖，基部心形或近截形，极少叶片基部下延而略呈楔形，具侧脉。苞片矩圆状披针形；花单生，开时从花被管向上骤然作近漏斗状扩大，淡紫色；雄蕊伸出花被之外，完全离生。蒴果圆柱状，具3条棱。花期7月中旬至9月上旬，果期8~9月。

分布于神农架各地，生于海拔1100~1500m的山坡，亦有栽培。常见。

全草拔毒，生肌，清热。

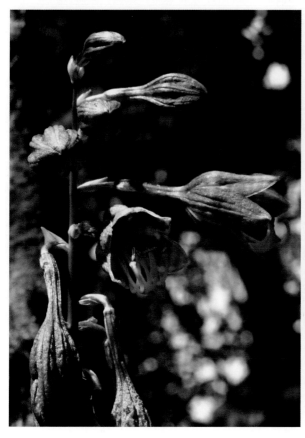
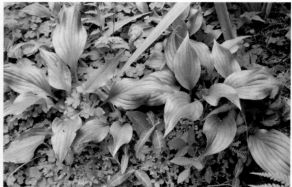
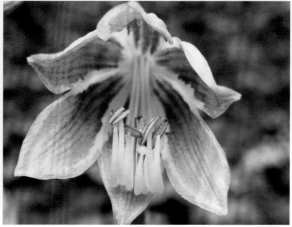

## （七）萱草属 Hemerocallis Linnaeus

多年生草本。根多少肉质，中下部有时具纺锤状膨大。具很短的根茎。叶基生，2列，带状。花葶从叶丛中央抽出，顶端具总状或假二歧状的圆锥花序，较少花序缩短或只具单花；苞片存在；花直立或平展，近漏斗状，下部具花被管，裂片6枚；雄蕊6枚；子房3室；花柱细长，柱头小。蒴果钝三棱状，表面常略具横皱纹。种子黑色，具棱角。

15种；我国11种；湖北5种；神农架4种，可供药用的3种。

### ■ 分种检索表

1. 花淡黄色⋯⋯⋯⋯⋯⋯⋯⋯⋯⋯⋯⋯⋯⋯⋯⋯⋯⋯⋯⋯⋯⋯⋯⋯⋯⋯⋯1. 黄花菜 H. citrina
1. 花橘红色、橘黄色至暗金黄色。
　2. 花暗金黄色；根中下部无纺锤状膨大⋯⋯⋯⋯⋯⋯⋯⋯⋯⋯⋯⋯2. 小黄花菜 H. minor
　2. 花橘红色至橘黄色；根中下部纺锤状膨大⋯⋯⋯⋯⋯⋯⋯⋯⋯⋯⋯3. 萱草 H. fulva

## 1  黄花菜 Hemerocallis citrina Baroni

多年生草本。根近肉质，中下部常呈纺锤状膨大。花葶一般稍长于叶，基部三棱形，有分枝；苞片披针形，自下向上渐短；花多朵；花被淡黄色，有时在花蕾时顶端带黑紫色。蒴果钝三棱状椭圆形。种子黑色，具棱。花、果期5~9月。

原产于我国，神农架各地均有栽培。

块根、花蕾利水，凉血，催乳，利湿热，宽胸膈。

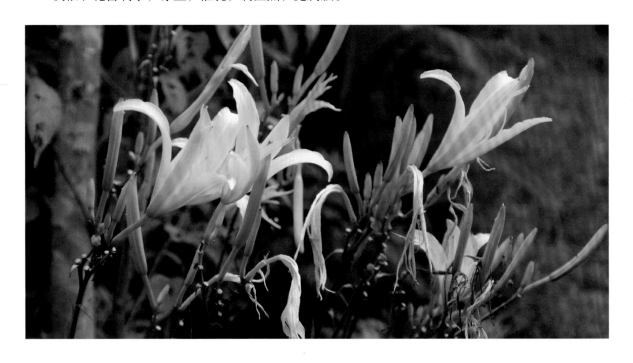

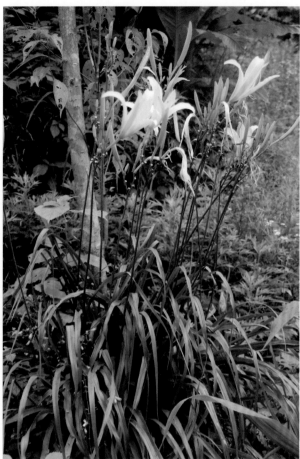
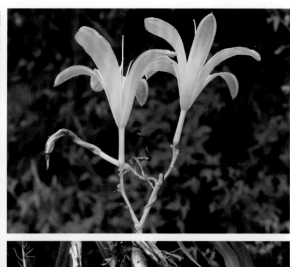
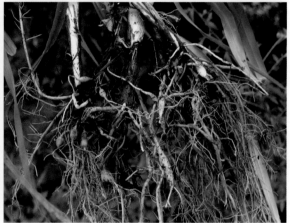

## 2　小黄花菜　**Hemerocallis minor** Miller

　　多年生草本。根无纺锤状膨大。叶不对折。花暗金黄色；花序常 2 次分枝；花多；花被管较长。花、果期 5~9 月。

　　分布于神农架宋洛（盘龙），生于海拔 800m 的沟边。少见。

　　块根清热利湿，利水，凉血，催乳，利湿热，宽胸膈。

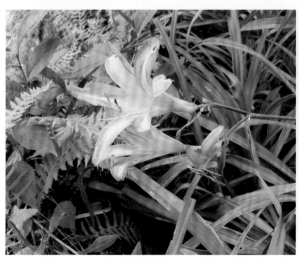
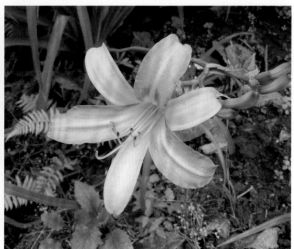

### 3 萱草 **Hemerocallis fulva** (Linnaeus) Linnaeus

多年生草本。根近肉质，中下部呈纺锤状膨大。叶较宽。花橘红色至橘黄色；内花被裂片下部具"V"字形彩斑。花、果期5~7月。

分布于神农架各地，生于海拔500~1600m的沟边湿处，或栽培。常见。

根利水，凉血，发乳。嫩苗利湿热，宽胸。花蕾（金针菜）利湿热，宽胸膈。

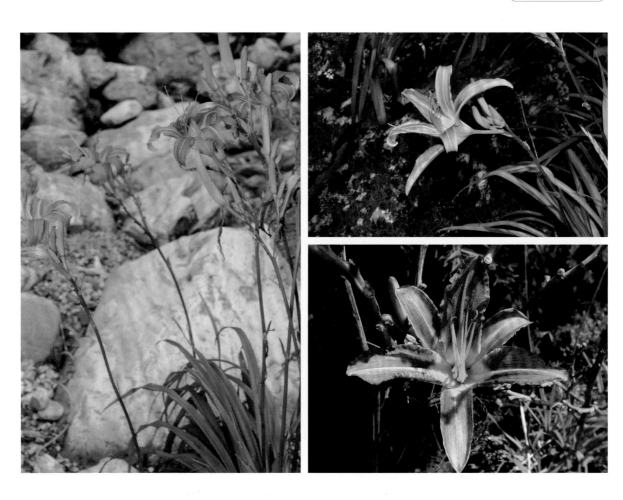

## （八）芦荟属 **Aloe** Linnaeus

多年生植物。茎短或明显。叶肉质，呈莲座状簇生或有时2列着生，先端锐尖，边缘常具硬齿或刺。花葶从叶丛中抽出；花多朵排成总状花序或伞形花序；花被圆筒状，有时稍弯曲；通常外轮3枚花被片合生至中部；雄蕊6枚，着生于基部，花丝较长，花药背着；花柱细长，柱头小。蒴果具多数种子。

350~400种；我国栽培1种；湖北栽培1种；神农架栽培1种，可供药用。

# 芦荟 **Aloe vera** (Linnaeus) N. L. Burman

多年生草本。叶近簇生或稍 2 列，肥厚多汁，条状披针形，粉绿色，顶端具小齿，边缘疏生刺状小齿。花葶不分枝或有时稍分枝；总状花序具花几十朵；苞片近披针形，先端锐尖；花开后下垂，稀疏排列，淡黄色而有红斑；花裂片先端稍外弯；雄蕊与花被近等长或略长；花柱明显伸出花被外。花期 2~3 月。

原产于非洲，神农架各地均有栽培。

叶解毒，消肿。

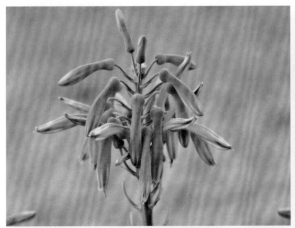
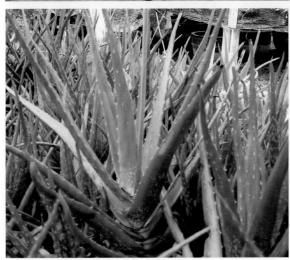
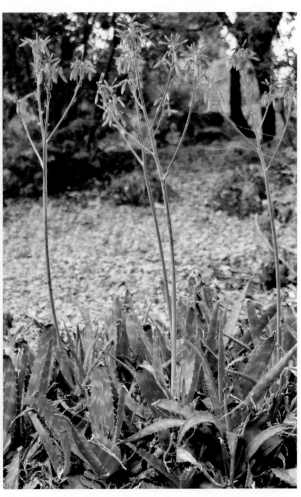

# （九）顶冰花属 **Gagea** Salisbury

多年生草本。鳞茎通常卵球形，较小，在鳞茎皮基部内外常具几个至多数小鳞茎（珠芽），鳞茎皮不延伸或上端延伸成筒状，抱茎；茎通常不分枝。叶或只有 1~2 枚基生叶，或除基生叶外还具有几枚互生的茎生叶。花通常排成伞房花序、伞形花序或总状花序，少有单生；花被片 6 枚，离生，2 轮，在果期花被片宿存，增大，变厚。蒴果倒卵形至矩圆形，通常具 3 条棱，室背开裂，果皮薄。

90 种；我国 17 种；湖北 1 种；神农架 1 种，可供药用。

# 少花顶冰花 *Gagea pauciflora* (Turczaninow ex Trautvetter) Ledebour

多年生草本。鳞茎卵球形，皮褐黄色，无附属小鳞茎。基生叶1枚，条形，扁平，无毛。总苞片披针形，与花序近等长，排成伞形花序；花梗不等长，无毛；花被片条形或狭披针形，黄色；花药矩圆形，花丝基部扁平；子房矩圆形，柱头不明显3裂。蒴果卵圆形至倒卵形，长为宿存花被的2/3。

分布于神农架大九湖（南天门）、下谷（猴子石、板壁岩），生于海拔2500~2800m的山坡或草丛。少见。

同属植物顶冰花的鳞茎具有清心的功效，民间常用其治疗心脏病。本种与顶冰花仅区别在花朵数量较少，可代顶冰花入药。

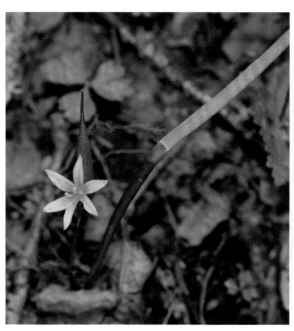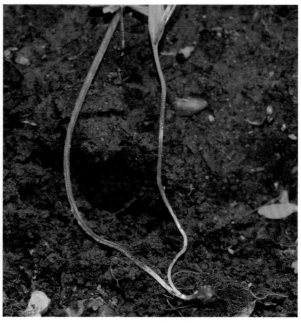

## （十）洼瓣花属 *Lloydia* Reichenbach

多年生草本。鳞茎上端延长成圆筒状。茎不分枝。叶1至多枚基生，韭叶状或更狭，向上逐渐过渡成苞片。花单朵顶生或2~4朵排成近二歧的伞房状花序；花被片6枚，离生，通常内外花被片相似。蒴果。种子一端具短翅。

约20种；我国8种；湖北2种；神农架2种，均可供药用。

**■ 分种检索表**

1. 花白色而具紫斑····················································2. 洼瓣花 **L. serotina**
1. 花黄色······························································1. 西藏洼瓣花 **L. tibetica**

## 1　西藏洼瓣花　**Lloydia tibetica** Baker ex Oliver

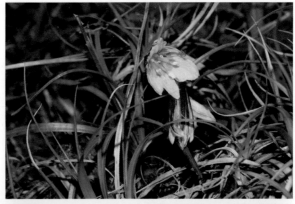

多年生草本。鳞茎顶端延长、开裂。基生叶 3~10 枚，边缘通常无毛；茎生叶 2~3 枚，向上逐渐过渡为苞片，通常无毛，极少在茎生叶和苞片的基部边缘具少量疏毛。花 1~5 朵，黄色；柱头近头状，稍 3 裂。花期 5~7 月。

分布于神农架各地，生于海拔 2500m 以上的山坡石缝中。少见。

鳞茎祛痰止咳，消胀。

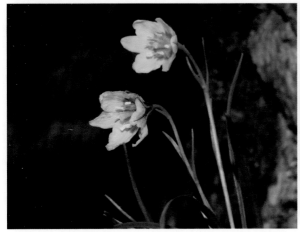

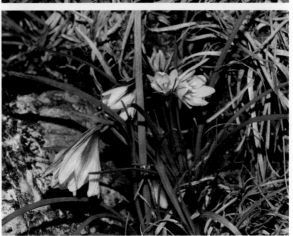

## 2　洼瓣花　**Lloydia serotina** (Linnaeus) Reichenbach

多年生草本。具狭卵形鳞茎。基生叶通常 2 枚，很少 1 枚，茎生叶狭披针形或近条形。花单生或 2~4 朵排成近二歧的伞房状花序，白色而具紫斑，先端钝圆，内面近基部常有一凹穴。蒴果近倒卵形，略具 3 条钝棱，顶端具宿存花柱。花期 6~8 月，果期 8~10 月。

分布于神农架各地，生于海拔 2500m 以上的山坡石缝中。少见。

鳞茎可代西藏洼瓣花入药。

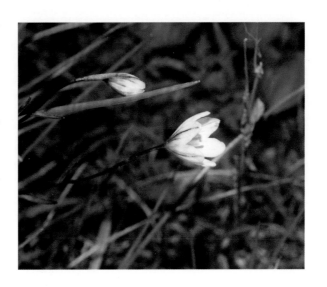

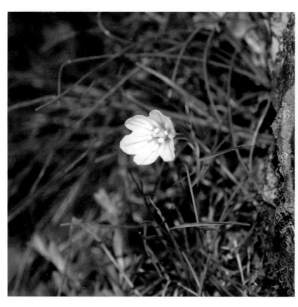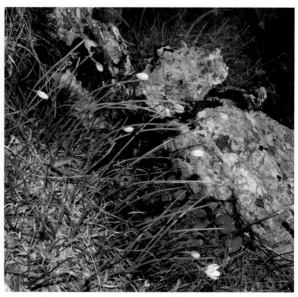

# （十一）贝母属 Fritillaria Linnaeus

多年生草本。鳞茎由 2~3 枚鳞片组成，近卵形或球形。茎直立不分枝。基生叶具长柄，茎生叶对生、轮生或散生，先端卷曲或不卷曲，基部半抱茎。花通常钟形，俯垂（但在受精后花梗逐渐向上，在果期直立），单朵顶生或多朵排成总状花序或伞形花序，具叶状苞片。蒴果具 6 条棱，棱上常具翅。种子多数，扁平，边缘具狭翅。

130 种；我国约 24 种；湖北约 5 种；神农架 2 种，均可供药用。

■ **分种检索表**

1. 花淡绿色 ······································2. 太白贝母 F. taipaiensis
1. 花淡紫色 ······································1. 天目贝母 F. monantha

## 1 天目贝母 Fritillaria monantha Migo

多年生草本。鳞茎由 2 枚鳞片组成。叶通常对生，有时兼有散生或 3 叶轮生，矩圆状披针形至披针形，先端不卷曲。花单朵，淡紫色，具黄色小方格，具 3~5 枚先端不卷曲的叶状苞片，蜜腺窝在花被背面明显凸出。蒴果棱上具翅。花期 4 月，果期 6 月。

神农架系原产地之一，但现在神农架仅见栽培种，未发现有野生种。常见。

鳞茎清肺止咳，化痰，散结消肿。

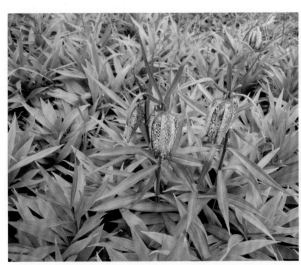 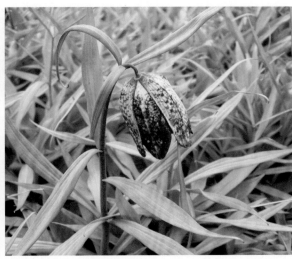

## 2 | 太白贝母 *Fritillaria taipaiensis* P. Y. Li

多年生草本。鳞茎由 2~3 枚鳞片组成。叶在最下面的对生或散生，向上常兼有散生、对生和轮生，近条形至披针形，先端不卷曲或稍弯曲。花淡绿色，顶端的花具 3~4 枚叶状苞片，苞片先端直。蒴果，棱上具翅。花期 5~6 月，果期 6~7 月。

分布于神农架各地，生于高海拔的山坡草丛中。少见。

鳞茎清肺止咳，化痰，散结消肿。

神农架贝母 *F. shennongjiaensis* 分布于神农架各地，生于海拔 2500m 以上的草丛。鳞茎清肺止咳，化痰，散结消肿。其花序下的苞叶数目并不稳定，不宜作为划分贝母属分种的标准，故我们认为，神农架贝母 *F. shennongjiaensis* 是太白贝母 *F. taipaiensis* 的同物异名。

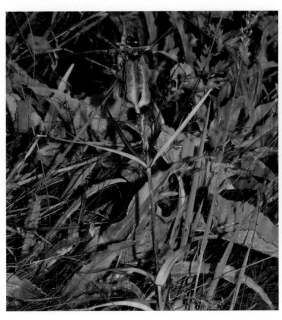 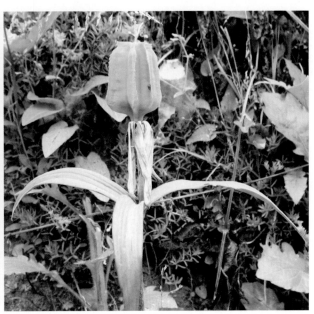

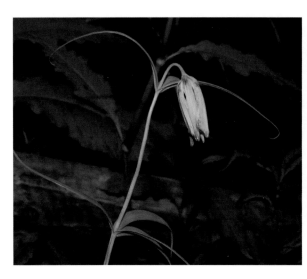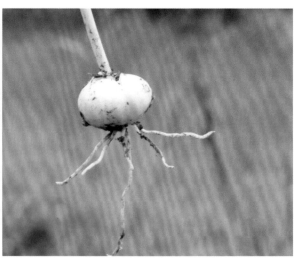

# （十二）百合属 Lilium Linnaeus

多年生草本。鳞茎卵形或近球形；鳞片多数，肉质，卵形或披针形，无节或有节，白色或紫黑色。叶通常散生，较少轮生，披针形至条形，无柄或具短柄，全缘或边缘有小乳头状突起。花单生或排成总状花序，少有近伞形或伞房状排列；苞片叶状；花被片6枚，2轮，离生，常多少靠合而呈喇叭形或钟形，有时强烈反卷；柱头膨大，3裂。蒴果矩圆形。种子多数，扁平，周围具翅。

155种；我国约55种；湖北约15种；神农架10种，可供药用的8种。

## ■ 分种检索表

1. 花喇叭形；花被片先端外弯；雄蕊上部向上弯。

　2. 花白色。

　　3. 蜜腺两边具乳头状突起 ·········································1. 野百合 L. brownii

　　3. 蜜腺两边无乳头状突起 ·······································2. 宜昌百合 L. leucanthum

　2. 花深红色 ···························································3. 渥丹 L. concolor

1. 花钟形，具斑点；雄蕊四面张开。

　4. 花被片蜜腺两边无乳头状突起，具流苏状突起或无。

　　5. 花被片蜜腺两边无流苏状突起，花白色 ····················4. 大理百合 L. taliense

　　5. 花被片蜜腺两边具流苏状突起，花橙色 ····················5. 湖北百合 L. henryi

　4. 花被片蜜腺两边具乳头状突起。

　　6. 茎上部的叶腋间无珠芽。

　　　7. 蜜腺两边具乳头状突起，但无鸡冠状突起 ···············6. 川百合 L. davidii

　　　7. 蜜腺两边除具乳头状突起，还具鸡冠状突起 ···········7. 绿花百合 L. fargesii

　　6. 茎上部的叶腋间具珠芽 ·······························8. 卷丹 L. tigrinum

## 1 野百合 Lilium brownii F. E. Brown ex Miellez

■ **分变种检索表**

1. 叶披针形至条形····················································1a. 野百合 L. brownii var. brownii

1. 叶倒披针形至倒卵形············································1b. 百合 L. brownii var. viridulum

## 1a 野百合（原变种）Lilium brownii var. brownii

　　多年生草本。鳞茎球形；鳞片披针形，无节，白色。茎有的具紫色条纹，有的下部具小乳头状突起。叶散生，通常自下向上渐小，披针形至条形，先端渐尖，基部渐狭，全缘，无毛。花单生或几朵排成近伞形；花梗稍弯；苞片披针形；花喇叭形，具香气，乳白色，外面稍带紫色，无斑点，向外张开或先端外弯而不卷；外轮花被先端尖。蒴果矩圆形，具棱，具多数种子。花、果期5月至翌年2月。

　　分布于神农架各地，生于低海拔的山坡荒地。常见。

　　鳞茎润肺止咳，清心安神。

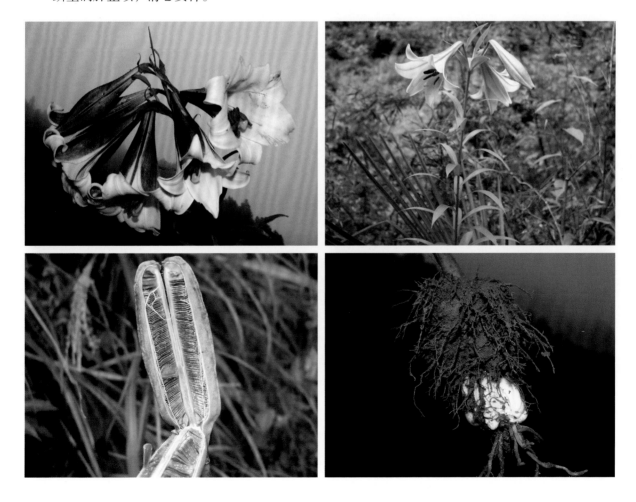

## 1b 百合（变种）Lilium brownii var. viridulum Baker

多年生草本。本变种与野百合（原变种）的区别在于叶倒披针形至倒卵形。花期 5~6 月，果期 9~10 月。

分布于神农架各地，生于低海拔的山坡荒地或林缘。常见。

鳞茎润肺止咳，清心安神。

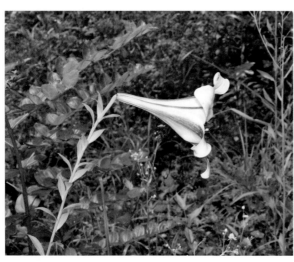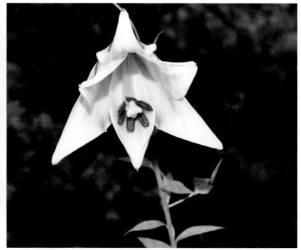

## 2 宜昌百合 Lilium leucanthum (Baker) Baker

多年生草本。鳞茎近球形；鳞片披针形。茎具小乳头状突起。叶散生，披针形，边缘无乳头状突起，上部叶腋间无珠芽。花单生或 2~4 朵；苞片矩圆状披针形；花梗紫色；花喇叭形，具微香，白色，里面淡黄色，背脊及近脊处淡绿黄色；内轮花被片先端钝圆，蜜腺无乳头状突起；柱头膨大，3 裂。花期 6~7 月。

分布于神农架各地，生于低海拔的山坡荒地或林缘。常见。

鳞茎润肺止咳，清心安神。

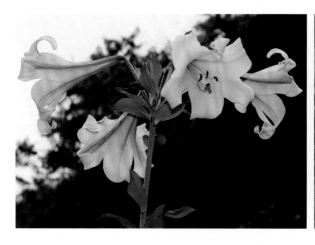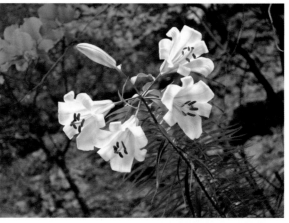

### 3 | 渥丹 Lilium concolor Salisbury

　　多年生草本。鳞茎卵球形；鳞片卵形或卵状披针形，白色，鳞茎上方茎上具根。茎少数近基部带紫色，具小乳头状突起。叶散生，条形，边缘具小乳头状突起，两面无毛。花 1~5 朵排成近伞形或总状花序；花直立，星状开展，深红色，无斑点，具光泽；花被片矩圆状披针形，蜜腺两边具乳头状突起；柱头稍膨大。蒴果矩圆形。花期 6~7 月，果期 8~9 月。

　　分布于神农架松柏、宋洛、新华，生于海拔 800~1100m 的山坡。少见。

　　鳞茎润肺止咳，清心安神。

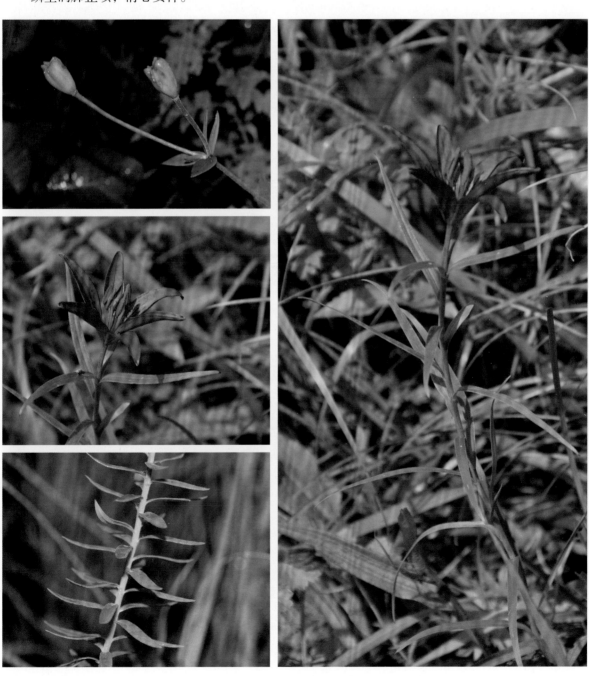

## 4 | 大理百合 **Lilium taliense** Franchet

多年生草本。鳞茎卵形；鳞片披针形，白色。叶散生，条形或条状披针形，中脉明显，无毛，边缘具小乳头状突起。总状花序；苞片叶状，边缘具小乳头状突起；花下垂；花被片反卷，矩圆形或矩圆状披针形；内轮花被片较外轮稍宽，白色，具紫色斑点，蜜腺两边无突起。蒴果矩圆形。花期 7~8 月，果期 9 月。

分布于神农架红坪（大神农架）、宋洛、新华，生于高海拔的山坡岩石缝中。少见。

鳞茎润肺止咳，清心安神。

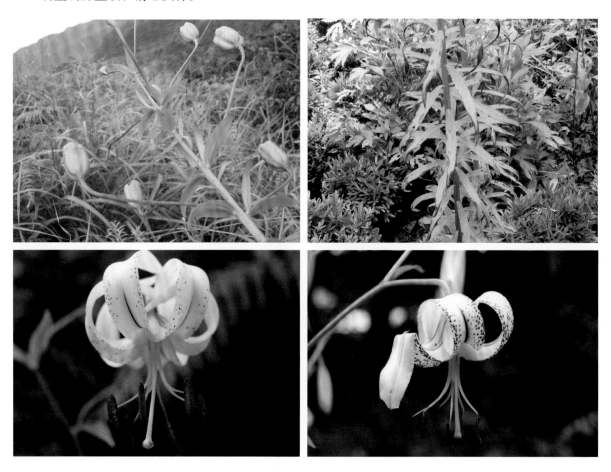

## 5 | 湖北百合 **Lilium henryi** Baker

多年生草本。鳞茎近球形；鳞片矩圆形，先端尖，紫色。茎具紫色条纹，无毛。叶两型，中、下部的矩圆状披针形，先端渐尖，基部近圆形，全缘；上部的卵圆形，先端急尖，基部近圆形，无柄。总状花序；苞片卵圆形，叶状，先端渐尖；花被片披针形，反卷，橙色，具稀疏的黑色斑点，全缘，蜜腺两边具多数流苏状突起。蒴果矩圆形，褐色。花期 6~7 月。

分布于神农架各地，生于低海拔的山坡石缝中。少见。

鳞茎润肺止咳，清心安神。

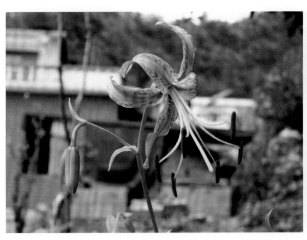
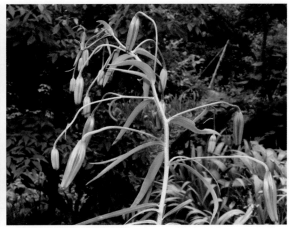

| 6 | 川百合　**Lilium davidii** Duchartre ex Elwes |

　　多年生草本。鳞茎扁球形或宽卵形；鳞片白色。茎带紫色，密被小乳头状突起。叶多数，散生，在中部较密集，条形，先端急尖，边缘反卷并有明显的小乳头状突起，中脉明显，往往在上表面凹陷，在下表面凸出，叶腋具白色绵毛。花单生或总状花序，花下垂，橙红色，基部具紫黑色斑点。蒴果长矩圆形。花期7~8月，果期9月。

　　分布于神农架红坪、木鱼、松柏、宋洛等地，生于海拔800~2200m的悬崖石缝中。少见。

　　鳞茎润肺止咳，清心安神。

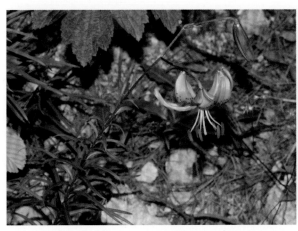
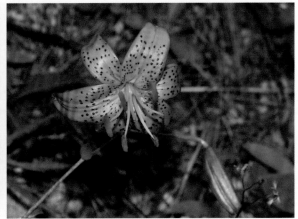

| 7 | 绿花百合　**Lilium fargesii** Franchet |

　　多年生草本。鳞茎卵形；鳞片白色。叶散生，条形，生于中上部，先端渐尖，边缘反卷，两面无毛。花单生或数朵排成总状花序；苞片叶状；花下垂，绿白色，具稠密的紫褐色斑点；花被片披针形，反卷，蜜腺两边具鸡冠状突起。蒴果矩圆形。

　　分布于神农架木鱼（老君山）、红坪（神农谷）。生于海拔2500m左右的山坡。少见。

　　鳞茎润肺止咳，清心安神。

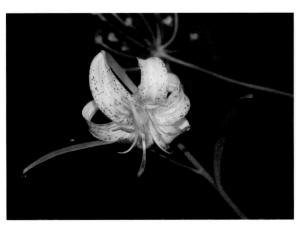 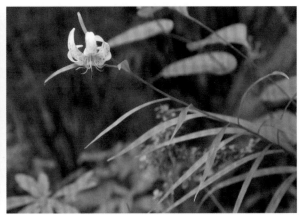

## 8 卷丹 **Lilium tigrinum** Ker Gawler

多年生草本。鳞茎近宽球形；鳞片白色。茎带紫色条纹，具白色绵毛。叶散生，矩圆状披针形或披针形，先端具白毛，边缘具乳头状突起，上部叶腋具珠芽。苞片叶状、卵状披针形，先端钝，具白色绵毛；花梗紫色，具白色绵毛；花下垂；花被片披针形，反卷，橙红色，具紫黑色斑点，内轮花被片蜜腺两边具乳头状突起。蒴果狭长卵形。花期 7~8 月，果期 9~10 月。

分布于神农架各地，生于海拔 700~1000m 的山坡或林下。常见。

鳞茎润肺止咳，清心安神。

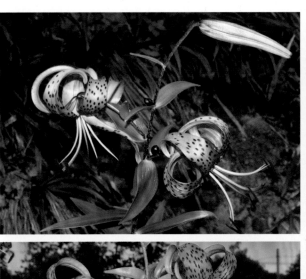

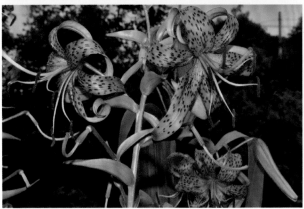

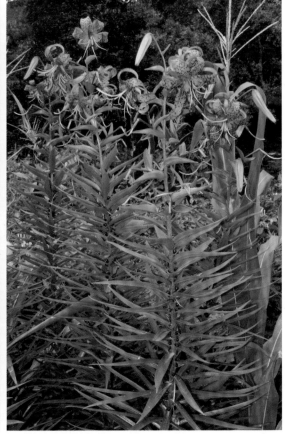

## （十三）大百合属 Cardiocrinum (Endlicher) Lindley

本属与百合属十分近似，但其鳞茎由几片基生叶的叶柄基部膨大而形成。花序凋谢后，植株四周长出小鳞茎，具纤维质鳞茎。叶片卵状心形，具柄，网状脉。

3 种；我国 2 种；湖北 2 种；神农架 2 种，均可供药用。

### ■ 分种检索表

1. 叶从茎基部以上均匀着生，总状花序具花 10~16 朵·················1. **大百合 C. giganteum**
1. 叶在中部密集，总状花序具花 3~5 朵·················2. **荞麦叶大百合 C. cathayanum**

## 1 大百合 Cardiocrinum giganteum (Wallich) Makino

多年生草本。叶纸质，网状脉；基生叶卵状心形或近宽矩圆状心形；茎生叶卵状心形，叶柄向上渐小，靠近花序的几枚为船形。总状花序；无苞片；花狭喇叭形，白色，里面具淡紫红色条纹；花被片条状倒披针形。蒴果近球形，顶端具一小尖突，基部具粗短果柄，红褐色。种子红棕色，周围具淡红棕色半透明的膜质翅。花期 6~7 月，果期 9~10 月。

分布于神农架木鱼、松柏、宋洛等地。生于海拔 700~1600m 的沟谷。常见。

鳞茎润肺止咳，清心安神。

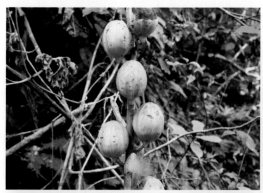

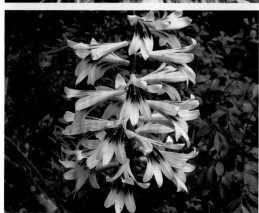

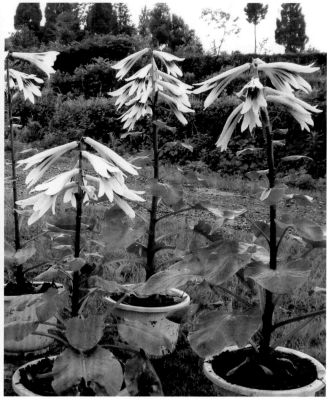

## 2 荞麦叶大百合 Cardiocrinum cathayanum (E. H. Wilson) Stearn

多年生草本。除基生叶外，茎基部上处开始有茎生叶，最下面的几枚常聚集在一处，其余散生；叶纸质，具网状脉，卵状心形或卵形，先端急尖，基部近心形。总状花序；每花具 1 枚苞片，苞片矩圆形；花狭喇叭形，乳白色或淡绿色，内具紫色条纹。蒴果近球形。种子扁平，红棕色，周围有膜质翅。

分布于神农架红坪、木鱼，生于海拔 800 ~ 1500m 的沟谷林下。少见。

鳞茎润肺止咳，清心安神。

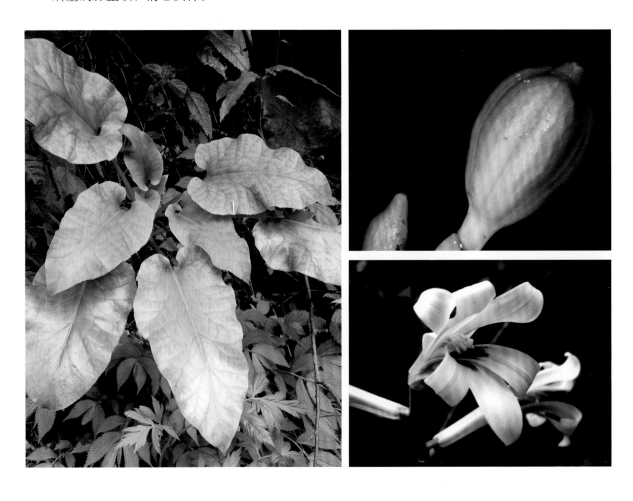

## （十四）绵枣儿属 Barnardia Lindley

鳞茎具膜质鳞茎皮。叶基生，条形或卵形。花葶不分枝，直立，具总状花序；花小或中等大；花梗具关节（有时由于关节位于顶端而不明显）；苞片小；花被片 6 枚，离生或基部稍合生；雄蕊 6 枚，着生于花被片基部或中部，花药卵形至矩圆形，背着，内向开裂；子房 3 室，通常每室具 1~2 枚胚珠，较少达 8~10 枚胚珠，花柱丝状，柱头很小。蒴果室背开裂，近球形或倒卵形，通常具少数黑色种。

2 种；我国 1 种；湖北 1 种；神农架 1 种，可供药用。

## 绵枣儿 **Barnardia japonica** (Thunberg) Schultes & J. H. Schultes

多年生草本。具卵形或近球形鳞茎，鳞茎皮黑褐色。基生叶狭带状。花葶通常比叶长；总状花序；花小，紫红色、粉红色至白色，在花梗顶端脱落；花被片近椭圆形、倒卵形或狭椭圆形，基部稍合生而呈盘状，先端钝而增厚。蒴果近倒卵形。种子黑色，矩圆状狭倒卵形。花、果期 7~11 月。

分布于神农架阳日，生于海拔 700m 的山坡。常见。

全草（绵枣儿）消肿散瘀。

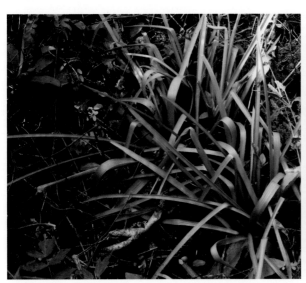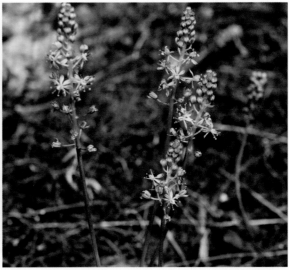

## （十五）葱属 **Allium** Linnaeus

多年生草本，绝大部分的种具特殊的葱蒜气味。鳞茎圆柱状至球状，鳞茎外皮膜质、革质或纤维质。须根细长。叶形多样，从扁平的狭条形到卵圆形，从实心到空心的圆柱状，基部直接与闭合的叶鞘相连；无叶柄或少数种类叶片基部收狭为叶柄，叶柄再与闭合的叶鞘相连。花葶从鳞茎基部长出；伞形花序生于花葶的顶端，开放前为一闭合的总苞所包。

约 660 种；我国 138 种；湖北 20 种；神农架 18 种，可供药用的 14 种。

### ■ 分种检索表

1. 叶常 2 枚，稀 1~3 枚，对生状，倒披针形至卵形。

  2. 叶 1 枚··········································································1. **玉簪叶山葱 A. funckiifolium**

  2. 叶 2~3 枚。

    3. 外轮花被片比内轮的狭···································································2. **茖葱 A. victorialis**

3. 外轮花被片比内轮的宽。

    4. 叶卵圆形,基部心形,叶柄明显····················3. **卵叶山葱 A. ovalifolium**

    4. 叶条形至条状披针形,基部渐狭,叶柄不明显····················4. **太白山葱 A. prattii**

1. 叶数枚,条形,中空或实心。

  5. 根粗壮;叶条形,具明显的中脉····················5. **宽叶韭 A. hookeri**

  5. 根纤细,绳索状;叶无明显的中脉;花葶常不具纵棱。

    6. 鳞茎圆柱状、圆锥状或卵状圆柱形稀卵形,常数枚聚生;根茎明显。

      7. 鳞茎外皮破裂成网状、近网状或松散的纤维状。

        8. 花白色····················6. **韭 A. tuberosum**

        8. 花天蓝色····················7. **天蓝韭 A. cyaneum**

      7. 鳞茎外皮条裂,仅顶端呈纤维状····················8. **天蒜 A. paepalanthoides**

    6. 根茎球状、卵球状,常单生;根茎不明显。

      9. 叶圆形,中空。

        10. 鳞茎圆柱状至卵状圆柱形;小花梗基部无小苞片。

          11. 花白色····················9. **葱 A. fistulosum**

          11. 花黄色至淡黄色····················10. **野葱 A. chrysanthum**

        10. 鳞茎扁球状或为基部增粗的圆柱状;小花梗基部具小苞片····················11. **洋葱 A. cepa**

      9. 叶条形、三棱状条形、棱柱状或半圆柱状。

        12. 内轮花丝全缘或基部每侧各具1枚齿或齿片。

          13. 鳞茎狭卵状····················12. **薤头 A. chinensnse**

          13. 鳞茎近球状····················13. **薤白 A. macrostemon**

        12. 内轮花丝基部每侧各具1枚齿····················14. **蒜 A. sativum**

---

## 1   玉簪叶山葱 Allium funckiifolium Handel-Mazzetti

    多年生草本。鳞茎单生,近圆柱状;鳞茎外皮灰褐色,破裂成纤维状,呈明显的网状。叶1枚,卵状宽椭圆形,基部心形至深心形,先端急缩成短尖头,边缘皱波状;叶柄半圆柱状,与叶片近等长。花葶圆柱状,下部被叶鞘;总苞2裂,宿存;伞形花序球状,具多而密集的花;小花梗近等长,果期伸长,基部无小苞片;花白色;花被片椭圆形至狭椭圆形,近相等。

    分布于神农架宋洛,生于海拔1800m的山坡。少见。

    全草散瘀,镇痛,祛风,止血。

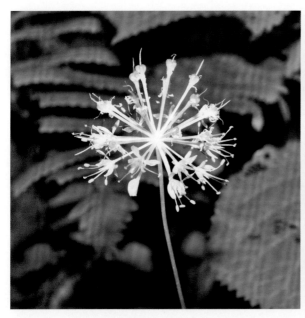
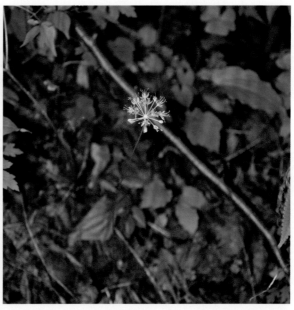

## 2 | 茖葱 **Allium victorialis** Linnaeus

多年生草本。鳞茎单生或 2~3 枚聚生，近圆柱状；鳞茎外皮灰褐色至黑褐色，破裂成纤维状，呈明显的网状。叶 2~3 枚，倒披针状椭圆形至椭圆形，基部楔形，沿叶柄稍下延，先端渐尖或短尖。花葶圆柱状；总苞 2 裂，宿存；伞形花序球状，具多而密集的花；小花梗近等长，果期伸长，基部无小苞片；花白色或带绿色，极稀带红色；子房具圆棱 3 条。花、果期 6~8 月。

分布于神农架各地，生于海拔 1200~2400m 的山坡或岩石上。常见。

鳞茎除瘴气恶毒。全草散瘀，镇痛。

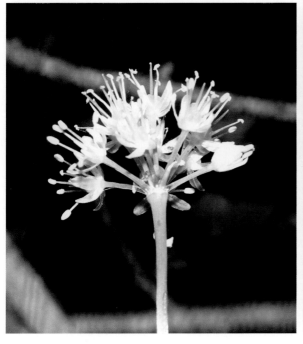
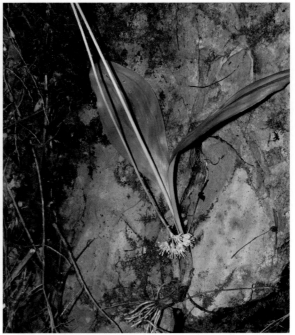

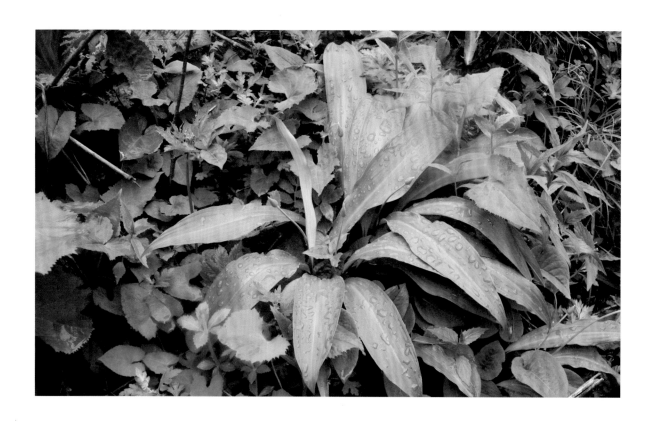

## 3 | 卵叶山葱 **Allium ovalifolium** Handel-Mazzetti

　　多年生草本。鳞茎单一或 2~3 枚聚生；鳞茎外皮黑褐色，破裂成纤维状，呈明显的网状。叶 2 枚，卵圆形，先端渐尖或近短尾状，基部心形；叶柄明显，连同叶片的两面和叶缘常具乳头状突起。花葶圆柱状，下部被叶鞘；总苞 2 裂，宿存，稀早落；伞形花序球状，具多而密集的花；花白色；内轮花被片先端钝，或凹陷，或具不规则小齿。

　　分布于神农架松柏（大岩屋）、宋洛、下谷（小神农架）、新华，生于海拔 1400~2600m 的山坡。少见。

　　全草消肿，止血，祛风。

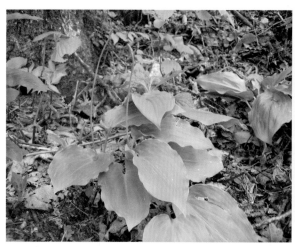

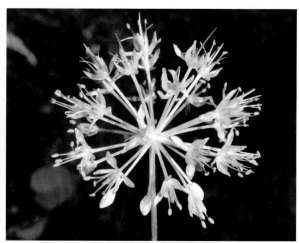

| 4 | **太白山葱** **Allium prattii** C. H. Wright ex Hemsley |

多年生草本。本种外形似卵叶山葱，仅叶为条形、条状披针形，先端渐尖，基部逐渐收狭成不明显的叶柄。

分布于神农架各地，生于海拔 1200~2900m 的山坡或沟谷岩壁上。常见。

全草发汗，散寒，温中行气，消肿健胃。

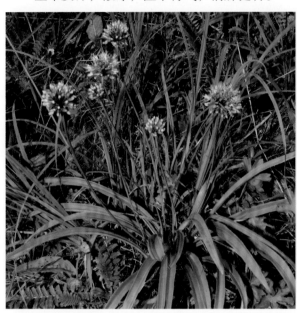
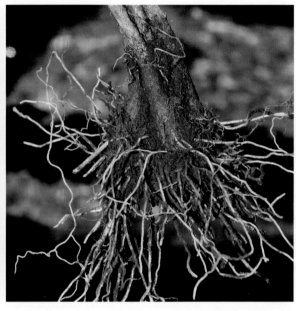

| 5 | **宽叶韭** **Allium hookeri** Thwaites |

多年生草本。鳞茎具粗壮的根；鳞茎外皮白色，膜质。叶条形至宽条形，稀为倒披针状条形，比花葶短或近等长，具明显中脉。花葶下部被叶鞘；伞形花序近球状，多花；花白色，星芒状开展；花被片等长，披针形至条形；花丝等长，于最基部合生，并与花被片贴生。花、果期 8~10 月。

原产于我国，神农架各地广为栽培。

全草发汗解表，散寒，健胃。

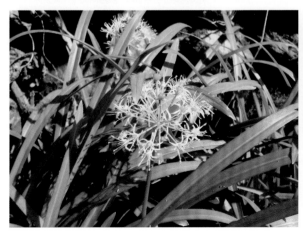
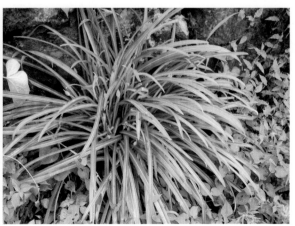

6 | **韭** **Allium tuberosum** Rottler ex Sprengel

多年生草本，具倾斜横生的根茎。鳞茎簇生；鳞茎外皮暗黄色至黄褐色，破裂成纤维状，呈网状或近网状。叶条形，扁平，实心，边缘平滑。花葶具2条纵棱，下部被叶鞘；伞形花序半球状或近球状；花白色；花被片常具绿色或黄绿色的中脉，内轮的矩圆状倒卵形，稀为矩圆状卵形，先端具短尖头或钝圆，外轮的常较窄，矩圆状卵形至矩圆状披针形，先端具短尖头。花、果期7~9月。

原产于我国，神农架各地广为栽培。

种子温补肝肾，壮阳固精。

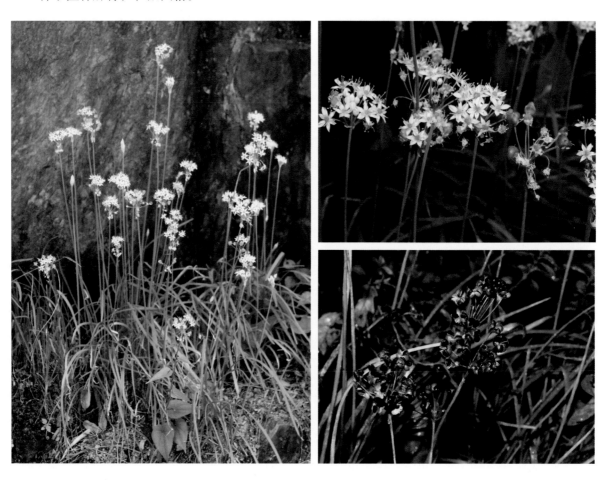

7 | **天蓝韭** **Allium cyaneum** Regel

多年生草本。鳞茎数枚聚生；鳞茎外皮暗褐色，老时破裂成纤维状，常呈不明显的网状。叶半圆柱状，上表面具沟槽。花葶常在下部被叶鞘；伞形花序近扫帚状，有时半球状；花天蓝色；花被片卵形，或矩圆状卵形，内轮的稍长；子房近球状，腹缝线形基部具有帘的凹陷蜜穴；花柱伸出花被外。花、果期8~10月。

分布于神农架木鱼、宋洛，生于海拔2200~2700m的山坡或岩石上。常见。

全草发散风寒，通阳，健胃。

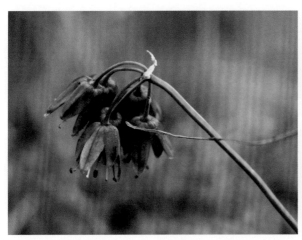
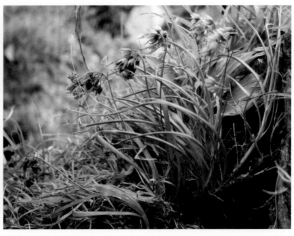

## 8 | 天蒜 **Allium paepalanthoides** Airy Shaw

　　多年生草本。鳞茎单生，狭卵状圆柱形；鳞茎外皮黄褐色，有时带红色，纸质，条裂，有时近纤维状。叶宽条形至条状披针形，先端渐尖，钝头。花葶中部以下被叶鞘，稀仅下部被叶鞘；总苞单侧开裂，具长喙；伞形花序多花；花白色；花被片常具绿色中脉，内轮的卵状矩圆形，先端平截或钝圆，外轮的卵形，舟状；子房倒卵状，腹缝线基部具有帘的凹陷蜜穴。花、果期8~9月。

　　分布于神农架大九湖（坪阡），生于海拔1500m的岩石上。少见。

　　全草发表散寒，通阳。

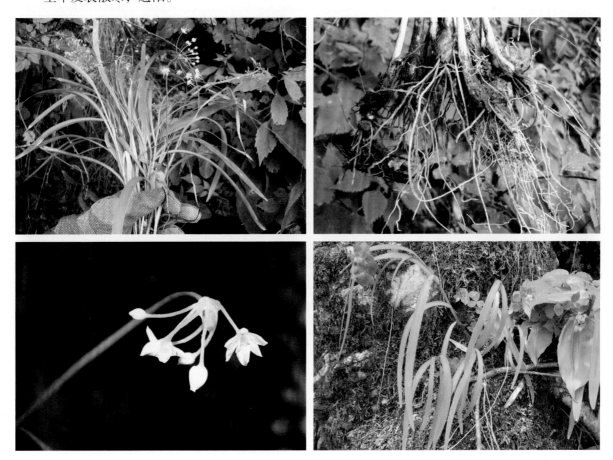

## 9 葱 **Allium fistulosum** Linnaeus

多年生草本。鳞茎单生；鳞茎外皮白色，稀淡红褐色，膜质至薄革质，不裂。叶圆筒状，中空，向顶端渐狭。花葶中空，中部以下膨大，向顶端渐狭，被叶鞘；伞形花序球状，多花；花白色；花被片近卵形，先端渐尖，具反折的尖头，外轮的稍短；子房倒卵状，腹缝线基部具不明显的蜜穴。花、果期 4~7 月。

原产于我国，神农架各地均有栽培。

全草发汗，解毒，通阳。

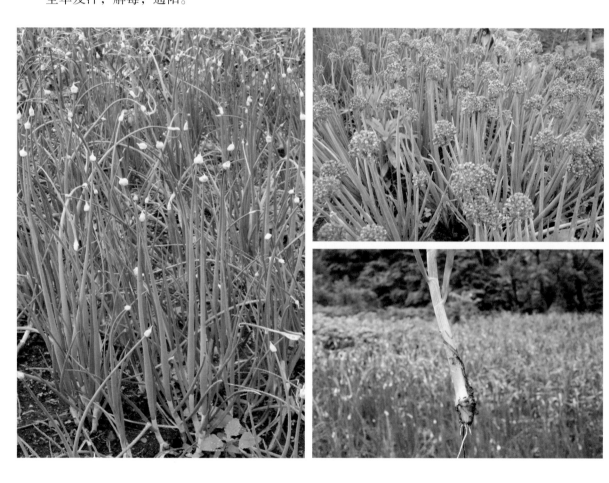

## 10 野葱 **Allium chrysanthum** Regel

多年生草本。鳞茎圆柱状至狭卵状圆柱形；鳞茎外皮红褐色至褐色，薄革质，常条裂。叶圆柱状，中空，比花葶短。花葶圆柱状，中空，下部被叶鞘；总苞 2 裂，与伞形花序近等长；伞形花序球状，具多而密集的花；小花梗近等长，基部无小苞片；花黄色至淡黄色；花被片卵状矩圆形；子房倒卵球状，腹缝线基部具无凹陷的蜜穴 1 个；花柱伸出花被外。花、果期 7~9 月。

分布于神农架各地，生于海拔 2100~2800m 的山坡。常见。

全草发汗，通阳，健胃。

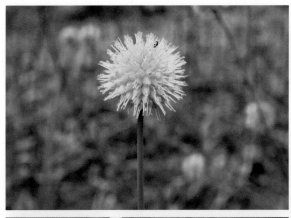
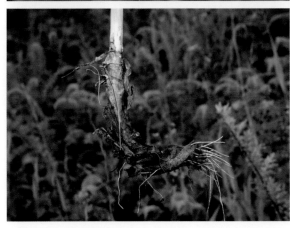
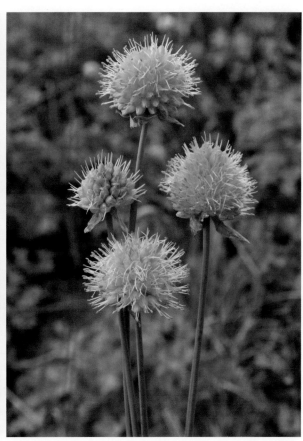

## 11 洋葱 **Allium cepa** Linnaeus

### ■ 分变种检索表

1. 植株密集丛生，不开花······························11b. 火葱 **A. cepa** var. **aggregatum**

1. 植株单生，开花结实······························11a. 洋葱 **A. cepa** var. **cepa**

## 11a 洋葱（原变种）**Allium cepa** var. **cepa**

多年生草本。鳞茎粗大，近球状至扁球状；鳞茎外皮紫红色、褐红色、黄色至淡黄色，纸质至薄革质，内皮肥厚，肉质。叶圆筒状，中空，中部以下最粗，向上渐狭，比花葶短。花葶粗壮，中空，在中部以下膨大，向上渐狭，下部被叶鞘；伞形花序球状；花粉白色；花被片具绿色中脉，矩圆状卵形；子房近球状，腹缝线形基部具有帘的凹陷蜜穴。花、果期 5~7 月。

原产于欧洲，神农架各地均有栽培。

鳞茎用于滴虫阴道炎、溃疡、创伤、便秘。

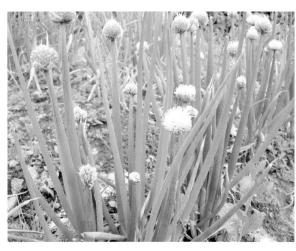
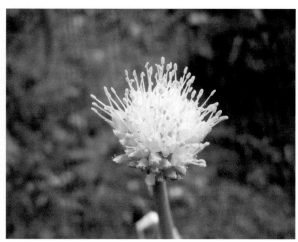

## 11b 火葱（变种）Allium cepa var. aggregatum G. Don

本变种与洋葱（原变种）的区别为在栽培条件下不抽薹开花，用鳞茎分株繁殖。

原产于我国，神农架各地均有栽培。

全草发汗解表，通阳，止痛。

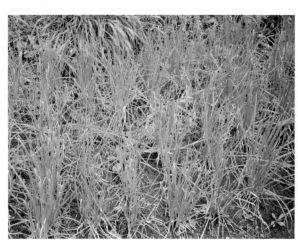
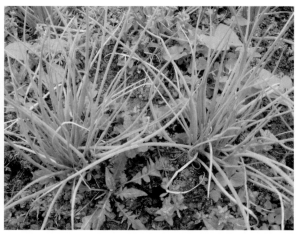

## 12 薤头 Allium chinensnse G. Don

多年生草本。鳞茎数枚聚生，狭卵状；鳞茎外皮白色或带红色，膜质。叶圆柱状，中空。花葶侧生，下部被叶鞘；伞形花序近半球状；花淡紫色至暗紫色；花被片宽椭圆形至近圆形，顶端钝圆，内轮的稍长；子房倒卵球状，腹缝线基部具有帘的凹陷蜜穴。花、果期 10~11 月。

原产于我国，神农架各地均有栽培。

叶止痢。

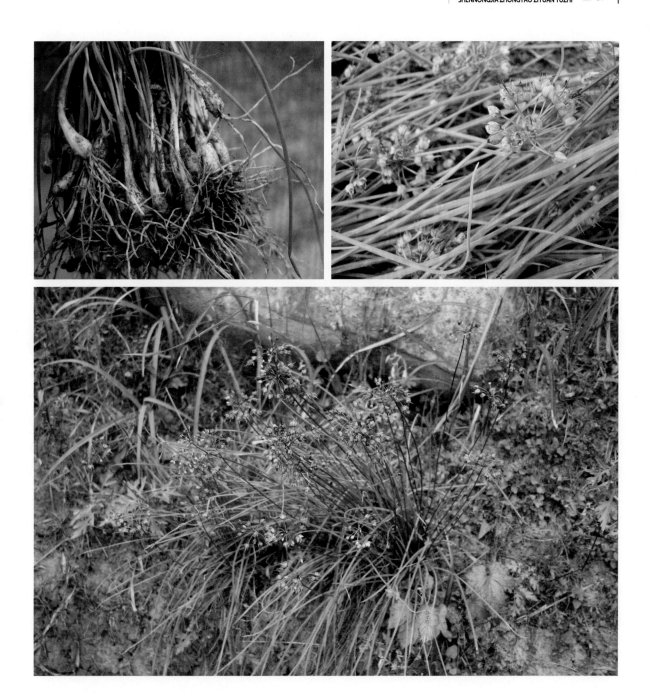

## 13 薤白 **Allium macrostemon** Bunge

多年生草本。鳞茎近球状，基部常具小鳞茎；鳞茎外皮带黑色，纸质或膜质。叶半圆柱状，或因背部纵棱发达而为三棱状半圆柱形，中空，上表面具沟槽，比花葶短。花葶被叶鞘；伞形花序半球状至球状，具多而密集的花，或间具珠芽，或有时全为珠芽；珠芽暗紫色，基部亦具小苞片；花淡紫色或淡红色；花被片矩圆状卵形至矩圆状披针形。花、果期5~7月。

原产于我国，神农架各地均有栽培。

鳞茎通阳散结，行气导滞。

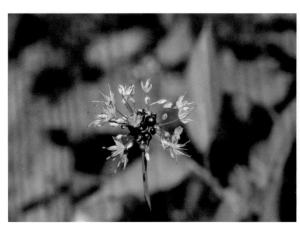
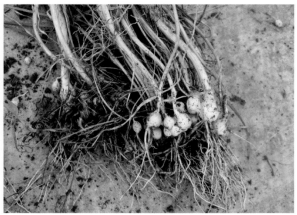

## 14 蒜 **Allium sativum** Linnaeus

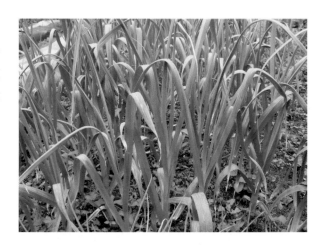

　　多年生草本。鳞茎球状至扁球状，通常由多数肉质、瓣状的小鳞茎紧密地排列而成，外面被数层白色至带紫色的膜质鳞茎外皮。叶宽条形至条状披针形，扁平，先端长渐尖。花葶实心，中部以下被叶鞘；伞形花序密，具珠芽；花常为淡红色；花被片披针形至卵状披针形，内轮的较短；子房球状；花柱不伸出花被外。花期 7 月。

　　原产于欧洲，神农架各地均有栽培。

　　鳞茎行滞气，暖脾胃，消癥积，解毒。

## （十六）吉祥草属 **Reineckiea** Kunth

　　多年生草本。茎蔓延于地面，逐年向前延长或发出新枝，每节上具一残存的叶鞘。叶条形至披针形，先端渐尖，向下渐狭成柄，深绿色。穗状花序；花芳香，粉红色；花被片 6 枚；雄蕊 6 枚；子房上位，3 室。浆果熟时鲜红色。

　　1 种，神农架有分布，可供药用。

## 吉祥草 **Reineckea carnea** (Andrews) Kunth

　　本种特征同吉祥草属。花、果期 7~11 月。

　　分布于神农架各地，生于海拔 1400m 以下的林下阴湿地。常见。

　　全草润肺止咳，祛风，接骨。

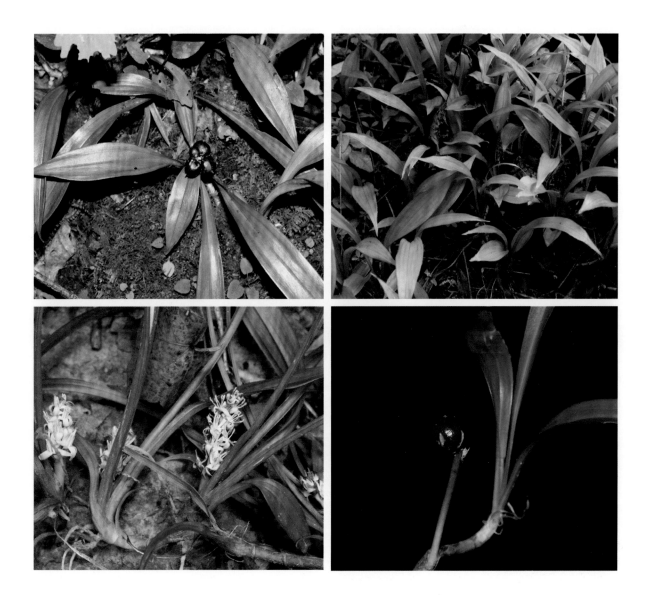

# （十七）开口箭属 Campylandra Baker

多年生草本。根茎粗厚，根较粗，并密生白色绵毛。叶通常基生或聚生于短茎上，窄椭圆形至带形，下部渐狭成柄或柄不明显，基部扩展，抱茎。花葶由叶丛中抽出，侧生，直立或外弯，基部具鞘叶；穗状花序具密集的花；苞片全缘或为流苏状；花被钟状或圆筒状，中部或上部 6 裂。浆果。

17 种；我国约 16 种；湖北 4 种；神农架 2 种，均可供药用。

## ■ 分种检索表

1. 雄蕊长 5mm 以上，花柱明显，长 2~5mm ·················2. 筒花开口箭 C. delavayi

1. 雄蕊长 2~3mm，花柱不明显 ·················1. 开口箭 C. chinensis

## 1 开口箭 Campylandra chinensis (Baker) M. N. Tamura et al.

多年生草本。根茎多节，绿色至黄色。叶基生，近革质或纸质，倒披针形、条状披针形、条形或矩圆状披针形，先端渐尖，基部渐狭；鞘叶 2 枚，披针形或矩圆形。穗状花序直立，少有弯曲，密生多花；花短钟状；花被筒裂片卵形，先端渐尖，肉质，黄色或黄绿色。浆果球形，熟时紫红色。花期 4~6 月，果期 9~11 月。

分布于神农架各地。常见。

根茎用于劳热咳嗽、风湿痹痛、月经不调、跌打损伤。

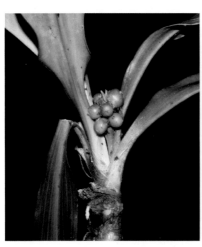
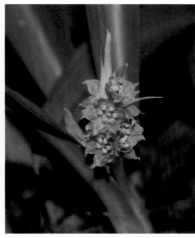
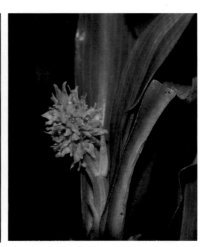

## 2 筒花开口箭 Campylandra delavayi (Franchet) M. N. Tamura et al.

多年生草本。根茎淡褐色。叶基生，纸质或近革质，矩圆形或长椭圆形，先端急尖或渐尖，基部渐狭成明显或不明显的柄，边缘微波状。穗状花序密生多花；花筒状钟形，黄色，肉质。浆果近球形，紫红色。花期 4 月，果期 8 月。

分布于神农架宋洛、新华，生于海拔 1500~1700m 的山坡沟谷。少见。

根茎清热解毒，散瘀止痛。

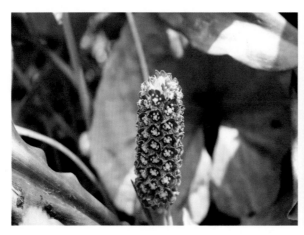
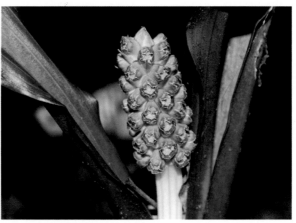

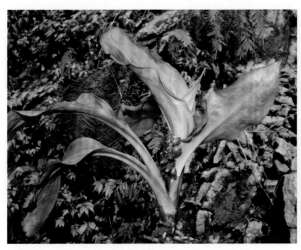 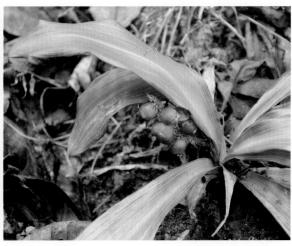

## （十八）万年青属 Rohdea Roth

多年生草本。具粗根茎。叶近两列套叠，厚纸质，矩圆形、披针形或倒披针形，先端急尖，基部稍狭，绿色，纵脉明显浮凸；鞘叶披针形。花葶短于叶；穗状花序具花几十朵，密集；苞片卵形，膜质；花被球状钟形，6裂，淡黄色，裂片厚；雄蕊6枚；子房球形，3室。浆果熟时红色。

1种，神农架有分布，可供药用。

## 万年青 Rohdea japonica (Thunberg) Roth

本种特征同万年青属。花期5~6月，果期9~10月。

分布于神农架木鱼（九冲）、松柏、新华，多为村边栽培。常见。

根及根茎清热解毒，强心利尿，止血。

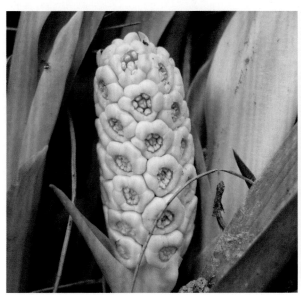 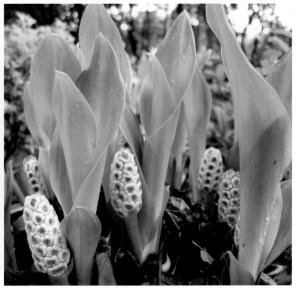

# （十九） 蜘蛛抱蛋属 Aspidistra Ker Gawler

多年生常绿草本。根茎横走。叶单生或 2~4 枚簇生于根茎上，卵形至带状；叶柄明显或不明显，基部有 3~4 枚鞘叶；叶鞘通常紫褐色。花单生于总花梗顶端；花被钟状或坛状，肉质，紫色或带紫色，少有带黄色，顶端通常 6~8 裂，少有 4 裂或 10 裂；柱头多数呈盾状膨大，裂或不裂。浆果。

55 种；我国 49 种；湖北 4 种；神农架 4 种，均可供药用。

## ■ 分种检索表

1. 果皮平滑。
    2. 柱头 8 浅裂····················································1. 四川蜘蛛抱蛋 **A. sichuanensis**
    2. 柱头（3~）4 深裂···············································4. 蜘蛛抱蛋 **A. elatior**
1. 果皮具瘤状突起。
    3. 叶小，叶片倒披针形············································3. 棕叶草 **A. oblanceifolia**
    3. 叶大，叶片矩圆状披针形······································2. 凤凰蜘蛛抱蛋 **A. fenghuangensis**

## 1 四川蜘蛛抱蛋 Aspidistra sichuanensis K. Y. Lang & Z. Y. Zhu

多年生草本。根茎具节和鳞片。叶单生，矩圆状披针形。花被近钟状，花被筒内表面褐紫色，裂片矩圆状三角形，先端钝，向外扩展，内表面淡橙绿色或带紫色，具明显或不明显的脊状隆起和多数小乳突；柱头 8 浅裂。果皮平滑。

分布于神农架新华，生于海拔 400m 的山坡林下。常见。

根茎行气活血，止血退热，强筋骨。

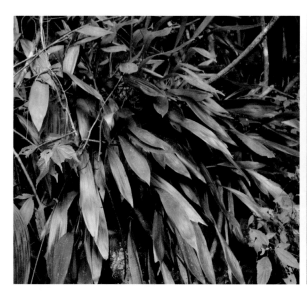
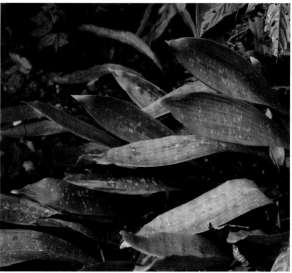

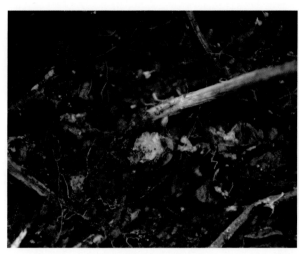
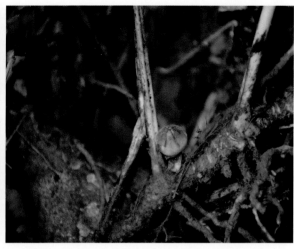

## 2 凤凰蜘蛛抱蛋 Aspidistra fenghuangensis K. Y. Lang

多年生草本。根茎具节和鳞片。叶单生，矩圆状披针形。花被近钟状，花被筒内表面褐紫色，裂片矩圆状三角形，先端钝，向外扩展，内表面淡橙绿色或带紫色，具明显或不明显的脊状隆起和多数小乳突；柱头 4 全裂，每裂片 2 深裂。果皮具瘤状突起。花期 9~10 月，果期 10 月。

分布于神农架木鱼（九冲），生于海拔 900m 的山坡林下。常见。

根茎活血散瘀，补虚止咳。

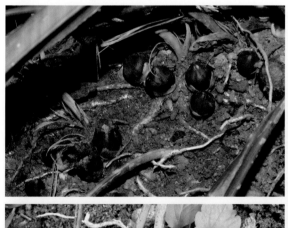
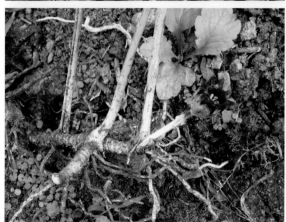
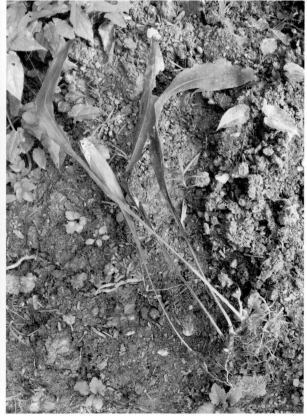

## 3 棕叶草 **Aspidistra oblanceifolia** F. T. Wang & K. Y. Lang

多年生草本。叶单生，叶片倒披针形，具黄白色斑点。总花梗长 3~5cm；花单朵；花被钟状，紫色或紫红色，裂片狭披针形，反折，内侧具 2~4 条脊状隆起；雄蕊 8 枚；花柱短，柱头紫色，盾状膨大，上表面具 4 对呈放射状排列的棱状隆起，边缘 4 裂，向上反卷，裂片先端微凹。浆果倒卵形，外面粗糙，具瘤状突起。花、果期 8~12 月。

神农架原产地不详，松柏、神农架林区林业科学研究所见栽培。少见。

根茎调气活血，祛风清热。

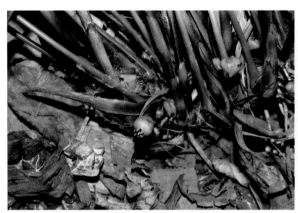 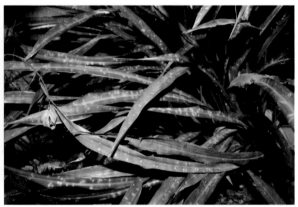

## 4 蜘蛛抱蛋 **Aspidistra elatior** Blume

多年生草本。叶片矩圆状披针形、披针形至近椭圆形，边缘多少皱波状。总花梗长 0.5~2cm；苞片 3~4 枚，其中 2 枚位于花的基部，宽卵形；花被钟状，外表面带紫色或暗紫色，内表面下部淡紫色或深紫色，花被筒裂片近三角形，向外扩展或外弯；柱头盾状膨大，圆形，上表面具（3~）4 深裂，裂片先端微凹，边缘常向上反卷。花、果期 8~12 月。

原产于日本，神农架各地均有栽培。

根茎活血通络，泄热利尿。

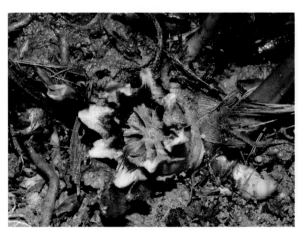 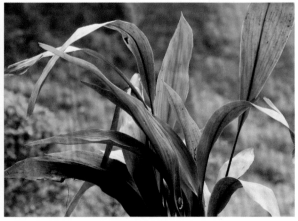

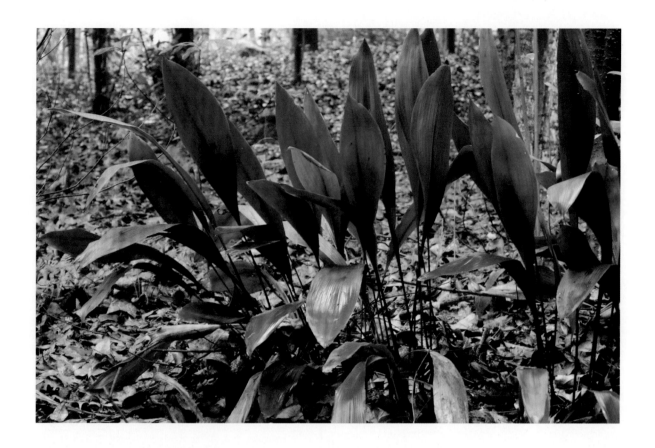

## （二十）七筋姑属　Clintonia Rafinesque

多年生草本。根茎短。叶基生。花葶直立；花被片离生；花丝丝状；花药背着；花柱明显。果实为浆果或多少作蒴果状开裂。种子棕褐色。

5种；我国1种；湖北1种；神农架1种，可供药用。

## 七筋姑　Clintonia udensis Trautvetter & C. A. Meyer

多年生草本。根茎较硬。叶3~4枚，椭圆形、倒卵状矩圆形或倒披针形。花葶密生白色短柔毛；总状花序具花3~12朵；花梗密生柔毛；花白色，少有淡蓝色；花被片矩圆形。果实球形至矩圆形。花期5~6月，果期7~10月。

分布于神农架各地，生于海拔2000m以上的林荫下。常见。

根祛风，败毒，散瘀，止痛。

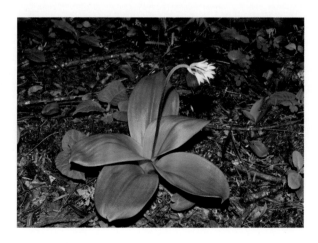

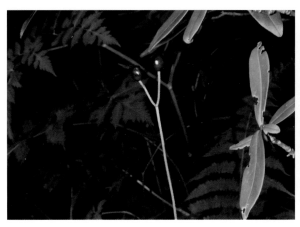 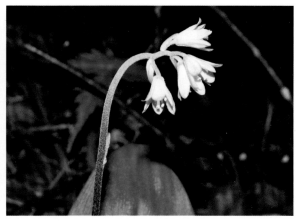

## （二十一）舞鹤草属 Maianthemum F. H. Wiggers

多年生草本。根茎匍匐状；茎单生，上部生叶，下部具鳞片。叶互生，几无柄。花小，两性或单性，可雌雄异株；总状或圆锥花序；花被片6枚，离生或不同程度的合生；雄蕊4枚或6枚；子房3室，每室胚珠1~2枚。浆果球形。

35种；我国19种；湖北5种；神农架5种，均可供药用。

■ **分种检索表**

1. 叶基部心形；雄蕊4枚······················································5. 舞鹤草 **M. bifolium**
1. 叶基部圆形；雄蕊4枚。
  2. 花被片合生，筒状。
    3. 花被高脚碟状······················································2. 管花鹿药 **M. henryi**
    3. 花被管钟状························································1. 丽江鹿药 **M. lichiangense**
  2. 花被片离生。
    4. 植株无毛·························································3. 窄瓣鹿药 **M. tatsienense**
    4. 植株具毛···························································4. 鹿药 **M. japonicum**

## 1 丽江鹿药 Maianthemum lichiangense (W. W. Smith) LaFrankie

多年生草本。茎下部无毛，中部以上具硬毛，具叶2~4枚。叶纸质，卵形、宽卵形或矩圆状卵形。花序通常总状，而多少呈圆锥状，具短柔毛；花白色；花被片下部合生成钟状花被筒；柱头3裂；子房明显短于花柱。浆果，熟时红色。花期6~7月，果期9~10月。

分布于神农架红坪、宋洛，生于海拔2300~2700m的山坡沟谷。少见。

根及根茎补肾益气。

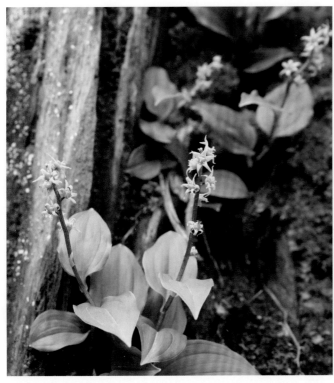
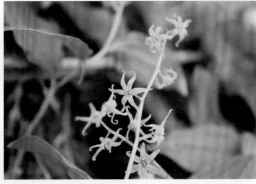
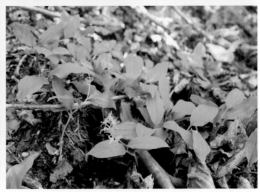

## 2 | 管花鹿药 **Maianthemum henryi** (Baker) LaFrankie

多年生草本，具根茎。茎中部以上具短硬毛或微硬毛，少有无毛。叶纸质，椭圆形、卵形或矩圆形，先端渐尖或具短尖，两面具伏毛或近无毛，基部具短柄或几无柄。花淡黄色或带紫褐色，单生，通常排成总状花序，有时排成圆锥花序；花被高脚碟状，裂片开展。浆果球形，未成熟时绿色而带紫斑点，熟时红色。花期5~6（~8）月，果期8~10月。

分布于神农架各地，生于海拔1400m以上的山坡或林下。常见。

根及根茎补肾益气。

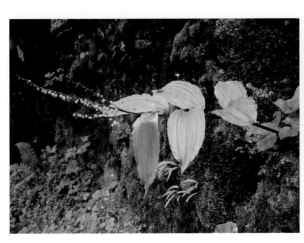
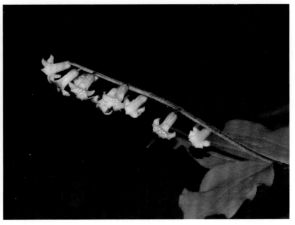

### 3 | 窄瓣鹿药 Maianthemum tatsienense (Franchet) LaFrankie

多年生草本。根茎近块状或具结节状膨大。茎无毛，具叶。叶纸质，卵形、矩圆状披针形或近椭圆形，先端渐尖，基部圆形，具短柄。通常为圆锥花序，较少为总状花序；花单生，淡绿色或稍带紫色；花被片仅基部合生，窄披针形。浆果近球形，熟时红色。花期5~6月，果期8~10月。

分布于神农架各地，生于海拔1400m以上的山坡或林下。少见。

根及根茎补肾益气。

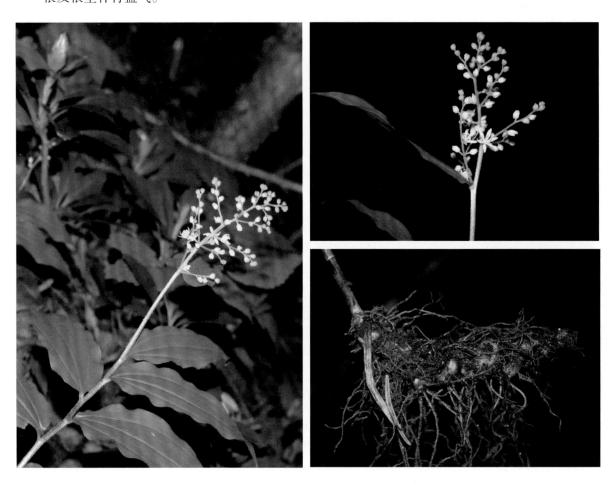

### 4 | 鹿药 Maianthemum japonicum (A. Gray) LaFrankie

多年生草本。根茎横走，有时具膨大结节。茎中部以上或仅上部具粗伏毛。叶纸质，卵状椭圆形、椭圆形或矩圆形，先端近短渐尖，两面疏生粗毛或近无毛，具短柄。圆锥花序具毛；花单生，白色；花被片分离或仅基部稍合生，矩圆形或矩圆状倒卵形。浆果近球形，熟时红色。花期5~6月，果期8~9月。

分布于神农架各地，生于海拔2300~2700m的山坡沟谷。常见。

根及根茎补肾益气，活血消肿，祛风止痛。

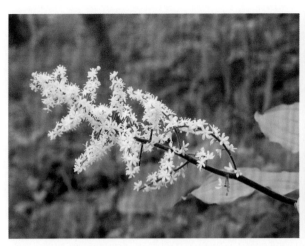
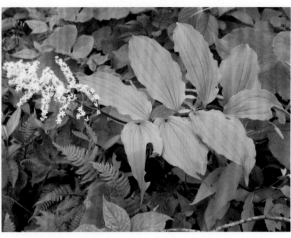

## 5 舞鹤草 Maianthemum bifolium (Linnaeus) F. W. Schmidt

多年生草本。根无毛或散生柔毛。基生叶具长达 10cm 的叶柄；茎生叶通常 2 枚，极少 3 枚，互生于茎的上部，三角状卵形，基部心形，边缘具细小的锯齿状乳突或柔毛。花序轴具柔毛或乳头状突起；花白色；花丝短于花被片；花药卵形，黄白色；子房球形。浆果。种子卵圆形；种皮黄色，具颗粒状皱纹。花期 5~7 月，果期 8~9 月。

分布于神农架各地，生于海拔 1800~2500m 以上的地方。常见。

全草凉血，止血。

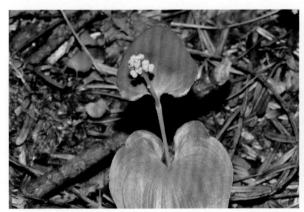
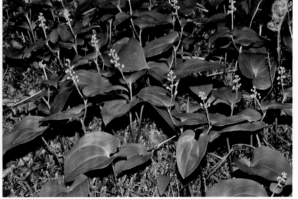

## （二十二）异黄精属 Heteropolygonatum M. N. Tamura & Ogisu

多年生草本，地下茎水平匍匐，常有分枝，肉质，念珠状。茎生叶互生，具短柄或无，全缘。总状花序或近伞形花序常腋生；花两性；无苞片；花被粉红色或带白色，管状或钟形；花瓣 6 枚；花丝线状，光滑或具疣；花柱细长，柱头头状或 3 裂。浆果橘红色。

4 种，我国特有；湖北 1 种；神农架 1 种，可供药用。

## 金佛山异黄精 Heteropolygonatum ginfushanicum (F. T. Wang & T. Tang) M. N. Tamura et al.

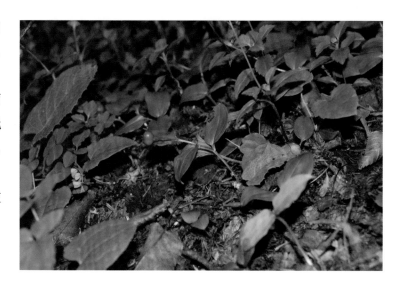

多年生草本。根茎圆柱状，肉质，淡紫色。茎纤细，紫色，无毛，具 2 枚叶，矩圆形或卵状矩圆形，先端渐尖，基部圆形；具短柄，两面无毛。总状花序具花 2~4 朵，无毛；花被圆筒状钟形。花期 5~6 月，果期 8~9 月。

分布于神农架各地，生于海拔 2500m 以上的冷杉林下。少见。

根及根茎补肾益气。

## （二十三）万寿竹属 Disporum Salisbury ex D. Don

多年生草本，通常具短的根茎。纤维根常多少肉质。茎下部各节具鞘，上部通常具分枝。叶互生，具 3~7 条主脉，叶柄短或无。伞形花序具花 1 至几朵，着生于茎和分枝顶端，或着生于中上部与叶相对生的短枝顶端；无苞片；花被狭钟形或近筒状，通常多少俯垂，花被片 6 枚，离生。浆果通常近球形，熟时黑色。

20 种；我国 14 种；湖北 5 种；神农架 5 种，可供药用的 4 种。

### ■ 分种检索表

1. 花序通常生于茎和分枝顶端，花白色、黄色、黄绿色，花被片基部具长 1~2mm 的短距。
  2. 花白色或黄绿色，雄蕊和柱头明显伸出于花被片之外…………1. **长蕊万寿竹 D. longistylum**
  2. 花黄色、黄绿色、白色，雄蕊内藏，不伸出花被片外。
    3. 花 1~3 朵生于茎和分枝顶端…………2. **少花万寿竹 D. uniflorum**
    3. 花 4~8 朵排成伞形花序，着生于茎和分枝顶端及短枝顶端…3. **大花万寿竹 D. megalanthum**
1. 花序着生于短枝顶端，花通常紫色，花被片基部具长 3~5mm 的长距…4. **万寿竹 D. cantoniense**

## 1 长蕊万寿竹 Disporum longistylum (H. Léveillé & Vaniot) H. Hara

多年生草本。根茎横出，呈结节状，具残留的茎基和圆盘状疤痕。根肉质，具纵皱纹或细毛，灰黄色。叶厚纸质，椭圆形、卵形至卵状披针形，先端渐尖至尾状渐尖，下表面脉上和边缘稍粗糙，基部近圆形。伞形花序生于茎和分枝顶端；花梗具乳头状突起；花被片白色或黄绿色，倒卵状披针形，先端尖，基部具短距。浆果。种子珠形或三角状卵形，棕色，具细皱纹。花期3~5月，果期6~11月。

分布于神农架木鱼（九冲、老君山）、宋洛，生于海拔800~1200m的林下湿地。常见。

根清肺化痰，止咳，健脾消食，舒筋活血。

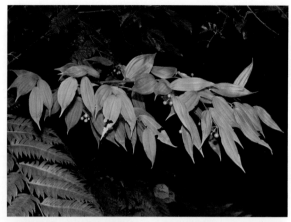

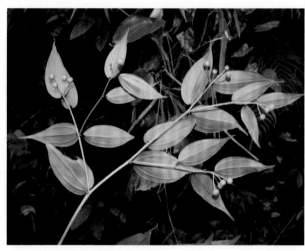

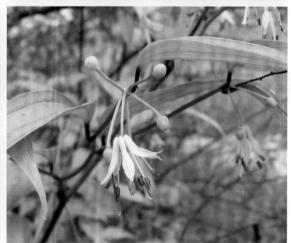

## 2 少花万寿竹 *Disporum uniflorum* Baker ex S. Moore

多年生草本。根簇生。根茎肉质，横出；茎直立，上部具叉状分枝。叶薄纸质至纸质，矩圆形、卵形、椭圆形至披针形，脉上和边缘具乳头状突起，具横脉，先端短渐尖或锐尖，基部圆形或宽楔形；具短柄或近无柄。花黄色；花被片近直出，倒卵状披针形，内面具细毛，边缘具乳头状突起。浆果椭圆形或球形。花期5~7月，果期8~10月。

分布于神农架各地，生于海拔800~1000m的疏林下。少见。

根及根茎润肺止咳，健脾消积。

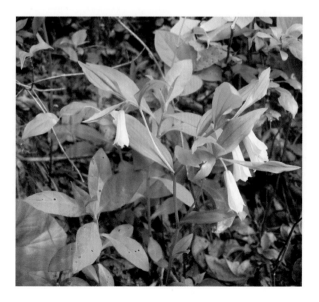

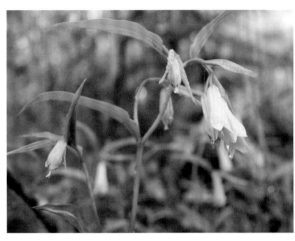
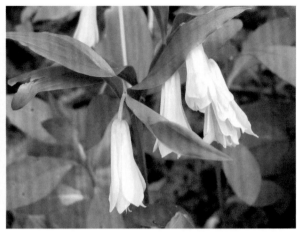

## 3 大花万寿竹 **Disporum megalanthum** F. T. Wang & Tang

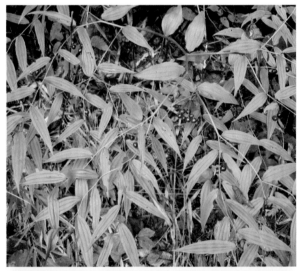

多年生草本。根茎短。根肉质。茎直立，中部以上基生叶，具少数分枝。叶纸质，卵形、椭圆形或宽披针形，先端渐尖，基部近圆形，常稍对折抱茎，具短柄，下表面平滑，边缘具乳头状突起。伞形花序着生于茎和分枝顶端或与上部叶对生的短枝顶端；花大，白色；花被片斜出，狭倒卵状披针形，先端稍钝。浆果。种子褐色。花期 5~7 月，果期 8~10 月。

分布于神农架红坪、新华，生于海拔 900m 的沟谷。常见。

根及根茎祛风胜湿，止痛。

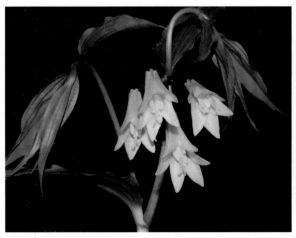
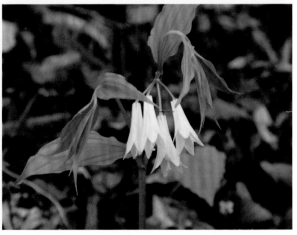

## 4 | 万寿竹 *Disporum cantoniense* (Loureiro) Merrill

多年生草本。根茎横出，质地硬，呈结节状。根粗长，肉质。茎上部具较多的叉状分枝。叶纸质，披针形至狭椭圆状披针形，先端渐尖至长渐尖，基部近圆形，下表面脉上和边缘具乳头状突起。伞形花序着生于与上部叶对生的短枝顶端；花紫色；花被片斜出，倒披针形，先端尖，边缘具乳头状突起。浆果。种子暗棕色。花期5~7月，果期8~10月。

分布于神农架各地，生于海拔1000~2000m的山坡或沟边。常见。

根及根茎清热解毒，舒筋活血。

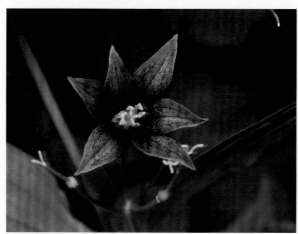 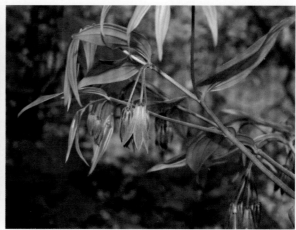

## （二十四）扭柄花属 Streptopus Michaux

多年生矮小草本。根茎平卧。叶互生。花1~2朵生于叶腋；花梗中部具膝状关节，下垂；花被片6枚，分离，钟状或轮状；雄蕊6枚，花药近基部着生，顶端有芒尖；子房3室，每室常具胚珠6~8枚。浆果。

10种；我国5种；湖北2种；神农架1种，可供药用。

## 扭柄花 Streptopus obtusatus Fassett

多年生草本。根多而密，具毛。茎直立，不分枝或中部以上分枝，光滑。叶卵状披针形或矩圆状卵形，基部心形，抱茎，边缘具睫毛状细齿。花单生于上部叶腋，淡黄色，内表面有时带紫色斑点，下垂；子房球形，无棱。浆果。种子椭圆形。花期7月，果期8~9月。

分布于神农架各地，生于海拔2500m以上的林下。常见。

根茎（扭柄花根）健脾利湿，消食。

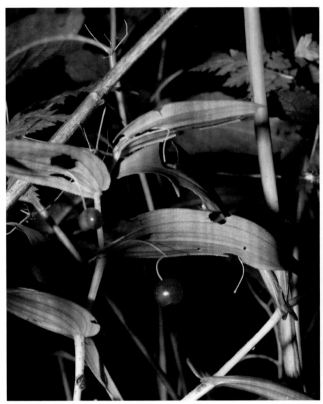

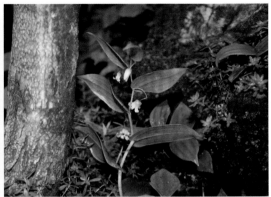

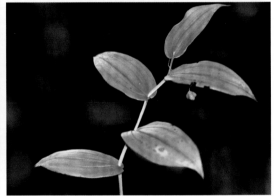

# （二十五）黄精属 Polygonatum Miller

多年生草本，具肥厚、圆柱形或姜状根茎。茎不分枝，基部具膜质鞘，直立，或上端向一侧弯拱而叶偏向另一侧（某些具互生叶的种类），或上部有时作攀缘状。叶互生、对生或轮生，全缘。花生于叶腋间，通常集生成伞形花序、伞房花序或总状花序；花被片6枚，下部合生成筒状；雄蕊6枚，内藏。浆果近球形。

60种；我国39种；湖北12种；神农架11种，可供药用的10种。

## ■ 分种检索表

1. 花被长 15~30mm。

  2. 叶互生。

    3. 根茎圆柱状·····················································**2. 玉竹 P. odoratum**

    3. 根茎姜状或连珠状。

      4. 花梗基部具与花梗等长的苞片，花丝顶端具距·················**3. 距药黄精 P. franchetii**

      4. 花梗无苞片或具一微小的苞片，花丝顶端不具距。

        5. 叶下表面具短毛；总花梗细长，长 3~8cm·················**4. 长梗黄精 P. filipes**

        5. 叶下表面无毛；总花梗较粗短，长 1~4cm。

　6. 根茎肥厚·······································5. 多花黄精 **P. cyrtonema**

　6. 根茎细长·······································9. 节根黄精 **P. nodosum**

2. 植株至少上部叶轮生或对生。

　7. 叶全部轮生·······································6. 卷叶黄精 **P. cirrhifolium**

　7. 下部叶互生，上部叶大部分轮生或对生·········1. 独花黄精 **P. hookeri**

1. 花被长 6~12mm。

8. 叶先端直·······································8. 轮叶黄精 **P. verticillatum**

8. 叶先端弯曲至拳卷。

　9. 花柱长为子房的 1.5~2 倍·······································10. 黄精 **P. sibiricum**

　9. 花柱稍短至稍长于子房·······································7. 湖北黄精 **P. zanlanscianense**

## 1 　独花黄精 <sup>太阳草</sup>
**Polygonatum hookeri** Baker

多年生草本。根茎圆柱形，结节处稍有增
粗。下部叶互生，上部叶对生或 3 叶轮生，条形、
矩圆形或矩圆状披针形。通常全株仅生花 1 朵，
位于最下面的一个叶腋内，少有 2 朵生于一总
花梗上；花被紫色。果红色。花期 5~6 月，果
期 9~10 月。

分布于神农架木鱼（老君山），生于海拔
3000m 以上的高山砾石缝中。少见。

全草（太阳草）镇痛安神。

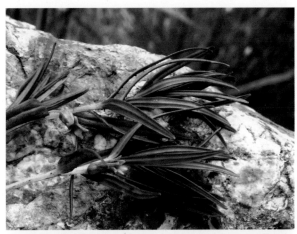

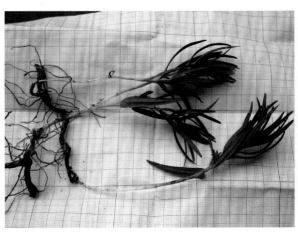

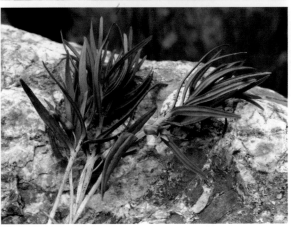

## 2 | 玉竹 *Polygonatum odoratum* (Miller) Druce

多年生草本。根茎圆柱状。叶互生，椭圆形至卵状矩圆形，先端尖，下表面带灰白色，下表面脉上平滑至呈乳头状粗糙。花被黄绿色至白色，花被筒较直。浆果蓝黑色。花期5~6月，果期9~10月。

分布于神农架各地，生于海拔1000m以下的山坡林缘，或栽培。少见。

根茎养阴润燥，生津止渴。

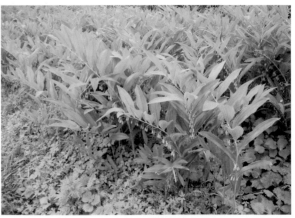

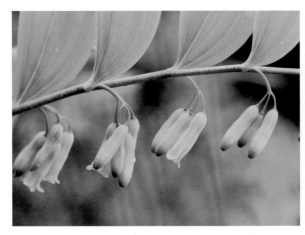

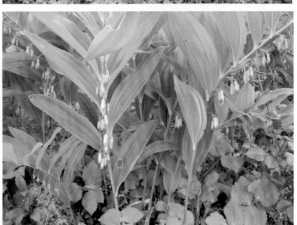

## 3 | 距药黄精 *Polygonatum franchetii* Hua

多年生草本。根茎连珠状。叶互生，矩圆状披针形，少有长矩圆形，先端渐尖。苞片在花芽时特别明显，似两枚颖片包着花芽；花被淡绿色。浆果紫色。花期5~6月，果期9~10月。

分布于神农架木鱼（老君山）、宋洛、新华，生于海拔1900m的山坡沟谷。少见。

根茎补脾润肺，益气养阴。

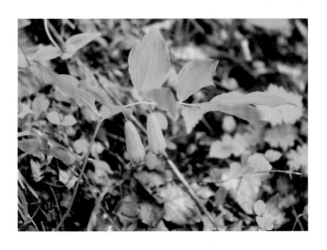

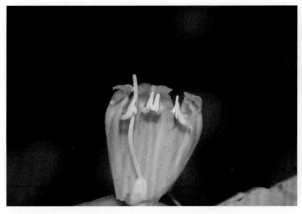
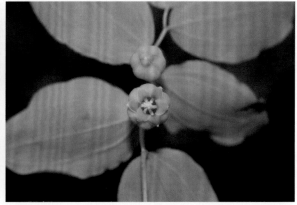

## 4 | 长梗黄精 Polygonatum filipes Merrill ex C. Jeffrey & McEwan

多年生草本。根茎连珠状或有时"节间"稍长。叶互生，矩圆状披针形至椭圆形，先端尖至渐尖，下表面脉上具短毛。花被淡黄绿色，筒内花丝贴生部分稍具短绵毛。浆果。花期5~6月。

分布于神农架各地，生于海拔1500m以下的山坡林下。少见。

根茎补中益气，润心肺，强筋骨。

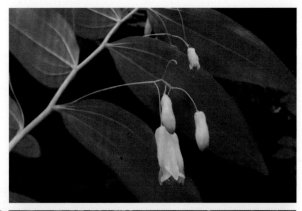

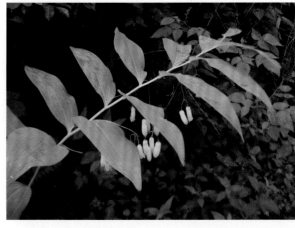
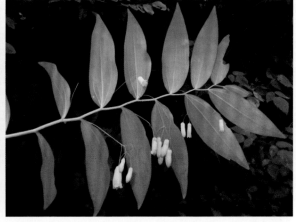

## 5 | 多花黄精 Polygonatum cyrtonema Hua

多年生草本。根茎肥厚，通常呈连珠状或结节成块，少有近圆柱形。叶互生，椭圆形、卵状披针形至矩圆状披针形，少有稍作镰状弯曲，先端尖至渐尖。花被黄绿色。浆果黑色。花期5~6月，果期8~10月。

分布于神农架各地，生于海拔 1500m 以下的山坡林下。常见。

根茎（黄精）补气养阴，健脾润肺，益胃。

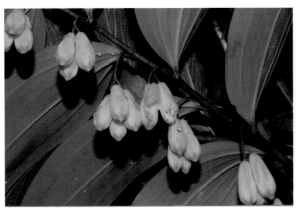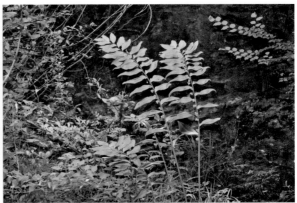

## 6 | 卷叶黄精 Polygonatum cirrhifolium (Wallich) Royle

多年生草本。根茎近圆形或近连珠状，结节有时作不规则菱状，肥厚。茎顶端呈攀缘状。叶轮生，条形、条状披针形或披针形，先端拳卷。花被粉红色。浆果红色。花期 5~7 月，果期 9~10 月。

分布于神农架各地，生于海拔 1500m 以上的山坡林下。常见。

根茎补气养阴，健脾润肺，益肾。

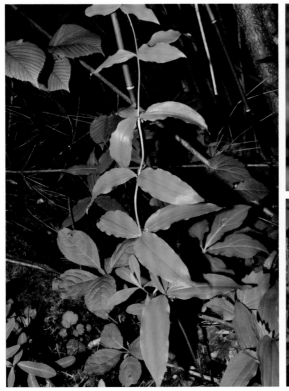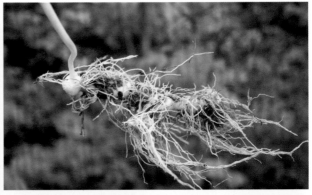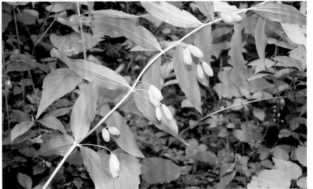

## 7 | 湖北黄精 *Polygonatum zanlanscianense* Pampanini

多年生草本。根茎连珠状或姜块状，肥厚。茎直立或上部多少有些攀缘状。叶轮生，叶形变异大，椭圆形、矩圆状披针形、披针形至条形，先端拳卷至稍弯曲。花被白色或淡黄绿色或淡紫色，花被筒近喉部稍缢缩。浆果紫红色或黑色。花期 6~7 月，果期 8~10 月。

分布于神农架各地，生于海拔 1500m 以下的山坡林下。常见。

根茎补气养阴，健脾润肺，益肾。

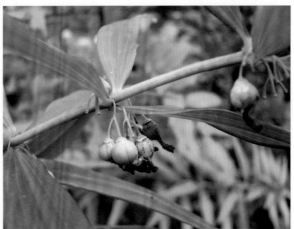

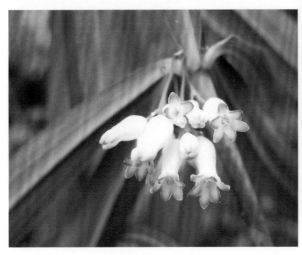

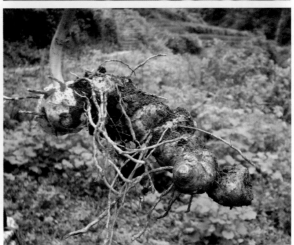

## 8 | 轮叶黄精 *Polygonatum verticillatum* (Linnaeus) Allioni

### 分变种检索表

1. 果红色·······························8a. 轮叶黄精 **P. verticillatum** var. **verticillatum**
1. 果黑色·······························8b. 老君山黄精 **P. verticillatum** var. **laojunshanense**

## 8a | 轮叶黄精（原变种）*Polygonatum verticillatum* var. *verticillatum*

多年生草本。根茎一头粗，一头较细，粗的一头具短分枝，少有根茎为连珠状。叶通常为 3 叶轮生，或间有少数对生或互生，少有全株对生，矩圆状披针形至条状披针形或条形，先端尖至渐尖。

花被淡黄色或淡紫色。浆果红色。花期 5~6 月，果期 8~10 月。

分布于神农架新华、阳日，生于海拔 600~800m 的山坡。常见。

根茎平肝息风，养阴明目。

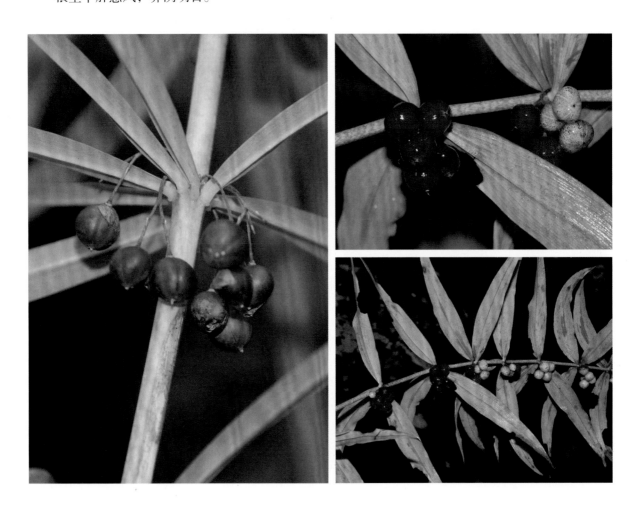

### 8b 老君山黄精（变种）Polygonatum verticillatum var. laojunshanense Z. Zheng

多年生草本。根茎近圆形或近连珠状，结节有时作不规则菱状，肥厚。茎顶端呈攀缘状。叶轮生，披针形，先端拳卷。花被粉红色。浆果黑色。花期 5~6 月。

分布于神农架木鱼（老君山），生于海拔 2500m 的山坡砾石缝。少见。

根茎可代轮叶黄精入药。

本种尚未正式发表，本书暂按 Z. Zheng 拟定的裸名收录。

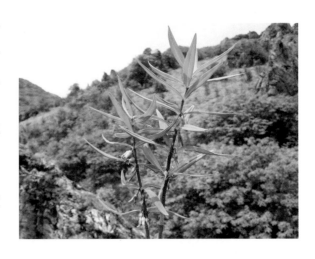

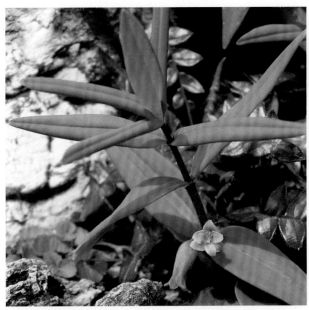
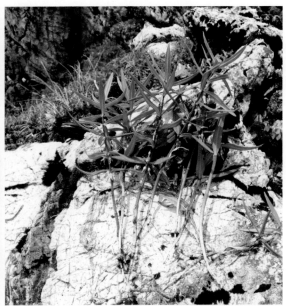

## 9 　节根黄精　Polygonatum nodosum Hua

多年生草本。根茎较细，结节膨大，呈连珠状或多少呈连珠状。叶互生，卵状椭圆形或椭圆形。花被淡黄绿色。浆果。花期 5~6 月。

分布于神农架各地，生于海拔 2800m 以上的山坡砾石。少见。

根茎消肿止痛。

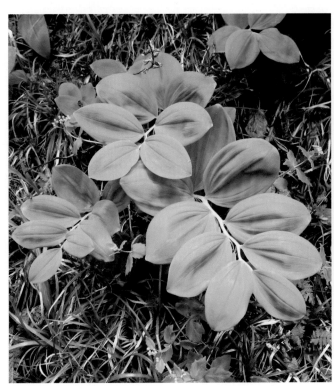
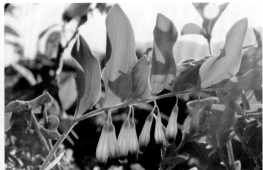
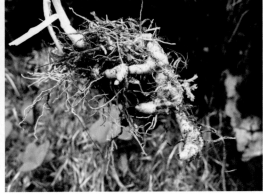

## 10 黄精 *Polygonatum sibiricum* Redouté

多年生草本。根茎圆柱状。叶轮生，每轮 4~6 枚，条状披针形，先端拳卷或弯曲成钩。花序通常具 2~4 朵花，似呈伞形状；花被乳白色至淡黄色。浆果黑色。花期 5~6 月，果期 8~9 月。

分布于神农架松柏、宋洛，生于海拔 800m 的山坡林下。常见。

根茎（黄精）补气养阴，健脾润肺，益肾。

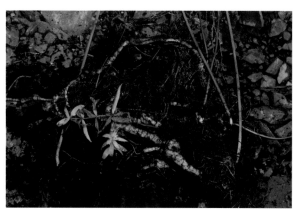
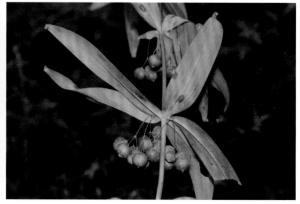

## （二十六）竹根七属 *Disporopsis* Hance

多年生草本。根茎肉质，圆柱状或连珠状，横走。茎直立，无毛。叶互生，具弧形脉，具短柄，通常下延。花两性，1 至数朵簇生于叶腋下部，通常俯垂；花梗在顶端具关节；花被片下部合生成筒，上部离生；副花冠裂片 6 枚；花柱短，柱头头状。浆果。

6 种；我国 6 种，其中 4 种特有；湖北 3 种；神农架 2 种，均可供药用。

■ **分种检索表**

1. 根茎圆柱状；花较小·······································1. 散斑竹根七 D. aspersa
1. 根茎连珠状；花较大·······································2. 竹根七 D. fuscopicta

## 1 散斑竹根七 *Disporopsis aspersa* (Hua) Engler

多年生草本。根茎圆柱状。叶厚纸质，卵形、卵状披针形或卵状椭圆形，先端渐尖或稍尾状，基部通常近截形或略带心形，具柄。花生于叶腋，黄绿色，多少具黑色斑点，俯垂；花被钟形，花被筒口部不缢缩，裂片近矩圆形；副花冠裂片膜质，与花被裂片互生，披针形。浆果近球形，熟时蓝紫色。花期 5~6 月，果期 9~10 月。

分布于神农架木鱼、宋洛、阳日，生于海拔 1000m 以下的山坡密林下。少见。

根茎补血。

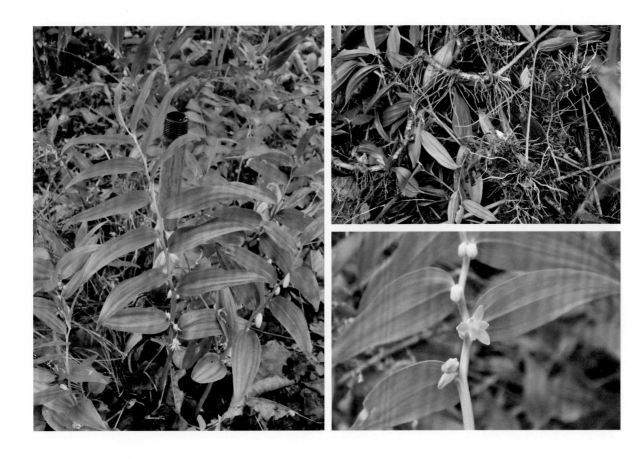

## 2 │ 竹根七　**Disporopsis fuscopicta** Hance

多年生草本。根茎连珠状。叶纸质，卵形、椭圆形或矩圆状披针形，先端渐尖，基部钝、宽楔形或稍心形，具柄。花生于叶腋，白色，内带紫色，稍俯垂；花被钟形，花被筒口部不缢缩，裂片近矩圆形；副花冠裂片膜质，与花被裂片互生，卵状披针形。浆果近球形。花期4~5月，果期11月。

分布于神农架新华，生于海拔1000m以下的山坡密林下。少见。

根茎养阴清肺，活血祛瘀；用于虚肺燥、咳嗽咽干、产后虚劳、妇女干血痨、跌打损伤、骨折。

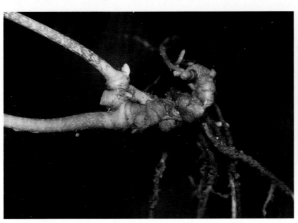

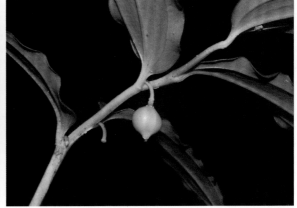

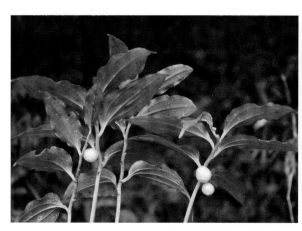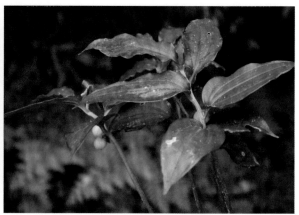

# （二十七）重楼属 Paris Linnaeus

多年生草木。根茎肉质，细长或粗厚。茎直立不分枝，基部具膜质鞘。叶4至多枚，轮生于茎顶部，排成1轮，具3条主脉和网状细脉。花单生于叶中央；花梗似为茎的延续；花被片离生，宿存，排成2轮，外轮花被片通常叶状，绿色，内轮花被片条形至丝状；雄蕊与花被片同数，花药基着，药隔突出；子房近球形或圆锥形，顶端具盘状花柱基，稀无盘状花柱基。浆果状蒴果，光滑或具棱。

24种；我国22种；湖北7种；神农架7种，均可供药用。

重楼属植物，根茎均可作七叶一枝花入药，由于市场需求较大，导致重楼属资源遭受极大破坏，各种重楼均为国家新划定的濒危植物。

## ■ 分种检索表

1. 根茎细长，匍匐状。
  2. 叶通常6~8枚；外轮花被片披针形至宽卵形 ·····················1. 北重楼 P. verticillata
  2. 叶通常4枚；外轮花被片狭披针形 ·····················2. 巴山重楼 P. bashanensis
1. 根茎肥厚，直立。
  3. 叶基部微心形 ·····················3. 球药隔重楼 P. fargesii
  3. 叶基部楔形。
    4. 外轮花被片和药隔紫色 ·····················4. 金线重楼 P. delavayi
    4. 外轮花被片和药隔绿色。
      5. 花瓣绳索状卷曲 ·····················5. 卷瓣重楼 P. undulata
      5. 花瓣平展。
        6. 花梗通常长于叶 ·····················6. 七叶一枝花 P. polyphylla
        6. 花梗通常短于叶 ·····················7. 黑籽重楼 P. thibetica

## 1 北重楼 **Paris verticillata** Marschall von Bieberstein

　　多年生草本。根茎细长，横走。叶6~8枚轮生，稀为5或9枚，矩圆状披针形或卵状椭圆形，先端渐尖，基部楔形。外轮花被片4枚，狭披针形，反折，内轮花被片线形；雄蕊通常8枚，花丝短，药隔突出部分长6~10mm；子房球形，花柱具4~5个分枝。浆果状蒴果不开裂，紫色，具多数种子。花期5月，果期8~9月。

　　分布于神农架红坪（神农谷）、木鱼（老君山），生于海拔1500~1800m的山坡林下。少见。

　　根茎清热解毒，散瘀消肿；用于高热抽搐、咽喉肿痛、痈疖肿毒、毒蛇咬伤。

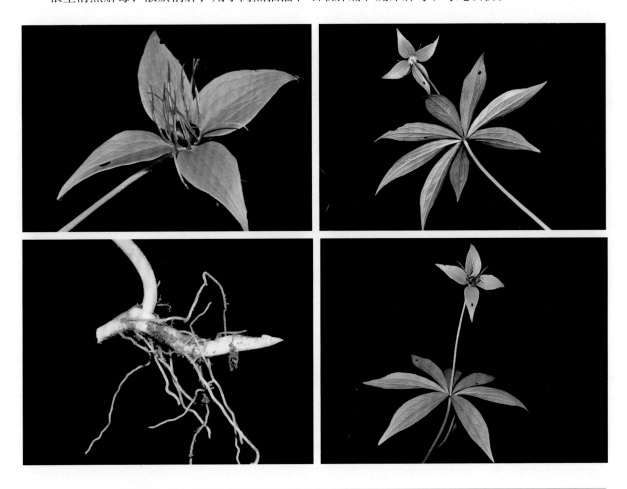

## 2 巴山重楼 **Paris bashanensis** F. T. Wang & Tang

　　多年生草本。根茎细长，横走。叶4枚轮生，稀为5枚，矩圆状披针形或卵状椭圆形，先端渐尖，基部楔形，具短柄或近无柄。外轮花被片4枚，狭披针形，反折，内轮花被片线形，与外轮近等长；雄蕊通常8枚，花丝短，药隔突出部分长6~10mm；子房球形，花柱具4~5个分枝，分枝细长。浆果状蒴果不开裂，紫色，具多数种子。花期5月，果期8~9月。

　　分布于神农架红坪，生于海拔2700m以上的山坡林下。少见。

　　根茎通经络，破瘀血，止痢。

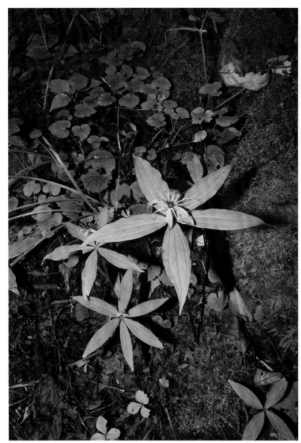
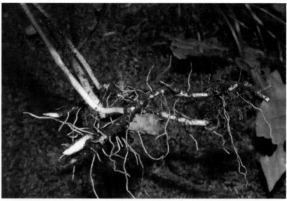
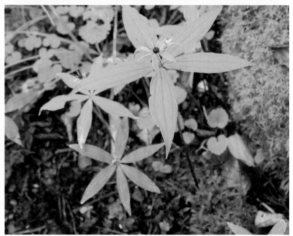

## 3 球药隔重楼 Paris fargesii Franchet

**■ 分变种检索表**

1. 药隔突出部分圆头状，紫黑色·····················3a. 球药隔重楼 P. fargesii var. fargesii
1. 药隔突出部分尖头状，黄绿色·····················3b. 具柄重楼 P. fargesii var. petiolata

## 3a 球药隔重楼（原变种）Paris fargesii var. fargesii

　　多年生草本。叶（3~）4~6枚，宽卵圆形，先端短尖，基部略呈心形。外轮花被片通常5枚，卵状披针形，先端具长尾尖，基部变狭成短柄；花药短条形，稍长于花丝，药隔突出部分圆头状，肉质，呈紫黑色。花期5月，果期8~9月。

　　分布于神农架宋洛，生于海拔1000m以下的林下。常见。

　　根茎清热解毒，消肿止痛，凉肝定惊。

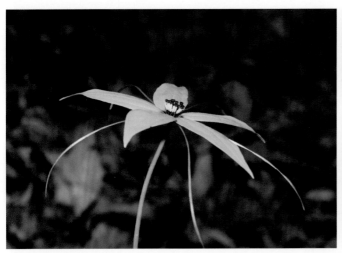
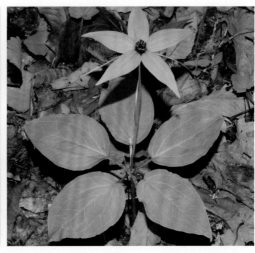

**3b** | **具柄重楼**（变种）**Paris fargesii** var. **petiolata** (Baker ex C. H. Wright) F. T. Wang & Tang

多年生草本。本变种与球药隔重楼（原变种）的区别在于叶为倒卵形，基部宽楔形，极少为心形；雄蕊 12 枚，药隔突出部分为小尖头状。花期 6 月，果期 8~9 月。

分布于神农架大九湖，生于海拔 1900m 的山坡沟谷或林下。少见。

根茎清热解毒，消肿止痛，凉肝定惊。

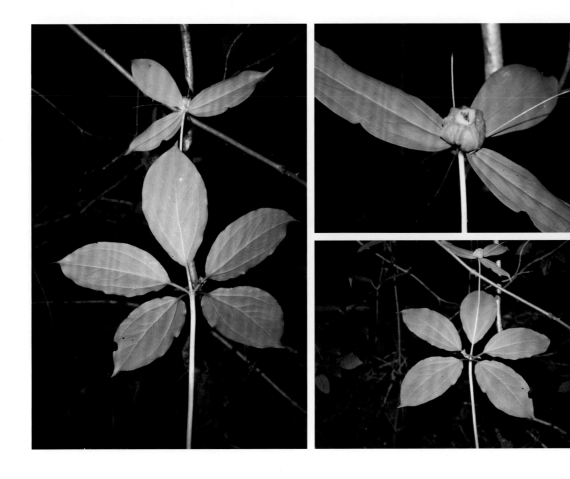

## 4 金线重楼 Paris delavayi Franchet

多年生草本。根茎粗厚；茎通常带紫红色，基部膜质鞘 1~3 枚。叶 7~11 枚轮生，矩圆形、椭圆形或倒卵状披针形，先端短尖或渐尖，基部圆形或宽楔形，叶柄明显，叶脉在叶下表面常凹下。本种内、外轮花被片和药隔均为紫色而不同于神农架重楼属各种。花期 6~7 月，果期 8~9 月。

分布于神农架宋洛，生于海拔 1400m 以下的林下。少见。

根茎清热解毒，消肿止痛，凉肝定惊。

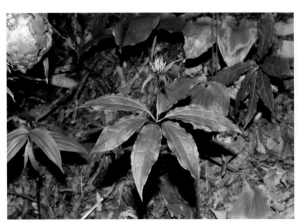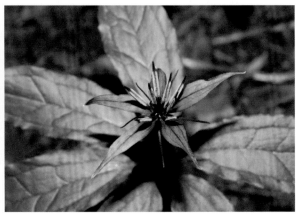

## 5 卷瓣重楼 Paris undulata H. Li & V. G. Soukup

多年生草本。根茎粗厚；茎通常带紫红色，基部膜质鞘 1~3 枚。叶 7~11 枚轮生，矩圆形、椭圆形或倒卵状披针形，先端短尖或渐尖，基部多为宽楔形，边缘常呈浅波状，叶柄明显。本种与华重楼 Paris polyphylla var. chinensis 相似，区别是本种花被片基数少，常 4~5 枚，少于叶片；药隔突出较长；花瓣绳索状卷曲。花期 6~7 月，果期 8~9 月。

分布于神农架宋洛（徐家庄），生于海拔 1000m 以下的林下。少见。

根茎清热解毒，消肿止痛，凉肝定惊。

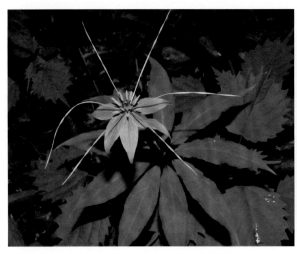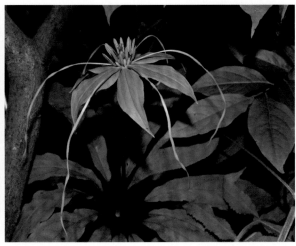

## 6 │ 七叶一枝花 **Paris polyphylla** Smith

■ **分变种检索表**

1. 叶形较宽，绝不为披针形或线状披针形。
　2. 内轮花被片短于外轮··················································6b. 华重楼 **P. polyphylla** var. **chinensis**
　2. 内轮花被片长于或等于外轮。
　　3. 花瓣线状披针形，先端明显增宽··················6c. 滇重楼 **P. polyphylla** var. **yunnanensis**
　　3. 花瓣线形，先端明显变窄····························6a. 七叶一枝花 **P. polyphylla** var. **polyphylla**
1. 叶披针形或线状披针形·································6d. 狭叶重楼 **P. polyphylla** var. **stenophyllla**

## 6a │ 七叶一枝花（原变种） **Paris polyphylla** var. **polyphylla**

　　多年生草本。根茎粗厚。茎通常带紫红色，基部膜质鞘 1~3 枚。叶（5~）7~10 枚，矩圆形、椭圆形或倒卵状披针形，先端短尖或渐尖，基部圆形或宽楔形，叶柄明显，带紫红色。外轮花被片绿色，（3~）4~6 枚，狭卵状披针形，内轮花被片狭条形，通常比外轮长；雄蕊药隔突出部分短。蒴果紫色。种子多数，具鲜红色且多浆汁的外种皮。花期 4~7 月，果期 8~11 月。

　　分布于神农架各地，生于海拔 1000m 以上的林下。常见。

　　根茎清热解毒，消肿止痛，凉肝定惊。

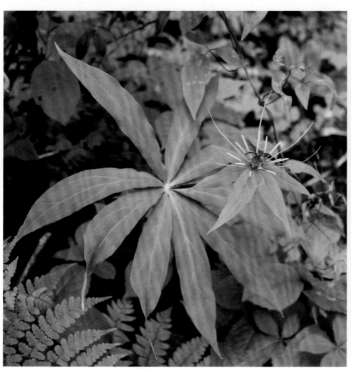

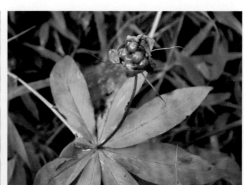

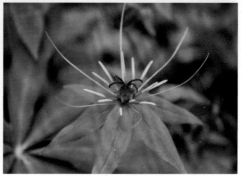

6b **华重楼**（变种）**Paris polyphylla** var. **chinensis** (Franchet) H. Hara

多年生草本。本变种与七叶一枝花（原变种）的区别是植株高大，内轮花被片短于外轮。花期5~7月，果期8~10月。

分布于神农架各地，生于海拔1000m以上的林下。常见。

根茎清热解毒，消肿止痛，凉肝定惊。

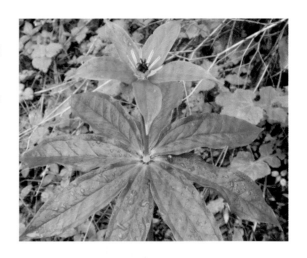

6c **滇重楼**（变种）**Paris polyphylla** var. **yunnanensis** (Franchet) Handel-Mazzetti

多年生草本。叶披针形、卵状矩圆形或倒卵状披针形。外轮花被片披针形或狭披针形，内轮花被片条形；子房球形，花柱粗短。花期5~7月，果期8~10月。

分布于神农架宋洛，生于海拔1000m以下的林下。少见。

根茎清热解毒，消肿止痛，凉肝定惊。

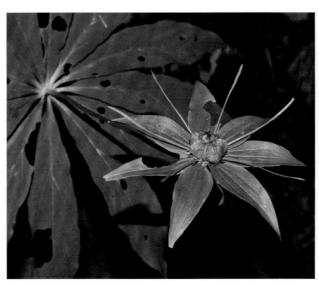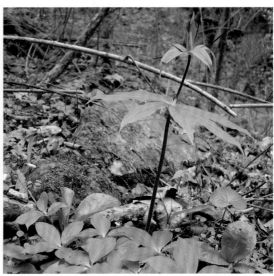

6d **狭叶重楼**（变种）**Paris polyphylla** var. **stenophylla** Franchet

多年生草本。叶披针形、倒披针形或条状披针形，基部楔形，具短叶柄。外轮花被片叶状，狭披针形或卵状披针形，内轮花被片狭条形，远比外轮花被片长；药隔突出部分极短；子房近球形，暗紫色，花柱明显。花期5~7月，果期8~10月。

分布于神农架红坪，生于海拔 2000m 以下的林下。常见。

根茎清热解毒，消肿止痛，凉肝定惊。

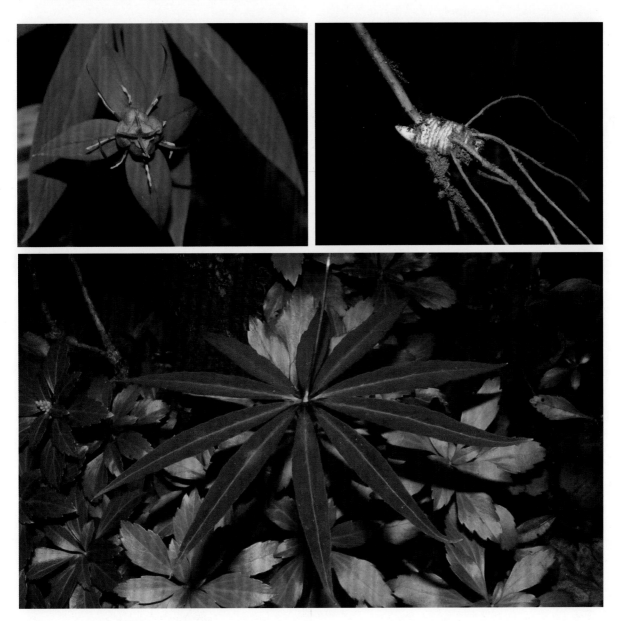

## 7 黑籽重楼 **Paris thibetica** Franchet

多年生草本。叶 6~9（~10）枚轮生；叶片矩圆形或矩圆状披针形，长 6~12cm，宽 1.5~3cm，先端短尖或渐尖，基部楔形或近圆形；叶柄长 1~2cm，很少较短，带紫色。花梗通常短于叶；内轮花被片狭线形，长 1~1.5cm，长为外轮的 1/2，暗紫色或黄绿色；雄蕊 6~10 枚，长 1~1.5cm，药隔突出部分长 1~3（~5）mm。花期 5~7 月，果期 8~10 月。

分布于神农架木鱼（老君山）、宋洛，生于海拔 1200~1700m 的沟谷林荫下。少见。

根茎清热解毒，消肿止痛。

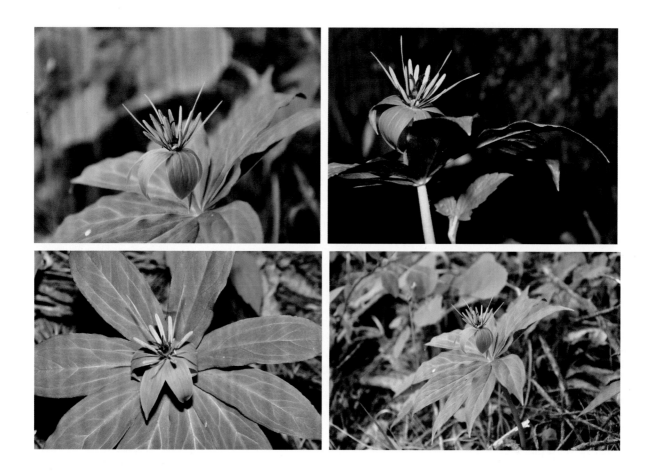

## （二十八）延龄草属 Trillium Linnaeus

直立多年生草本。茎基部具褐色膜质鞘，叶3枚，轮生于茎顶。花单生于叶轮之上；花被片6枚，2轮，外轮3枚绿色，宿存，内轮3枚白色、黄色、红色、紫色，花瓣状；雄蕊6枚，子房3室，具胚珠多枚，花柱3裂。浆果球形或卵形。

46种；我国4种；湖北1种；神农架1种，可供药用。

---

## 延龄草 头顶一颗珠
**Trillium tschonoskii** Maximowicz

---

多年生草本。茎丛生于粗短的根茎上。叶菱状圆形或菱形，近无柄。花顶生；花梗长1~4cm；外轮花被片卵状披针形，绿色，内轮花被片白色，卵状披针形；花药顶端具稍突出的药隔；子房圆锥状卵形。浆果圆球形，黑紫色。花期4~6月，果期7~8月。

分布于神农架各地，生于海拔2000m以上的山坡疏林地。少见。

根茎清热解毒，利尿通淋。

国家二级重点保护野生植物。本种为神农架"四个一"中最为名贵的药材，当地药农基本上是一见即采，导致现在野外已很难见到它。在神农架3年的野外考察工作中，仅遇到10株野生的，可见本种在神农架已接近于野外灭绝的危险境地。

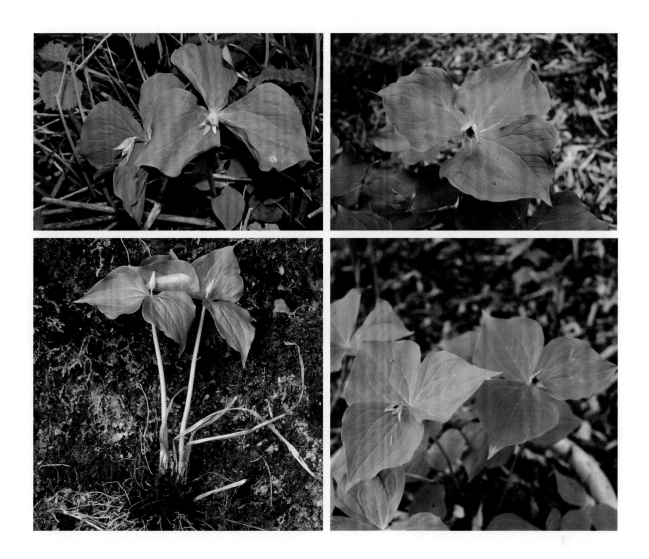

## （二十九）天门冬属 Asparagus Linnaeus

多年生草本。茎直立或攀缘，具根茎和稍肉质的根，有时具纺锤状块根。小枝近叶状，称为叶状枝，扁平、锐三棱形或近圆柱形而具几条棱或槽，常多枚成簇；叶退化成鳞片状，基部多少延伸成距或刺。花小，每 1~4 朵腋生或多朵排成总状花序或伞形花序，两性或单性，有时杂性；花梗一般具关节；花被片离生；柱头 3 裂。浆果较小，球形，基部具宿存的花被片。

160~300 种；我国 31 种；湖北 8 种；神农架 6 种，均可供药用。

■ **分种检索表**

1. 花两性。
  2. 叶状枝单生或几个簇生，扁平，线形……………………………………………1. 文竹 A. setaceus
  2. 叶状枝 10~13 个簇生，条形………………………………………………3. 非洲天门冬 A. densiflorus
1. 花单性，雌雄异株。
  3. 叶状枝扁平，具明显中脉。

4. 花梗长 8~20mm ···································· 4. **羊齿天门冬 A. filicinus**

4. 花梗长 1~6mm。

    5. 植株直立, 有时上部攀缘状; 茎上无硬刺 ············ 5. **短梗天门冬 A. lycopodineus**

    5. 植株攀缘或呈披散状; 茎上具硬刺 ················ 6. **天门冬 A. cochinchinensis**

3. 叶状枝针状, 无中脉 ······························ 2. **石刁柏 A. officinalis**

## 1 | 文竹 Asparagus setaceus (Kunth) Jessop

    常绿半灌木。茎攀缘。根稍肉质, 细长。茎的分枝极多, 分枝近平滑。叶状枝刚毛状, 略具 3 条棱; 鳞片状叶基部稍具刺状距或距不明显。花白色, 具短梗。浆果熟时紫黑色。常不开花、结实。

    原产于南非, 神农架各地均有栽培。

    全草润肺止咳, 凉血通淋, 利尿解毒。

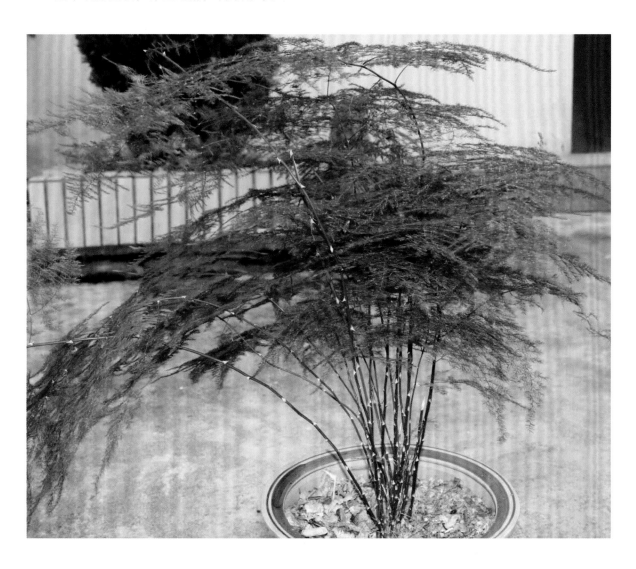

## 2 | 石刁柏 **Asparagus officinalis** Linnaeus

多年生草本。茎平滑，上部在后期常俯垂，分枝较柔弱。叶状枝每 3~6 枚成簇，针状，纤细，常稍弧曲；鳞片状叶基部具刺状短距或近无距。花每 1~4 朵腋生，绿黄色。浆果熟时红色。花期 7~8 月，果期 10~11 月。

原产于我国新疆及西亚部分国家，世界各地广泛种植，神农架松柏有栽培。

块根润肺止咳，祛痰，杀虫，抗癌。

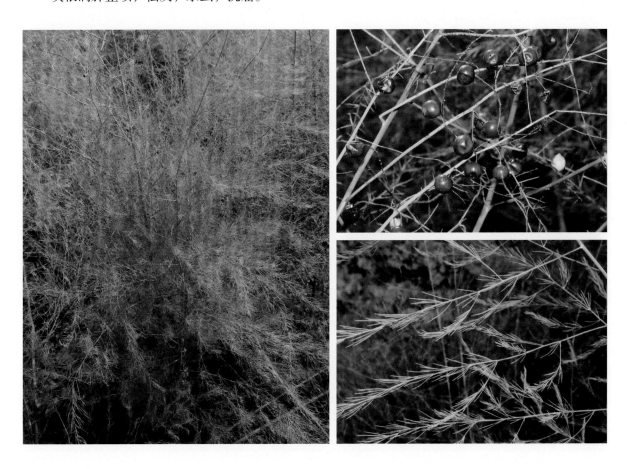

## 3 | 非洲天门冬 **Asparagus densiflorus** (Kunth) Jessop

常绿半灌木。茎多少攀缘，茎和分枝具纵棱。叶状枝扁平，条形，先端具锐尖头；茎上的鳞片状叶基部具硬刺，分枝上的无刺。总状花序单生或成对，通常具花十几朵；苞片近条形；花白色；花被片矩圆状卵形。浆果熟时红色。花期 6~7 月，果期 9~10 月。

原产于南非纳塔尔，神农架各地均有栽培。

块根润肺止咳，利尿通淋，凉血解毒。

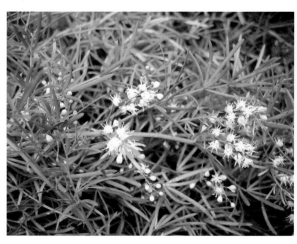 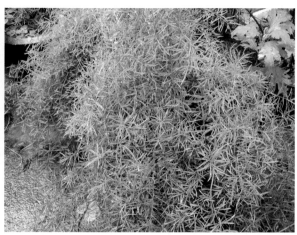

## 4 羊齿天门冬 Asparagus filicinus D. Don

多年生草本。根成簇，呈纺锤状膨大。茎直立，近平滑，分枝通常具棱，有时稍具软骨质齿。叶状枝成簇，扁平，镰刀状，具中脉；鳞片状叶基部无刺。花淡绿色，有时稍带紫色。浆果。花期7~8月，果期10月。

分布于神农架各地，生于海拔800~2400m的山坡或沟谷。常见。

块根活血祛瘀，止痛，润肺。

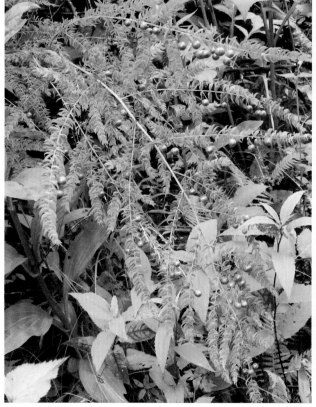

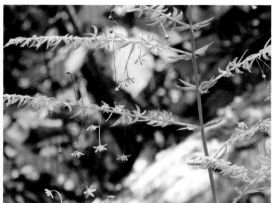

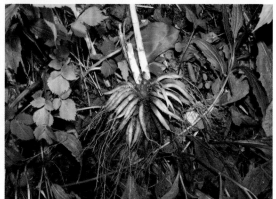

## 5 │ 短梗天门冬 **Asparagus lycopodineus** (Baker) F. T. Wang & Tang

多年生草本。根通常呈纺锤状膨大，较少近于不膨大。茎直立，先端稍下倾，平滑或略具条纹，上部有时具翅，分枝全部具翅。叶状枝通常成簇，扁平，镰刀状，具中脉；鳞片状叶基部近无距。花白色。浆果。花期 6~7 月，果期 8~9 月。

分布于神农架下谷，生于海拔 600m 以下的林下。少见。

块根养阴生津，润肺清心。

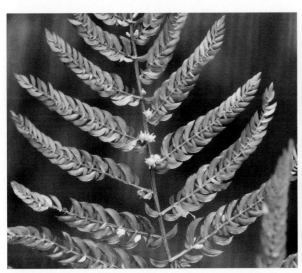 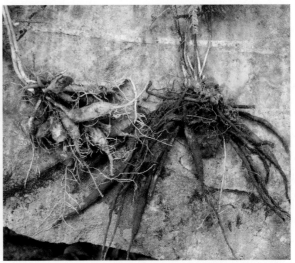

## 6 │ 天门冬 **Asparagus cochinchinensis** (Loureiro) Merrill

多年生草本。根在中部或近末端呈纺锤状膨大。植株攀缘或披散状，茎上具硬刺。叶状枝通常成簇，扁平或中脉龙骨状而略呈锐三棱形，稍镰刀状；茎上的鳞片状叶基部延伸为硬刺，在分枝上的刺较短或不明显。花通常腋生，淡绿色。浆果熟时红色。花期 7~8 月，果期 10~11 月。

分布于神农架宋洛、新华、阳日，生于海拔 1500m 以下的林下。少见。

块根养阴生津，润肺清心。

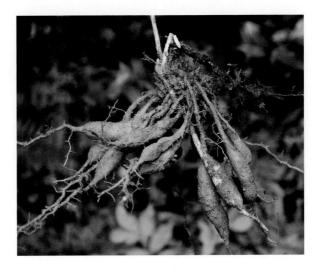

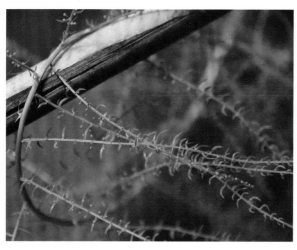
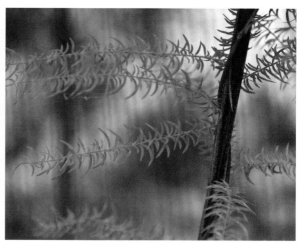

## （三十）山麦冬属 Liriope Loureiro

多年生草本。根细长，有时近末端呈纺锤状膨大。根茎很短，有的具地下匍匐茎，茎很短。叶基生，密集成丛，禾叶状，基部常为具膜质边缘的鞘所包裹。花葶从叶丛中央抽出，通常较长；总状花序，花簇生于苞片内；花被片6枚，分离；雄蕊6枚；子房上位，3室，花柱三棱柱形。果实在发育的早期外果皮即破裂，浆果状，球形，早期绿色，成熟后暗蓝色。

8种；我国6种；湖北6种；神农架4种，均可供药用。

### ■ 分种检索表

1. 花药卵形或近圆形，较短，长约1mm，通常短于花丝。
  2. 具地下走茎··············································3. 禾叶山麦冬 L. graminifolia
  2. 无地下走茎··············································4. 长梗山麦冬 L. longipedicellata
1. 花药狭长圆形或近矩圆状披针形，长1.5~2mm，几与花丝等长。
  3. 无地下走茎；叶宽8~22mm··························1. 阔叶山麦冬 L. muscari
  3. 具地下走茎；叶宽5~8mm··························2. 山麦冬 L. spicata

---

## 1 阔叶山麦冬 Liriope muscari (Decaisne) L. H. Bailey

多年生草本。根细长，分枝多，有时局部膨大成纺锤形的小块根，肉质。根茎短，木质。叶密集成丛，革质，先端急尖或钝，基部渐狭，具明显的横脉。花葶通常长于叶；总状花序具多花；花被片矩圆状披针形或近矩圆形，先端钝，紫色或红紫色。花期7~8月，果期9~11月。

分布于神农架新华，生于海拔800~1200m的山坡沟谷。常见。

块根清心，润肺，清热，生津，止咳。

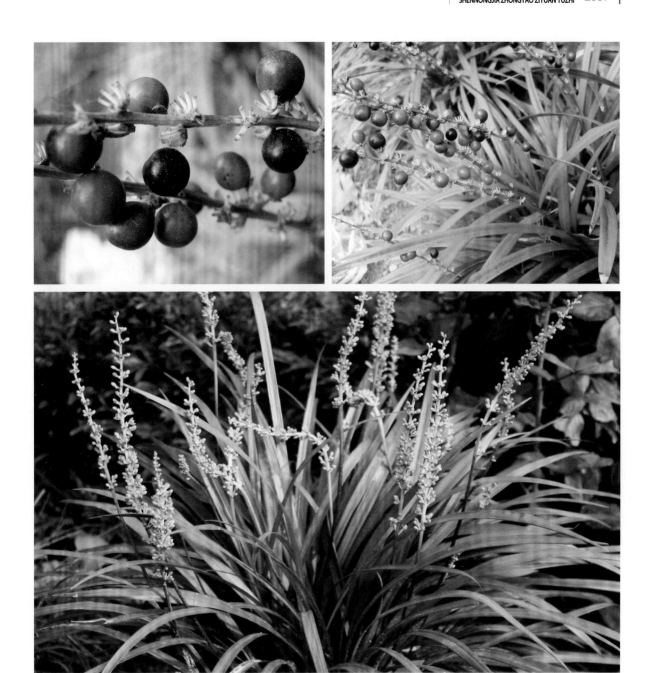

## 2 山麦冬 **Liriope spicata** (Thunberg) Loureiro

多年生草本。植株有时丛生。根近末端处常膨大成矩圆形、椭圆形或纺锤形的肉质小块根。根茎短,木质,具地下走茎。叶先端急尖或钝,基部常包以褐色的叶鞘,上表面深绿色,下表面粉绿色,中脉较明显,边缘具细锯齿。总状花序具多数花;花被片矩圆形、矩圆状披针形,先端钝圆,淡紫色或淡蓝色。花期5~7月,果期8~10月。

分布于神农架木鱼(老君山、官门山)、宋洛,生于海拔1300~1900m的山坡沟谷边。常见。

块根清心,润肺,生津止渴。

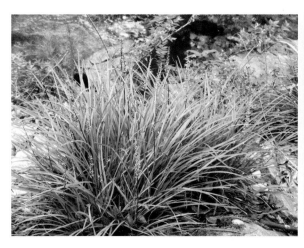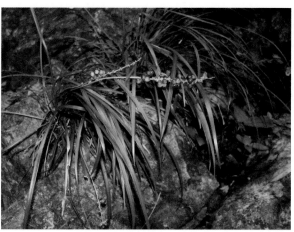

| 3 | 禾叶山麦冬 *Liriope graminifolia* (Linnaeus) Baker |

多年生草本，具地下走茎。叶先端钝或渐尖，具5条脉，近全缘，但先端边缘具细齿，基部常具残存的枯叶或有时撕裂成纤维状。花葶通常稍短于叶；花被片狭矩圆形或矩圆形，先端钝圆，白色或淡紫色；花药近矩圆形；子房近球形。种子卵圆形或近球形，初期绿色，成熟时蓝黑色。花期6~8月，果期9~11月。

分布于神农架宋洛（盘龙），生于海拔950m的沟谷。少见。

块根清心润肺，养胃生津。

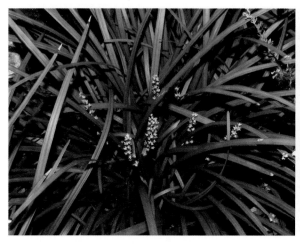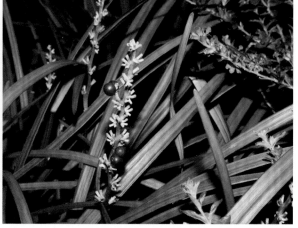

| 4 | 长梗山麦冬 *Liriope longipedicellata* F. T. Wang & Tang |

多年生草本，无地下走茎。叶上表面绿色，脉不明显，下表面粉绿色，具5条稍粗的脉，边缘具细锯齿。花被片倒卵形或倒披针形，紫红色或紫色；花药卵形，开裂后近矩圆形；子房扁圆形，柱头不明显。种子近球形或稍呈椭圆形，初期绿色，成熟后黑紫色。花期7月，果期8~9月。

分布于神农架各地，生于海拔800~1200m的山坡沟谷。常见。

块根清心润肺，养胃生津。

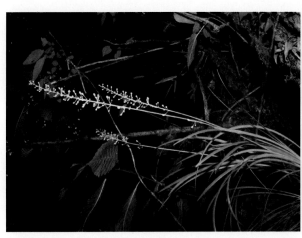
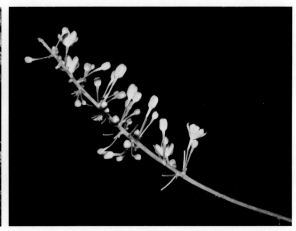

## （三十一）沿阶草属 **Ophiopogon** Ker Gawler

多年生草本。根细而多，近末端膨大成小块根。根茎通常很短，不明显，少数长而木质，有时具细长的地下匍匐茎，茎常为叶鞘所包。叶基生，成丛或散生于茎上，或为禾叶状，没有明显的叶柄，下部常具膜质叶鞘，或呈矩圆形。总状花序生于花葶顶端；花单生或 2~7 朵簇生。果实在发育早期外果皮即破裂而露出种子。种子浆果状，球形，成熟后常呈暗蓝色。

65 种；我国 47 种；湖北 10 种；神农架 5 种，均可供药用。

**■ 分种检索表**

1. 茎很短，根茎不明显，多数具块根。
  2. 无横生细长的地下茎⋯⋯⋯⋯⋯⋯⋯⋯⋯⋯⋯⋯⋯⋯⋯2. 间型沿阶草 O. intermedius
  2. 具横生细长的地下茎。
    3. 花葶通常稍短于叶或近等长⋯⋯⋯⋯⋯⋯⋯⋯⋯⋯⋯⋯⋯1. 沿阶草 O. bodinieri
    3. 花葶通常比叶短得多，极少例外⋯⋯⋯⋯⋯⋯⋯⋯⋯⋯⋯⋯5. 麦冬 O. japonicus
1. 植物有明显茎。
  4. 具横走细长的走茎⋯⋯⋯⋯⋯⋯⋯⋯⋯⋯⋯⋯⋯⋯⋯4. 短药沿阶草 O. angustifoliatus
  4. 无横走细长的走茎⋯⋯⋯⋯⋯⋯⋯⋯⋯⋯⋯⋯⋯⋯⋯⋯3. 西南沿阶草 O. mairei

## 1 沿阶草 **Ophiopogon bodinieri** H. Léveillé

多年生草本。地下走茎长，茎很短。叶基生，成丛，禾叶状。花葶较叶稍短或几等长；总状花序；花常单生或 2 朵簇生于苞片腋内；苞片条形或披针形，少数呈针形，稍带黄色；花被片卵状披针形、披针形或近矩圆形，白色或稍带紫色；花药狭披针形，常呈绿黄色。种子近球形或椭圆形。花期 6~8 月，果期 9~10 月。

分布于神农架各地，生于海拔 600~1600m 的山坡。常见。

块根养阴清热，益胃生津。

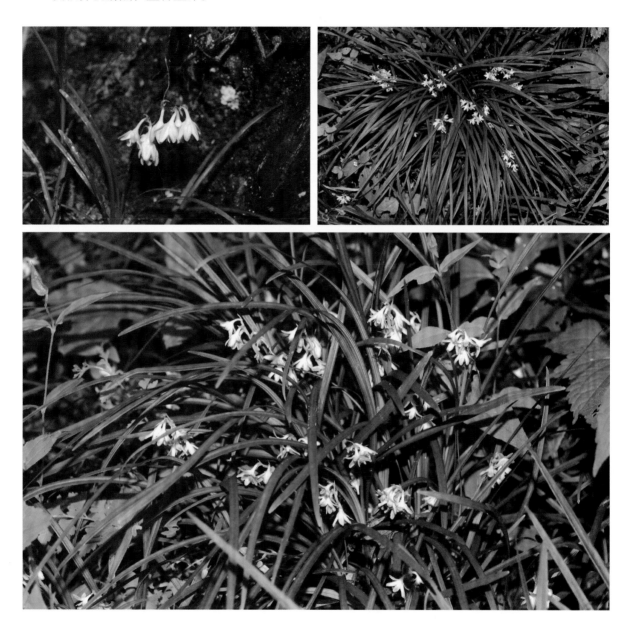

## 2 间型沿阶草 Ophiopogon intermedius D. Don

多年生草本。叶基生，成丛，禾叶状，下表面中脉明显隆起，边缘具细齿。总状花序；花常单生或 2~3 朵簇生于苞片腋内；苞片钻形或披针形；花被片矩圆形，先端钝圆，白色或淡紫色；花丝极短；花药条状狭卵形；花柱细。种子椭圆形。花期 5~8 月，果期 8~10 月。

分布于神农架木鱼（老君山）、新华，生于海拔 1000~1800m 的山坡沟谷或岩石缝隙。常见。

块根清心润肺，养胃生津。

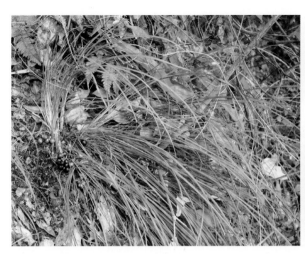
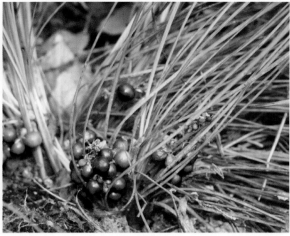

## 3 | 西南沿阶草 **Ophiopogon mairei** H. Léveillé

多年生草本。茎较短或中等长，每年稍延长，老茎的叶枯萎后残留叶鞘撕裂成纤维，并生根，形如根茎。叶丛生，近禾叶状或稍带剑形，上表面绿色，下表面粉绿色，边缘具细齿。花葶较叶短很多；总状花序密生许多花；花被片卵形，白色或蓝色；花药卵形。种子椭圆形或卵圆形，蓝灰色。花期 5~7 月，果期 9~10 月。

分布于神农架大九湖、松柏、宋洛，生于海拔 1200~1700m 的山坡、沟谷岩石边。常见。

块根滋阴润肺，养胃生津。

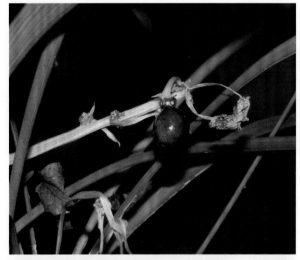

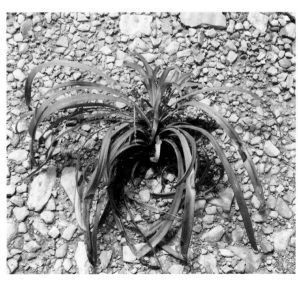
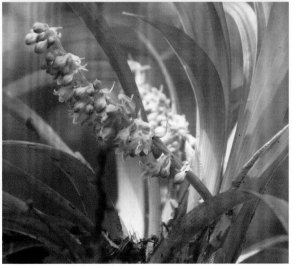

## 4 短药沿阶草 Ophiopogon angustifoliatus (F. T. Wang & T. Tang) S. C. Chen

多年生草本。根被白色根毛，末端具纺锤状小块根。地下具走茎。叶丛生，略剑形。总状花序具花数朵至10余朵，花常单生于苞片腋内，淡紫色；花药卵圆形。种子椭圆形或近球形。花期7~8月，果期9~10月。

分布于神农架宋洛（盘龙）、松柏（马湾），生于海拔700~800m的山坡。少见。

全草滋阴润肺，养胃生津。

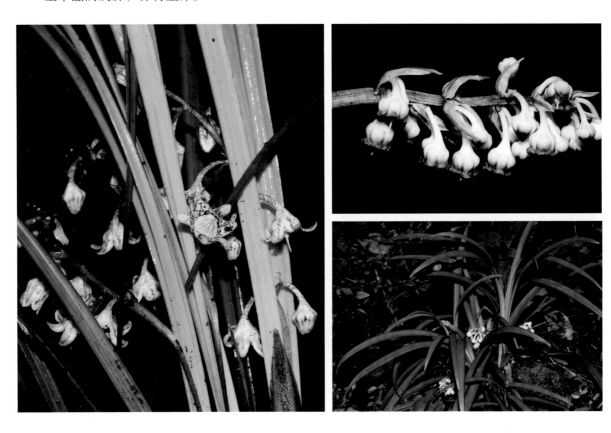

## 5 麦冬 Ophiopogon japonicus (Linnaeus f.) Ker Gawler

多年生草本。根较粗，中间或近末端常膨大成椭圆形或纺锤形的小块根；小块根淡褐黄色。地下走茎细长，节上具膜质鞘。茎很短。叶基生，成丛，禾叶状，边缘具细锯齿。花葶通常比叶短很多；总状花序；花单生或成对着生于苞片腋内；苞片披针形，先端渐尖；花被片常稍下垂而不展开，披针形，白色或淡紫色。花期5~8月，果期8~10月。

分布于神农架各地，生于海拔2000m以下的山坡、林下、溪旁、路边。常见。

块根清心养肺，养胃生津。

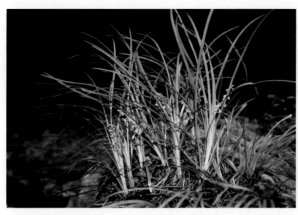 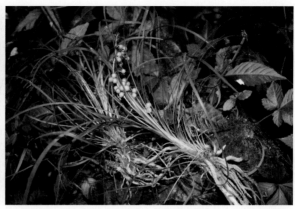

## （三十二）粉条儿菜属 Aletris Linnaeus

多年生草本。根茎短，具细长的纤维根，较少根肉质。叶通常基生，成簇，带形、条形或条状披针形，无明显叶柄，中脉通常较粗。花葶从叶簇中抽出，较长，不分枝，通常中下部具几枚苞片状叶；花小；花梗短或极短；花被钟形或坛状，下部与子房合生。蒴果，无毛或具毛，包被于宿存的花被内。

31 种；我国 15 种；湖北 4 种；神农架 4 种，均可供药用。

### ■ 分种检索表

1. 花被无毛。
　2. 花梗基部具苞片，花被裂片具绿色中脉·····················1. 无毛粉条儿菜 A. glabra
　2. 花梗上部具苞片，花被裂片无绿色中脉·····················2. 高山粉条儿菜 A. alpestris
1. 花被具毛。
　3. 花被裂至全长的 1/3~1/2；蒴果具棱角·····················3. 粉条儿菜 A. spicata
　3. 花被裂至全长的 1/2 或更深；蒴果无棱角·····················4. 狭瓣粉条儿菜 A. stenoloba

## 1 无毛粉条儿菜 Aletris glabra Bureau & Franchet

多年生草本。植株细弱，具细长的纤维根。叶近莲座状簇生，条状披针形，先端渐尖。花葶无毛，中下部具几枚苞片状叶；总状花序；苞片 2 枚，披针形或卵状披针形，绿色；花被近钟形，白色，约分裂至中部，裂片披针形，稍向外弯曲；子房卵形，突然收缩为短的花柱。蒴果球状卵形。花期 5~6 月，果期 9~10 月。

分布于神农架红坪（大神农架）、新华、木鱼（小千家坪），生于海拔 1800~2800m 的山坡或路旁。常见。

全草、根清热利湿，润肺，活血。

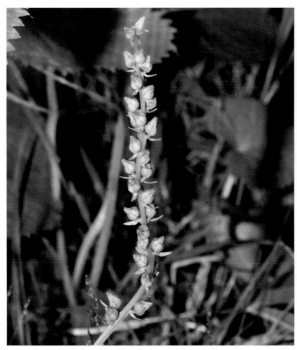

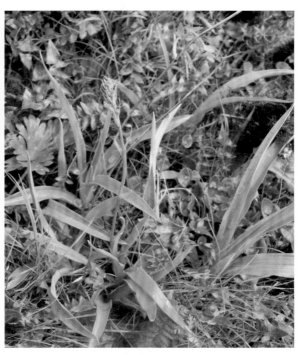

## 2 高山粉条儿菜 Aletris alpestris Diels

多年生草本。叶近莲座状簇生，条状披针形。花葶中下部具几枚苞片状叶；苞片2枚，披针形或卵状披针形，绿色，位于花梗的上部；花被近钟形，无毛，白色。蒴果球状卵形，无毛。花期6月，果期8月。

分布于神农架红坪，生于海拔1800~2800m的山坡或路旁。常见。

全草、根可代无毛粉条儿菜入药。

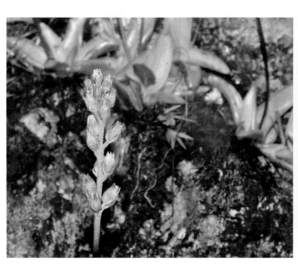

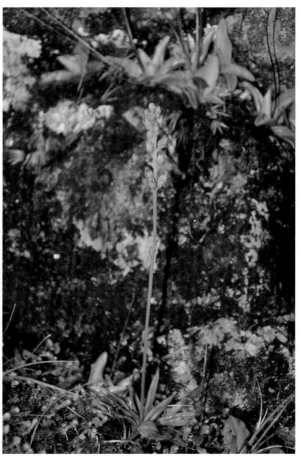

## 3 | 粉条儿菜 **Aletris spicata** (Thunberg) Franchet

多年生草本。植株具多数须根，根毛局部膨大。叶簇生，纸质，条形，有时下弯，先端渐尖。花葶具棱，密生柔毛，中下部具苞片状叶；总状花序疏生多花；花梗极短，具毛；花被黄绿色，上端粉红色，外面具柔毛。蒴果倒卵形或矩圆状倒卵形，具棱角，密生柔毛。花期4~5月，果期6~7月。

分布于神农架各地，生于海拔800~2100m的山坡。常见。

全草、根清肺，化痰，利湿，止咳，活血。

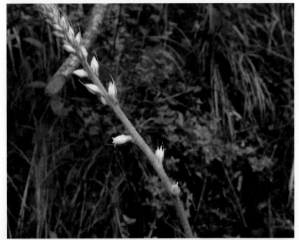
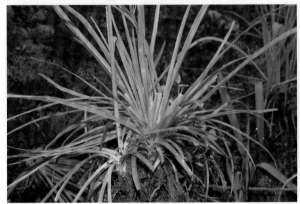
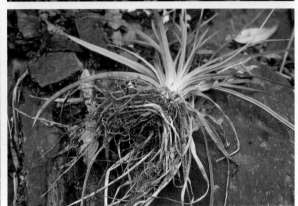

## 4 | 狭瓣粉条儿菜 **Aletris stenoloba** Franchet

多年生草本。植株具多数须根，少数根毛局部膨大。叶簇生，条形，先端渐尖。花葶具毛，中下部具苞片状叶；总状花序疏生多花；花梗极短；花被白色，具毛，分裂到中部或中部以下；裂片条状披针形，开展，膜质。蒴果卵形，具毛。花期5~7月，果期7~8月。

分布于神农架红坪（板仓）、木鱼（官门山）、松柏（大岩屋）、红坪（田家山），生于海拔1700~2000m的山坡。常见。

全草、根清肺化痰，发汗，通乳。

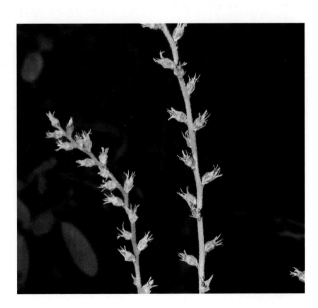

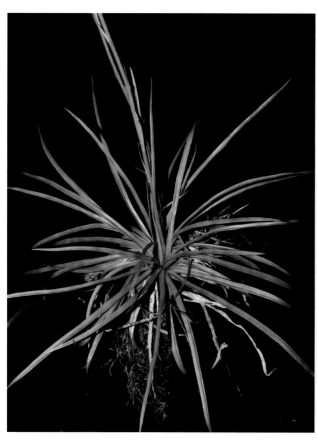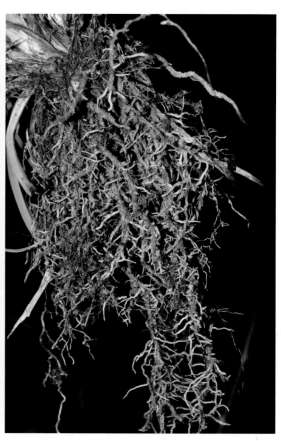

## （三十三）菝葜属 Smilax Linnaeus

藤本或直立小灌木，稀草本。根茎坚硬。枝条常具刺。叶互生，全缘，具 3~7 条主脉和网状细脉；叶柄两侧具翅状鞘，鞘的上方具 1 对卷须或无卷须，向上至叶片基部一段具一色泽较暗的脱落点，由于脱落点位置不同，在叶片脱落时或带着一段叶柄，或几乎不带叶柄。花小，单性异株，通常排成单个腋生的伞形花序；花被片 6 枚，离生。浆果通常球形。

约 300 种；我国 79 种；湖北 30 种；神农架 19 种，可供药用的 14 种。

有的分类系统将本属和肖菝葜属立为菝葜科。

### ■ 分种检索表

1. 伞形花序单生于叶腋或苞片腋部；花梗无关节。

  2. 叶脱落点位于叶柄中部至上部，叶脱落时带有一段叶柄。

    3. 草本，茎无刺；根为须根状，稍粗·······················1. 牛尾菜 **S. riparia**

    3. 藤本或灌木；茎多少具刺；根为块状，坚硬。

      4. 茎基部密生刺，刺针状·····················2. 短梗菝葜 **S. scobinicaulis**

      4. 茎上疏生刺或无刺，有时具疣状突起。

        5. 叶鞘与叶柄等长或稍长，近半圆形或卵形，叶基部心形········4. 托柄菝葜 **S. discotis**

　　5. 叶柄无鞘或部分具窄鞘，叶基部圆或楔形，稀浅心形。

　　　　6. 叶下表面绿色。

　　　　　7. 花序托常多少延长，不为球形；果期尤其明显·············5. 长托菝葜 S. ferox

　　　　　7. 花序托缩短，球形···································3. 菝葜 S. china

　　　　6. 叶下表面白色··········································6. 黑果菝葜 S. glaucochina

2. 叶脱落点位于叶柄顶部，叶脱落时不带或带有极短的一段叶柄。

　　8. 叶干后黑色·················································8. 黑叶菝葜 S. nigrescens

　　8. 叶干后不为黑色。

　　　　9. 直立灌木，叶柄无卷须。

　　　　　10. 叶披针形，长为宽的 5 倍以上·············9. 青城菝葜 S. tsinchengshanensis

　　　　　10. 叶心形或长卵形，长为宽的 4 倍以下。

　　　　　　11. 叶下表面光滑，有时有粉尘状物·············7. 鞘柄菝葜 S. stans

　　　　　　11. 叶下表面具毛或粉尘状皱纹·············10. 糙柄菝葜 S. trachypoda

　　　　9. 藤本，叶柄具卷须。

　　　　　12. 总花梗短于叶柄或与之等长。

　　　　　　13. 叶大，叶柄短··································12. 土茯苓 S. glabra

　　　　　　13. 叶小，叶柄长·······························11. 小叶菝葜 S. microphylla

　　　　　12. 总花梗远长于叶柄·····························13. 防己叶菝葜 S. menispermoidea

1. 伞形花序常 2 至多个组成圆锥状或穗状花序。

　　14. 枝具疣状突起·············································14. 密疣菝葜 S. chapaensis

　　14. 枝无疣状突起·············································15. 银叶菝葜 S. cocculoides

---

## 1 | 牛尾菜 Smilax riparia A. de Candolle

　　多年生草质藤本。叶卵状披针形，先端渐尖或长渐尖。伞形花序；总花梗较纤细，长 3~5（10）cm。浆果。花期 6~7 月，果期 10 月。

　　分布于神农架木鱼、松柏，生于海拔 1400m 以下的林缘。少见。

　　根及根茎补气活血，舒筋通络。

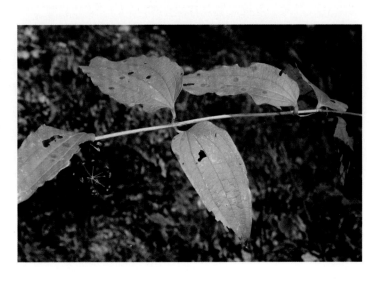

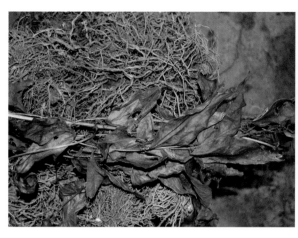
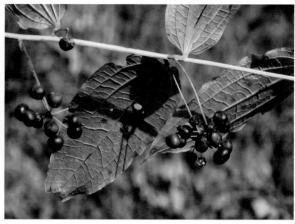

## 2 短梗菝葜 **Smilax scobinicaulis** C. H. Wright

落叶藤本。茎基部密生刺，刺针状，稍黑色；茎上的刺有时较粗短。叶卵形或椭圆状卵形，干后有时变为褐色，基部钝或浅心形。总花梗很短，一般不及叶柄长度的 1/2。花期 5 月，果期 10 月。

分布于神农架各地，生于海拔 800~1700m 的山坡沟谷。常见。

根茎祛风湿，通筋络。

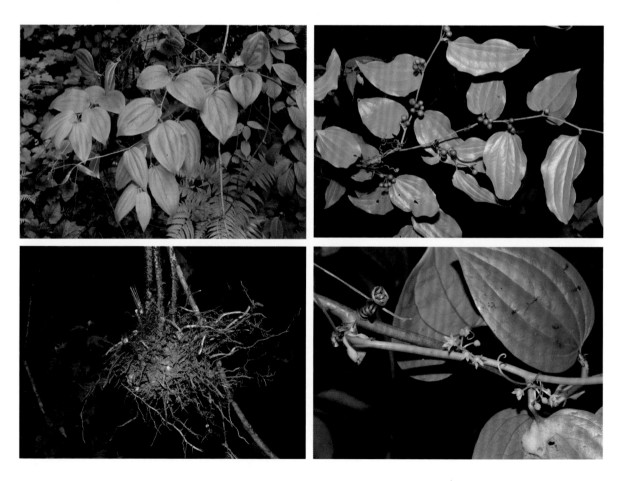

| 3 | **菝葜** **Smilax china** Linnaeus |

落叶藤本。根茎粗厚，坚硬，为不规则块状。茎长 1~3m，疏生刺。叶薄革质或坚纸质，下表面通常淡绿色，较少苍白色。伞形花序生于叶尚幼嫩的小枝上，具花十几朵或更多，常呈球形；总花梗长 1~2cm；花序托稍膨大，近球形；花绿黄色。浆果，熟时红色，具粉霜。花期 2~5 月，果期 9~11 月。

分布于神农架各地。生于海拔 1600~1900m 的山坡。常见。

根茎祛风利湿，解肿消毒，止血。

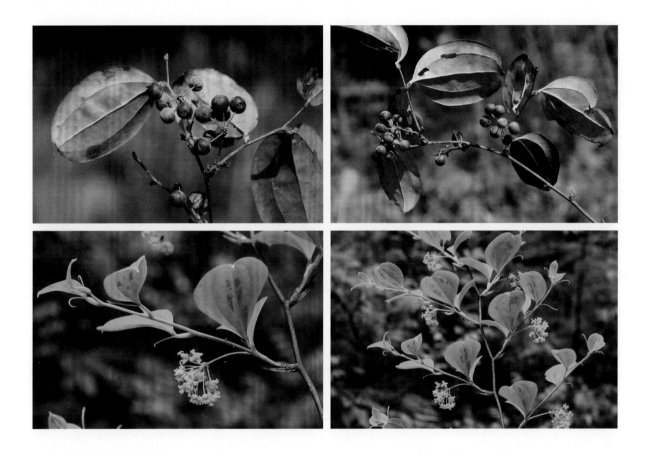

| 4 | **托柄菝葜** **Smilax discotis** Warburg |

落叶灌木，多少攀缘。茎长 0.5~3m，疏生刺或近无刺。叶纸质，通常近椭圆形，下表面苍白色；鞘与叶柄等长或稍长。伞形花序生于叶稍幼嫩的小枝上，通常具花几朵；总花梗长 1~4cm；花序托稍膨大；花绿黄色。浆果，熟时黑色，具粉霜。花期 4~5 月，果期 10 月。

分布于神农架各地，生于海拔 1200~1500m 的山坡。常见。

根茎清热利湿，补虚益肾，活血止血。

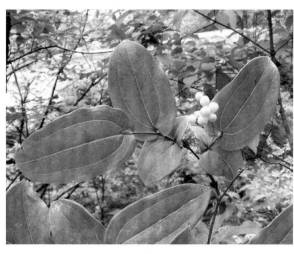 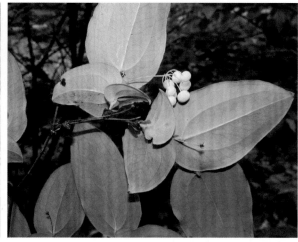

## 5 长托菝葜 **Smilax ferox** Wallich ex Kunth

攀缘灌木。疏生刺。叶椭圆形、卵状椭圆形至矩圆形；通常只有少数叶柄具卷须，脱落点位于鞘上方。伞形花序生于叶尚幼嫩的小枝上，具花几朵至 10 余朵；花黄绿色或白色。浆果熟时红色。

分布于神农架大九湖、木鱼、松柏（大岩屋）、新华，生于海拔 900~1900m 的山坡沟谷。常见。

根茎祛风利湿，解毒。

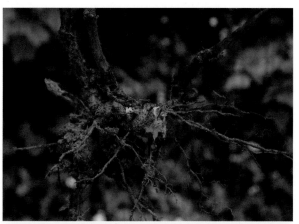

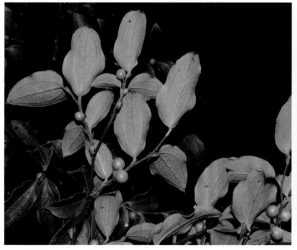 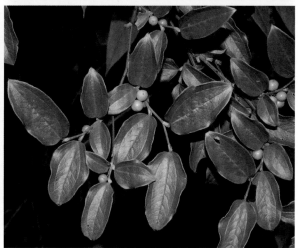

| 6 | 黑果菝葜 **Smilax glaucochina** Warburg |

落叶藤本。具粗短的根茎。茎长 0.5~4m，通常疏生刺。叶厚纸质，通常椭圆形，下表面苍白色。伞形花序通常生于叶稍幼嫩的小枝上，具花几朵或 10 余朵；总花梗长 1~3cm；花序托稍膨大；花绿黄色。浆果，熟时黑色，具粉霜。花期 3~5 月，果期 10~11 月。

分布于神农架各地，生于海拔 500~1600m 的山坡沟谷。常见。

根茎清热，除风毒。

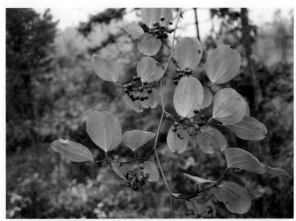

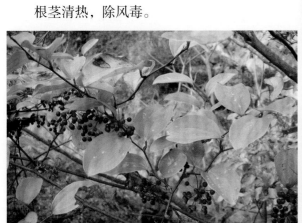

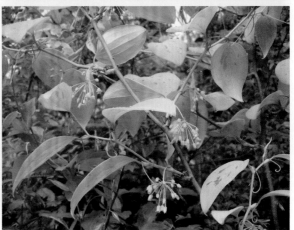

| 7 | 鞘柄菝葜 **Smilax stans** Maximowicz |

落叶灌木或半灌木，直立或披散。茎和枝条稍具棱，无刺。叶纸质，卵形、卵状披针形或近圆形，下表面稍苍白色或有时具粉尘状物。花序具花 1~3 朵或更多；总花梗纤细；花绿黄色，有时淡红色。浆果，熟时黑色，具粉霜。花期 5~6 月，果期 10 月。

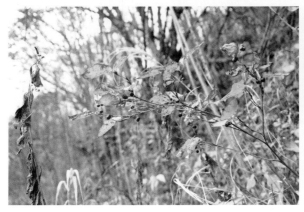

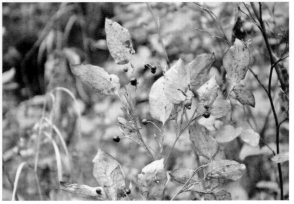

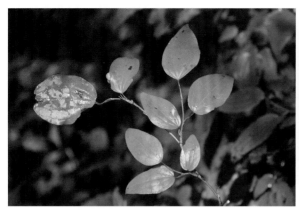
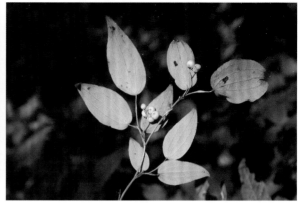

分布于神农架各地，生于海拔 900~2500m 的山坡沟谷。常见。

根茎祛风湿，活血顺气，止痛。

## 8 | 黑叶菝葜 Smilax nigrescens F. T. Wang & Tang ex P. Y. Li

攀缘灌木。茎疏生刺或近无刺。叶通常卵状披针形或卵形；叶柄一般具卷须，脱落点位于近顶端。伞形花序具花几朵至 10 余朵；花绿黄色；内外花被片相似，成熟时蓝黑色。

分布于神农架宋洛、新华，生于海拔 700~1500m 的山坡沟谷。少见。

根茎清热，除风毒。

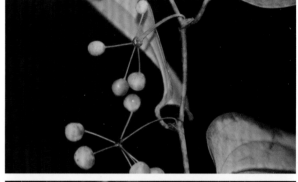

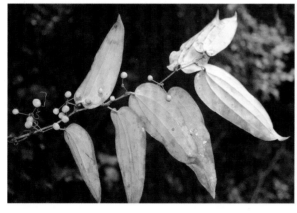
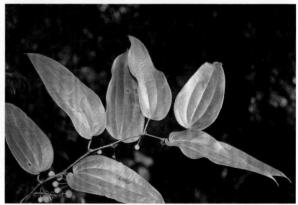

## 9 | 青城菝葜 Smilax tsinchengshanensis F. T. Wang

落叶灌木。具粗短的根茎。茎和枝条具不明显的钝棱，无刺。叶纸质，披针形或矩圆状披针形，下表面苍白色。伞形花序常生于嫩枝基部的叶腋或苞片腋部，具花几朵；总花梗纤细；花暗红色。

浆果熟时黑色。花期 10 月，果期翌年 10~11 月。

分布于神农架下谷，生于海拔 800m 的林缘。少见。

根茎祛风利湿，解肿消毒，止血。

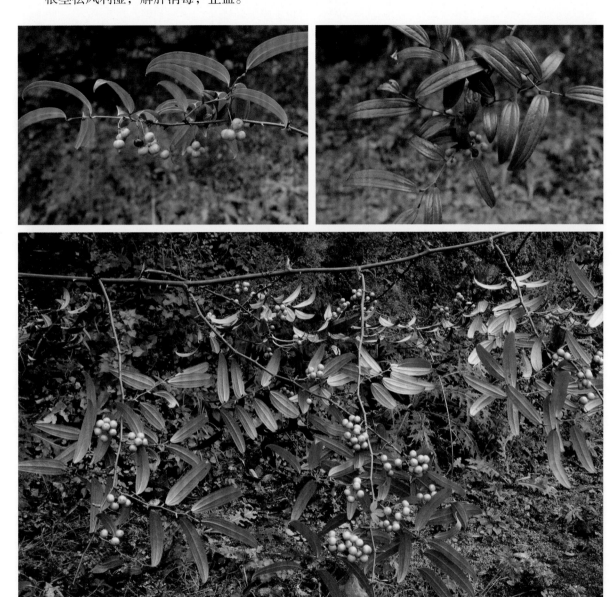

## 10 糙柄菝葜 **Smilax trachypoda** J. B. Norton

落叶灌木。本种和鞘柄菝葜极相似，但在叶下表面的主脉和支脉的下半部或近基部，以及叶柄的上半部都具乳突状毛。花期 5~6 月，果期 10 月。

分布于神农架各地，生于海拔 1600~2200m 的山坡沟谷。常见。

根茎散结消瘀，消肿。

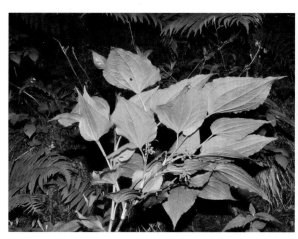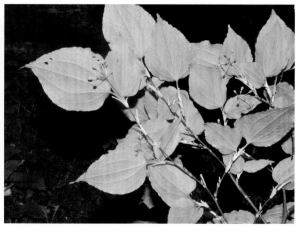

## 11 | 小叶菝葜 **Smilax microphylla** C. H. Wright

落叶藤本。茎长 1~5m。枝条平滑或稍粗糙，多少具刺。叶革质，披针形、卵状披针形或近条状披针形。总花梗稍扁或近圆柱形，宽约 0.5mm，常稍粗糙，明显短于叶柄；花淡绿色；雌花比雄花稍小，具 3 枚退化雄蕊。花期 6~8 月，果期 10~11 月。

分布于神农架各地，生于海拔 800m 的灌丛中。少见。

根舒经活血，通络止痛。

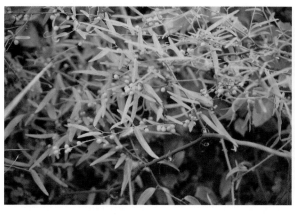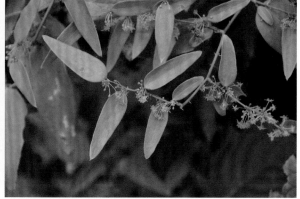

## 12 | 土茯苓 **Smilax glabra** Roxburgh

落叶藤本。根茎粗厚，块状，常由匍匐茎相连接。茎长 1~4m。枝条光滑，无刺。叶薄革质，狭椭圆状披针形至狭卵状披针形，下表面通常绿色，有时带苍白色。伞形花序通常具花 10 余朵；总花梗明显短于叶柄；花绿白色，六棱状球形。浆果，熟时紫黑色，具粉霜。花期 7~11 月，果期 11 月至翌年 4 月。

分布于神农架各地，生于海拔 1000m 以下的林缘。少见。

根茎祛风利湿，解肿消毒，止血。

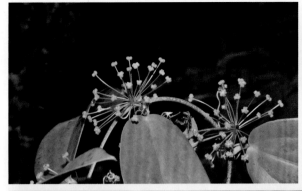
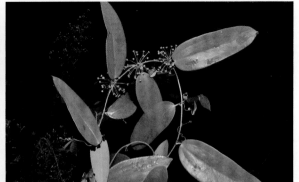
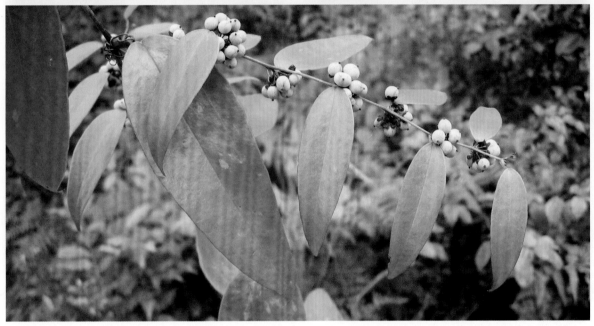

## 13 防己叶菝葜 **Smilax menispermoidea** A. de Candolle

攀缘灌木。枝条无刺。叶卵形或宽卵形，叶柄通常具卷须。伞形花序。浆果熟时紫黑色。

分布于神农架红坪，生于海拔 1700m 的山坡。少见。

根茎祛风利湿，解毒。

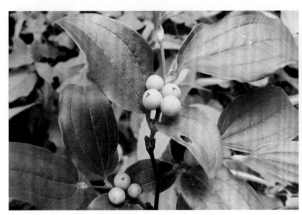
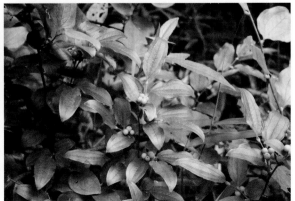

## 14 密疣菝葜 **Smilax chapaensis** Gagnepain

落叶藤本。茎长 1~2m。枝条常具 2~3 条棱，密生疣状突起。叶柄基部也多少具疣状突起；叶通常纸质，卵状矩圆形、狭椭圆形至披针形。伞形花序通常单个生于叶腋，具花几十朵，极少 2 个伞形花序生于一个共同的总花梗上；总花梗通常短于叶柄，果期可与叶柄等长；花黄绿色。浆果。花期 2~3 月，果期 10~11 月。

分布于神农架红坪、宋洛，生于海拔 1600~2100m 的山坡。少见。

根茎用于跌打红肿、风湿关节痛、肠胃炎、乳糜尿、烫伤。

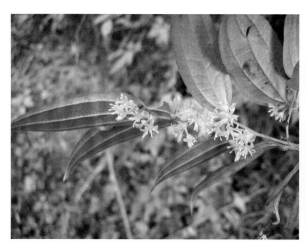
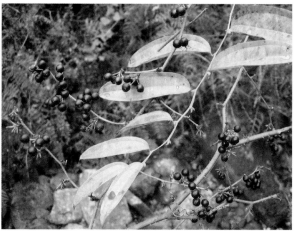

## 15 银叶菝葜 **Smilax cocculoides** Warburg

常绿灌木，多少攀缘。具粗短的根茎。茎长 0.5~2m。枝条常具不明显的钝棱，无刺。叶纸质或近革质，卵形、椭圆状卵形或近披针形，下表面浅绿色，且稍具光泽。伞形花序通常单生于叶腋，极少 2 个生于一个共同的总花梗上；花序托几不膨大。浆果，熟时黑蓝色。花期 2~4 月，果期 11 月。

分布于神农架松柏、新华、宋洛，生于海拔 800~1100m 的山坡。少见。

根茎祛风湿，活血消肿。

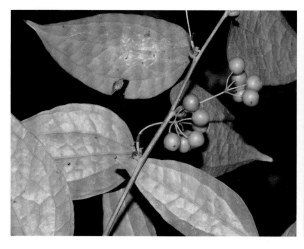
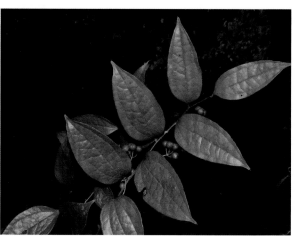

## （三十四）肖菝葜属 Heterosmilax Kunth

常绿藤本。茎无刺。叶革质，具3~7条主脉和网状支脉；叶柄具或不具卷须，在上部具一脱落点，因而在叶片脱落时总是带着一段短叶柄。伞形花序生于叶腋或鳞片腋内；总花梗常多少扁平；花小；雌雄异株；花被片合生成筒状，筒口一般具3个小齿；子房3室，每室具胚珠2枚，柱头3裂。浆果球形，具1~3枚种子。

12种；我国有9种；湖北2种；神农架2种，均可供药用。

> **■ 分种检索表**
>
> 1. 在雄花中具9~12枚雄蕊·······················1. **短柱肖菝葜 H. septemnervia**
> 1. 在雄花中具3枚雄蕊···························2. **肖菝葜 H. japonica**

## 1　短柱肖菝葜 Heterosmilax septemnervia F. T. Wang & Tang

常绿藤本。小枝具明显的棱。叶纸质或近革质，卵形、卵状心形或卵状披针形，先端三角状短渐尖，基部心形或近圆形，主脉5~7条，在下表面隆起，支脉网状，在两面明显。伞形花序具花20~60朵；花序托球形；花被筒卵圆形。果实近球形，紫色。花期5~6月，果期9~11月。

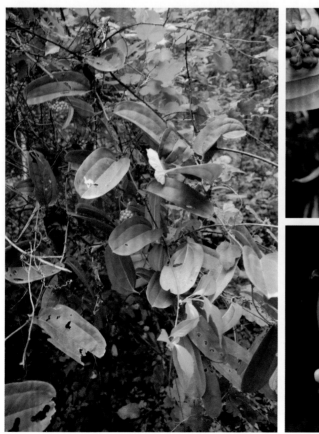
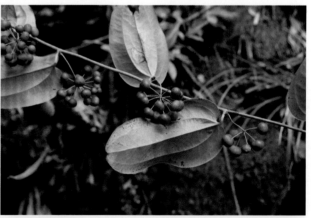
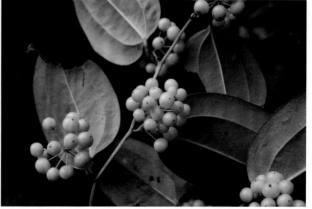

分布于神农架红坪、大九湖、木鱼（老君山）、下谷、新华，生于海拔 600~1850m 的山坡或沟谷。常见。

根茎清热利湿，消肿。

## 2　肖菝葜　*Heterosmilax japonica* Kunth

常绿藤本。小枝具钝棱。叶纸质，卵形、卵状披针形或近心形，主脉 5~7 条，在两面明显。伞形花序具花 20~50 朵，生于叶腋或生于褐色的苞片内；总花梗扁；花序托球形，花梗纤细；花被筒卵形。浆果球形而稍扁，熟时黑色。花期 6~8 月，果期 7~11 月。

分布于神农架各地，生于海拔 1000m 以下的山坡。常见。

根茎清热利湿，消肿。

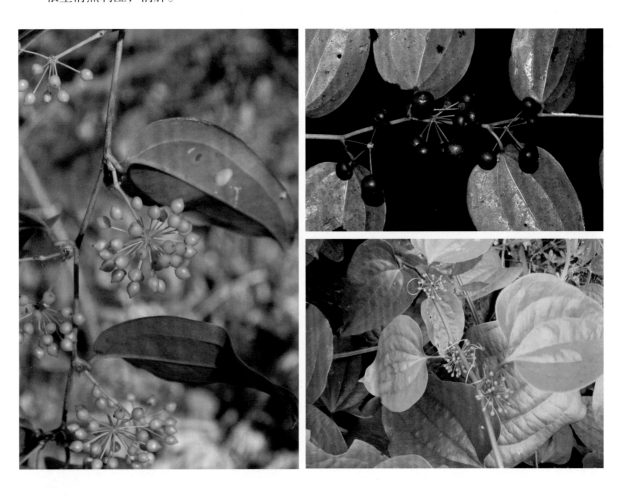

## （三十五）丫蕊花属 Ypsilandra Franchet

多年生草本。根茎粗短，稍肉质。叶基生，莲座状，匙形、倒披针形至近条形，基部渐狭成柄。花葶从叶簇的侧面腋部抽出，上面生有几枚鞘状或苞片状叶；总状花序顶生，无苞片；花下垂，而后上举；花被片 6 枚，离生，宿存；雄蕊 6 枚，花药马蹄状，基着，药室汇合成 1 室，开裂后呈 "Y"

字形或盾状；子房 3 裂，3 室，胚珠多数，花柱生于子房顶端凹缺处，单一，长或短，柱头头状或叉状 3 裂。蒴果深 3 裂，三棱状。

5 种；我国 5 种；湖北 1 种；神农架 1 种，可供药用。

## 丫蕊花　**Ypsilandra thibetica** Franchet

多年生草本。叶长 6~27cm，宽 0.6~4.8cm。花葶通常比叶长，较少短于叶，长 7~52cm；总状花序具几朵至 20 余朵花，花梗比花被稍长；花被片白色、淡红色至紫色，近匙状倒披针形；雄蕊至少有 1/3 伸出花被；子房上部 3 裂达 1/3~2/5，花柱稍高于雄蕊，在果期则明显高出雄蕊之上，柱头小，头状，稍 3 裂。蒴果长为宿存花被片的 1/2~2/3。花期 3~4 月，果期 5~6 月。

分布于神农架木鱼（千家坪），生于山坡林缘石壁上。罕见。

全草清热解毒，散结；用于瘰疬、小便不利等。在民间应用较广泛。药理实验及临床研究表明，丫蕊花具有抗肿瘤、缩宫止血、抗菌等作用，尤其对多种妇科出血症的治疗有显著疗效。

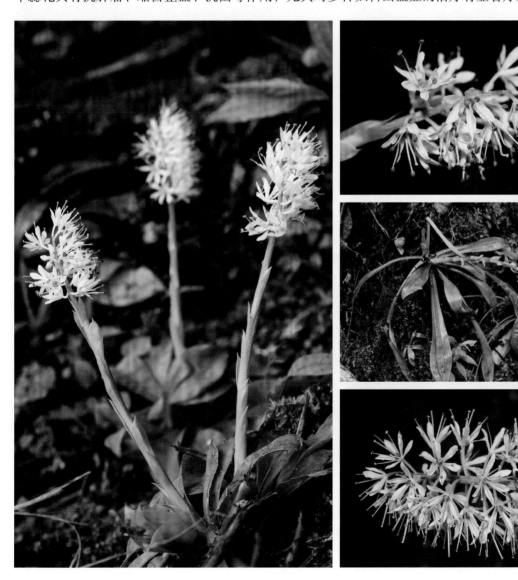

# 石蒜科 Amaryllidaceae

多年生草本，具鳞茎、根茎或块茎。叶多数基生，全缘或具刺状锯齿。花单生或排列成伞形花序、总状花序或穗状花序等，通常具佛焰苞状总苞；花两性；花被片6枚，2轮；雄蕊通常6枚；子房下位，3室，每室具胚珠多数或少数。蒴果背裂或不整齐开裂，少为浆果状。

100余属，1200种；我国17属，34种；湖北7属，30种；神农架7属，28种，可供药用的6属，9种。

### ■ 分属检索表

1. 茎木质·······································································5. 龙舌兰属 **Agave**
1. 多年生草本。
  2. 植株具鳞茎。
    3. 副花冠不存在。
      4. 花丝完全分离。
        5. 花单生于花茎顶端·····································1. 葱莲属 **Zephyranthes**
        5. 花数朵至多朵着生于花茎顶端·····························2. 文珠兰属 **Crinum**
      4. 花丝基部合生成一杯状体（雄蕊杯）或至少花丝间具离生的鳞片······3. 石蒜属 **Lycoris**
    3. 副花冠存在·········································································4. 水仙属 **Narcissus**
  2. 植株具根茎·············································································6. 虎尾兰属 **Sansevieria**

## （一）葱莲属 Zephyranthes Herbert

多年生矮小禾草状草本，具皮鳞茎。叶数枚，线形，簇生。花茎纤细，中空；花单生于花茎顶端，佛焰苞状总苞片下部管状；花漏斗状，直立或略下垂；花被裂片6枚；雄蕊6枚，着生于花被管喉部或管内，3长3短；子房每室胚珠多数，柱头3裂或凹陷。蒴果近球形。种子黑色。

40种；我国栽培2种；湖北栽培2种；神农架栽培2种，均可供药用。

### ■ 分种检索表

1. 花白色，几无花被管；叶狭线形，宽2~4mm·····························1. 葱莲 **Z. candida**
1. 花玫瑰红色或粉红色；叶线形，宽6~8mm·····························2. 韭莲 **Z. carinata**

## 1 | 葱莲 **Zephyranthes candida** (Lindley) Herbert

多年生草本。鳞茎卵形，具明显的颈部。叶狭线形，肥厚，亮绿色。花茎中空；花单生于花茎顶端，下具带褐红色的佛焰苞状总苞，总苞片顶端2裂；花白色，外面常带淡红色。蒴果近球形。花期秋季。由于葱莲在神农架的生长期太短，因而不结实。

原产于南美，神农架有栽培。

全草平肝，宁心，息风镇静。

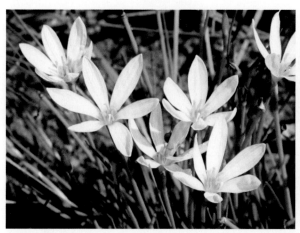
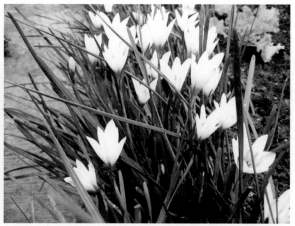

## 2 | 韭莲 **Zephyranthes carinata** Herbert

多年生草本。鳞茎卵球形。基生叶常数枚簇生，线形，扁平。花单生于花茎顶端，下具佛焰苞状总苞，总苞片常带淡紫红色；花玫瑰红色或粉红色。蒴果近球形。花期夏、秋二季。由于韭莲在神农架的生长期太短，因而不结实。

原产于南美，神农架有栽培。

全草、鳞茎散热解毒，活血凉血。

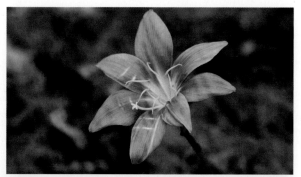

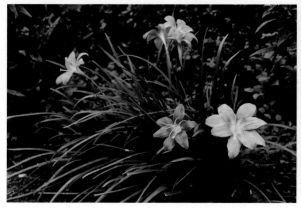
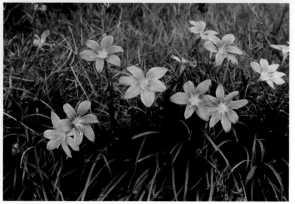

## （二）文殊兰属 Crinum Linnaeus

多年生草本，具鳞茎。叶基生，带形或剑形，通常较宽阔。花茎实心；伞形花序具花数朵至多朵，罕具1朵，下具佛焰苞状总苞片2枚；花被辐射对称或稍两侧对称，高脚碟状或漏斗状；花被管长，圆筒状；雄蕊6枚，着生于花被管喉部；子房下位，3室，柱头头状。蒴果近球形，不规则开裂。种子大，圆形或具棱角。

100多种；我国2种；湖北栽培1种；神农架栽培1种，可供药用。

## 文殊兰（变种）Crinum asiaticum var. sinicum (Roxburgh ex Herbert) Baker

多年生粗壮草本。鳞茎长柱形。叶20~30枚，多列，带状披针形，边缘波状，暗绿色。花茎直立；佛焰苞状总苞片披针形，膜质；花高脚碟状，芳香。蒴果近球形。花期夏季，果期10月。

原产于我国华南地区，神农架有栽培。

叶、鳞茎活血散瘀，消肿止痛。

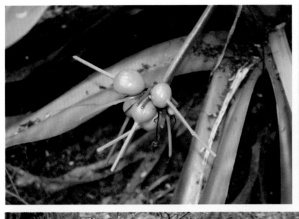
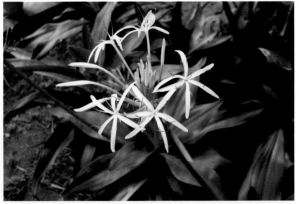
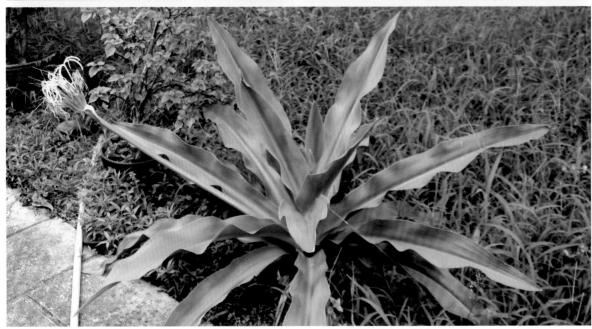

## （三）石蒜属 **Lycoris** Herbert

多年生草本，具地下鳞茎。鳞茎近球形或卵形。叶带状。花茎单一，直立，实心；总苞片2枚，膜质；顶生一伞形花序，具花4~8朵；花白色、金黄色、粉红色至鲜红色；雄蕊6枚，着生于喉部；雌蕊1枚，子房下位，3室，每室胚珠少数。蒴果通常具3条棱，室背开裂。种子近球形，黑色。

20种；我国15种；湖北5种；神农架3种，可供药用的2种。

### ■ 分种检索表

1. 花鲜红色···················································1. **石蒜 L. radiata**

1. 花黄色·····················································2. **忽地笑 L. aurea**

### 1 | 石蒜 **Lycoris radiata** (L'Héritier) Herbert

鳞茎近球形。秋季出叶，叶狭带状，顶端钝，深绿色，中间具粉绿色带。总苞片2枚，披针形；伞形花序具花4~7朵；花鲜红色；花被裂片狭倒披针形，边缘强烈皱缩、反卷；花被筒绿色；雄蕊显著伸出于花被外。花期8~9月，果期10月。

分布于神农架各地，生于海拔400~1200m的阴湿山坡和溪沟边的石缝处。常见。

鳞茎（石蒜）祛痰，解毒，催吐，消肿。

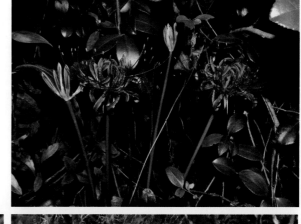

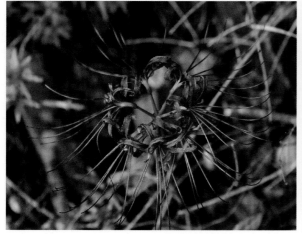

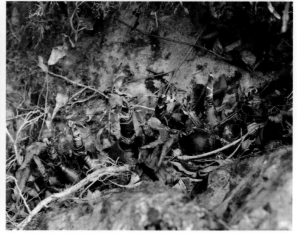

## 2 忽地笑 Lycoris aurea (L'Héritier) Herbert

鳞茎卵形。秋季出叶，叶剑形，顶端渐尖，中间淡色带明显。花茎高约60cm；伞形花序具花4~8朵；花黄色。蒴果具3条棱，室背开裂。花期8~9月，果期10月。

分布于神农架各地，生于海拔400~1200m的阴湿山坡和溪沟边的石缝处。常见。

鳞茎（大一枝箭）解疮毒，消痈肿，杀虫。

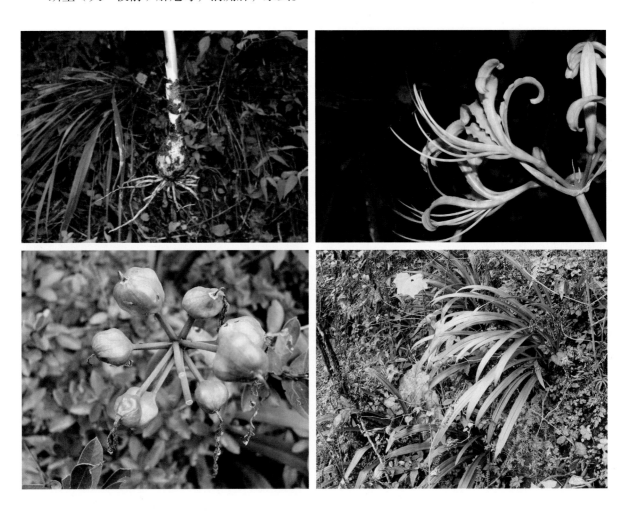

## （四）水仙属 Narcissus Linnaeus

多年生草本，具膜质有皮鳞茎。基生叶线形或圆筒形，与花茎同时抽出。花茎实心；伞形花序具花数朵；花直立或下垂；雄蕊着生于花被管内；花药基着。蒴果室背开裂。种子近球形。

60种；我国1种；湖北栽培1种；神农架栽培1种，可供药用。

## 水仙（变种）**Narcissus tazetta** var. **chinensis** M. Roemer

　　鳞茎卵球形。叶宽线形，扁平，钝头，全缘，粉绿色。花茎与叶近等长；伞形花序具花 4~8 朵；佛焰苞状总苞膜质；花梗长短不一；副花冠浅杯状，淡黄色，不皱缩，长不及花被的 1/2。蒴果室背开裂。花期春季。神农架所栽培的水仙均为园艺杂交种，因而不结实。

　　原产于东亚，神农架有栽培。

　　花（水仙花）祛风除热，活血调经。根（水仙根）用于痈肿疮毒、虫咬、鱼骨鲠喉。

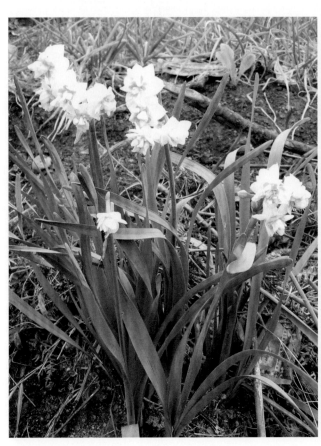
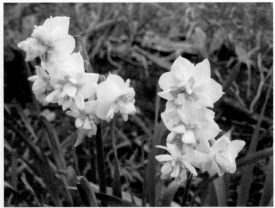
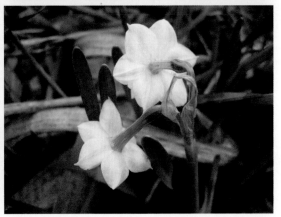

## （五）龙舌兰属 Agave Linnaeus

　　常绿多肉植物，无茎或具极短的茎，木质。叶呈莲座式排列，大而肥厚，肉质或稍带木质，边缘常具刺或偶尔无刺，顶端常具硬尖刺。花茎粗壮高大，具分枝；花通常排列成大型稠密的顶生穗状花序或圆锥花序；花被管短，花被裂片 6 枚，狭而相似；子房下位，3 室，每室具胚珠多数，柱头 3 裂。蒴果长椭圆形，室背 3 瓣开裂。

　　200 种；我国引入栽培 4 种；湖北栽培 2 种；神农架栽培 2 种，均可供药用。

■ **分种检索表**

## 1 | 龙舌兰 **Agave americana** Linnaeus

多年生植物。叶呈莲座式排列，大型，肉质，倒披针状线形，叶缘具疏刺，顶端具1枚硬尖刺，刺暗褐色。圆锥花序大型，多分枝；花黄绿色。蒴果长圆形。开花后花序上生成的珠芽极少。花期10月，神农架所栽培的未见结果。

原产于墨西哥，神农架有栽培。

叶润肺，化痰，止咳。

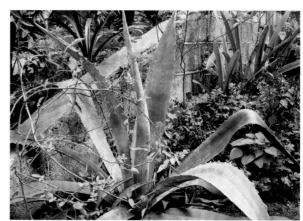

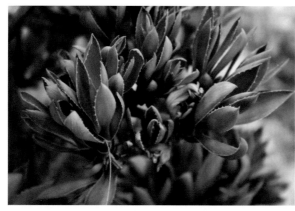

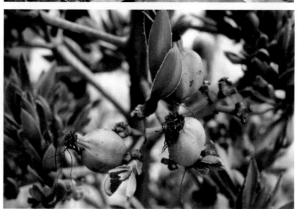

## 2 | 剑麻 **Agave sisalana** Perrine ex Engelmann

常绿灌木，具明显木质化茎。叶近簇生于茎或枝的顶端，条状披针形至长条形，常厚实、坚挺而具刺状顶端，边缘全缘。圆锥花序顶生，大型，花近钟形；花被片6枚，离生，白色；雄蕊6枚；子房近矩圆形，3室。果实为蒴果。种子多数。神农架所栽培的花、果期均未见。

原产于北美，神农架有栽培。

叶凉血止血，消肿解毒。

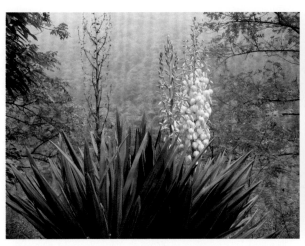
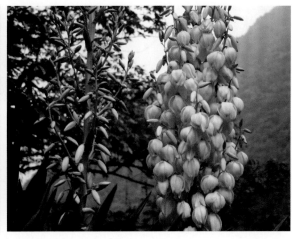

# （六）虎尾兰属 Sansevieria Thunberg

根茎粗短、横走。叶基生或着生于短茎上。花葶分枝或不分枝；花单生或几朵簇生，排成总状花序或圆锥花序；花梗具关节；花被下半部管状，上半部具 6 枚裂片，裂片常外卷或展开；雄蕊 6 枚，着生于花被管的喉部，明显伸出；子房 3 室，每室具 1 枚胚珠；花柱细长，柱头小。浆果较小，具 1~3 枚种子。

60 种；我国栽培 1 种；湖北栽培 1 种；神农架栽培 1 种，可供药用。

## 虎尾兰 Sansevieria trifasciata Prain

多年生草本，具横走根茎。叶基生，常 1~2 枚，也有 3~6 枚簇生，直立，硬革质，扁平，长条状披针形，具浅绿色和深绿色相间的横带斑纹，边缘绿色，向下部渐狭成长短不等的、具槽的柄。花葶基部具淡褐色的膜质鞘；花淡绿色或白色，每 3~8 朵簇生，排成总状花序。花期 11~12 月，未见结果。

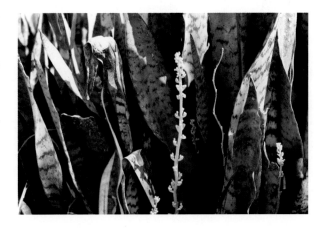

原产于亚洲热带地区，神农架有栽培。

叶清热解毒，活血消肿。

## 薯蓣科 Dioscoreaceae

缠绕草质或木质藤本。地下部分为根茎或块茎，形状多样。茎左旋或右旋。叶互生，有时中部以上对生，单叶或掌状复叶，叶柄扭转。花单性或两性，雌雄异株，稀同株；花单生、簇生或排列成穗状、总状或圆锥花序；雄花花被片或花被裂片6枚，2轮排列；雌花花被片和雄花相似；退化雄蕊3~6枚或无；子房下位，3室。蒴果、浆果或翅果，蒴果三棱形，每棱翅状，成熟后顶端开裂。

9属，650种；我国1属，52种；湖北1属，14种；神农架1属，10种，均可供药用。

### 薯蓣属 Dioscorea Linnaeus

缠绕藤本。地下具根茎或块茎。单叶或掌状复叶，互生，有时中部以上对生；叶腋内具珠芽或无。花单性，雌雄异株，很少同株；雄花具雄蕊6枚，有时其中3枚退化；雌花具退化雄蕊3~6枚或无。蒴果三棱形，每棱翅状，成熟后顶端开裂。种子具膜质翅。

600余种；我国52种；湖北14种；神农架10种，均可供药用。

#### ■ 分种检索表

1. 单叶。
  2. 地下部分为根茎。
    3. 种子着生于果轴基部；种翅向顶端延伸·····················1. 穿龙薯蓣 **D. nipponica**
    3. 种子着生于果轴中部，四周具薄膜状翅。
      4. 雄蕊6枚均发育·····························2. 盾叶薯蓣 **D. zingiberensis**
      4. 雄蕊3枚发育，3枚不发育或退化成花丝状。
        5. 叶片干后不变黑色·····················10. 纤细薯蓣 **D. gracillima**
        5. 叶片干后变黑色·························3. 叉蕊薯蓣 **D. collettii**
  2. 地下茎为块茎。
    6. 种子着生于果轴顶部；种翅向基部延伸·····················4. 黄独 **D. bulbifera**
    6. 种子着生于果轴中部；种翅周生。
      7. 茎无翅。
        8. 叶常草质或近草质；茎木质·····················7. 薯莨 **D. cirrhosa**
        8. 叶常纸质；茎草质。
          9. 叶缘常3浅裂至3深裂·····················5. 薯蓣 **D. polystachya**
          9. 叶缘无明显3裂·························6. 日本薯蓣 **D. japonica**
      7. 茎具翅·····································8. 参薯 **D. alata**
1. 复叶·····································9. 毛芋头薯蓣 **D. kamoonensis**

## 1 穿龙薯蓣 **Dioscorea nipponica** Makino

■ **分亚种检索表**

1. 叶两面无毛或近无毛···································1a. 穿龙薯蓣 **D. nipponica** subsp. **nipponica**

1. 叶两面密生短刺毛·································1b. 柴黄姜 **D. nipponica** subsp. **rosthornii**

## 1a 穿龙薯蓣（原亚种）**Dioscorea nipponica** subsp. **nipponica**

缠绕草质藤本。根茎横生，圆柱形，多分枝。茎左旋，近无毛，长达 5m。单叶互生，叶片掌状心形，茎基部叶边缘作不等大的三角状浅裂、中裂或深裂；顶端叶片小，近于全缘，叶表面黄绿色。花雌雄异株。蒴果成熟后枯黄色，三棱形。花期 6~8 月，果期 8~10 月。

分布于神农架各地，生于海拔 1400~2000m 的山坡灌丛中及林缘。常见。

根茎祛风除湿，活血通络，止咳。

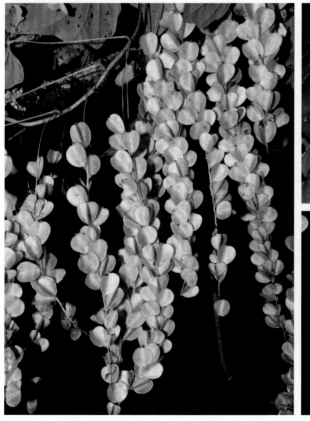

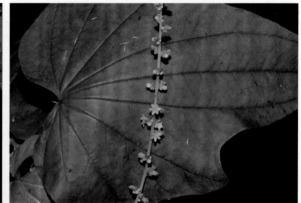

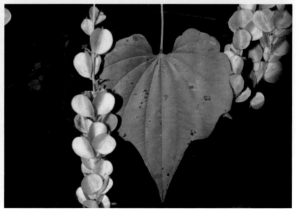

## 1b 柴黄姜（亚种）Dioscorea nipponica subsp. rosthornii (Prain & Burkill) C. T. Ting

　　本亚种与穿龙薯蓣（原亚种）的主要区别在于植株较粗壮；根茎没有剥落的栓皮；花多少具柄。花期 6~8 月，果期 8~10 月。

　　分布于神农架各地，生于海拔 1400~2000m 的山坡灌丛中及林缘。常见。

　　根茎（黄姜）舒筋活络，祛风止痛，消肿。

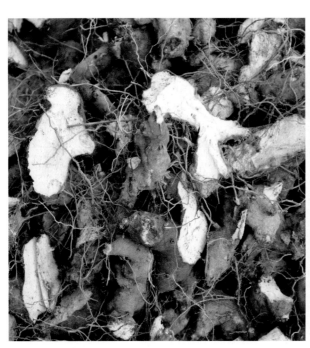
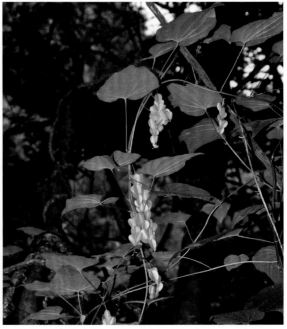

## 2 盾叶薯蓣 Dioscorea zingiberensis C. H. Wright

　　缠绕草质藤本。根茎横生，近圆柱形。茎左旋，光滑无毛。单叶互生，叶片厚纸质，三角状卵形、心形或箭形，两面光滑无毛，上表面绿色，叶脉白色。花被紫红色，干后黑色。蒴果三棱形，表面常具白粉。花期 5~8 月，果期 9~10 月。

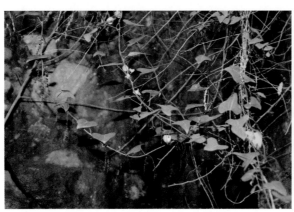
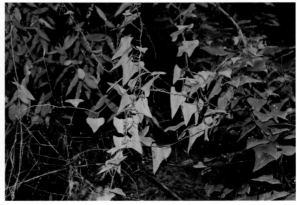

分布于神农架木鱼、宋洛、新华、阳日等地，多生于海拔400~1000m的杂木林间。常见。

根茎（黄姜）解毒消肿。

---

## 3 叉蕊薯蓣 Dioscorea collettii J. D. Hooker

■ **分变种检索表**

1. 叶片下表面不被白粉··················································3a. 叉蕊薯蓣 **D. collettii** var. **collettii**

1. 叶片下表面常被白粉··················································3b. 粉背薯蓣 **D. collettii** var. **hypoglauca**

---

### 3a 叉蕊薯蓣（原变种）Dioscorea collettii var. collettii

缠绕草质藤本。根茎横生，竹节状。茎左旋，长圆柱形，无毛，有时密生黄色短毛。单叶互生，三角状心形，顶端渐尖，基部心形或有时近截形，有时下表面灰褐色具白色刺毛，沿叶脉较密。花单性，雌雄异株。蒴果三棱形，顶端稍宽，基部稍狭，表面栗褐色，成熟后反曲下。花期5~8月，果期6~10月。

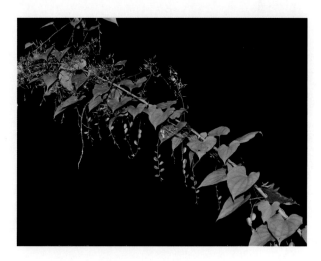

分布于神农架红坪、下谷，生于海拔1000~1800m的山坡灌丛中。常见。

根茎（叉蕊薯蓣）祛风，利湿。

---

### 3b 粉背薯蓣（变种）Dioscorea collettii var. hypoglauca (Palibin) C. T. Ting et al.

本变种与叉蕊薯蓣（原变种）的主要区别在于叶为三角形或卵圆形，有些植株叶片边缘呈半透明干膜质；雄蕊开放后药隔宽约为花药的1/2；蒴果两端平截，顶端与基部通常等宽。花期5~8月，果期6~10月。

分布于神农架木鱼，生于海拔1000~1400m的山坡林下。少见。

根茎（粉萆薢）利湿祛浊，祛风除痹。

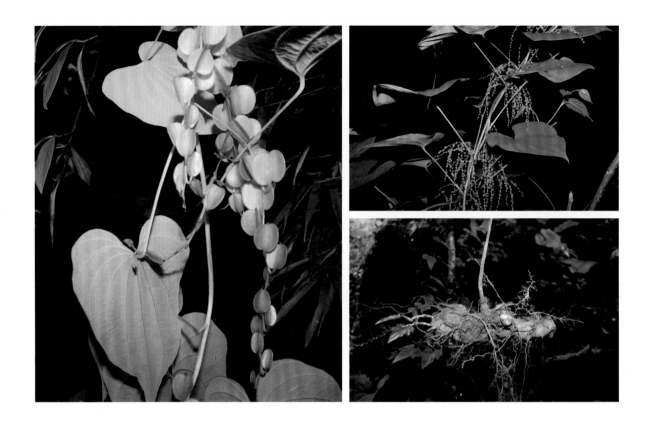

## 4 黄独 **Dioscorea bulbifera** Linnaeus

　　缠绕草质藤本。块茎卵圆形或梨形，表面密生须根。茎左旋，光滑无毛。叶腋内具珠芽；单叶互生，叶片宽卵状心形或卵状心形，两面无毛。蒴果反折下垂，三棱状长圆形，成熟时草黄色，表面密被紫色小斑点，无毛。花期 7~10 月，果期 8~11 月。

　　分布于神农架阳日，生于海拔 400~800m 的河谷边、山谷阴沟或杂木林边缘。少见。

　　块茎凉血，降火，解毒。

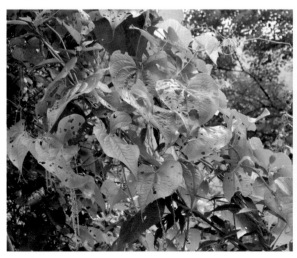
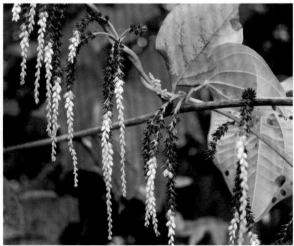

## 5 薯蓣 **Dioscorea polystachya** Turczaninow

缠绕草质藤本。块茎长圆柱形。茎通常带紫红色，右旋，无毛。单叶，在茎下部的互生，中部以上的对生。蒴果不反折，三棱状扁圆形或三棱状圆形，外表面具白粉。花期6~9月，果期7~11月。

分布于神农架各地，生于海拔600~1500m的山坡、山谷林下。常见。

块茎用于诸虚百损、五劳七伤、头面游风、止腰痛、除烦热、补心气不足、开达心孔、多记事、益肾气、健脾胃、止泻痢、润毛皮。

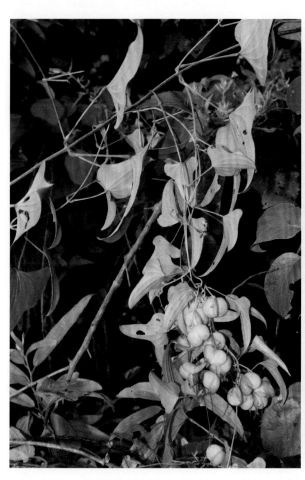
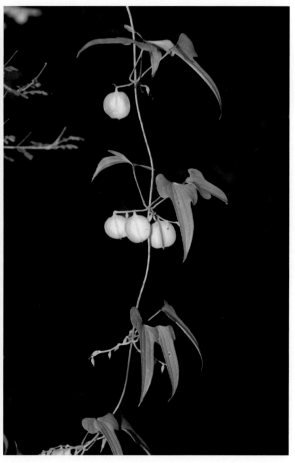

## 6 日本薯蓣 **Dioscorea japonica** Thunberg

缠绕草质藤本。块茎长圆柱形。茎绿色，右旋。单叶，在茎下部的互生，中部以上的对生，叶片纸质，两面无毛；叶腋内具珠芽。雌雄异株。蒴果不反折，三棱状扁圆形或三棱状圆形。花期5~10月，果期7~11月。

分布于神农架各地，生于海拔500~1500m的向阳山坡杂木中。常见。

块茎健脾胃，益肺肾，补虚羸。

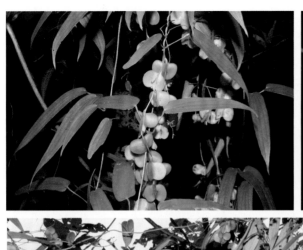
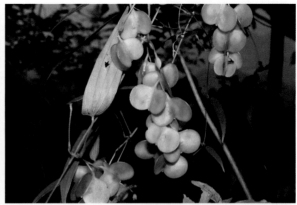
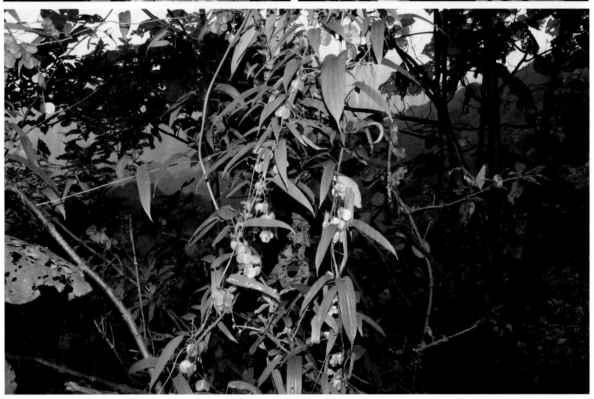

## 7 薯莨 *Dioscorea cirrhosa* Loureiro

　　藤本，粗壮。块茎卵形或球形。茎绿色，无毛，右旋，具分枝，下部具刺。单叶，在茎下部的互生，中部以上的对生；叶片革质或近革质，长椭圆状卵形至卵圆形，或为卵状披针形至狭披针形，两面无毛，上表面深绿色，下表面粉绿色。蒴果不反折，近三棱状扁圆形。花期 4~6 月，果期 7 月至翌年 1 月，不脱落。

　　分布于神农架下谷，生于海拔 700~1500m 的山坡林中。少见。

　　块茎活血止血，理气止痛，清热解毒。

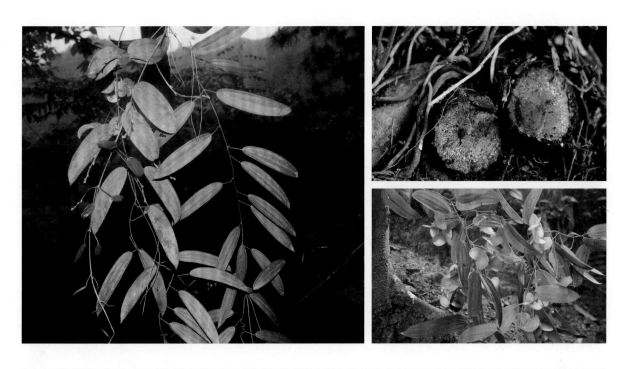

## 8　参薯　Dioscorea alata Linnaeus

缠绕草质藤本。块茎多数为长圆柱形，通常圆锥形或球形的块茎外皮为褐色或紫黑色。茎右旋，无毛，基部有时具刺。单叶，在茎下部的互生，中部以上的对生；叶片纸质，卵形至卵圆形，两面无毛；叶腋内具珠芽。蒴果不反折，三棱状扁圆形。花期11月至翌年1月，果期12月至翌年1月。

原产于孟加拉湾，神农架各地均有栽培。

块茎补脾肺，涩精气，消肿，止痛。

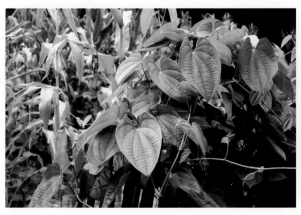
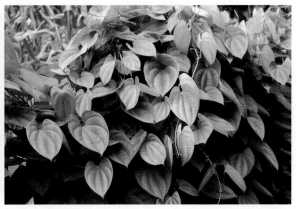

## 9　毛芋头薯蓣　Dioscorea kamoonensis Kunth

缠绕草质藤本。块茎卵圆形，具多数细长须根。茎左旋，密生棕褐色短柔毛。掌状复叶具3~5枚小叶，小叶椭圆形至倒卵状椭圆形，顶端渐尖，两面疏生贴伏柔毛；叶腋内常具肉质球形珠芽。

花序轴、小苞片、花被外面密生棕褐色或淡黄色短柔毛。蒴果三棱状长圆形，疏生短柔毛。种子着生于中轴顶部；种翅向基部伸长。花期 7~9 月，果期 9~11 月。

分布于神农架各地，生于海拔 400~1500m 的山坡林中。少见。

块茎舒筋活血。

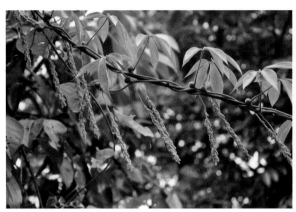 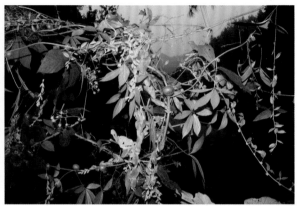

## 10 纤细薯蓣 *Dioscorea gracillima* Miquel

缠绕草质藤本。根茎横生，竹节状。单叶互生，有时在茎基部 3~4 枚轮生，叶片卵状心形，顶端渐尖，全缘或微波状，有时边缘呈明显的啮蚀状，下表面常具白粉。蒴果三棱形，顶端截形，每棱翅状，长卵形，每室具种子 2 枚。种子着生于果轴中部，四周具薄膜状翅。花期 5~8 月，果期 6~10 月。

分布于神农架木鱼，生于海拔 1400~2000m 的山坡林缘。少见。

根茎滋补强壮。

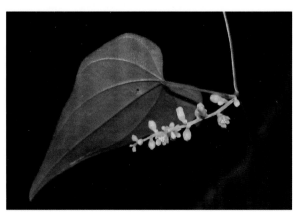

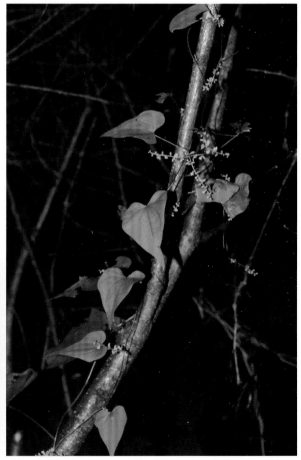

# 鸢尾科 Iridaceae

多年生草本。地下部分具根茎、球茎或鳞茎。叶多基生，条形、剑形或丝状。花两性，辐射对称，少为左右对称，单生、数朵簇生或多花排列成总状、穗状、聚伞及圆锥花序；花或花序下具 1 至多枚草质或膜质的苞片，簇生、对生、互生或单一；雄蕊 3 枚；子房下位，3 室，中轴胎座，胚珠多数。蒴果。种子多数，半圆形或为不规则的多面体。

80 属，1800 种；我国 11 属，61 种；湖北 5 属，11 种；神农架 4 属，9 种，可供药用的 4 属，7 种。

## ■ 分属检索表

1. 地下部分为球茎。
  2. 花两侧对称，花被管弯曲·····················1. 唐菖蒲属 Gladiolus
  2. 花辐射对称，花被管不弯曲·····················4. 香雪兰属 Freesia
1. 地下部分为根状茎。
  3. 根状茎为不规则的块状；花橙红色·····················2. 射干属 Belamcanda
  3. 根茎圆柱形；花紫色或白色·····················3. 鸢尾属 Iris

## （一）唐菖蒲属 Gladiolus Linnaeus

多年生草本。地下部分为球茎，外具薄膜质的包被。叶剑形或条形，2 列，互相套迭。花茎直立，不分枝，下部常具数枚茎生叶；花无梗，每朵花基部包有草质或膜质的苞片；花被管较短而弯曲；花被裂片 6 枚，2 轮排列，椭圆形或卵圆形，顶端钝或具短尖，上面 3 枚较宽大；雄蕊 3 枚，偏向花的一侧；花丝着生在花被管上；花柱细长，顶端 3 裂，子房下位，3 室，中轴胎座，胚珠多数。蒴果长圆形或倒卵形。

250 种；我国栽培 1 种；湖北栽培 1 种；神农架栽培 1 种，可供药用。

# 唐菖蒲 Gladiolus gandavensis Van Houtte

多年生草本。球茎扁圆球形。叶基生或在花茎基部互生，剑形，灰绿色。花茎直立，顶生穗状花序，无花梗。蒴果椭圆形或倒卵形，成熟时室背开裂。花期 7~9 月，果期 8~10 月。

原产于非洲南部，神农架有栽培。

球茎（搜山黄）清热解毒，散瘀消肿。

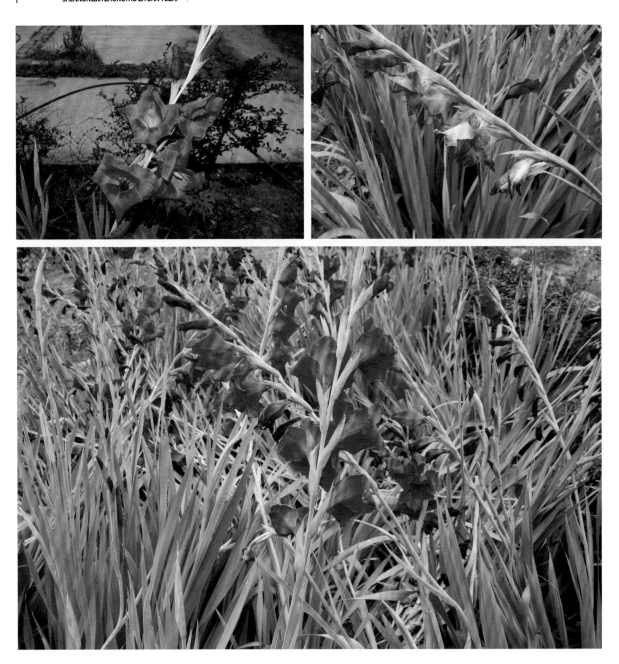

# （二）射干属 **Belamcanda** Adanson

多年生直立草本。根茎为不规则的块状。茎直立，实心。叶剑形，扁平，互生，嵌迭状2列。二歧状伞房花序顶生；苞片小，膜质；花橙红色；花被管甚短；花被裂片6枚，2轮排列，外轮的略宽大；雄蕊3枚，着生于外轮花被的基部；花柱圆柱形，柱头3浅裂，子房下位，3室，中轴胎座，胚珠多数。蒴果倒卵形，黄绿色，成熟时3瓣裂。种子球形，黑紫色，具光泽，着生于果实的中轴上。

1种，神农架有分布，可供药用。

## 射干 **Belamcanda chinensis** (Linnaeus) Redouté

本种特征同射干属。花期 6~8 月，果期 7~9 月。

分布于神农架各地，生于海拔 500~1200m 的林缘或山坡草地，也有栽培。常见。

根茎用于咽喉肿痛，喉痹，二便不通，诸药不效，腹部积水，皮肤发黑，乳痈初起。

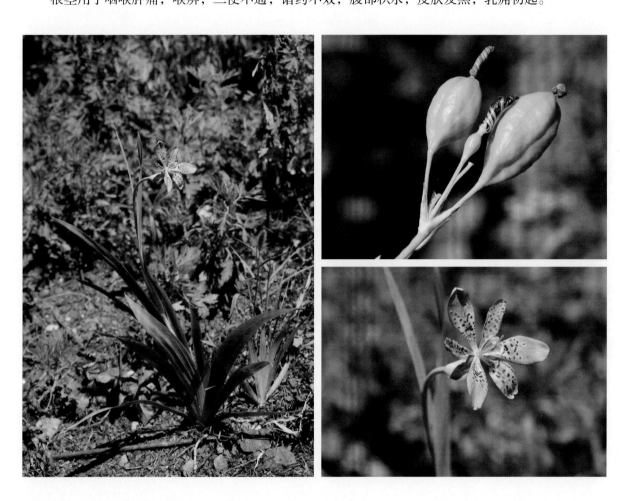

## （三）鸢尾属 **Iris** Linnaeus

多年生草本。根茎长条形，横走或斜伸，纤细或肥厚。叶多基生，相互套迭，排成 2 列，叶剑形、条形或丝状。具花茎而无明显的地上茎。花序仅具花 1 朵；花较大，蓝紫色、白色等；雄蕊 3 枚；雌蕊的花柱单一，上部 3 分枝，子房下位，3 室，胚珠多数。蒴果椭圆形或圆球形，顶端具喙或无。种子梨形。

225 种；我国 58 种；湖北 9 种；神农架 6 种，可供药用的 4 种。

■ **分种检索表**

1. 外花被裂片的中脉上无附属物·····················································4. 黄花鸢尾 **I. wilsonii**
1. 外花被裂片的中脉上具附属物。
  2. 花茎不分枝或具 1~2 个侧枝。
    3. 外花被裂片上的鸡冠状附属物表面不整齐·····························3. 鸢尾 **I. tectorum**
    3. 外花被裂片上的鸡冠状附属物表面平坦···················1. 小花鸢尾 **I. speculatrix**
  2. 花茎分枝呈总状排列·····················································2. 蝴蝶花 **I. japonica**

---

**1** | **小花鸢尾** Iris speculatrix Hance

---

    多年生草本。植株基部围有棕褐色的老叶叶鞘纤维及披针形的鞘状叶。根较粗壮，少分枝。根茎二歧状分枝，斜伸，棕褐色。叶略弯曲，暗绿色，具光泽，剑形或条形。花茎光滑，不分枝或偶具侧枝。蒴果椭圆形，顶端具细长而尖的喙。花期 5 月，果期 7~8 月。

    分布于神农架木鱼、新华等地，生于海拔 800~1500m 的山坡林缘或疏林下。常见。

    根茎消积，化瘀，行水，解毒。

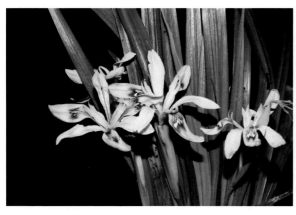 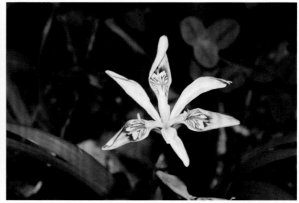

---

**2** | **蝴蝶花** Iris japonica Thunberg

---

    多年生草本。直立的根茎圆形，具多数较短的节间，棕褐色；横走的根茎节间长；须根生于根茎的节上，分枝多。叶基生，暗绿色，具光泽。花茎直立。蒴果椭圆状柱形，顶端微尖，基部钝，无喙。花期 3~4 月，果期 5~6 月。

    分布于神农架各地，生于海拔 400~1800m 的山坡较阴蔽而湿润的林下或林缘草地。常见。

    全草清热解毒，消瘀逐水。

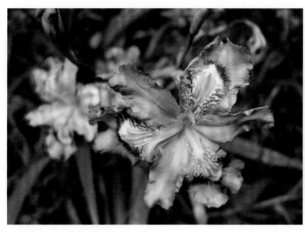
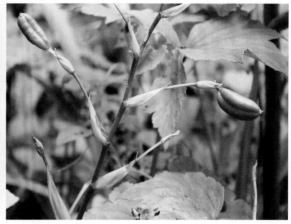

## 3 鸢尾 **Iris tectorum** Maximowicz

多年生草本。植株基部围有老叶残留的膜质叶鞘及纤维。根茎粗状，斜伸；须根较细而短。叶基生，黄绿色。花茎光滑；苞片 2~3 枚，绿色，草质，边缘膜质；花蓝紫色。蒴果长椭圆形或倒卵形。花期 4~5 月，果期 6~8 月。

分布于神农架木鱼、宋洛、新华、阳日，生于海拔 800~1400m 的向阳坡地及水边湿地。常见。

根茎（川射干）清热解毒，祛痰，利咽。

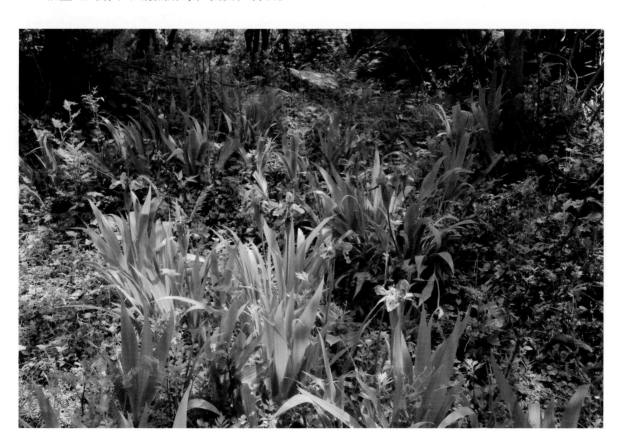

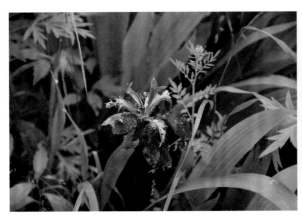
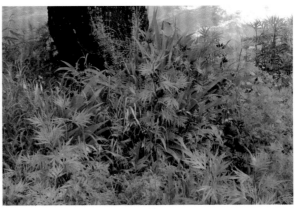

## 4 黄花鸢尾 Iris wilsonii C. H. Wright

多年生草本。叶基生，灰绿色，宽条形，顶端渐尖，具3~5条不明显的纵脉。花茎中空，具1~2枚茎生叶；苞片3枚，草质，绿色，披针形，内包含有2朵花；花黄色；外花被裂片具紫褐色的条纹及斑点，爪部狭楔形，两侧边缘具紫褐色的耳状突起物，中间下陷呈沟状。蒴果椭圆状柱形，顶端无喙。花期5~6月，果期7~8月。

分布于神农架各地，生于海拔2000~2500m的山坡草丛中。常见。

根茎用于上腹部气痛、腹胀痛、咽喉肿痛、毒蛇咬伤。

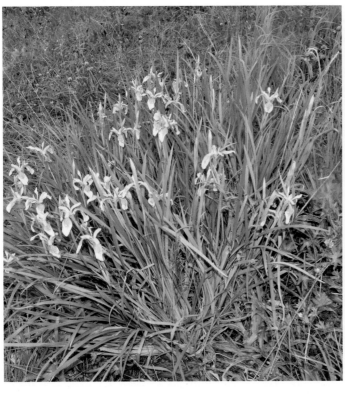
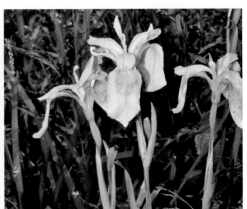
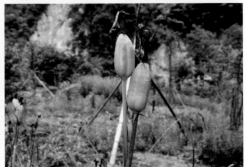

## （四）香雪兰属 Freesia Klatt

多年生草本。球茎卵圆形，外具薄膜质的包被。叶基生，2列，嵌迭状排列，叶剑形或条形，中脉明显。花茎细弱，上部分枝；穗状花序，顶生，排列疏松；花直立，排列于花序的一侧；花基的苞片膜质；花被管喇叭形；花被裂片6枚，2轮排列，内、外轮花被裂片近于同形、等大；雄蕊3枚，与花被管等长，花丝着生于花被管的基部；子房下位，3室，中轴胎座，花柱细长，顶端具3个分枝，每个分枝再2裂，柱头6个。蒴果近卵圆形，室背开裂。

20种；我国栽培2种；湖北栽培1种，神农架栽培1种，可供药用。

## 香雪兰 Freesia refracta Klatt

多年生草本。球茎扁圆球形。叶基生或在花茎基部互生，剑形，灰绿色。花茎直立，顶生穗状花序，无花梗。蒴果椭圆形或倒卵形，成熟时室背开裂。花期7~9月，果期8~10月。

原产于非洲南部，神农架林区（中国科学院神农架生态站）有栽培。

球茎清热解毒，活血。

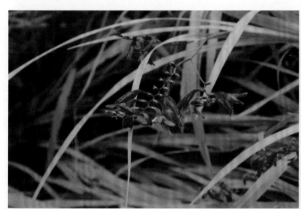
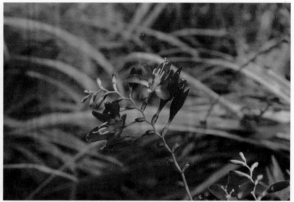
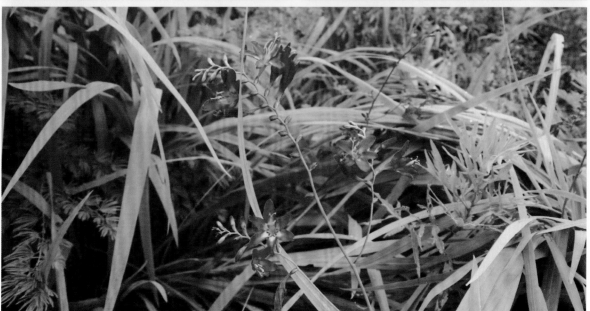

# 芭蕉科 Musaceae

多年生粗壮草本，具根茎。叶螺旋状排列；叶鞘层层重叠包成假茎；叶片大，长圆形至椭圆形，中脉粗壮，平行横脉多数。花单性或两性，1~2列簇生于大型、常具颜色的苞片内，下部苞片内为雌性或两性花，上部苞片内为雄花；花被片连合成管状，顶端具齿裂，而仅内轮中央的1枚花被片离生；发育雄蕊5枚；子房下位，3室，胚珠多数，生于中轴胎座上。果为肉质浆果或革质，不开裂。

3属，40种；我国3属，14种；湖北1属，1种；神农架1属，1种，可供药用。

## 芭蕉属 **Musa** Linnaeus

大型草本，具匍枝。假茎厚而粗，由叶鞘覆叠而成。叶巨大，长椭圆形。花序于叶鞘内抽出，为直立或下垂的穗状花序，具扁平的花束覆于有颜色的大苞片下；花单性，总轴上部的花束为雄性，下部的为雌性而结成果束；花被片合生成管状，管顶部5齿裂，其中外面3枚裂齿为萼片，内面2枚裂齿为花瓣，后面1枚花瓣离生，较大，与花被管对生；雄蕊6枚，其中1枚退化；子房下位，3室，每室具胚珠极多数，着生于中轴胎座上。果为圆柱形的浆果。

30种；我国11种；湖北1种；神农架1种，可供药用。

## 芭蕉 **Musa basjoo** Siebold & Zuccarini

多年生草本，具叶柄包裹形成的树状假茎。叶片长圆形，先端钝，基部圆形或不对称，叶上表面鲜绿色，具光泽；叶柄粗。花序顶生，下垂；苞片红褐色或紫色；雄花生于花序上部，雌花生于花序下部。浆果三棱状，长圆形，近无柄，肉质，内具多数种子。种子黑色。

原产于我国华南、西南，神农架低海拔地区有栽培。

根茎（芭蕉根）清热，止渴，解毒。叶（芭蕉叶）清热，利尿，解毒。花（芭蕉花）化痰软坚，平肝，活血通经。种子（芭蕉子）止渴，润肺。

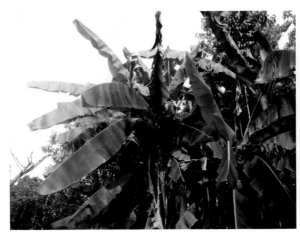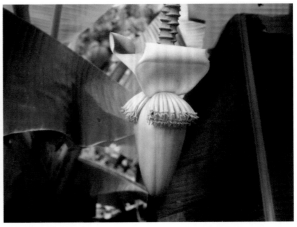